罗 斌　陈行灿　聂 鹏　主编

骨科临床诊疗学

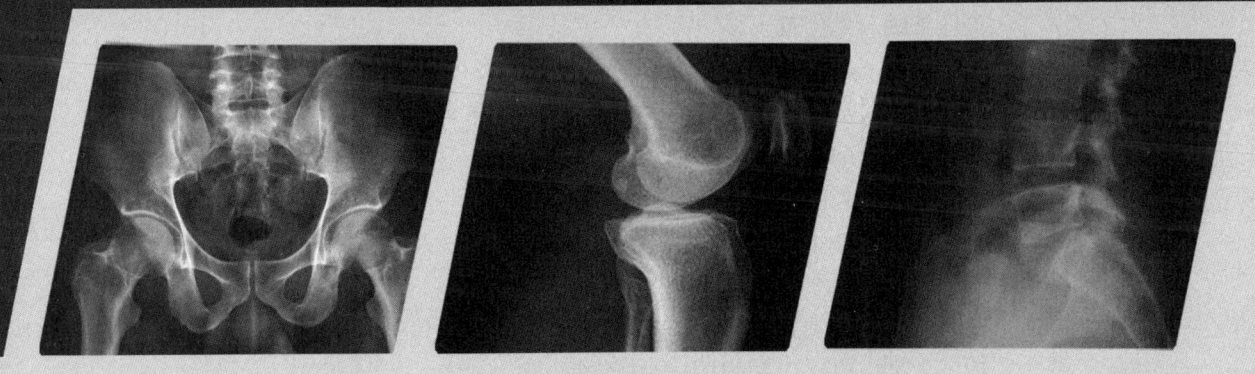

中国出版集团公司
世界图书出版公司
广州·上海·西安·北京

图书在版编目（CIP）数据

骨科临床诊疗学 / 罗斌，陈行灿，聂鹏主编. -- 广州：世界图书出版广东有限公司，2022.5
ISBN 978-7-5192-9336-9

Ⅰ. ①骨… Ⅱ. ①罗… ②陈… ③聂… Ⅲ. ①骨疾病—诊疗 Ⅳ. ①R68

中国版本图书馆 CIP 数据核字（2022）第 002155 号

书　　名	骨科临床诊疗学 GUKE LINCHUANG ZHENLIAOXUE
主　　编	罗　斌　陈行灿　聂　鹏
责任编辑	曹桔方
装帧设计	天顿设计
责任技编	刘上锦
出版发行	世界图书出版有限公司　世界图书出版广东有限公司
地　　址	广州市海珠区新港西路大江冲 25 号
邮　　编	510300
电　　话	020-84460408
网　　址	http://www.gdst.com.cn
邮　　箱	wpc_gdst@163.com
经　　销	各地新华书店
印　　刷	三河市嵩川印刷有限公司
开　　本	787mm × 1092mm　1/16
印　　张	29.25
字　　数	726 千字
版　　次	2022 年 5 月第 1 版　2022 年 5 月第 1 次印刷
国际书号	ISBN 978-7-5192-9336-9
定　　价	288.00 元

版权所有　翻印必究

咨询、投稿：020-84460408　gdstcjf@126.com

主编简介

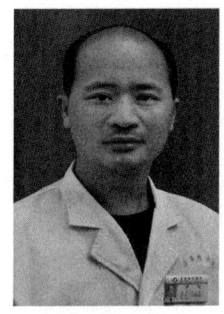

罗斌，毕业于遵义医科大学临床医学专业。贵州省安顺市贵医安顺医院院长助理、骨科副主任，副主任医师。

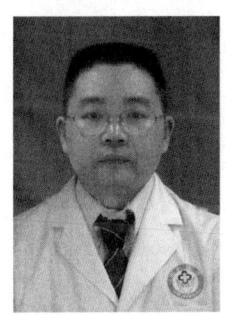

陈行灿，毕业于成都中医药大学骨伤专业，重庆宏仁一医院骨科主任，副主任医师。

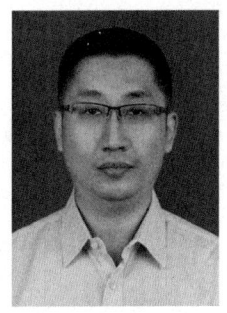

聂鹏，毕业于山东中医药大学，济南市济钢医院骨科副主任医师。

编委会

主　编
　　罗　斌　陈行灿　聂　鹏

副主编
　　李俊杰　高海涛　王　瀚　曹浩坤　范清华
　　李　贺　何春珂　陈　凯　寇利强　刘　雷

编　者（以姓氏笔画为序）
　　王　俊　江西省赣州市宁都县人民医院
　　王　谦　陆军第八十集团军医院
　　王　瀚　铜仁市印江县中医医院
　　王嘉嘉　贵黔国际总医院
　　刘　雷　银川市中医医院
　　刘松鹤　中国医科大学航空总医院
　　李　贺　河北省秦皇岛市山海关人民医院
　　李俊杰　宁波市第六医院
　　何春珂　吉林省中医药科学院
　　张旭光　招远市中医医院
　　陈　凯　青岛西海岸新区第二中医医院
　　陈行灿　重庆宏仁一医院
　　苟永胜　成都市双流区第一人民医院
　　范清华　清远市清新区人民医院
　　罗　斌　贵医安顺医院
　　赵京和　甘肃省小陇山林业实验局职工医院
　　聂　鹏　济南市第七人民医院
　　高海涛　西安市长安区医院
　　曹浩坤　广州中医药大学附属中山中医院
　　章荣勋　汕头大学医学院第一附属医院龙湖医院
　　寇利强　洛阳市偃师人民医院
　　薛　毅　运城市临猗县第二人民医院

前　言

骨科疾病给患者造成很大的痛苦，同时给其生活也带来很大的不便，如果治疗不及时会造成终生残疾。近年来，新理论、新技术不断涌现，骨科领域的诊断与治疗也发生了较大的变化。为了适应现代医学的快速发展，也为了提高骨科医师的临床技术水平，我们特编写了本书。

本书从临床实用的角度出发，融医学新知识、新技术于一体，以骨科各种常见病、多发病为主线，对骨科疾病的病因、临床表现、诊断与鉴别诊断、治疗进行了详细的阐述，同时对骨伤科常见病的中医治疗也做了简要的介绍。本书内容丰富，重点突出，深入浅出，注重临床，是一本比较实用的骨科疾病诊疗著作，可供各级医师参考阅读。

本书在编写过程中，参阅了大量相关专业文献书籍。由于篇幅和水平所限，若有疏漏或不足之处，希望各位读者批评指正，以期再版时予以改进、提高，使之逐步完善。

目 录

第一章　上肢骨折 ……………………………………………………（ 1 ）
　第一节　锁骨骨折 …………………………………………………（ 1 ）
　第二节　肩胛骨骨折 ………………………………………………（ 6 ）
　第三节　肱骨近端骨折 ……………………………………………（ 12 ）
　第四节　肱骨干骨折 ………………………………………………（ 22 ）
　第五节　肱骨远端骨折 ……………………………………………（ 29 ）
　第六节　尺骨鹰嘴骨折 ……………………………………………（ 40 ）
　第七节　尺桡骨骨干骨折 …………………………………………（ 42 ）
　第八节　腕骨骨折 …………………………………………………（ 50 ）
　第九节　手部骨折 …………………………………………………（ 56 ）

第二章　下肢骨折 ……………………………………………………（ 78 ）
　第一节　股骨颈和股骨转子间骨折 ………………………………（ 78 ）
　第二节　股骨干骨折 ………………………………………………（ 87 ）
　第三节　股骨髁上骨折 ……………………………………………（ 95 ）
　第四节　胫骨平台骨折 ……………………………………………（100）
　第五节　胫腓骨骨干骨折 …………………………………………（107）
　第六节　胫骨远端骨折 ……………………………………………（114）
　第七节　髌骨骨折 …………………………………………………（118）
　第八节　踝部骨折 …………………………………………………（122）
　第九节　足部骨折 …………………………………………………（127）

第三章　关节及周围组织损伤 ………………………………………（136）
　第一节　肩关节脱位 ………………………………………………（136）
　第二节　肩部软组织损伤 …………………………………………（144）
　第三节　肩锁关节脱位与胸锁关节脱位 …………………………（149）
　第四节　肘部关节脱位 ……………………………………………（155）
　第五节　手部关节损伤 ……………………………………………（158）
　第六节　手部肌腱损伤 ……………………………………………（164）
　第七节　手外伤的康复 ……………………………………………（183）
　第八节　髋关节脱位 ………………………………………………（189）

第九节　膝关节脱位与髌骨脱位 ………………………………………………………（199）
　　第十节　膝关节韧带损伤 …………………………………………………………………（204）
　　第十一节　踝关节韧带损伤与跟腱断裂 …………………………………………………（214）

第四章　人工关节置换术……………………………………………………………………（218）
　　第一节　人工肩关节置换术 ………………………………………………………………（218）
　　第二节　人工肘关节及腕关节置换术 ……………………………………………………（225）
　　第三节　人工髋关节置换术 ………………………………………………………………（240）
　　第四节　人工膝关节置换术 ………………………………………………………………（252）
　　第五节　人工踝关节置换术 ………………………………………………………………（265）

第五章　骨盆与髋臼损伤……………………………………………………………………（271）
　　第一节　骨盆骨折 …………………………………………………………………………（271）
　　第二节　髋臼骨折 …………………………………………………………………………（278）

第六章　脊柱与脊髓损伤……………………………………………………………………（289）
　　第一节　颈椎损伤 …………………………………………………………………………（289）
　　第二节　胸腰椎损伤 ………………………………………………………………………（314）
　　第三节　脊髓损伤 …………………………………………………………………………（327）

第七章　脊柱与脊髓畸形……………………………………………………………………（338）
　　第一节　颈椎畸形 …………………………………………………………………………（338）
　　第二节　脊柱侧凸 …………………………………………………………………………（352）
　　第三节　脊柱后凸 …………………………………………………………………………（361）
　　第四节　脊髓畸形 …………………………………………………………………………（367）

第八章　脊柱退行性病变……………………………………………………………………（377）
　　第一节　颈椎后纵韧带骨化症 ……………………………………………………………（377）
　　第二节　胸椎管狭窄症 ……………………………………………………………………（383）
　　第三节　胸椎间盘突出症 …………………………………………………………………（392）
　　第四节　腰椎间盘突出症 …………………………………………………………………（406）
　　第五节　腰椎间盘突出症的康复 …………………………………………………………（414）
　　第六节　退变性腰椎管狭窄症 ……………………………………………………………（423）
　　第七节　退变性腰椎滑脱与腰椎不稳 ……………………………………………………（435）

参考文献…………………………………………………………………………………………（455）

第一章 上肢骨折

第一节 锁骨骨折

锁骨位于胸廓的顶部前方，全长位于皮下，为上肢带与躯干连接的唯一骨性结构。易发生骨折，在儿童时期尤为多见。据资料统计，锁骨骨折占全身骨折的5.98%。

一、病因及机制

①直接外力，如从前方打击、撞击锁骨，或摔倒时肩部直接着地均可造成锁骨骨折。摔倒时手掌着地，外力通过传导至肩，再传至锁骨，遭受间接外力和剪切应力也可造成骨折。

②据统计，摔伤是锁骨骨折的主要原因，以儿童最为多见。大约50%的锁骨骨折发生于7岁以下的儿童。

婴幼儿锁骨骨折多是在床上、椅子上以及平地摔伤所致，常为不全的青枝骨折。骨折部位弯曲成弓形。有时需与骨代谢疾病所致锁骨弯曲畸形相鉴别。

产伤是新生儿锁骨骨折的常见原因，占产伤的第一位，发生率为2.8%～7.2%。产伤所致锁骨骨折与很多因素有关，如胎儿的质量、产式、产妇分娩的体位、医师的经验等。剖宫产很少引起锁骨骨折。

成人锁骨骨折多由间接外力引起，但有相当多的病例是由接触性竞技运动和高能量交通外伤引起。

近年来一些报道和研究表明，锁骨骨折绝大多数是直接外力引起。而伸展位摔倒，经传导外力所致骨折只占极少数。摔倒时，手掌虽先着地，但是由于患者的质量和摔倒时的速度，肩部也会直接着地，因此造成锁骨骨折的最后外伤机理仍为直接外力所致。

此外，当肩部受到直接外力时，造成锁骨中1/3与第一肋骨相顶触撞击，从而可造成锁骨中1/3螺旋骨折。

除创伤因素外，非外伤原因也可造成锁骨骨折。锁骨本身发生病理改变时，在轻微的外力作用下即可发生骨折。如当锁骨骨髓炎、良性及恶性肿瘤放射治疗时，颈部淋巴结清除术后也可发生锁骨应力骨折。

二、骨折分类

锁骨骨折一般按骨折部位分为外1/3骨折、中1/3骨折和内1/3锁骨骨折。

1.中 1/3 锁骨骨折

最为多见,占锁骨骨折总数的 75%～80%。中 1/3 锁骨骨折发生典型的移位,骨折可为横行、斜行或粉碎性。

2.外 1/3 锁骨骨折

较为少见,占锁骨骨折总数的 12%～15%。根据喙锁韧带与骨折部位相对关系,可再分为几种类型:

Ⅰ型:骨折位于喙锁韧带与肩锁韧带之间,或位于锥形韧带与斜方韧带之间。韧带未受损伤,因此骨折断端相对稳定,骨折无明显的移位。是外 1/3 锁骨骨折中最为常见的类型。

Ⅱ型:喙锁韧带与内侧骨端分离。可再分为 A、B 两型。

ⅡA 型:锥形韧带和斜方韧带与远骨折段保持连接,近骨折段不与喙锁韧带相连,并向上移位。

ⅡB 型:骨折线位于锥形韧带与斜方韧带之间,锥形韧带断裂,斜方韧带与骨折远段仍保持联系。

外 1/3 锁骨Ⅱ型骨折,由于近骨折段失去喙锁韧带的稳定作用,又因受胸锁乳突肌和斜方肌的牵拉,发生向上向后方的移位。而远骨折段由于受肢体的重力作用以及胸大肌、胸小肌、背阔肌的牵拉,向下向内移位。肩关节活动时可带动骨折远端一起活动。因此这种类型的骨折难以复位和维持复位,易发生骨折不愈合。

Ⅲ型:为锁骨外端关节面的骨折,喙锁韧带保持完整。如骨折没有移位,早期诊断有一定困难。有时易与Ⅰ度肩锁关节脱位相混淆。必要时需行 CT 检查才能诊断。

Ⅳ型:主要发生于 16 岁以下的儿童。由于青少年骨与骨膜连接较松,因此锁骨外端骨折后,骨与骨膜易发生分离,骨折近端可穿破骨膜袖,受肌肉的牵拉向上移位。而喙锁韧带仍与骨膜袖或部分骨块相连。易与Ⅲ度肩锁关节脱位、远端Ⅱ型锁骨骨折相混淆。因此有时称为假性肩锁脱位。

Ⅴ型:见于老年人,为楔形骨折或粉碎性骨折。喙锁韧带与远、近两主骨折块失去连接,但保持与主骨块之间的小骨块的连接。

3.内 1/3 锁骨骨折

最为少见。占锁骨骨折总数的 5%～6%。可进一步分为 3 型。

Ⅰ型:骨折线位于肋锁韧带附着点的内侧,韧带保持完整,骨折无明显移位。

Ⅱ型:肋锁韧带损伤,骨折有明显移位。

Ⅲ型:锁骨内端关节面骨折。易形成晚期胸锁关节退行性变。

由于骨骺板强度较骨与韧带结构弱,因此同样的外力作用,在青少年时期,锁骨内端更易发生骨骺分离。当锁骨内端骨骺尚未骨化时,X 线片诊断易误诊为胸锁关节脱位。

三、临床表现及诊断

成人及较大年龄的儿童能主诉病史及症状,因此一般诊断困难不大。临床表现为锁骨骨折处局部肿胀、畸形。骨折近段上翘,上臂连同肩下坠。儿童常因肩部疼痛将患侧上臂靠在胸壁上，或以健手托住患侧肘部。患儿头常倾斜向患侧，以缓解因胸锁乳突肌牵拉引起的疼痛。触诊时骨折部位压痛，可触及骨擦音及锁骨的异常活动。

诊断锁骨折的同时，应排除其他的合并损伤，如气胸，胸部、肩部的骨折以及神经、血管损伤。邻近肩锁关节及胸锁关节部位的骨折，应注意与关节脱位、骨骺分离相鉴别。

疑有锁骨骨折时需拍 X 线片确定诊断。一般中 1/3 锁骨骨折拍摄前后位及向头倾斜 45°斜位片。拍摄范围应包括锁骨全长，肱骨上 1/3、肩胛带及上肺野，必要时需另拍 X 线胸片。前后位片可显示锁骨骨折的上下移位。45°斜位片可观察骨折的前后移位。

婴幼儿的锁骨无移位骨折或青枝骨折有时原始 X 线片难以明确诊断，可于伤后 5~10 天再复查 X 线片，常可表现有骨痂形成。

外 1/3 锁骨骨折中 Ⅰ 型及 Ⅱ 型损伤一般可由前后位及向头倾斜 40°位 X 线片做出诊断。有时需拍摄双肩应力 X 线片，以帮助诊断喙锁韧带是否损伤。拍摄应力 X 线片时，患者直立位，双腕各悬 10 磅（4.5kg）重物，放松上肢肌肉，拍摄双肩正位片。喙突与锁骨近骨折段距离明显增宽时，说明喙锁韧带损伤。锁骨外端关节面骨折，常规 X 线片有时难以做出诊断，常需行断层 X 线片或 CT 检查。

锁骨内 1/3 前后位 X 线片与纵隔及椎体片重叠，不易显示出骨折。拍摄向头倾斜 40°~45° X 线片，有助于发现骨折线。有时需行 CT 检查。

四、合并损伤

邻近的骨与关节损伤可合并肩锁、胸锁关节分离、肩胛骨骨折。当锁骨骨折合并肩胛骨移位骨折时，由于上肢带失去骨性的支撑连接作用，骨折端明显不稳。

第一肋骨可发生骨折。高能量损伤时可发生多发肋骨骨折。

机器绞伤可造成锁骨骨折合并肩胛胸壁间分离，造成广泛的软组织损伤，肩胛骨向外移位，可造成臂丛神经及腋动脉损伤。

胸膜及肺损伤：由于锁骨邻近胸膜的顶部和上肺叶，移位的锁骨骨折可造成气胸及血胸。合并气胸的发生率可高达 30%。

臂丛神经损伤：锁骨骨折移位时可造成臂丛神经根的牵拉损伤。损伤部位常在锁骨上，颈椎横突水平，或神经根自脊髓分支处。骨折块的移位也可在局部造成臂丛神经的直接损伤，构成尺神经的分支常易受累及。

血管损伤：锁骨骨折合并大血管损伤者较为少见。可见于较大暴力、骨折明显移位时。偶也见于锁骨成角畸形或青枝骨折时。常易受累的血管有锁骨下动脉、锁骨下静脉和颈内静脉。腋动脉及肩胛上动脉损伤也时有发生。血管损伤的病理改变可为撕裂伤、血管栓塞、血管外压迫或血管痉挛等。

血管造影对诊断损伤的部位和损伤的性质有很大的帮助。确定诊断后应及时手术治疗，修复损伤的血管。采用血管结扎术是不可取的，由于肢体侧支循环不足，对老年患者尤有较大的危险。

五、鉴别诊断

成人锁骨骨折 X 线片诊断较为明确,但有时需注意病理骨折的诊断。在不同年龄的儿童中,锁骨骨折有时需与一些其他病损相鉴别。

1. 先天性锁骨假关节

为胚胎发育中锁骨内、外两个骨化中心未能正常融为一体所致。新生儿表现为锁骨中外交界处有假关节活动和包块。多发生在右侧锁骨。随年龄增长,局部畸形加重。应与产伤所致锁骨骨折相鉴别。X 线表现为锁骨中、外 1/3 处假关节形成,两骨折端接近并表现为鳞茎状的团块。不产生临床症状和功能障碍。长期随访对锁骨长度的发育、肩锁、胸锁关节均无影响。一般无须特殊治疗。

2. 锁颅发育不全

为家族遗传性膜内成骨发育异常的疾患。可累及锁骨、颅面骨,以及骨盆、脊柱、手、脚骨的发育,造成相应的畸形。临床表现为锁骨全部或部分阙如。X 线片与先天性锁骨假关节不同,骨两端有较大的间隙,骨端逐渐变细。同时伴有颅骨、骨盆环缺失,面骨发育小等畸形。

3. 锁骨内端骨骺分离

锁骨内端骨骺骨化较晚,闭合最迟。因此幼儿及青少年锁骨内端外伤时,较少发生胸锁关节脱位或骨折,而更易发生骨骺分离。骨骺分离在 X 线片上表现为胸锁关节脱位的征象。

4. 肩锁关节脱位

儿童的锁骨外端骨折的临床及 X 线片诊断有时也难以与肩锁关节分离相鉴别。必要时用断层 X 线片或 CT 检查。

六、治疗

(一)保守治疗

自 Lester 报道了锁骨骨折的治疗以来,已有 200 多种方法。这些方法大致可分为两大类:一类是单纯支持固定,包括单纯三角巾固定、肩石膏等;另一类是闭合复位后的外固定,包括"8"字绷带、"8"字石膏绷带、肩"人"字形石膏等。尽管有不同的治疗方法,但有一个问题始终存在,那就是骨折复位后难以维持稳定,畸形在一定程度上始终存在。绝大多数锁骨骨折用非手术方法治疗可取得优异的疗效,锁骨骨折极少发生骨折不愈合,即使骨折畸形愈合,对日后功能的影响亦甚微。

保守治疗应遵循以下原则:①支持肩袖,使骨折远端向上、向外和向后;②向下压骨折近端;③维持复位后的稳定性;④尽可能地使患侧肘关节和手早期活动。

(1)悬吊患肢:青枝骨折、不全骨折或内 1/3 移位不大的骨折,用三角巾或颈腕吊带悬吊患肢 1~2 周,疼痛消失后开始功能锻炼。

(2)复位固定:有移位的骨折,手法复位,"8"字形石膏固定 4~5 周。如患肢有麻木、疼痛、肿胀、苍白,应随时复查,将固定的石膏做必要的修整。

手法复位可在局部麻醉下进行。患者坐在木凳上,双手叉腰,肩部外旋后挺胸,医生站于背后,一脚踏在凳上,顶在患者肩胛间区,双手握住两肩向后、向外、向上牵拉纠正移位。复位后纱布棉垫保护腋窝,用绷带缠绕两肩在背后交叉呈"8"字形,然后用石膏绷带同样固定,使两肩高度固定在后伸、外旋和轻度外展位置。固定后即可练习握拳,伸屈肘关节及双手叉腰后伸,卧木板床休息,肩胛区可稍垫高,保持肩部背伸。3~4周后拆除。锁骨骨折复位并不难,但不易保持位置,愈合后上肢功能无影响,所以临床不强求解剖复位。

(二)手术治疗

1. 手术治疗指征

开放骨折;合并血管、神经损伤的骨折;有喙锁韧带断裂的锁骨外端或外1/3移位骨折;骨折畸形愈合影响功能,不愈合或少数要求解剖复位者,可切开复位内固定。内固定方法可视骨折的类型和部位等不同,选择"8"字钢丝、克氏针或钢板螺丝钉固定。手术患者平卧于手术台上,患侧肩部垫一扁枕。头颈偏向健侧,使其颈胸距离增宽,便于手术。

2. 麻醉

局部麻醉或高位持续硬脊膜外麻醉。

3. 手术步骤

在锁骨前下缘做一与锁骨平行之横行切口。以病变为标志,沿锁骨下缘向内、外延长,其长度根据病变的手术要求决定。沿切口切开皮肤、皮下组织和深筋膜,并将皮瓣适当向上、下游离,沿切口的方向切开颈阔肌,显露出锁骨,并将切口的位置,作为锁骨骨膜的切口。沿锁骨骨膜切口,切开骨膜,并在骨膜下剥离,显露出锁骨。在剥离锁骨后方骨膜时,要紧贴锁骨,以免损伤锁骨后方的锁骨下动脉和胸膜。

说明:整个锁骨从肩峰端起到胸骨端止,可在皮下找到,因此用锁骨前方偏下的进路可以得到一个直视下的满意的显露,便于手术的进行。手术中注意在切开颈阔肌和骨膜时,须沿锁骨上缘切开,这样使皮肤切口和肌肉切口不在一个平面上,以免两者粘连。在剥离锁骨骨膜后方时,要紧贴锁骨进行,而且剥离器控制要稳,以免损伤锁骨后血管、神经和胸膜。如果将切口延长到外侧1/3,在锁骨的上方可见斜方肌。若将切口延长到胸骨柄,则可见到胸锁乳突肌。克氏针内固定是治疗锁骨骨折最常用的手术方法。因其手术操作过程简单、安全、可靠,术后无须特殊固定等优点,被临床医生广泛采用。但因克氏针抗弯曲和防止旋转的作用较小,术后肩关节活动时骨折端能产生松动,很多患者因术后克氏针的松动、退针、顶磨皮肤,甚至穿透皮肤,产生了很大的痛苦,影响了治疗的质量。

传统的克氏针固定法有两种穿针方式:一种是钻入法,用骨钻将克氏针先逆行钻出锁骨远折端,复位后再顺行钻入近折端,在近折端髓腔转弯处停止或钻入皮质骨,成为直针固定。这种固定方式,因克氏针进入锁骨近折端的距离较短,钻入克氏针时对针周围的骨质有一定的损伤,克氏针与骨的接触相对较松,固定的牢固程度受到一定的影响。另一种是打入法,如果选用克氏针较粗或针尖不光滑,或其他原因不能使克氏针顺着髓腔滑入近端,其结果也是直针固定。直针固定时,克氏针本身不具有弹性,针与骨的摩擦力较小,当骨折两端轻微摆动时,针与骨的接触面及摩擦系数不断发生变化,加速了接触面骨质吸收。随着骨质吸收的增加,克氏针逐渐出现松动而发生退针现象,针尾逐渐顶起皮肤,产生疼痛,严重者顶透皮肤,给患者造成很大的痛苦。顶透皮肤后疼痛虽可减轻,但增加了组织感染的机会。弯针固定属于弹性固定。

此种方法克氏针进入锁骨近端的距离长,针与髓腔接触紧密。当骨折两端发生微动时,针的两端随同骨折端微动。而克氏针与骨的接触面及摩擦系数基本不变,当骨与针的接触面有所吸收时,由于克氏针的弹性存在,使接触面仍然保持紧密的接触,有效地防止了克氏针的松动及退针现象。而克氏针尾的折弯使其锋利的尖端避免了与皮肤的接触,减轻了皮肤的损伤,明显减轻了患者的痛苦。但应注意的是:①选择弹性好的克氏针容易通过锁骨的弯曲处;②克氏针的近端头部必须光滑,减少打入时的阻力,避免打入髓腔壁内而成为直针固定;③克氏针的近端折弯角度要适当,确保顺利通过锁骨弯曲处;④锁骨近端骨折因近端髓腔无曲度,不适于此法。

七、晚期并发症

1. 骨折不愈合

锁骨骨折不愈合的发生率为0.9%～4%。Neer报道保守治疗的锁骨骨折,骨折不愈合率为0.8%,手术治疗锁骨骨折,骨折不愈合率为3.7%。易导致锁骨骨折不愈合的因素:①固定不牢固;②严重的创伤;③再发骨折;④远1/3骨折;⑤骨折有明显移位。⑥初期切开复位。

2. 畸形愈合

儿童锁骨骨折,锁骨短缩非常常见,但对上肢功能影响不大。短缩和成角畸形也可以被重新塑形。成人锁骨骨折畸形愈合后,没有重新塑形的能力,常常遗留短缩和成角畸形。

3. 神经血管并发症

儿童锁骨骨折愈合后,大量的骨痂很少压迫肋锁空间,而且随着时间的推移,骨痂逐渐减少。而成人锁骨骨折,无论骨折愈合还是骨折不愈合都可能出现后期神经血管并发症。正常情况下,肋锁间隙有足够的空间容纳臂丛和锁骨下血管,但在有些先天变异的情况下(如锁骨分叉及没有向内或向前成角的直锁骨),肋锁间隙在骨折发生后更加狭小,从而出现神经血管的压迫。

4. 创伤性关节炎

胸锁和肩锁关节内骨折易发生创伤性关节炎,但远端锁骨骨折后引起的退行性变更为常见。在X线片上可能有囊性变、骨刺、肩锁关节缩窄和锁骨远端吸收等表现。

第二节 肩胛骨骨折

肩胛骨骨折为常见的扁平骨骨折,占全身骨折的1%,多由直接暴力引起,偶为肌肉过度牵拉所致,后者见于肩胛骨的肩胛冈和脊柱缘。肩胛骨骨折相对少见,据Hardegger和Nordqvist等统计,肩胛骨骨折约占肩部损伤的3%～5%;占全身骨折的0.5%～1%。临床上,肩胛骨骨折多由高能直接暴力所致,其合并伤发生率为76%～100%。

1805年,Desault也许是报道肩胛骨骨折的第一人,因为那时仅有少量的研究发表,此种少见的骨折往往合并同侧的胸部损伤。

绝大多数肩胛骨骨折采用非手术疗法，然而近年来报道对此种治疗方法产生了一些疑问。

Deplma 认为最多见的损伤原因为车祸，除导致肩胛骨本身一处或多处骨折外，还可有脊柱脱位和胸骨骨折，并发血气胸和皮下气肿。在上述严重的情况下肩胛骨骨折常常被忽视。肩胛骨骨折早期仅用三角巾固定患肢即可。但对有肋骨骨折或胸内脏器严重损伤者，应予以及时处理。

肩胛骨骨折的大部分常见骨折类型发生在肩胛骨的体部，肩胛颈骨折占第二位，肩胛嵴、肩胛盂和肩峰骨折的发生率大致相同。钝性损伤经常引起锁骨和肩胛骨同时损伤，但也有25％合并同侧胸部损伤的发生。还有高能量的损伤合并复杂创伤的肺部损伤有37％。大部分是血胸和肺挫伤。

其中很多创伤病例的肩胛骨骨折都是合并症，很少有单纯的肩胛骨骨折。

一、应用解剖

1.肩胛骨的发育

肩部又称肩胛带，包括肩胛骨、锁骨和肱骨上端，及其附着的韧带和肌肉，肩胛带各骨骼起源于枝芽中胚胎层的间充质聚集区。胚胎第 6 周，肢芽内骨的间充质原基发生软骨化，第 7～12 周，出现初级骨化中心，软骨被骨组织取代，出生前出现次级骨化中心，次级骨化中心部位称骨骺。

肩胛骨有 2 个主要骨化中心。一个是初级骨化中心，形成肩胛骨体、嵴和肩峰。另一个是次级骨化中心，形成喙突。

出生后，肩部软组织除了体积增大外，其他无变化。但骨骼的成分却有较大的改变，一些骨化中心相继出现。但人类骨化中心出现的时间比较规律，因此可以通过某骨化中心出现的时间来推算骨龄。此外，骨化中心的生长可以确定成人骨的最终体积和形状，其发育异常可产生一些肩部的畸形。

出生时，只有肩胛骨体已骨化，肩峰、喙突、肩胛骨椎体缘和下角均为软骨。出生后 1 年，喙突的中央出现一骨化中心。10 岁时在喙突的基底部出现另一骨化中心，参与肩盂窝上部的形成。15 岁时，这些骨化中心与肩胛骨融合。青春期在喙突顶端出现一薄片中心，这个骨化中心有时不与其他结构融合。

肩峰有 2～3 个骨化中心约在青春期出现，22 岁左右融合。如这些骨化中心不融合，可能误诊为肩峰端骨折。

肩盂窝有 2 个骨化中心。第一个在 10 岁时出现，参与喙突基底和肩盂窝上部的形成，15 岁与肩胛骨融合。第二个约在青春期出现，是一马蹄形骨化中心，参与肩盂窝下部的形成。

肩胛骨和椎体缘、下角各有一个骨化中心，约在青春期出现，22 岁前融合。

2.肩胛骨的血供及神经支配

肩胛骨的血运极为丰富，由肩胛上动脉、旋肩胛动脉、肩胛下动脉、颈横动脉和肩峰动脉供给。这些血管彼此吻合成网，在松质骨丰厚处非常发达。以下为主要的 3 根血管：第一根骨滋养动脉，起自肩胛上动脉，在冈上窝由喙突基底和肩峰之间进入骨；第二根起自旋肩胛动脉，在冈下窝和肩胛冈基底进入骨;第三根起自肩胛下动脉和旋肩胛动脉,在肩胛下窝和肩胛颈进入骨。

3.肩胛骨的神经支配

由肩胛上、下神经分支支配。

4.肩胛骨的解剖及功能

在肩部的活动中肩胛骨与胸壁之间的相对运动是肩部运动的一个重要组成部分,也称为肩胸关节,其实就是肩胛骨与胸壁之间的运动。因此,肩胸关节的运动是指肩胛骨、锁骨在肩胛胸壁周围肌群的控制下的一个复合运动,重力对肩胛骨和上肢的作用是肩胸运动的一个重要力学因素。

5.肩胛骨与胸壁间的连接

肩胛骨与胸壁间的连接亦称肩胛胸壁关节,虽不具关节的结构,但在功能上应称为肩关节的一部分。肩胛骨与胸壁间的负压对于保持肩胸连接起很大作用。

肩胛前间隙位于肩胛骨的前面的肩胛下筋膜及胸壁的狭窄间隙,肩胛骨即沿此间隙而活动,此间隙又被前锯肌分为独立的两个间隙。后肩胛前间隙位于肩胛下筋膜及前锯肌之间,是腋窝的直接延续,此处充填有大量疏松组织,腋窝脓肿可蔓延到此间隙。在此间隙内通行的血管、神经有肩胛下动脉及其分支,肩胛下静脉,肩胛下神经及胸背神经。前肩胛前间隙位于覆盖的前锯肌前面的筋膜和胸壁外侧的筋膜之间,是各方密闭的间隙,其间充填以板样的蜂窝组织,可保证肩胛骨沿胸廓活动。

肩胛骨的运动可分为上提、下降、外旋、内旋、外展及内收等运动。由于肩胛骨呈三角形,下述肩胛骨各种运动是以肩胛骨的外角的方向为标准。

(1)肩胛骨上提:为斜方肌的上部纤维,肩胛提肌及大、小菱形肌的作用,前者牵拉肩胛骨外侧角,还有外旋作用。除了肩胛提肌起于颈横突外,其余3肌起于椎骨棘突及项韧带,均可使肩胛骨内旋。

(2)肩胛骨下降:重力本身可以降低肩胛骨,特别是外侧角。参与肌肉有的附着于肩胛骨,也有的附着于锁骨及肱骨,在后一类,如胸大肌大部分纤维及整个背阔肌(尤其是下部纤维)作用于肱骨,可使肩胛骨降低,当引体向上或用双拐支撑时,可防止肩胛骨向上;前锯肌下部纤维(附着于肩胛骨下角)、斜方肌下部(附着于肩胛冈)亦可使肩胛骨降低。除上述肌肉外,胸小肌、锁骨下肌亦起到辅助作用。

(3)肩胛骨外旋:主要为前锯肌作用,它牵引肩胛骨下角使内缘更向前,协助前锯肌还有斜方肌,其上部纤维能提起肩胛骨外侧角,而下部纤维能牵引肩胛冈向下。前锯肌单独作用能使肩胛骨外旋,斜方肌单独则不能,但在外旋时,它仅在上臂外展45°以后,收缩支持肩胛骨外侧角,因此当斜方肌瘫痪时,肩胛骨最初下垂,上臂外展是内旋,仅在前锯肌开始作用后,才能抬高并外旋。

(4)肩胛骨内旋:包括附着于肩胛骨脊柱缘的上提肌(肩胛提肌,大、小菱形肌)及附着于肩胛骨及肱骨的下降肌(胸大、小、背阔肌)。

(5)肩胛骨外展:主要为前锯肌,可使肩胛骨脊柱紧贴胸壁,协助胸大、小肌。胸小肌与前锯肌在旋转肩胛骨运动中虽然作用相反,前者内旋后者外旋,但如同时作用,则可使肩胛骨外展。

(6)肩胛骨内收:参与者有斜方肌(特别是其中部纤维),大、小菱形肌及背阔肌(特别是其上部纤维)。

(7)肩胛骨运动节律的研究:与盂肱节律的研究有所不同,肩胛骨在全部运动过程中被背部厚厚的软组织所覆盖,进行观察和测量十分困难。在肩部运动时,根据肩胛骨骨性标志体表定位和变化,或在不同的角度和方向进行X线投照观察,可以对肩胛骨的运动规律进行一些初步的测定和分析。

二、骨折分类

肩胛骨骨折的分类有多种不同方法。

1.按解剖部位分类

一般可分为肩胛骨体部骨折、肩胛颈骨折、肩胛冈、肩盂、喙突、肩峰骨折等。体部骨折最为多见,占肩胛骨骨折的49%~89%,其次为肩胛颈骨折。

2.根据骨折与肩盂相关的位置及肩关节整体的稳定性分类

将肩胛骨骨折可分为稳定的关节外骨折、不稳定的关节外骨折和关节内骨折三种。

(1)稳定的关节外骨折:包括肩胛体骨折和肩胛骨骨突部位的骨折。肩胛颈骨折即使有一定的移位,常相当稳定,也属关节外稳定骨折。

(2)不稳定的关节外骨折:为肩胛颈骨折合并喙突、肩峰或合并锁骨骨折。此种类型骨折使整个肩关节很不稳定,可形成漂浮肩。

(3)关节内骨折:为肩盂的横行骨折或大块盂缘骨折,常合并肱骨头脱位或半脱位。Zdravkovic和Damholt将肩胛骨骨折分为三种类型。Ⅰ型为体部骨折;Ⅱ型为骨突部位的骨折,如喙突、肩峰骨折;Ⅲ型为肩胛骨的外上部位的骨折,即肩胛颈、肩盂的骨折。Ⅲ型骨折是肩胛骨骨折中最需要特殊治疗和最难以治疗的部位。移位的或粉碎的Ⅲ型骨折只占全部肩胛骨骨折的6%左右。肩盂骨折中只有10%有明显的骨折移位。

3.根据盂的骨折部位和损伤程度分类

Ideberg将肩盂骨折分为如下几种类型:

(1)Ⅰ型:骨折是盂缘骨折。盂前缘骨折为Ⅰa型,盂后缘骨折为Ⅰb型。

(2)Ⅱ型:骨折是外力通过肱骨头,斜向内下方撞击盂窝,造成自盂窝至肩胛体的外缘骨折,形成盂窝下半骨折块移位。

(3)Ⅲ型:骨折是外力通过肱骨头斜向内上方撞击盂窝,造成盂窝外上部分骨折。骨折块可包括盂内上部关节面和喙突,骨块向内上方移位,常合并有肩峰、锁骨骨折或肩锁关节脱位。

(4)Ⅳ型:骨折是肱骨头撞击盂窝的中央,骨折线横行通过盂窝,并通过肩胛体部直达肩胛骨内缘。肩胛骨连同盂窝横向分裂为二,上方骨块较小,下方骨块较大。

(5)Ⅴ型:骨折是Ⅱ、Ⅲ、Ⅳ型骨折的组合损伤。其主要损伤是从盂窝至肩胛骨内缘的横行骨折,是由更加复杂、强大的外力引起,可分为三种类型。

①Ⅴa型是Ⅱ型和Ⅳ型损伤的组合,即肩胛骨横行骨折再加一自盂窝至肩胛体外下缘的骨折线,形成一附加于盂下方的分离骨块。

②Ⅴb型是Ⅲ型和Ⅳ型损伤的组合,即附加一盂上方分离的骨折块。

③Ⅴc型是Ⅱ、Ⅲ、Ⅳ型损伤的组合,即盂上、下方各增加一分离的骨折块。

(6)Ⅵ型:骨折是盂窝严重的粉碎性骨折。

4.喙突骨折的分类

喙突骨折占全部肩胛骨骨折的2%～5%。Eyres根据损伤机理及骨折部位和范围将喙突骨折分为五种类型。

(1)Ⅰ型为喙突顶端或骺的骨折。

(2)Ⅱ型为喙突中部骨折。

(3)Ⅲ型为喙突基底骨折。

(4)Ⅳ型为波及肩胛体上部的骨折。

(5)Ⅴ型为波及肩盂的骨折。

三、临床表现、诊断及合并损伤

肩胛骨骨折后上臂处内收位,肩关节活动时疼痛加重。

体部骨折时,由于血肿的刺激可引起肩袖肌肉的痉挛,使肩关节主动外展活动明显受限,临床上表现为假性肩袖损伤的体征。当血肿逐渐吸收、肌肉痉挛因素消除后,肩主动外展功能也会恢复。应与神经损伤和真正的肩袖损伤相鉴别。

喙突骨折或肩胛体部骨折,当深吸气时,由于胸小肌和前锯肌带动骨折部位活动,可使疼痛加剧。

移位的肩胛颈或肩峰骨折,肩外形变扁。骨折严重时,可见肩部软组织肿胀,皮下瘀血斑,并有触压痛,有时可触到骨折部位的异常活动及骨擦音。

诊断骨折的同时,应注意检查肋骨、脊柱以及胸部脏器的损伤。

由于肩胛骨骨折多由高能量直接外力引起,因此合并损伤发生率高达35%～98%。多发损伤患者或怀疑有肩胛骨骨折时,应常规拍摄胸部平片。由于肩胛骨平面与胸廓冠状面有一定角度并且相互重叠,因此一般胸正位片肩胛骨显示不清。根据需要尚需拍摄肩胛正位、肩胛侧位、腋位和穿胸位X线片。肩胛正位可清楚显示盂窝的骨折,腋位片可显示盂前后缘的骨折,并可确定肱骨头是否有半脱位。向头倾斜45°前后位片可较清楚显示喙突骨折。

对肩盂骨折常需行CT检查,必要时可在麻醉后,在透视的条件下进行动态的检查,确定肩关节及骨折的稳定性。关节镜检查也可用于确定关节面骨折移位情况以及决定治疗方案。

四、治疗

肩胛骨骨折中绝大多数病例采用非手术方法治疗,此部位血液循环丰富,骨折愈合较快。只有少数病例须行手术治疗。

(一)体部及肩胛冈骨折

一般可采用非手术治疗。伤后2天内,局部采用冷敷、制动,以减轻局部出血及肿胀的程度,可减轻疼痛症状。可用三角巾或吊带保护患肢。伤后1周内,争取早日开始肩关节钟摆样功能锻炼,以防止关节粘连。随着骨折愈合的进程,疼痛症状的减轻,应逐步恢复关节的正常活动范围,并逐步开始进行肩部肌肉力量的锻炼。

(二)肩胛颈骨折

对无移位或轻度移位的肩胛颈骨折,可采用非手术方法治疗。可用三角巾保护患肢2~3周。伤后1周内开始肩关节功能锻炼。

对有明显移位的肩胛颈骨折可采用尺骨鹰嘴牵引3~4周,再改用三角巾保护治疗。也可行手法整复,再以肩"人"字石膏固定6~8周。

肩胛颈骨折合并同侧锁骨骨折时,由于失去锁骨的支撑稳定作用,使得颈部骨折移位明显而且很不稳定,形成漂浮肩。应采用手术复位锁骨,并以钢板固定。锁骨骨折复位固定后,肩胛颈骨折也可得到大致的复位,并可获得相对的稳定。

(三)肩峰骨折

大多数肩峰骨折位于肩锁关节以外,一般移位不大,应注意与肩峰骨骺相鉴别。此外在诊断骨折的同时,应注意位于其深层的肩袖组织损伤的可能,可为急性损伤或慢性损伤。如有损伤应行相应的治疗。

肩峰的无移位骨折采取保守治疗。因骨折可能移位,故在最初3个月内应严密随诊。骨折显著移位时,因撞击肩袖造成盂肱关节活动障碍。对移位骨折行切开复位,用螺钉或张力带固定。

(四)喙突骨折

喙突骨折常发生于基底部位,骨折线可延及肩胛上切迹、肩胛骨的上面或肩盂的上1/3。有时需与骨化中心之间的骺线相鉴别。

Ⅰ~Ⅲ型喙突骨折一般可行非手术治疗,可用三角巾保护3周。Ⅳ型及Ⅴ型的移位骨折多需手术复位以松质骨螺钉固定。喙突骨折合并臂丛神经受压迫或通过肩胛切迹部位的骨折合并肩胛上神经损伤,经肌电图检查证实有冈上肌和冈下肌麻痹时,应行手术探查。

此外,喙突骨折合并肩锁关节Ⅲ型损伤时,锁骨外端明显上翘,喙锁间隙保持正常时,有时易于漏诊喙突骨折。此种损伤可造成肩部不稳,应行手术治疗,固定肩锁关节,喙突骨折则不必行手术固定。

(五)肩盂骨折

肩盂骨折只占肩胛骨骨折的10%,而其中有明显骨折移位者占肩盂骨折的10%。对大多数轻度移位的骨折可用三角巾或吊带保护。早期开始肩关节活动的练习。一般制动6周,去除吊带后,继续进行关节活动及逐步开始肌肉力量的锻炼,并鼓励使用患肢。

1. 盂缘的小片撕脱骨折

一般是肱骨头脱位时由关节囊、唇撕脱所致。前脱位时发生在盂前缘,后脱位时见于盂后缘。肱骨头复位后,采用三角巾或吊带保护3~4周。

2. Ⅰ型骨折

如骨折块波及盂前1/4关节面或盂后1/3关节面,且有1cm的移位时,将会影响肱骨头的稳定并引起半脱位现象,因此应行手术复位,以松质骨螺钉或以皮质骨螺钉采用骨块间加压固定。如肩盂骨块粉碎，则应切除骨碎片，取髂骨植骨固定于缺损处。

3. Ⅱ型骨折

如果出现关节面台阶移位5mm时，或骨块向下移位伴有肱骨头向下半脱位，应行手术复位固定。可采用肩后方入路，复位盂下缘骨折块，以拉力螺钉向肩胛颈上方固定。也可采用易调整外形的重建钢板，置于肩胛颈的后方或肩胛体的外缘固定。

4. Ⅲ型骨折

如果移位达5mm时，上方骨块向侧方移位或合并喙突-喙锁韧带-锁骨-肩锁关节-肩峰等所谓肩上方悬吊复合体损伤时，应采用后上方入路复位骨折块，采用拉力螺钉，将上方骨折块固定于肩胛颈下方主骨上。如果肩盂上部骨块粉碎，不能固定时可修复固定肩上方悬吊复合体，可以间接改善关节的稳定及关节面的对合关系。

5. Ⅳ型骨折

关节面台阶移位5mm时，上、下两骨块明显移位时，也应采用切开复位治疗。采用后上方入路，复位骨折块，以拉力螺钉自肩胛颈的上方至肩胛颈的下方固定。

6. Ⅴ型骨折

关节面移位＞5mm，或伴有肱骨头向下半脱位、肩上方悬吊复合体损伤时，均应行修复术治疗。

（1）Ⅴa型骨折：手术入路、复位、固定可根据Ⅱ型骨折的方法。肩盂内下方部分可不特殊处理。

（2）Ⅴb型骨折：手术入路、复位和固定可根据Ⅲ型骨折的方法处理。肩上方悬吊复合体如有损伤，应采用手术复位、固定。肩盂内上部分可不处理。

（3）Ⅴc型骨折：采用后上方入路。上、下盂的骨折块行复位、拉力螺钉固定。肩上悬吊复合体严重损伤时，同时应复位、固定。

7. Ⅵ型骨折

由于盂窝严重粉碎，不论骨块移位与否或有无肱骨头半脱位的表现，都不宜行切开复位。如果肩上方悬吊复合体有严重损伤，可行手术复位、固定，如此可间接改善盂窝关节面的解剖关系。对Ⅵ型骨折可采用三角巾保护，早期开始肩关节活动锻炼。也可采用尺骨鹰嘴牵引、肩关节活动锻炼，或用外展支架保护，并在支架保护下进行关节活动练习。

第三节 肱骨近端骨折

肱骨近端骨折是指包括肱骨外科颈在内及其以上部位的骨折。临床上较为多见。据国内资料统计约占全身骨折的2.15%，国外资料统计占全身骨折的4%~5%。肱骨近端骨折的发生率与骨质疏松有明显关系。因此，随着人类平均寿命的延长，流行病学调查显示该部位骨折的发生率有进一步增高的趋势。肱骨近端骨折中，年龄在40岁以上的患者占76%。女性患者发病率为男性的2倍。统计资料表明，与髋部骨折相似，老年患者、骨质疏松是肱骨近端骨折发生率较高的主要原因。

肱骨近端骨折大多数病例可采用非手术方法治疗，并有望得到较为理想的结果。但少数损伤严重、移位较大的骨折，治疗上仍有很大困难。

一、解剖

1.骨关节结构

肱骨近端包括肱骨头、大结节、小结节及肱骨干骺端组成。大小结节之间形成结节间沟。肱二头肌腱长头在沟内通过，因此也称为肱二头肌腱沟。在发育过程中，肱骨上端有三个骨化中心。肱骨头骨化中心于出生后4～6个月开始骨化。大结节骨骺于3岁时开始骨化。小结节骨骺于5岁时开始骨化。6～7岁时三个骨化中心融为一体。20～22岁时肱骨上端骨骺与肱骨干融合。

在肱骨头与大、小结节之间有一很短的相对稍狭窄的部分，称为肱骨解剖颈；在大、小结节之下的部分称为肱骨外科颈。肱骨外科颈是临床上常发生骨折的部位，由于骨折两端均有血液供应，因此骨折易于愈合。肱骨解剖颈骨折较为少见，近骨折块多因损伤失去血循环供应，因此预后较差，易发生肱骨头缺血坏死。

在冠状面上，肱骨头与肱骨干有130°～135°角。有报道颈干角为143°。在横断面上肱骨头向后倾斜，与肘关节横轴相交20°～30°。肱骨头与肩胛骨的肩盂成关节，是盂肱关节骨性组成部分。

肩峰是肩胛冈向外延续的终端，位于肩部的外侧，对盂肱关节上方有保护作用。三角肌部分纤维起于肩峰，而且肩峰为三角肌的功能提供有效的机械杠杆作用。

肩峰与喙肩韧带及喙突共同形成喙肩弓。喙肩弓为一坚强的骨韧带结构。肱骨上端、肩袖和肩峰下滑囊皆位于其下方。肩峰下滑囊在三角肌下面的部分又称为三角肌下滑囊，是由滑膜组织包绕的囊性结构，其顶部紧贴附于喙肩韧带、肩峰及三角肌深层，其底部与肩袖及大结节相连。滑囊也向肱骨上端前、后延伸，形成一有利于肱骨近端在喙突肩峰弓下滑动的装置。

肱骨近端或肩峰骨折时，可损伤此滑囊结构，造成滑囊壁纤维增厚和粘连，从而可影响盂肱关节的活动。

此外肱骨近端移位骨折，有可能损伤喙肩弓底面的光滑，产生骨性阻挡撞击症状。也可影响盂肱关节的功能。

盂肱关节的活动主要与肩袖、三角肌和胸大肌三组肌肉有关。

肩袖结构由肩胛下肌、冈上肌、冈下肌及小圆肌组成。在接近止点的位置与关节囊相愈合并相互融合形成袖套样结构包绕在盂肱关节的周围。二头肌长头也是协同肩袖功能的一个重要组成部分。肩胛下肌的作用是使肱骨头下降，在一定的位置时也可使肱骨头内旋。冈上肌可使肱骨头外展，冈下肌和小圆肌是外旋肌。

肩袖肌肉止于肱骨大、小结节。了解肩袖肌肉的起止点及其功能，对于了解肩部骨折后的创伤解剖以及骨折移位的规律都有指导作用。例如大结节骨折时，受冈上肌及小圆肌的牵拉，骨折块皆向后上方移位。而小结节骨折时，由于受肩胛下肌的牵拉，骨块向前、内移位。肱二头肌腱长头止于盂上粗隆,对肱骨头起下压稳定的作用。肱二头肌腱可作为手术时解剖入路的标志,以便区分大、小结节以及肩袖结构。

三角肌是盂肱关节活动的主要肌肉,起于锁骨的外1/3、肩峰和肩胛冈,止于肱骨的三角肌粗隆。主要功能是外展上臂。前部纤维帮助屈曲和内收上臂,后部纤维帮助后伸和外旋上臂。

胸大肌是肩关节内收活动的主要肌肉。起于胸骨和锁骨、上方的肋骨和胸肋区域,止于肱二头肌腱沟外唇的下部分。肱骨外科颈骨折时,由于胸大肌的牵拉,远骨折端常发生向内移位。除内收功能外,当肩关节外展90°以上时,胸大肌的锁骨部分位于肱骨头中心的上方,此时该部分肌肉纤维收缩则可产生外展肩的活动。

大圆肌及背阔肌也有辅助肩内收的功能。而且当肩关节处于外展、外旋位时,其内收作用表现更为明显。肩关节正常活动时,肩部肌肉的活动是相互协调、相互作用的。随肩关节的不同位置,肩部肌肉的活动可有相应的改变。肩关节的活动不是以某一肌肉为单位单独活动,而是整体协调发挥作用。三角肌外展肩关节的活动必须是在肩袖肌肉协调收缩作用下,即通过肩袖肌肉的收缩,将肱骨头稳定在肩盂内,形成一个活动的支点时,三角肌才能更有效地发挥其外展肩的功能。因此,临床上当冈上肌腱或肩袖损伤时,肩关节的外展功能明显受限。

2.肩关节的血液供应

了解肱骨头的血循环供应对分析决定肱骨近端骨折的治疗和判断预后是很重要的。

肱骨头的供血动脉主要来自旋肱前动脉的分支。旋肱前动脉来自腋动脉。旋肱前动脉沿肩胛下肌下缘水平方向走行向外,于喙肱肌深层通过,到达二头肌腱沟处,并发出一分支,在大结节的水平进入到骨内。在骨内弯曲走行通向后内,供应头部的大部血运。在头内弯曲走行的血管称为弓形动脉。这是由Laing使用尸体标本灌注首先证实并命名的。

此外通过大、小结节肌腱的附着,干骺端的血管以及旋肱后动脉的分支——后内侧血管,肱骨头也能由此得到部分血液供应。

在肱骨近端四部分骨折后,旋肱前动脉的分支,大、小结节以及干骺端动脉的血管吻合都被损伤。此时如果肱骨头连同内侧颈部为一完整骨块时,则经由后内侧动脉的供血以及在头内与弓形动脉的吻合支,使肱骨头有免于坏死的可能。

肩袖血循环一般来自六个主要动脉的分支,分别为旋肱前、旋肱后、肩胛上、胸肩峰、肩胛下和肱骨上动脉,分别对肩袖的不同部位及肱二头肌腱长头提供血液供应。

3.肩关节的神经支配

与近端肱骨有密切关系的神经有腋神经、肩胛上神经、桡神经和肌皮神经。

腋神经由第5、6颈神经根组成,由后束发出,沿肩胛下肌前面下缘走行,经内侧盂肱关节囊下缘绕向肱骨上端后方通过四边孔,在四边孔露出后发出一分支到小圆肌,然后又通过外侧绕向肱骨前方,并发出前、后两支。后支支配三角肌后半部肌肉,而且发出外上皮神经支,支配肩外侧皮肤的感觉。前支支配三角肌的中部及前部纤维。由于腋神经在后束分出和进入三角肌处活动范围较小,位置较为固定,因此肩脱位或肱骨上端明显移位的骨折可造成对腋神经的牵拉损伤。腋神经在走行过程中与盂肱关节前下关节囊关系紧密,因此在前脱位或在骨折脱位切开复位时,也易遭受损伤。

肩胛上神经由第5、6神经根组成。起自臂丛上干,向外走行在肩胛舌骨肌深层和菱形肌前缘,在肩胛上切迹与肩胛横韧带之间通过进入冈上窝,在此发出运动分支至冈上肌和至肩关节的关节支。主支延续绕过肩胛冈外缘到冈下窝,并发出分支至冈下肌,同时发出分支至肩关节和肩胛骨。肩胛上神经在走行过程中有两处固定点。一是在其上干的起点处;另一点在肩胛横韧带下方与肩胛上切迹间通过处。在上述两部位易遭受牵拉损伤。

肌皮神经是臂丛外侧束的唯一的分支,由第5、6颈神经根组成,有时也包括第7颈神经根的纤维。在胸小肌水平斜向走行向远侧通过喙肱肌,在二头肌与喙肱肌之间下行,并发出分支支配这些肌肉。肌皮神经进入到喙肱肌的部位高低有一定变异。自喙突下距离为3.1~8.2cm,平均为5.6cm。因此一般认为喙突下5~8cm的距离为安全区是不可靠的。在肩关节前方手术入路需游离切断喙肱肌时应注意到此处的解剖变异特点,以免误伤肌皮神经。该神经的终支为前臂外侧皮神经。肌皮神经常因穿刺伤及肩脱位和肱骨颈骨折移位所损伤。

桡神经为臂丛神经后束的延续,由第6、7、8颈神经根和第一胸神经根组成,主要为运动神经,支配三头肌、前臂旋后肌、伸腕、伸指、伸拇肌,肱骨干骨折时易受累及,但肩关节脱位及肱骨颈骨折时也偶可损伤。

二、损伤机制

同样的外力作用于肱骨近端,由于年龄因素以及骨与关节囊韧带结构的强度不同,可发生不同类型的损伤。正常的肱骨上端由较致密的网状松质骨骨小梁构成,其强度大于关节囊及韧带的强度,因而在青壮年时期,肩部外伤更易发生肩关节脱位,较少发生肱骨上端骨折,除非遭受严重创伤,可造成严重的肱骨上端骨折脱位。儿童时期,肱骨上端骨骺板是解剖上最薄弱的部位,因此外伤易造成肱骨上端骨骺分离,较少发生关节脱位。由于年老的患者肱骨上端骨质变疏松,骨强度大大减弱,因此较为轻微的外力即可造成骨折,因此肱骨近端骨折常发生于老年人。

造成肱骨近端骨折最常见的外伤是上肢伸展位摔伤所致。造成骨折的外力多较轻微或为中等强度,而发生骨折的内在因素是骨质疏松、骨强度减弱。年轻患者遭受严重的外力,可造成严重的损伤,常表现为骨折伴盂肱关节脱位。有时可发生多发损伤,如初期有意识丧失时,因肩部骨折位置较深,常易漏诊,造成延误诊断,影响治疗效果,应引起临床医师警惕。

造成肱骨近端骨折的另一种外伤机制是上臂过度旋转,尤其在上臂外展位过度旋转,肱骨上端与肩峰相顶触时易于发生。常见于骨质疏松的老年患者。

第三种外伤原因是肩部侧方遭受直接外力。可造成肱骨大结节骨折。

造成肱骨近端骨折的其他少见原因和外伤机制是癫痫发作或电休克治疗时,由于肌肉痉挛性的收缩,可造成肱骨近端的骨折脱位。

此外,肿瘤、转移性病变,可使骨质破坏,骨强度减弱,遭受轻微外力即可发生骨折。肱骨上端是病理骨折好发部位之一。

三、骨折分类

理想的骨折分类系统应当是在解剖及创伤解剖基础上,借助于X线片将骨折进行分类,并能指导治疗和判断预后。

肱骨近端骨折中,轻度移位骨折占80%～85%,绝大多数均可采用非手术方法治疗。而其余的15%～20%移位骨折,根据骨折的部位不同,有的须行手术治疗。因此,好的分类方法,应能充分区别和体现出肱骨近端骨折的这些特点。

(一)历史上的分类

肱骨近端骨折的分类方法有很多,可按骨折的解剖部位、损伤的机制、骨折块的数目以及接触面的大小、骨折块的血循环情况等分类。

Koeher首先提出按解剖部位分为解剖颈、结节部位、外科颈骨折等,但没考虑骨折移位程度的大小以及骨折数目的因素,因此造成诊断上的混乱和治疗上的困难。

Watson-Jones根据外伤机制分为内收型及外展型骨折。因为肱骨近端骨折均有向前成角畸形,当肩内旋时表现为外展型损伤,而肩外旋时又表现为内收型损伤,因此分类标准不够严格准确,容易对治疗形成错误引导。Codman提出将肱骨上端分为四部分骨折块的概念。大致按骨骺的闭合线将肱骨上端分为解剖颈、大结节、小结节和肱骨干骺端四部分。所有不同类型的骨折是上述四部分骨块不同的组合结果。Codman分为四部分骨折块的概念为目前国际通用的Neer分类系统奠定了基础。

当今国际上广泛采用的分类方法有Neer分类和AO分类。

(二)Neer分类

Neer在Codman的四部分骨块分类基础上提出新的分类方法。此种分类方法包含有骨折的解剖部位、骨块移位的程度和不同组合等因素,可概括肱骨上端不同种类的骨折,并可提供肌肉附着对骨折移位的影响和对肱骨头血循环状况的估计,从而可更加准确地判断和评价肱骨近端骨折的预后,以便指导选择更合理的治疗方法。

Neer分类方法考虑到骨折的部位和骨折的数目,但分类的主要依据是骨折移位的程度,即以移位>1cm或成角畸形>45°为标准进行分类。

肱骨上端骨折,只要未超过上述的明显移位的标准,说明骨折部位尚有一定的软组织附着连接,尚保持一定的稳定性。这种骨折为轻度移位骨折,属一部分骨折;二部分骨折是指某一主骨折块与其他三个部分有明显的移位;三部分骨折是指有两个主要骨折块彼此之间以及与另两部分之间均有明显的移位;四部分骨折是肱骨上端四个主要骨折块之间均有明显移位,形成四个分离的骨块。此时肱骨头成游离状态并失去血液供应。

Neer对肱骨近端骨折脱位的诊断有明确、严格的定义。真正的骨折脱位是骨折伴有肱骨头脱出盂肱关节,而不能将肱骨近端骨折时伴有的肱骨头向下半脱位(关节内)或肱骨头的旋转移位混为一谈。

根据脱位的方向可分为前脱位、后脱位。根据骨折移位的数目又可分为一部分骨折脱位、二部分骨折脱位、三部分骨折脱位和四部分骨折脱位。肱骨头的劈裂骨折和关节面嵌压骨折是特殊类型的肱骨近端骨折。根据肱骨头关节面嵌压的范围大小可分为小于20%、20%～45%和大于45%三种。肱骨头劈裂骨折可参照上述标准分类。

(三)AO分类

在Neer分类的基础上,AO分类是对Neer分类进行改良,分类时更加重视肱骨头的血循环供应状况,因为肱骨头的血循环状况与缺血坏死的发生和骨折治疗的预后有密切关系。根据损伤的程度,AO分类系统将肱骨近端骨折分为A、B、C 3种类型。

1.A型骨折

A型骨折是关节外的一处骨折。肱骨头血循环正常,因此不会发生肱骨头缺血坏死。

(1)A1型骨折:是肱骨结节骨折。再根据结节移位情况分为3个类型。

A1-1:结节骨折,无移位。

A1-2:结节骨折,伴有移位。

A1-3:结节骨折,伴有盂肱关节脱位。

(2)A2型骨折:是干骺端的嵌插骨折(外科颈骨折)。根据有无成角及成角方向也分为三个类型。

A2-1:冠状面没有成角畸形。侧位前方或后方有嵌插。

A2-2:冠状面有内翻成角畸形。

A2-3:冠状面有外翻成角畸形。

(3)A3型骨折:是干骺端移位骨折,骨端间无嵌插。分为三个类型。

A3-1:简单骨折,伴有骨折块间的成角畸形。

A3-2:简单骨折,伴有远骨折块向内或向外侧的移位,或伴有盂肱关节脱位。

A3-3:多块骨折,可有楔形骨折块或伴有盂肱关节脱位。

2.B型骨折

B型骨折是更为严重的关节外骨折。骨折发生在两处,波及肱骨上端的三个部分。一部分骨折线可延长到关节内。肱骨头的血循环部分受到影响,有一定的肱骨头缺血坏死发生率。

(1)B1型骨折:是干骺端有嵌插的关节外两处骨折。根据嵌插的方式和结节移位的程度可分为3个类型。

B1-1:干骺端骨折有嵌插,伴有大结节骨折。

B1-2:干骺端骨折嵌插,伴有轻度的内翻畸形和肱骨头向下移位。合并有小结节骨折。

B1-3:干骺端骨折有嵌插,侧位有向前成角畸形,同时伴有大结节骨折。

(2)B2型骨折:是干骺端骨折无嵌插。骨折不稳定,难以复位。常需手术复位内固定。

B2-1:干骺端斜行骨折伴有移位及结节骨折移位。

B2-2:干骺端横断移位骨折,肱骨头有旋转移位。伴有结节移位骨折。

B2-3:干骺端粉碎移位骨折,伴结节移位骨折。

(3)B3型骨折:是关节外两处骨折伴有盂肱关节脱位。

B3-1:干骺端斜行骨折,伴盂肱关节脱位。虽然只有一骨折线,但通过结节及干骺端。

B3-2:与B3-1型相似,伴有结节骨折及盂肱关节脱位。

B3-3:干骺端骨折伴盂肱关节后脱位及小结节骨折。

3.C型骨折

C型骨折是关节内骨折,波及肱骨解剖颈。肱骨头的血循环常受损伤,易造成肱骨头缺血坏死。

(1)C1型骨折:为轻度移位的骨折,骨端间有嵌插。

C1-1：肱骨头、结节骨折。颈部骨折处有嵌插，成外翻畸形。

C1-2：肱骨头、结节骨折，颈部骨折处有嵌插，成内翻畸形。

C1-3：肱骨解剖颈骨折，无移位或轻度移位。

(2)C2型骨折：肱骨头骨折块有明显移位，伴有头与干骺端嵌插。

C2-1：肱骨头、结节骨折，肱骨头与干骺端在外翻位嵌插，骨折移位较明显。

C2-2：肱骨头、结节骨折，肱骨头与干骺端在内翻位嵌插。

C2-3：通过肱骨头及结节的骨折，伴有内翻畸形。

(3)C3型骨折：是关节内骨折伴有盂肱关节脱位。

C3-1：为解剖颈骨折伴有肱骨头脱位。

C3-2：解剖颈骨折伴有肱骨头脱位及结节骨折。

C3-3：肱骨头和结节粉碎骨折，伴有肱骨头脱位或肱骨头的部分骨折块脱位。

尽管Neer分类和AO分类系统是目前国际上广为应用的分类方法。但是由于肱骨近端骨折复杂、组合多变，X线片上骨折块的影像重叠以及在X线片上准确测出1cm的移位或45°成角畸形有一定困难。因此，不同医师对同一X线片可能做出不同的分类结果。

四、检查

(一)体格检查

1.肩部

肩部必须充分暴露。女患者可以穿长上衣，男患者腰部以上可完全暴露。

2.颈椎

颈椎的检查必须先于肩部，如果伴随有相关的损伤还需要行X线检查。

3.神经和血管检查

患肢的神经和血管评价是必要的，通常可通过患肢的轻微活动和肌肉的等长收缩进行。通过检查上臂内侧皮肤的感觉来评估腋神经的功能并不可靠。5%～30%的肱骨近端复杂骨折合并血管和神经的损伤。

(二)影像学检查

1.X线片

(1)创伤系列X线片：肩关节的3个角度成像可以判定4个主要解剖结构的空间关系。这些成像包括矢状位、冠状位及肩胛骨轴位。

(2)旋转前后位(AP)X线片：是对创伤系列X线片的补充，当肱骨处于外旋位时可以显示肱骨大结节，当肱骨处于内旋位时可以显示肱骨头。

2.CT扫描

(1)小剂量CT平扫：小剂量CT平扫能提供精确的影像学资料用于评估复杂的肱骨近端骨折，有时能改变根据最初的影像学资料所制订的预期治疗方案。

(2)三维CT扫描：现在很多医院都能从最初的扫描数据中获取三维CT扫描。这些图像能从各个方向描述骨折之间的关系。

3.MRI 扫描

MRI 用于评估软组织损伤累及肩袖以及肩关节周围的神经血管结构。MRI 同样可用于骨坏死的早期评估，这是多年来通过 X 线片无法做到的。

4.动、静脉造影

当怀疑有血管损伤时就需要行动、静脉造影，因为即使末梢血供好也不能排除血管损伤。旋肱动脉伴随着肱深动脉并和腋动脉交通，共同滋养远端动脉。血管损伤更常见于有动脉粥样硬化的老年患者的创伤移位中。静脉多普勒扫描能显示锁骨下或腋窝的可疑血管损伤。

五、治疗

肱骨近端骨折的治疗原则是争取理想的复位，尽可能保留肱骨头的血循环供应，保持骨折端的稳定，并能早期开始功能锻炼。但也要认识到肩关节是全身活动范围最大的关节，因此一定程度的畸形，由于活动范围的代偿，一般不会造成明显的功能障碍。在决定治疗方案时，除根据骨折的移位、成角的大小及骨折的解剖部位等因素外，尚需考虑患者年龄、全身情况、合并损伤、医疗技术条件等因素综合分析判断。

肱骨近端骨折中 80%～85% 轻度移位骨折，一般均可采用非手术方法治疗。大多数二部分骨折也可应用非手术方法治疗。明显移位的结节骨折常需手术复位固定。而三部分骨折、四部分骨折及骨折脱位和头的劈裂骨折多须手术治疗。

（一）保守治疗

无移位或轻度移位的肱骨近端骨折(Neer1 型)，无论几部分均可采取保守治疗，或石膏固定或夹板固定或三角巾悬吊。若有一部分错位大于 1cm 并旋转大于 45°(Neer2 型)，多数学者也主张保守治疗，应用较多的是牵引固定、悬吊石膏固定、手法复位夹板固定、手法复位外展架固定、钢针撬拨复位外固定等。对两部分骨块错位大于 1cm 并旋转大于 45°即 Neer3 型骨折的治疗争议颇多。

Calvisi 认为老年人应以保守治疗为主，尤其是轻度和中度错位者，更应采取保守治疗，Degyu 认为小儿和老人肱骨近端骨折应以保守治疗为主，手术有肱骨头坏死、关节强直、骨骺发育不良、感染等诸多并发症。Towfigh 强调肱骨近端骨折 80% 可通过保守治疗达到目的，只有 20% 才考虑手术治疗(主要指 Neer4 型)。Ogawa 认为不仅 Neer3 型骨折可采取保守治疗且合并头脱位者也可采取保守治疗，但若肱骨头不能复位者需考虑手术。无论哪型骨折肱骨近端都应先试图保守治疗。

（二）手术治疗

1.闭合复位经皮穿针固定术

闭合复位或利用钢针撬拨复位，对肱骨头血供干扰小，肱骨头坏死率较低。骨折复位后可采用经皮克氏针固定术或外固定架固定术。此技术对无骨质疏松的患者为有效的治疗方法。

2.切开复位内固定术

(1)钢板内固定：切开复位、钢板内固定技术一直是治疗肱骨近端骨折的常用方法，但其对组织的损伤较大,对局部血运有明显损害,并发症较多。随着材料学的发展,手术方法的改进,目前其并发症已有所下降。肱骨近端骨折钢板内固定有多种类型,如"T"形钢板、三叶钢板、1/3管形钢板、钩状钢板等。对于二或三部分骨折的患者,特别是年轻患者,钢板可提供有效的稳定性,术后可早期进行物理治疗和功能练习,具有一定的优越性。

(2)闭合复位、髓内钉固定术:闭合复位、髓内钉固定术是治疗肱骨近端骨折的有效方法,与开放复位方法比较,对骨折部位的创伤小,减少了对肱骨头缺血性坏死的发生率,感染率也较低,但骨折的复位不够理想,骨折固定也不够稳定。肱骨近端骨折的不稳定因素主要与骨的压缩和缺损有关,特别是在骨质疏松患者中,骨的压缩和缺损更加严重。此问题尚未得到解决,目前常采用骨移植的方法填充其骨缺损。因此,髓内钉固定技术对四部分骨折的治疗效果尚不肯定。

(3)张力带钢丝固定:应用张力带的原则就是使造成骨折片分离的力转变为骨折端的压缩力,有利于骨折的早期愈合,允许较早地进行关节功能锻炼。Bathis等的研究结果确定了张力带内固定治疗肱骨近端四部分骨折的优势,可以降低肱骨头缺血性坏死的发生率。Iichmann等还发现三部分骨折保守治疗优于张力带钢丝固定技术,而四部分骨折,张力带钢丝固定技术优于保守治疗。还有学者将髓内针或螺钉与张力带钢丝联合应用,增加了固定的强度,有利于早期功能锻炼。

(4)肩关节置换术:肩关节置换术包括半肩关节置换术和全肩关节置换术,半肩关节置换术又称肱骨头置换术。Neer于1955年首次报道了12例人工肱骨头置换术的初步结果,他的手术指征主要是肱骨头粉碎性骨折(三、四部分骨折)伴肱骨头坏死。其手术成功的关键在于精确地重建肱骨大结节,保持肩袖的完整和功能以及重建肩峰下滑动机制。Prakash等认为手术操作问题、术后大结节移位、迟发性肩袖破裂及术后不当的功能锻炼,是手术失败的主要原因。Demirhan等也都发现大小结节的复位及固定情况是影响肩关节置换术成功与否的一个重要因素。全肩关节置换是在半肩关节置换术的基础上再植入关节盂假体,在肱骨近端骨折治疗中的应用不及半肩关节置换术广泛,适用于严重的肱骨近端骨折伴关节盂破坏。Arman认为半肩关节置换与全肩关节置换的选择,应基于患者关节盂的形态、肩袖损伤情况、骨折病因、年龄及期望活动度。关节盂假体的固定是整个全肩关节置换术中最复杂、最关键的步骤,尽管目前的第三、第四代假体可对肩解剖旋转中心进行三维调节、允许三维运动,但由于肩关节复杂的解剖特性,肩关节置换术仍存在许多问题。同半肩关节置换术相比,全肩关节置换术操作复杂、技术要求高、损伤较大、感染率较高、经济花费也较多。与全身其他关节的人工关节置换不同,人工肩关节置换术后的远期结果不仅取决于手术操作的成功,而且更强调科学而严格的术后处理,尤其是那些应用人工肩关节置换治疗的复杂肱骨近端骨折的患者。Wirth等发现最常见的并发症依次为假体松动、盂肱关节不稳定、肩袖损伤、假体周围骨折、假体失效(包括组件型假体头柄分离)以及三角肌力弱或功能障碍。只要在术中严格仔细地操作,按解剖位置置入假体,牢固并且在正常位置重建大、小结节,并结合科学、充分的术后康复治疗,大多数并发症是可以避免的。目前,肩关节置换术还不像髋关节及膝关节置换术那样成熟,存在很多并发症,一旦手术失败无很好补救措施。

(5)其他手术治疗方法:对于肱骨近端粉碎性骨折,还有肱骨头切除、关节融合以及腓骨头替代等多种治疗方法,但因治疗效果多不满意,所以目前临床已很少应用。

总之,肱骨近端骨折的治疗,尤其是粉碎性骨折的治疗,目前仍没有形成一个固定的、大多数学者都能接受的治疗模式。手术有其一定的优越性,但同时也要考虑手术的全身风险及手术本身的创伤,要严格掌握好手术适应证。非手术治疗方法同手术治疗方法相比,在减轻疼痛和改善活动度上,手术治疗方法较好,但关节置换和固定两组对比时,对关节活动的功能影响无明显差异。对于肱骨近端复杂骨折可先考虑切开复位内固定术,肩关节置换术可作为内固定失败的一种补救措施。当然,对于老年患者,骨质质量较差的复杂骨折,也可一期行肩关节置换术。有学者认为切开复位内固定时,应根据骨折块的情况选用多种内固定物固定。对于合并有肩袖损伤者,应在处理骨折同时积极做肩袖修复,这样肩关节才能获得良好的功能和满意疗效。

六、合并症

1.血管神经损伤

肱骨近端骨折合并血管损伤者较为少见。一般以腋动脉损伤发生率最高,约为4.9%。多为高能量损伤所致。老年患者由于血管硬化、血管壁弹性较差,较易发生血管损伤。动脉造影可确定血管损伤的部位及损伤的性质。证实诊断后,应尽早手术探查,固定骨折,同时修复损伤的血管,可行大隐静脉移植或人造血管移植。

臂丛神经损伤发生率约为6.1%,有报告高达21%~36%。以腋神经受累最多,肩胛上神经、肌皮神经和桡神经损伤也偶有发生。绝大多数病例在4个月内可恢复功能,如伤后2~3个月仍无恢复迹象时,则可早期进行神经探查。

2.胸部损伤

高能量所致肱骨近端骨折时,常合并多发损伤。应注意排除肋骨骨折、血胸、气胸等。

3.肩关节僵直

主要由于关节囊韧带和肩部滑囊粘连以及肌肉挛缩所致。治疗主要采用理疗及功能锻炼。骨折愈合后,如功能锻炼进展不大,可在麻醉下行手法松解,但操作必须轻柔,以免造成骨折。也可考虑行关节镜检查,清除松解关节内的粘连。

4.骨折畸形愈合

肱骨外科颈骨折常发生向前成角畸形愈合,影响上举功能。畸形严重者,需行截骨矫形术,并采用较牢固的内固定,达到早期活动的效果。

大结节移位骨折畸形愈合,可因与肩峰相撞击影响肩外展活动。可将大结节重新复位固定。必要时同时行肩峰成形及喙肩韧带切除。

5.肱骨头缺血坏死

肱骨头缺血坏死可使肩关节活动受限、疼痛。需行人工肱骨头置换术。如果肩盂关节面也已破坏,则须行全肩关节置换术。

6.骨折不愈合

较为少见。多因移位明显,骨块间夹有软组织以及治疗不当所致。

外科颈骨折不愈合多需采用切开复位,钢板螺钉内固定,同时加植骨。因骨质多有疏松改变,而且近侧骨折块较小,内固定很难达到牢固固定,可以钢丝穿过肌腱附着处固定。术后多需肩"人"字石膏保护6~8周,或以外展支架保护。如骨块有吸收、头骨折块很小难以复位固定时,可行人工肱骨头置换术。高龄体弱患者也可采用保守治疗。

7.骨化性肌炎

可见于骨折脱位的病例。应以主动功能锻炼为主,禁忌被动关节活动。手术治疗困难,效果不肯定。

七、功能评价

评价肩关节术后的功能恢复效果,目前有 Ucla 评分、Neer 评分、Constant-Murley 评分以及美国肩肘医师评分(Ases)等很多评分系统。这些评分的设计都是将疼痛、日常功能、活动度以及肌力等方面进行综合评价,但由于各个评分系统对不同方面权重的不同,导致应用不同评分所得到的结果不尽相同,因而不能在不同病例系列之间进行有效的比较。目前国际上最常采用的是 Neer 评分,特点是有对解剖结构重建的考虑。总分为100分,疼痛占35分,功能使用情况占30分,活动范围占25分,解剖位置占10分。总分大于89分为优,大于80分为满意,大于70分为不满意,70分以下为失败。

第四节 肱骨干骨折

肱骨骨折约占所有骨折的3%。治疗方法包括手术治疗和非手术治疗的多种方式。由于肱骨有其内在的软组织夹板效应及生物学的潜在优势,大多数的肱骨干骨折非手术治疗可以取得很好的疗效,尤其是低能量损伤的肱骨骨折;但高能量损伤的肱骨骨折多为粉碎性,常合并软组织损伤,常须手术治疗。

一、解剖

(一)骨学

肱骨干上段呈圆柱形,下段呈三棱柱形。中部外侧有粗糙的三角肌粗隆。后部中间,有一自内上斜向外下的浅沟,称桡神经沟,桡神经和肱深动脉沿此沟经过并向远端延伸。

(二)肌学

臂肌覆盖肱骨,以内侧和外侧两个肌间隔分隔。前群为屈肌,包括肱二头肌、肱肌和喙肱肌;后群为伸肌,主要为肱三头肌。肌肉的牵拉常可导致骨折断端的移位,根据肱骨干骨折的外观畸形表现可以大概预测骨折的位置。在三角肌止点以上的骨折,近折端受胸大肌、背阔肌、大圆肌的牵拉向内、向前移位;远折端因三角肌、喙肱肌、肱二头肌及肱三头肌的牵拉而向外、向近端移位。当骨折线位于三角肌止点以下时,远折端因肱二头肌和肱三头肌的牵拉向近端移位;近折端由于三角肌的牵拉而向前、外移位。

(三)神经

1. 肌皮神经

肌皮神经在喙突以下 5～8cm 穿过喙肱肌,并沿途发出分支支配喙肱肌、肱肌和肱二头肌,在肘关节的外上方穿深筋膜沿前臂外侧下行,称为前臂外侧皮神经。

2. 正中神经

在臂部,正中神经沿肱二头肌内侧沟下行,并由外侧向内侧跨过肱动脉的浅面与血管一起下降至肘窝。

3. 桡神经

是发自臂丛神经后束的一条粗大神经,在肱骨近端向外下与肱深动脉伴行,然后沿桡神经沟绕肱骨中段背侧旋向下外,在肱骨外上髁上方穿外侧肌间隔走形,至肱肌与肱桡肌之间,继而向下行于肱肌和桡侧腕长伸肌腱之间。

4. 尺神经

尺神经的肱骨段在肱动脉内侧下行,而后下行至内上髁后方的尺神经沟。此处,其位置比较表浅又贴近骨面,隔皮肤可触摸到,易受损伤。

(四)脉管系统

肱骨的血供主要来自肱深动脉的分支及滋养动脉。

二、临床表现

同其他骨折类型一样,大部分肱骨干骨折患者的症状和体征表现为肿胀、疼痛、畸形及骨擦音。车祸、直接暴力打击以及由于手部着地或肘部着地所产生的间接暴力是肱骨骨折的常见受伤机制。有时因为投掷运动或"掰手腕"也可导致肱骨干骨折,此骨折多为中下 1/3 的斜形骨折或螺旋形骨折。在关注肱骨情况时,全身系统的体格检查也是必需的,以防止遗漏其他部位的损伤。

完整的神经血管系统检查也是不可或缺的,在行闭合复位或手术治疗前,应检查桡神经是否有受损。此外,肱骨近、远端的肩关节和肘关节以及腕关节也需仔细检查以排除其他损伤。皮肤的损伤也应引起重视,皮肤损伤可分为擦伤、挫伤以及软组织的复合伤,同时,要警惕前臂和上臂骨筋膜间室综合征的发生。

三、影像学检查

完整的肱骨正侧位 X 线检查不仅可以看到整个肱骨干,还应包括肘关节和盂肱关节。在摄 X 线片时应由技师来挪动 X 线机的位置以获取标准的正侧位 X 线片,而不是通过变换患者的肢体。因为细微地旋转肢体就难以获取肱骨近端的正交视图,从而得到一个不完整的影像学检查结果。对于病理性肱骨骨折,在决定治疗方式前,还需其他的检查,如用 CT 及 MRI 等来评估,以排除肿瘤及隐匿性的病变。

四、骨折分类

骨折分型：肱骨干骨折有多种分型方法。大部分分型是基于 X 线片的表现或肱骨的几何形态。在临床上，肱骨干骨折的治疗不仅依靠分型，还要综合考虑其他因素，如骨质强度、局部软组织条件、神经血管的损伤及身体其他合并伤。简单的骨折可分为横形骨折、斜形骨折、螺旋形骨折。更复杂的骨折类型包括多段骨折、严重粉碎性骨折、开放性骨折，以及合并肘关节或肩关节脱位的肱骨干骨折。Holstein-Lewis 骨折是肱骨干骨折的一种特殊类型，主要是指肱骨远端中下 1/3 的螺旋形骨折，典型的表现是骨折远端骨块有个长斜形尖端，容易引起桡神经的损伤。对于开放性肱骨骨折，应根据 Gustilo 和 Anderson 分型来决定。此外，由骨质疏松、原发瘤或转移瘤以及其他的一些情况导致的病理性骨折，对于骨折分类的描述也很重要。

五、治疗

根本原则：有利于骨折尽早愈合，有利于患肢的功能恢复，尽可能减少并发症。

（一）闭合治疗

近几十年来的骨科著作中，均强调绝大多数的肱骨干骨折可经非手术治疗而痊愈，国外的文献报道中其成功的比例甚至可高达 94% 以上。但在临床实际工作中能否达到如此高的比例仍值得商榷。此外，现代的就医人群已对骨科医师提出了更高的要求，即不仅要获得良好的最终治疗结果，而且希望治疗过程中尽量减少痛苦，在骨折愈合期间有相对高的生活质量，甚至仍能够从事一些工作。那种令患者在石膏加外展架上苦撑苦熬数个月、夜间无法平卧的传统治疗方式很难被多数患者所接受。依现代的治疗观点，闭合治疗的适应证应结合患者的具体情况认真审视后而定。

1. 适应证

可供参考的适应证为：

(1) 移位不明显的简单骨折（AO 分类：A1、A2、A3）。

(2) 有移位的中、下 1/3 骨折（AO 分类：A1、A2、A3 或 B1、B2）经手法整复可以达到功能复位标准的。

2. 闭合治疗的复位标准

肱骨属非负重骨，轻度的畸形愈合可由肩胛骨代偿，其复位标准在四肢长骨中最低，其功能复位的标准为：2cm 以内的短缩、1/3 以内的侧方移位、20°内的向前、30°以内的外翻成角以及 15°以内的旋转畸形。

3. 常用的闭合治疗方法

(1) 悬垂石膏：应用悬垂石膏法治疗肱骨干骨折已有半个多世纪的历史，目前在国内外仍有相当多的骨科医师在继续沿用。此法比较适合有移位并伴有短缩的骨折或者是斜形、螺旋形的骨折。悬垂石膏应具有适当的重量，避免过重或过轻，其上缘至少应超过骨折断端 2.5cm 以上，下缘可达腕部，曲肘 90°，前臂中立位，在腕部有三个固定调整环。在石膏固定期间,前臂需始终维持下垂,以便提供一向下的牵引力。

患者夜间不宜平卧,而采取坐位或半卧位(这是使用悬垂石膏的不便之处)。吊带需可靠地固定在腕部石膏固定环上,向内成角畸形可通过将吊带移至掌侧调整,反之向外成角则通过背侧的固定环调整。后成角和前成角,可利用吊带的长短来调整,后成角时加长吊带,而前成角则缩短吊带。使用悬垂石膏治疗应经常复查拍 X 线片,开始时为 1～2 周,以后可改为 2～3 周或更长的间隔时间。石膏固定期间应注意功能锻炼,如握拳、肩关节活动等,减少石膏固定引起的不良反应。对某些患者,如肥胖或女性,可在内侧加一衬垫,以免由于过多的皮下组织或乳房造成的成角畸形。当骨折的短缩已经克服、骨折已达到纤维性连接时,可更换为 U 形石膏。

悬垂石膏曾成功地治愈过许多患者,但也不乏骨折不愈合或延迟愈合的例子。故治疗期间应注意密切观察,若固定超过 3 个月仍无骨折愈合迹象,已出现废用性骨质疏松时,应考虑改用其他方法,如切开复位内固定加自体植骨,不要一味地坚持下去,以避免最后因严重的废用性骨质疏松导致连内固定的条件都不具备,丧失有利的治疗时机。对中老年患者更应注意这点。

(2)U 或 O 形石膏:多用于稳定的中下 1/3 骨折复位后,或应用其他方法治疗肱骨干骨折后的继续固定手段。所谓 U 形即石膏绷带由腋窝处开始,向下绕过肘部再向上至三头肌以上。若石膏绷带再延长一些,使两端在肩部重叠则成为 O 形石膏。U 形石膏有利于肩、腕和手部的关节功能锻炼,而 O 形石膏的固定稳定性更好一些。

(3)小夹板固定:对内外成角不大者,可采用二点直接加压方法(利用纸垫),对侧方移位较多,成角显著者,常可用三点纸垫挤压原理,以使骨折达到复位。不同骨折水平的骨折需用不同类型的小夹板,如:上 1/3 骨折用超肩关节小夹板,中 1/3 骨折用单纯上臂小夹板,而下 1/3 骨折需用超肘关节小夹板固定。其中尤以中 1/3 骨折的固定效果最为理想。

(4)功能支具:是肱骨干骨折非手术治疗的重大进步,使许多患者无须手术即获得良好的功能。功能支具可作为最初治疗,但更多用于损伤发生 1～2 周后,患者已接受非手术或手术治疗情况下的后续治疗。功能支具因其简单易行且具有多种功能而被广泛接受。Sarmiento 等通过回顾性研究对这种方法作了更为深入的介绍。功能支具起于肩部,止于肘上,由两片预先塑形并加衬垫的塑料夹板组成,一片位于内侧,一片位于外侧,通过可调节的 Velcro 绑带连接在一起。支具可定做,或采用预制组件。工作原理是重力牵引及软组织挤压作用。因此,支具必须与上臂紧密贴附,并要随着肿胀的消退定期调整。支具无法完全消除骨折端的所有运动,发生在骨折端的微动能够刺激骨痂形成。和其他保守方法一样,可以接受轻度成角,并能获得满意的功能。功能支具的优点是避免肘关节僵硬。为了获得良好的功能,患者必须能够行走、合作并参加康复锻炼。这种方法不适用于肥胖及卧床患者。

(5)其他治疗方法:采用肩人字石膏、外展架加牵引或鹰嘴骨牵引等治疗肱骨干骨折,虽在某些情况下仍偶有应用,但多数情况下已经较少使用。

(二)手术治疗

如果能够正确掌握手术指征并配合以高质量手术操作,绝大多数的肱骨干骨折可以正常愈合。同时可以减少因长期石膏或小夹板等外固定带来的邻近关节僵硬、肌肉萎缩和废用性骨质疏松等不利影响，甚至可在固定期间从事某些非负重性工作，其间的生活质量相对较高。不利的方面是：所花费用较多，须二次手术取出内固定物，手术本身具有一定的风险。

1. 手术治疗的适应证

(1)绝对适应证：

①保守治疗无法达到或维持功能复位的。

②合并其他部位损伤，如同侧前臂骨折、肘关节骨折、肩关节骨折，伤肢需早期活动的。

③多段骨折或粉碎性骨折(AO 分型：B3、C1、C2、C3)。

④骨折不愈合。

⑤合并有肱动脉、桡神经损伤需行探查手术的。

⑥合并有其他系统特殊疾病无法坚持保守治疗的，如严重的帕金森病。

⑦经过 2~3 个月保守治疗已出现骨折延迟愈合现象、开始有废用性骨质疏松的(如继续坚持保守治疗，严重的废用性骨质疏松可导致失去切开复位内固定治疗的机会)。

⑧病理性骨折。

(2)相对适应证：

①从事某些职业对肢体外形有特殊要求，不接受功能复位而需要解剖复位的。

②因工作或学习需要不能坚持较长时间的石膏、夹板或支具牵引固定的。

2. 手术治疗的方法

(1)接骨板固定：接骨板或许是肱骨骨折固定的"金标准"，具有骨折愈合率高等优点。骨折部位易于显露，通过稳定骨折产生的加压来准确恢复力线。如有必要，还可同期植骨来促进骨折愈合。根据需要直视、游离并修复桡神经。术后允许早期活动相邻关节，避免关节僵硬。促进功能恢复，减轻肌肉萎缩较轻。接骨板技术的指征包括：骨折合并神经血管损伤、肱骨远端骨折、螺旋骨折或斜形骨折、假体周围骨折。接骨板固定存在一定的缺点。其破坏了软组织包鞘，延长骨折的愈合时间，掀起骨膜及组织的操作会妨碍骨折愈合。为此，必须减少软组织的剥离，采取轻柔的软组织操作技术。并发症包括不愈合、神经血管损伤及内固定失败。术后感染罕见，但仍应预防性应用抗生素。

骨折段的显露取决于骨折的部位及类型。多采用前外侧入路(沿肱二头肌外侧缘劈开肱肌)来显露骨折。此外，Gerwin 等介绍的向内侧牵开肱三头肌的改良后方入路对肱骨的显露优于劈开肱三头肌的传统后方入路。采用 4.5mm 系列宽有限接触动力加压钢板(LC-DCP)。接骨板的螺钉孔应交错排列。应根据骨折的类型选择恰当的接骨板及螺钉，骨质疏松患者最好采用锁定接骨板。

(2)髓内钉：随着髓内钉在治疗下肢骨折中获得成功，它也用于治疗肱骨干骨折。髓内钉具有接骨板所不具备的生物力学优点：髓内钉的位置靠近机械轴线，承受的机械应力较小；对皮质骨的应力遮挡较轻；无须剥离软组织包鞘；出血较少；感染风险较低。但应注意避免骨折端分离。

髓内钉固定的指征包括：粉碎骨折、节段骨折、病理骨折及骨质疏松性骨折。位于肱骨干下 1/5 的骨折不适合髓内钉固定。小结节下方的骨折建议采用特殊设计的髓内钉而不是标准的肱骨髓内钉。螺旋骨折及斜形骨折最好采用接骨板固定。放置髓内钉的操作本身可能进一步加重神经血管的损伤,因此合并桡神经麻痹或血管损伤时最好采用接骨板固定。

髓内钉的类型:最初的髓内钉系统为简单的非交锁弹性髓内钉。随后逐步发展为刚性交锁髓内钉。非交锁系统的缺点是不宜用于刚性髓内钉,同时无法控制扭转。

弹性髓内钉:包括 Rush 钉及 Ender 钉。Rush 钉为不同型号的直针,一端带钩,便于取出。Rush 针放置方便,但强度低,易移位。因此不再推荐使用。Ender 钉为弹性针,一般同时使用 2~3 根。Ender 钉的固定强度高于 Rush 钉,并具有一定的抗扭转作用。两种髓内钉均可顺行穿钉或逆行穿钉。

刚性髓内钉:应用最广的是刚性髓内钉。所有产品均遵循相同的原理,可扩髓或不扩髓。标准的锁定方式为近端远端均用螺钉锁定。Seidel 钉采用不同的锁定设计,即远端用可膨胀弹簧锁定于肱骨远端皮质。这种锁定方式易发生松动,造成并发症。因此,最好用螺钉锁定。对更靠近端的骨折,采用特殊设计的近端锁定方式,即将螺钉锁定于肱骨头内。

可膨胀髓内钉系统:与依靠锁定螺钉来获得轴向及旋转稳定性的传统髓内钉系统不同,最新髓内系统的钉壁充满整个髓腔。这类髓内钉更适合于骨质较差的患者,并发症少,骨折愈合满意,功能愈合良好。

弹性交锁髓内钉:这种弹性髓内钉可以顺行穿钉或逆行穿钉并静态锁定。穿钉时不剥离肩袖,避免损伤肱骨头的关节面。顺行穿钉的入钉点远离肩峰,位于肱骨干的外侧或前外侧。插入弹性髓内钉后,用克氏针锁定,或用螺钉在近端或远端锁定。这种方法避免了经结节穿钉所致的肩部并发症。但是,对髓腔直径不超过 8mm 的患者,应慎用这种髓内钉。

对于接骨板和髓内钉固定孰优孰劣的争论一直存在。两者均有有力的支持证据,但每种方法均有一定的并发症。顺行穿钉时,肩部疼痛及功能障碍的发生率较高。经后方入路接骨板固定后,肘部疼痛及僵硬的发生率较高。需要进一步的前瞻研究来解答这一问题。

(三)血管损伤

肱骨干骨折合并血管损伤是一种紧急情况,需积极地予以及时、恰当处理。在急诊中遇到肢体远端有缺血表现,如皮温低、甲床充盈欠佳、桡动脉搏动减弱或消失,应考虑到有肱动脉损伤的可能。

血管造影对判断损伤的有无和损伤的水平有较大的参考价值,但在急诊情况下,并非每所医院都具备此种检查条件,因而不必完全依靠该项检查结果。与桡神经损伤不同,对肱动脉损伤的处理应当非常积极,一旦怀疑有血管损伤,就应做好手术探查的各方面准备。动脉修复前先行骨折内固定,动脉损伤修复的办法应根据损伤的部位和类型,动脉壁裂伤短而洁净的可直接吻合;断端有挫伤、参差不齐者,则需修整、部分切除后再行吻合。吻合时血管张力不应过高,否则应行自体静脉或人造血管移植。

对于动脉损伤后呈现痉挛状态而无阻塞和裂伤者,可行动脉周围普鲁卡因浸润,以解除动脉痉挛。有些病例也可行星状神经节封闭,对于痉挛持续存在者,应行手术探查。

(四)延迟愈合与不愈合

肱骨干骨折延迟愈合或不愈合的发生率相对较高,仅次于胫骨,原因主要是局部因素,但全身性因素也应在考虑之列:如肾功能衰竭、糖尿病、贫血、严重营养不良、甲状旁腺功能亢进等疾患,以及某些药物如抗凝、抗癫痫、非甾体类抗炎止痛药、四环素、氟化物等药物可影响骨折的愈合;维生素D缺乏可影响钙盐沉积。影响骨折愈合的局部因素包括:

1. 骨折位置

肱骨干骨折发生部位以中段为最多,又以中下 1/3 骨折不愈合率为更高。由于肱骨干中段骨折,尤其是中下 1/3 交界处的骨折易于招致滋养动脉的损伤。肱骨干的主要动脉大多数只有一支,直接由肱动脉分出,通常在肱骨中下 1/3 交界处或中点附近的前内侧进入骨内,并在骨皮质内下行,并发出分支。该滋养动脉的损伤直接影响骨折断端的血运,易于导致延迟愈合与不愈合。

2. 粉碎性骨折

例如高能量的 B3、C1、C2、C3 骨折,属比较严重的粉碎骨折,较 A 型骨折更容易发生延迟愈合和不愈合。

3. 开放性骨折

开放性骨折多为直接暴力导致,软组织损伤严重,局部血运差,骨折类型也多为粉碎性,固定难度较大,而且开放的伤口容易发生感染,易于发生骨折不愈合。

4. 手术治疗的干扰

内固定治疗可以达到解剖复位,正确使用可以缩短愈合时间并减少邻近关节僵硬。但手术本身也可以增加软组织损伤,骨膜的剥离使本来就已缺血的骨端又失去了从骨膜来的部分血运。尤其是那种为获得较好的显露而过于广泛剥离骨膜和周围的软组织。应当强调手术的操作质量,尽量减少不必要的显露,除骨断端 2～3cm 范围内,其他部分只要推开骨干周径的 1/2 即可,钢板固定钻骨孔时对侧的保护可通过限制钻头的长度来完成(在钻对侧骨皮质时导钻上方仅留下 0.5cm 的余量),不必在对侧放置一金属物,以减少组织的剥离。尽可能不要使粉碎性骨折块完全游离,保留一定的血供。

5. 缺乏可靠的固定措施

从理论上讲,只要有可靠的固定措施,绝大多数骨折都能愈合。由临床实际情况看,多数骨折不愈合或延迟愈合都能够找到医源性的原因。内固定方面:使用的内固定器材不当,如将 Rush 针作为髓内针使用,而未附加其他固定措施,造成骨断端分离;使用四孔钢板甚至较薄的葫芦形钢板,固定强度不够,出现松动、弯曲、断裂;内固定手术质量不高、骨折复位欠佳,出现较大的缝隙或较严重的粉碎性骨折未能一期植骨。国内有学者统计,肱骨干骨折手术后发生延迟愈合或不愈合的病例中,有 50% 以上属技术性原因,包括使用的钢板、螺钉不当和骨折复位质量不高。外固定方面:小夹板或石膏固定期间未能适时地加以调整,骨断端之间没能达到骨愈合所需的稳定状态,如使用悬垂石膏固定,当骨折短缩已经克服且已达到纤维性连接时,没有及时更换为 U 形或 O 形石膏。

6. 伤口感染

感染可增加骨折端的坏死,延长了局部充血的时间并一直持续到感染被控制时方停止。因此骨断端的坏死吸收更加明显,形成断端之间的缺损,血管再生和重建血运的爬行替代过程延长,骨痂的形成和转化过程也相应受到影响,骨折愈合时间被迟延,最终导致不愈合。感染的病例不必急于对骨折不愈合进行手术,应先处理感染,包括:引流、清创、局部灌洗、合理应用抗生素(全身和局部),有条件的可试用抗生素珠链。待伤口愈合3~6个月后再通过植骨加内固定或外固定架治疗不愈合。

影响肱骨干骨折不愈合的因素很多,其中手术治疗中的粗暴操作和内固定质量不佳是影响不愈合的重要因素。因此应强调严格掌握手术指征,在条件不具备或缺乏必要的手术经验情况下,不要滥用手术治疗。倘若需手术处理,应注意尽量减少骨膜剥离和损伤骨营养动脉的可能。严格选择内固定物,正确使用,保证达到坚强固定、骨折断端之间无异常活动,有条件的可选用带锁髓内针、有限接触动力加压钢板(LC-DCP)或外固定架。如为粉碎性骨折,可在一期植足量的自体松质骨,以增加骨折端之间的接触面积,并可通过松质骨块内的骨髓细胞成分刺激成骨。

(五)晚期并发症

1. 关节僵硬

同其他部位的骨折一样,长期的制动可造成邻近关节的活动受限。主要是肘关节和肩关节,尤其是采用保守治疗的中老年患者。因此在选择治疗方案时就应考虑的发生此种情况的可能。治疗过程期间尽可能缩短肩肘关节的制动时还应向患者强调功能锻炼的重要性,以减少关节活动障碍的程度和持续的时间。

2. 骨化性肌炎

骨化性肌炎的确切病因并不十分清楚,一旦发生很难处理。下列几点被认为是有关因素:伤后局部血肿、骨膜剥离或破裂及年龄(儿童发生的可能性较小)。与肘关节损伤相比,肱骨干骨折后骨化性肌炎的发生率相对较低。骨化性肌炎重在预防,治疗中注意避免反复多次的粗暴手法复位,关节功能锻炼时禁忌粗暴的被动屈伸肘关节。

第五节　肱骨远端骨折

一、肱骨髁上骨折

在儿童全部肢体骨折中,肱骨髁上骨折的发生率排在前臂骨折之后,占儿童最常见骨折的第二位,髁上骨折不仅常见而且时有合并症发生,因此儿童髁上骨折治疗至今对临床医生仍是极富挑战性的课题。

肱骨髁上骨折的发生率中年龄是关键因素,几乎是骨生长发育中的儿童特有的骨折。此骨折主要发生在10岁内。据Wilson统计,75例伸直型髁上骨折内仅有2例为成年人。Eliason发现他的髁上骨折病例中84%均为10岁以下的儿童。

(一)损伤机制和骨折类型

肱骨髁上骨折多系运动伤、生活伤,为间接暴力所致。各型损伤机制不尽相同。通常分为伸展型、伸展尺偏型、伸展桡偏型、屈曲型。

1. 伸展型

肱骨髁上骨折多为手掌着地、肘部伸直位摔倒所致。该型最多见,可为柳枝型或不全骨折型。后部骨皮质尚未完全断裂,骨折向前成角;也可以是完全型骨折,常常产生移位,骨折线多为后高前低的斜形,骨折近端向前移位,而骨折远端向后移位。因为骨折近端向前移位,所以容易发生骨折端刺穿肱前肌,刺伤肱动脉和正中神经,甚至在复位前动脉和神经一直被骨折端向前推挤发生弯曲或重叠,所以对肱骨髁上骨折伸直型移位严重者,在复位前后要注意正中神经、桡神经和肱动脉的损伤。

2.伸展尺偏型

外力作用于肱骨髁部的前外侧,使骨折远端向后向尺侧移位,内侧骨质可能部分被压缩,此类骨折的内移和内翻的倾向大,骨折移位必须加以整复,以避免肘内翻畸形。

3.伸展桡偏型

外力作用于肱骨髁部的前内侧,骨折后,骨折远端向后向桡侧移位,此类骨折不易发生肘内翻畸形。

4.屈曲型

仅占5%左右。是在肘关节屈曲位,肘后部着地受伤后导致的。伤后骨折的病理改变恰与伸直型相反。柳枝型者肱骨远端前方骨皮质无损,而后方骨折分离,形成向后成角。若骨折是完全型,骨折线可能是后下前上的倾斜角,骨折近端向后移位,远端向前移位,偶可发生血管损伤,移位一般也不如伸直型那样严重。

(二)临床表现

伤后患肘疼痛肿胀明显,完全骨折者可触之骨碎感和异常活动,移位明显者畸形亦明显。要注意检查有无合并神经、血管的损伤。约有15%的患者合并神经损伤,正中神经损伤较多见,表现为拇、示指末节指间关节屈曲力减弱。要特别注意有无前臂筋膜间室综合征,即Volkmann缺血挛缩的可能性。注意"4P"征较严重者,早期出现手指过伸时疼痛很有诊断意义。

(三)诊断和鉴别诊断

X线片很重要,可显示骨折类型、移位方向与程度。对完全移位的伸直型骨折,肘关节侧位片还可显示骨折的旋转移位。

5~6岁以下儿童X线片所见,应与肱骨远端骨骺分离相鉴别。

(四)治疗

肱骨髁上骨折应及时准确地复位,防止肘部畸形以及纠正神经、血管严重合并症的发生,尽早恢复患肢的功能。

1.非手术治疗

不全骨折或青枝骨折者,一般将患肢屈肘90°,用石膏或小夹板功能位固定即可。有时可发生肘内翻畸形,尤其是远端骨折有向内侧倾斜嵌入时,应以手法矫正。

伸直型移位者,助手经上臂及前臂保持伸肘位牵引。前臂旋后稍外翻,术者拇指将远骨折端后侧向前推起,其余手指将近骨折端向后压下,矫正前后错位后,再矫正侧方移位及旋转移位。最后将肘过屈使后方骨膜及三头肌绷紧,前臂充分旋前,以维持复位。屈肘角度视肢体肿胀程度而定,透视复位满意后用石膏托或小夹板固定3周。应注意观察血运及复位情况,以便及时处理。

屈曲型整复方法与上述方法相反。复位后固定于伸肘位。稳定者亦可固定于屈肘位。

严重移位及肿胀者可采用牵引术,待牵引数日局部消肿后,再行手法整复改外固定。

2.手术治疗

经手法复位失败者可以施行手术治疗。严重开放损伤,合并有肱动脉损伤者,为手术复位的适应证。

(五)并发症

1.肘内翻

肘内翻是肱骨髁上骨折中最多的并发症,虽然有许多学说,但都不能解释所有疑问,如旋转移位是肘内翻发生的原因,但在桡偏型骨折中即使有旋转也多不产生肘内翻,在切开复位的病例旋转畸形已完全纠正,但仍有很大数量的肘内翻发生。又如骨骺损伤学说,骨骺损伤所致的畸形应该是进行性的,但肱骨髁上骨折遗留的肘内翻不是进行性的而是恒定的,骨折愈合时和数年后的肘内翻角度大致不变。目前一般认为,在损伤时尺侧骨质的压缩是肘内翻发生的基本原因,远侧骨折端向尺侧移位是肘内翻的另一个重要原因。由于肱骨髁上骨质扁平而薄,肱骨远侧骨折端向尺侧移位后很难维持在正常生理位置上,即使解剖对位,因骨折端接触面小和肢体的重力作用,很容易使远侧骨折端向尺侧倾斜发生内翻。

肘内翻超过15°～25°是肱骨远端外翻截骨术的适应证,手术时间宜在骨折牢固愈合和肘关节功能恢复到最大限度时进行,截骨术式很多,根据术者意愿和熟练程度选择。

2.筋膜间室综合征

筋膜间室综合征是肱骨髁上骨折中多见的并发症。前臂筋膜间室综合征后果极为严重,可造成患儿终生残疾。这一并发症医源性者占50%,因此必须引起医生的重视。

3.神经损伤

肱骨髁上骨折可以损伤其肘部神经,发生率为3%～5%。尺神经、桡神经、正中神经损伤均可发生,以尺神经多见。

4.骨化性肌炎

这是非常少见的并发症,常常发生在闭合复位或切开复位后,解除石膏外固定后关节出现进行性僵直,应怀疑骨化性肌炎的可能性。^{99}锝扫描发现有积脓现象可早期诊断。3～4周X线片可见肱肌钙化和骨化,该并发症更易在多次粗暴复位和按摩后发生,一旦发生应注意制动休息和适当自主活动,严禁强力按摩和伸屈锻炼,也不应手术切除,否则加重钙化和骨化。急性期可激素治疗,预后较好。2～3年内关节僵直和钙化可能吸收和消失。许多学者不主张行切除术。

5.关节僵直

一般情况下肱骨髁上骨折治疗后可有关节活动减退,一般不超过5°～10°。前倾角消失或减少而畸形愈合者,肘关节屈曲受限,多在30°～40°。随着小儿生长发育,前倾角得以恢复,肘关节活动也恢复正常。切开复位尤其采用后暴露法,虽然X线表现复位满意,但肘关节活动却严重受限,甚至仅残留20°～30°活动,且不易恢复。因此,多数作者主张尽量不采用切开复位,若有明确的适应证,也应从外侧或内侧切口进入,以避免不良后果。

二、肱骨远端全骺分离

肱骨远端骨骺包括肱骨外髁、滑车、内上髁、外上髁骨骺。肱骨远端全骺分离为不常见的肘部损伤,其临床特点与肱骨髁上骨折相似,是髁上骨折发生在幼儿发育阶段的一种特殊损伤类型。

幼儿肘部骨骺大多未骨化,骨折线往往不能通过 X 线直接显影,加之与肘部某些损伤 X 线表现甚为相似,临床诊断极易混淆,其误诊率之高在骨折中堪居首位。

(一)损伤机制和临床分类

肱骨远端全骺分离多因跌倒时,患臂伸展位撑地,肘过伸,身体重心落在患臂,自下而上的外力和身体重力传导至肘部所致。少见的损伤是屈肘位跌倒,暴力撞击鹰嘴再传向肱骨髁部造成的。此型的损伤多发生在较大幼儿,可能与骺板方向改变有关。婴儿期的骺板接近水平位,来自鹰嘴的暴力与骺板相互垂直,不易引起全骺分离;随着年龄的增长,骺板倾斜度增加,来自鹰嘴的暴力与骺板方向一致,故易发生屈曲型全骺分离。

根据以上损伤机制,将肱骨远端全骺分离分为伸展型和屈曲型。

根据 Salter 分型,少数为Ⅰ型,多数为 SalterⅡ型,新生儿全骺分离皆为滑脱型损伤(即 SalterⅠ型),骨折线全部经过骺板而不涉及干骺端,其恢复期 X 线片可见干骺端呈花边状不规则骨化,提示损伤可能累及骺板生长区。

(二)临床表现

伤肘疼痛肿胀明显,活动受限,患儿如能很好地合作检查,可以查出环绕肱骨远端的压痛,临床表现颇似肱骨髁上骨折。

(三)诊断要点与鉴别诊断

临床表现是诊断肱骨远端全骺分离的重要依据,但患儿往往不能很好地合作检查,诊断主要依靠 X 线检查所见。其典型表现为分离的肱骨远端骨骺连同尺、桡骨一并向后、内侧移位,而外侧骨骺与桡骨近端始终保持良好的对线对位关系。临床阅片主要观察 4 点:①外髁骨骺与肱骨干的对位关系。②外髁骨骺与桡骨近端的对位关系。③外髁骨骺有无旋转移位。④肱骨干与尺桡骨长轴的对应关系。仔细分析上述改变,常可得出明确诊断。然而,对于不典型的病例,有时鉴别比较困难,临床常须警惕。以下列出几种损伤的鉴别要点:

1. 肱骨外髁骨骺分离

肿痛局限于肘关节外侧,肘无不稳定感,有时可触到外髁异常活动。X 线片示肱骨外髁往往有旋转移位,肱骨干和尺桡骨的关系正常,由于滑车外侧柱缺损,尺骨鹰嘴可轻度外移。全骺分离恰恰相反,外髁骨骺无旋转移位,尺桡骨往往随同外髁骨骺向内侧移,临床易把大龄幼儿全骺分离误诊为外髁骨折。

2. 肘关节脱位

幼儿肘部骨突标志不易摸清楚,临床难以依靠肘后三点关系进行诊断。若肱骨外髁骨化中心未出现,其 X 线表现与全骺分离鉴别困难。唯一可参考之处是发病年龄和移位方向,肘关节常为外侧脱位,全骺分离远段往往内移。根据整复过程中的"手感"进行鉴别较为可靠。

肱骨外髁骨化后,便能以其影像作为诊断依据,二者不易混淆。

3.肱骨外髁骨折合并肘关节脱位

此损伤极少,偶见学龄后儿童。临床和 X 线表现兼有外髁骨折和肘脱位的特征。当外髁骨折已离开桡骨轴线,鉴别比较容易,若其保持与桡骨近端对位,多属于全骺分离。同样,整复中"手感"和复位后 X 线表现有助于鉴别。外髁合并肘脱位手法整复后外髁往往对位不良或残留旋转移位,而肱骨干与尺桡骨的对应关系比较稳定,全骺分离则相反。

(四)治疗与预后

本病的治疗原则和整复方法与髁上骨折相同,常规闭合复位外固定。复位时特别注意整复向尺侧移位的全骺分离,使之完全矫正,以免继发肘内翻畸形。由于屈肘位固定不易控制肘关节提携角,故有主张早期改做伸肘位固定,以防肘内翻畸形。对于不稳定骨折,如技术和设备条件允许,可行闭合整复并通过皮肤钻入钢针固定。陈旧骨折不宜强施手法或切开整复,以免骺板早闭,日后截骨矫形较为可取。

三、肱骨髁间骨折

肱骨髁间骨折是青壮年严重的肘部损伤之一,但 50~60 岁的伤者也时常可见。这种骨折常为粉碎性骨折,复位困难,固定后容易发生再移位和关节粘连,对肘关节功能将有严重影响。无论采用闭合手法复位,还是开放手术复位,其最终效果都不尽满意。

(一)损伤机制和骨折类型

导致肱骨髁间骨折的外力是相当复杂的。当跌倒时,肘关节处于伸展位,手掌和人体重力向上、下传导并集中在肱骨髁部,暴力作用于尺骨,向上撞击使肱骨内、外髁分裂,向两侧分离即造成骨折。骨折近端向前移位,骨折远端分裂为二块或多块并向后方移位。肘关节屈曲位直接撞击地面时,暴力传导至该部时,尺骨鹰嘴犹如楔子撞击内外髁间的滑车沟,致两髁间分离移位,而肱骨下端向后移位。

根据受伤机制将肱骨髁间骨折分为屈曲型和伸展型;根据骨折线的形式则分为 T 型、Y 型及粉碎型。

Riseborough 根据骨折移位程度为 4 型:Ⅰ型,骨折无移位或轻度移位,关节面保持平整。Ⅱ型,骨折块有移位,但两髁无分离及旋转,关节面也基本平整。Ⅲ型,骨折块有分离并有旋转移位,关节面破坏。Ⅳ型,肱骨髁部粉碎成三块以上,关节面破坏严重。有时骨折移位严重并可穿破皮肤,成为开放性骨折。这种分类方法对治疗方式的选择提供了一定的依据。但其对错位型骨折的描述并不十分详尽。有作者根据外力的作用方向及骨折的移位情况及形态,将错位型肱骨髁间骨折分为伸直内翻型及屈曲内翻型两大类骨折。

(二)临床表现

肘关节剧烈疼痛,压痛广泛,肿胀明显并可伴有畸形。肘关节呈半屈曲状,伸展、屈曲和旋转受限。前臂多处于旋前位。检查时可触及骨折块活动和骨摩擦感。肘后三角形骨性标志关系紊乱。血管和神经有时受到损伤,检查时务必予以注意。肘部正侧位 X 线摄片,不但可明确诊断,而且对于骨折类型和移位程度的判断也有重要意义,亦可显示合并肘部其他部位的损伤。

(三)治疗方法及适应证

肱骨髁间骨折受伤暴力较大,骨折较复杂,是创伤骨科较难治疗的疾病之一。要得到优良的结果,其关键在于掌握好各种方法的适应证及正确的操作技术。

1.非手术治疗

闭合复位外固定是常采用的治疗方法之一。适用于内、外髁较为完整及轻度分离或无明显分离者。

伤后未能就诊或经闭合复位而未成功者,肘部肿胀严重,皮肤起水疱等,此种情况不易再次手法复位及应用外固定,可行床边尺骨鹰嘴牵引,待肱骨髁和骨折近端的重叠牵开后,再做两髁的手法闭合复位并外固定。

对于年老患者骨折呈严重的粉碎性而且骨质疏松者,及其他因素的限制而不易行骨折复位或不可能做复位、制动者,患肢悬吊在胸前和及早进行肘关节的屈伸活动,利用尺骨鹰嘴的模造作用而能形成一定范围的活动,最终能满足一般的日常生活需要,这就是所谓的功能疗法。

2.开放复位内固定

在医疗设备条件和技术条件都具备的情况下,对有移位的肱骨髁间骨折行开放复位内固定可得到满意的结果。俯卧位是值得推荐的体位,肘后侧切口,采用 Campbell 后侧入路或经鹰嘴入路,近年来有人提出经肱三头肌两侧入路显露肱骨远端,此入路保留了伸肘装置,能使患者术后尽早地开始功能锻炼。术中注意保护尺神经。特别小心地整复髁部,固定装置不能侵占鹰嘴窝或冠状窝,否则,肘关节将丧失部分伸屈功能。还必须注意横穿髁部的螺钉切不可穿透滑车关节软骨或潜入其下。

手术的目的是恢复关节面,牢固地内固定骨折,以便可以早期开始关节活动。

近年来,在内固定的方法上,"Y"形钢板固定、克氏针加钢丝张力带固定和双钢板固定均有较好的疗效。有作者对某些不可能完全重建的髁间骨折,使用能早期进行活动的铰链式牵引外固定架治疗,取得了较好的疗效。而对于不能重建并且活动量不大的患者,有作者建议行全肘关节置换术,但要严格掌握适应证。

(四)陈旧性损伤的治疗

有旋转移位的肱骨髁间骨折早期未能得到及时治疗,晚期可导致肘关节面的完全紊乱及关节僵硬和肘内翻畸形。特别是前者,应该给予适当的治疗,以使其功能有所改善,常用方法如下:

1.开放复位内固定

青壮年患者,伤后时间在 2~3 个月以内,骨折块较大,肘关节僵直在非功能位(特别是伸直位),此时应行开放复位内固定,至少可使其肘由非功能位变为功能位,同时又可得到一个稳定的关节,如再能恢复关节的活动,基本上即可满足工作和生活的需要。

2.肘关节融合术

对无法开放复位者,且关节又僵直在伸肘位者应行关节融合术。

3.肘内翻矫正术

有些病例,虽然关节面的紊乱很严重,但仍可保留有相当范围的关节活动。但由于肢体姿势的影响以及内髁骨折块的移位,往往可引起肘内翻畸形,畸形过大时可行外翻截骨矫正之。

四、肱骨内上髁骨折

肱骨内上髁(骨骺)骨折是一种常见的肘部损伤,多见于7～15岁,约占儿童肘关节骨折的10%,仅次于肱骨髁上骨折与肱骨外髁骨折,占肘关节骨折的第三位。

(一)损伤机制及创伤解剖

肘内侧副韧带起自肱骨内上髁,分前后两束。斜行的前束是维持肘关节稳定的主要成分,止于尺骨冠状突的内侧面,后束呈扇状,止于尺骨鹰嘴的内侧面。前臂的屈肌——桡侧腕屈肌、尺侧腕屈肌、指浅屈肌、掌长肌和部分旋前圆肌,起自内上髁的前方,也附着于肘尺侧副韧带。

当肘伸直位以手掌撑地摔倒时,上肢处于外展位,身体质量以及肘关节正常的携物角,造成了肘关节的外翻应力。肱骨内上髁骨骺4～6岁出现二次骨化中心,18岁才闭合,是一个闭合比较晚的牵拉型骨骺,在骨骺未闭合前,骺线本身就是潜在的弱点,再加上处于紧张状态的前臂屈肌群的骤然收缩,结果导致内上髁(骨骺)骨折,内上髁被牵拉向下、向前,并旋转移位。

与此同时,内侧副韧带丧失了正常的张力,维持关节稳定的重要因素遭到破坏,可导致肘关节内侧间隙暂时拉开,或者发生肘关节侧后方脱位,撕脱的内上髁(骨骺)被夹在关节内侧或完全嵌入关节内。

有两种肘关节后外侧脱位机制的推测,Wheeler、Linsheid认为,当肘关节过伸时,尺骨鹰嘴顶在鹰嘴窝内,形成支点,在肘内侧稳定因素破坏的情况下,尺骨冠状突与肱骨滑车分离,以肱桡关节为杠杆,肘关节向后或后外侧脱位。实验证明,如果肘关节内侧稳定因素不破坏,单纯切除40%～90%的尺骨鹰嘴,肘关节也是稳定的。Cotteiu认为,当肘关节于半伸位摔倒时,在外翻应力下,肘关节内侧稳定因素破坏,滑车外柱的内侧面通过一个偏轮的作用,使桡骨头从肱骨小头关节面向后滑移,出现肘关节后外侧脱位。

因角力掰腕所造成的肱骨内上髁(骨骺)骨折,一般只见于骨骺将闭合年龄的男性,多见于13～15岁,见于角力过程中重心易改变时,一方为保持胜利持续用力,而对方持续对抗过程中,由于屈肌总腱极度收缩,造成撕脱骨折。一般均不合并肘关节侧方不稳定现象。

尺神经走行于肱骨内上髁后方的尺神经沟内,骨折同时,尺神经可能被牵拉、碾锉,甚至连同骨折块一起嵌入关节间隙,造成尺神经损伤。骨折愈合以后,尺神经沟形态的改变,内上髁增大,尺神经沟变成倒V形的轮廓,没有获得骨性愈合,形成假关节的磨损,也是引起尺神经症状的原因。

内上髁变位的程度,实际上标志着肘关节内侧结构(包括尺神经)损伤的程度,根据其严重程度分为4度:

Ⅰ度损伤:内上髁(骨骺)分离,变位极小。

Ⅱ度损伤:撕脱的内上髁(骨骺)向下、向前旋转移位,可达关节水平。

Ⅲ度损伤:撕脱的内上髁(骨骺)嵌夹在内侧关节间隙,实际上肘关节处于半脱位状态。

Ⅳ度损伤:肘关节向后或向外后侧脱位,撕脱的内上髁(骨骺)嵌夹在关节内。

肘关节处于部分屈曲位,活动时,特别是外翻应力下活动,肘关节疼痛,肘内侧明显。局部肿胀、压痛,内上髁的正常轮廓消失。肘关节活动受限,前臂旋前、屈腕、屈指无力。Ⅲ、Ⅳ度损伤者,肘关节功能障碍更为明显,往往合并有不同程度的尺神经症状。Ⅳ度损伤或同时并发桡骨颈骨折、尺骨鹰嘴骨折者,症状尤为明显。

(二)诊断及鉴别诊断

根据患者体征,结合外伤史和X线所见,是比较容易诊断的。在局部弥漫性肿胀不是十分明显的病例中,往往可以摸到撕脱可以移动的内上髁(骨骺)。

小于5岁,内上髁二次骨化中心未出现前的肱骨内上髁骺分离,单纯靠X线片进行诊断,易出现漏诊、误诊。容易将内髁骺分离与内上髁骺分离相混淆。

移位很轻或没有移位的Ⅰ度损伤,容易漏诊。当出现脂肪垫征,骨骺与干骺端不平行,骨骺边缘不清楚(由于旋转移位),发现有一薄层于骺端骨片时,如同时存在局部软组织肿胀,周围筋膜紧张,有明显压痛,往往说明有骨折(骺分离)存在。

正常的肱骨内上髁骨化中心可以位置偏后,在前后位X线片上,骨骺部位可以出现一条透亮区,把骨骺分为两半,偶然也能见到多骨化中心,应注意勿与骨折(骺损伤)相混淆。对有疑问的病例,应摄健侧X线片对比,最好摄斜位像。

Ⅲ度小儿的内上髁(骨骺)骨折,肘关节脱位往往在就诊时已自行复位,要特别注意不要把嵌夹在关节间隙的内上髁(骨骺)与尺骨鹰嘴二次骨化中心相混淆。

造成内上髁(骨骺)骨折的外翻应力,同时也可造成桡骨颈、尺骨鹰嘴、尺骨冠状突及骨内髁(骨骺)的骨折,特别是在二次骨化中心尚未出现的患者,警惕漏诊。相反,亦发现有把肱骨内髁(骨骺)骨折误诊为肱骨内上髁骨折,或把尺骨鹰嘴骨折合并桡骨头脱位误诊为Ⅳ度肱骨内上髁(骨骺)骨折者。

(三)治疗

治疗原则:对Ⅰ、Ⅱ度新鲜损伤,原则上尽量争取保守治疗,争取解剖复位,Ⅱ度损伤于屈肘、屈腕、前臂旋前位,用手指向后上方推挤内上髁(骨骺),绝大多数可以满意复位。Ⅲ、Ⅳ度损伤表示已存在有肘关节不稳定因素,应当采取切开复位内固定治疗。Ⅱ度损伤复位后,骨折间隙仍大于5mm,或有明显旋转移位者,亦应积极切开复位内固定。合并有明显尺神经损伤、陈旧损伤,也都是切开复位内固定的适应证。Ⅳ度损伤切开复位前,应争取先将肘关节脱位闭合复位,复位时最好保持屈肌张力,以便于骨折块自嵌压状态下脱出。原始轻微的尺神经牵拉症状,不一定需要特殊处理,多可自行恢复,不是切开复位的绝对指征。

对年龄小的患儿,易选择两根细克氏针内固定,对大龄儿童或青少年,可以选择一枚螺丝钉内固定。

五、肱骨外髁骨折

肱骨外髁骨折儿童亦称肱骨外髁骨骺骨折。肱骨外髁骨折在儿童肘部骨折中较常见,其发生率仅次于肱骨髁上骨折。肱骨外髁骨折的骨折块常包括肱骨小头与肱骨滑车之桡侧壁，肱骨下端桡侧干骺端骨折片以及肱骨外上髁骨骺。

骨折块很大的部分由软骨组成，患者年龄越小，则软骨越多。在 X 线片所显示仅为肱骨外髁骨骺的骨化中心和干骺端骨折片，而软骨则不显影。事实上骨折块相当大，几乎等于肱骨下端骨骺的一半。故在临床中对骨折块的大小要给予充分的估计。肱骨外髁骨折属于 Salter Harris 骨骺损伤的第Ⅳ型，是关节内骨折，在愈合和生长方面有潜在的问题。若处理不当常发生各种畸形和并发症，造成肘关节的功能障碍。

肱骨外髁骨折的伤因多由间接复合外力造成，当儿童摔倒时手掌着地，前臂多处于旋前，肘关节稍屈曲位，大部分暴力沿桡骨干传至桡骨头，再撞击肱骨外髁骨骺而发生骨折，同时多合并肘外翻应力或肘内翻应力，以及前臂伸肌群的牵拉力，而造成肱骨外髁骨折的不同类型。

（一）分型与病理

肱骨外髁骨折目前多分为 3 型，我们依其病理变化分为 4 型。

1. Ⅰ型（无移位型）

骨折处呈裂纹状，两骨折端有接触，局部的伸肌筋膜、骨膜未撕裂。

2. Ⅱ型（侧方移位型）

骨折块向侧方、前方或后方移位，骨折端间隙增大，轻度移位者伸肌筋膜、骨膜部分撕裂，重度移位者可完全撕裂，复位后骨折块不稳定，在固定中可发生再次移位。

3. Ⅲ型（旋转移位型）

骨折块向侧方、前方或后方移位，并旋转移位。由于局部伸肌筋膜、骨膜完全撕裂，加之前臂伸肌的牵拉，故骨折块发生纵轴的向外旋转可达 90°～180°，在横轴上也可发生向前或向后的不同程度旋转。肱尺关节无变化。

4. Ⅳ型（骨折脱位型）

骨折块可侧方移位、旋转移位，同时肘关节可向桡侧、尺侧及后方脱位。关节囊及侧副韧带撕裂，肘部软组织损伤严重。

肱骨外髁骨折Ⅳ型并不少见。临床中还可见到肱骨外髁骨折并肱骨内上髁撕脱骨折，肘关节向桡侧脱位。因肘部软组织损伤严重，治疗较其他 3 型困难，预后亦较其他 3 型差。

（二）临床表现

当儿童发生肱骨外髁骨折后，肘部外侧肿胀，并逐渐扩散，以至达整个肘关节。局部肿胀的程度与骨折类型有明显的关系，骨折脱位型肿胀最严重。肘外侧出现皮下瘀斑，逐渐向周围扩散，可达腕部。伤后 2～3 天发生皮肤水泡，水泡可感染。肘部外侧有明显压痛，若发生第Ⅳ型骨折，肘内侧亦有明显压痛，甚至可发生肱骨下端周圈性压痛。若发生移位型骨折，肘外侧可扪及活动的骨折块，并可触及骨擦音。肘关节稳定性丧失，可发生肘外翻畸形、肘部增宽，肘后三点关系改变。肘关节活动丧失，患儿将肘关节保持在稍屈曲位，被动屈伸活动局部疼痛加重。前臂旋前、旋后功能一般不受限。干骺端的骨尖可刺破皮肤造成开放性骨折。肘部肿胀严重者，需要检查桡动脉的搏动情况，注意有无肘部筋膜下血肿压迫肱动脉的情况。对第Ⅲ、Ⅳ型骨折者要注意检查有无桡神经或尺神经牵拉损伤后的症状。X 线片特点儿童肘关节部第二骨化中心数目较多,而且出现时间不一,从第二骨化中心出现到骨骺闭合时间亦不一。在这一过程中其形态各异,肘部有时出现一些副骨,如肘前副骨、冠状突副骨等,正常的肱骨小头骨化核略偏前方,初出现时正位 X 线片上呈一小椭圆形,以后逐渐增大,侧位 X 线片呈一月牙形,它与干骺端之间有一距离,两者关系随着年龄和投照位置的不同而有较大的差异。充分认识肘部各骨骺的形态及出现的时间,对诊断有很大的帮助。

创伤解剖与 X 线表现骨折线均通过骺软骨。X 线片显示肱骨小头的骨折线多超过骨化核的 1/2,或骨折线不通过小头骨化核,而通过肱骨小头与滑车间沟的软骨在干骺端处有一骨折线。骨折块可向外侧移位;骨折块干骺端部 X 线片显示:干骺端部骨折线如呈水平状,正位 X 线片只显示一薄骨片,若骨折线为斜形向外上者,正位 X 线片见一较大的三角形骨块阴影;骨折块旋转移位正位 X 线片示肱骨小头骨骺呈向桡侧不同程度的旋转,光滑的软骨面指向尺侧,在其外侧有一纵行的不规则骨片。骨折块向前或向后旋转时肱骨小头骨骺可变成一圆形,在圆形的外侧有一骨片阴影。侧位 X 线片骨块可移向肱骨下端后面或前面。肱尺关节与肱骨相对应的桡骨关系无变化;骨折脱位型 X 线片上除上述表现外,正位 X 线片示骨折块连同尺桡骨可向桡侧或向尺侧移位,侧位 X 线片可向后侧移位,偶可见到向前侧移位者。在 X 线片上做出肱骨外髁骨折诊断时还要观察有无合并桡骨颈骨折,桡骨头骨折,尺骨鹰嘴骨折以及 Monteggia 骨折。它们的表现均有不同特点。总之,肱骨外髁骨折后,X 线片上的表现为多种多样,在同一骨折类型中表现也常不同。

(三)诊断与鉴别诊断

对于儿童肱骨外髁骨折应有足够的重视,当儿童肘部受伤后局部产生疼痛、肿胀,活动受限时一定要进行 X 线片检查,并应仔细观察任何一点的异常变化,才能防止漏诊与误诊。延误诊断和治疗,会给以后的治疗带来很大的困难,即使治疗后也会给患儿遗留一定的功能障碍。伤后肘部症状明显,X 线片上骨折块较大,移位明显时诊断不困难。2 岁以下的幼儿,因肱骨小头骨化核小,而骨折块所带的干骺端骨片小者,从 X 线片上做出正确的诊断均较困难。必要时照对侧肘关节 X 线片作对比。若发生漏诊,治疗不当常发生骨折不愈合,在生长过程中会出现严重的肘外翻畸形。

有些肱骨外髁骨折需要与肱骨远端骨骺分离相鉴别。肱骨远端全骺分离好发于学龄前儿童,若发生于幼儿时可给鉴别诊断带来一定的困难。幼儿肱骨远端只出现肱骨小头骨骺的骨化核,形状大小可不一,肱骨远端大部分为软骨,X 线片上征象少,故鉴别时更应注意与正常解剖关系相比较。肱骨远端全骺分离临床表现为肘关节普遍肿胀及周圈性的压痛,外形上似肘关节后肘位或肱骨髁上骨折,肘后三点关系正常。而肱骨外髁骨折脱位型的肘后三点关系不正常。X 线片所见,肱骨远端骺分离干骺端可见薄条状骨折片或可看到肱骨下端内侧的三角形骨折片,骨折片与肱骨外髁骨骺随同尺桡骨向内后方移位,肱骨小头骨骺与桡骨的对位关系正常。侧位 X 线片可见骨折片与尺桡骨一起向后移位。肱骨小头骨骺与桡骨在一纵轴线上。进一步鉴别时,可行肘关节腔造影,X 线片显示造影液在关节腔内者为肱骨下端骺分离,渗于肘部软组织中者多为肱骨外髁骨折。

肱骨外髁骨折诊断明确后,要注意肘部的其他合并损伤,如桡骨头颈部骨折、尺骨鹰嘴骨折、Monteggia 骨折以及尺、桡神经的牵拉损伤。

（四）治疗

肱骨外髁骨折是一关节内骨折，又是骨骺骨折，骨折线通过骺板，复位的满意与否直接影响到关节的完整性和骺板处骨桥形成的大小。骨桥形成小，日后肱骨下端鱼尾状畸形小。复位差骨桥形成大，鱼尾状畸形则大，造成肱尺关节面的不适应，发生肘关节半脱位。肘关节长期在一不相适应的情况下，则会发生关节软骨退行性变化，造成创伤性关节炎。它的发生不在骨折愈合后的近期，而在伤后 15～20 年的远期出现。所以无论采取何种方法治疗，最终应达到解剖复位或近似解剖复位，不能只满足骨折块在有移位情况下骨折能愈合和近期肘部功能良好。

1. *骨折无移位型*

肘关节屈曲 90°，长臂石膏后托固定 3～4 周。

2. *侧方移位型*

此型骨折多数为不稳定骨折，闭合复位后，在治疗过程中可能发生再移位，若发生时应及时采取相应的治疗措施。

复位方法，伤后时间短者可不用麻醉进行闭合复位。取肘伸直内翻位使外侧间隙加大。前臂旋后，腕关节背伸位使伸肌群松弛，用拇指将骨折块向内侧推移。如骨折块向外后方移位时，拇指将骨折向前内侧推移，使之复位。摄 X 线片证实复位情况。可用长臂石膏后托固定 4～6 周。固定时依据骨折复位后的稳定情况，取伸肘或屈肘位及前臂旋后位。

此型骨折多数为不稳定骨折，闭合复位后应密切观察，若再次发生移位或整复失败应切开复位。

3. *旋转移位型（骨折脱位型）*

手术治疗的选择与方法：当肱骨外髁骨折移位大于 2mm 时就应选择手术治疗。常用方法有经皮或切开复位两枚克氏针固定方法。也有学者采用直径 4mm 半螺纹松质骨螺钉固定方法等。

肱骨外髁骨折，经闭合复位或切开复位，只要骨折对位好，骨愈合过程是顺利的。一般 2 周后肱骨远端出现较多的骨膜下新生骨，5 周后骨折线间出现内骨痂，2～3 个月后可完全愈合。肱骨远端的鹰嘴窝和喙突窝经常出现团块状骨痂，可产生暂时性的肘关节屈伸受限，随着时间的推移，一般在骨愈合后 3～6 个月，团块状骨痂逐渐被吸收，肘关节功能可逐渐恢复正常。

肱骨外髁骨折，如复位不满意，骨折块向外移位或残留不同程度的旋转畸形，在骨愈合过程中将发生迟缓愈合、畸形愈合或不愈合。

（五）后遗症

肱骨远端骺软骨损伤后，都将发生不同程度的肘关节畸形。骨折时骨骺板发生损伤，造成局部血液供应障碍，或是骺软骨内的营养血管损伤，影响软骨细胞生长，导致骺软骨发育障碍。肱骨外髁骨折后常见的后遗症如下。

1. *鱼尾状畸形*

肱骨外髁骨折愈合后，在生长发育过程中，肱骨小头与滑车间发生一凹形缺口，称为鱼尾状畸形。它的发生是因骨折线经过骺板全层,愈合时局部产生骨桥。骨折同时也损伤了骺软骨的营养血管,使骨折面的软骨细胞坏死、吸收,使骨折间隙增大。骨折愈合后,肱骨内、外髁骨骺继续发育,而骨桥处生长缓慢以致停滞,最终发生鱼尾状畸形。所以损伤年龄越小,骨折复位不满意者鱼尾状畸形就越明显。此畸形导致肘关节半脱位。

2.桡骨干骺端增粗

肱骨外髁增大,桡骨头增大呈"蘑菇状",此畸形可发生在骨折各种类型,无论是经闭合复位或切开复位,以及陈旧性肱骨外髁骨折经手术治疗的患儿。肘关节有不同程度的骨性关节炎改变,桡骨头增大,关节边缘骨质增生,关节面不平整,关节囊肥厚,携物角加大等改变。

3.肘内翻、肘外翻畸形

肱骨外髁骨折后可发生肘内、外翻畸形。对于肘内、外翻畸形,何时行肱骨髁上楔形截骨治疗,目前意见尚不一致。有的学者提出,待小儿骨发育稳定后再行截骨治疗。

4.迟发性尺神经炎、尺神经麻痹

尺神经炎继发于肘外翻畸形,尺神经长期慢性牵拉刺激,使肱骨下端尺神经沟处发生无菌性炎症,局部逐渐形成瘢痕组织,再作用于尺神经而出现早期的尺神经刺激症状,若这一阶段得不到治疗时,则逐渐发生尺神经麻痹。尺神经炎出现的年龄,多视外翻畸形的严重性而定,严重者出现早。

对于尺神经炎的治疗,一般认为只要发现有早期尺神经刺激症状,即应手术治疗。做尺神经前移手术时,一定要松解尺神经周围的瘢痕组织。若伴有肘外翻时,应同时给予矫形治疗。

第六节 尺骨鹰嘴骨折

一、流行病学

(1)多见于两种情况,年轻患者多与高能量损伤有关,老年患者则多由轻微暴力所致。
(2)美国,成年人平均每年每万人发生11.5例。
(3)占肘关节所有骨折的8%~10%。

二、解剖

(1)冠状突为尺骨大半月切迹的远侧边界,与肱骨滑车相关联。此关节只允许屈伸方向的活动,为肘关节提供内在稳定性。
(2)关节软骨面被中央横行隆起的嵴(裸区)分成远近两部分。
(3)在后方,肱三头肌腱在其止于尺骨鹰嘴前覆盖肘关节后方关节囊。尺骨鹰嘴骨折移位使肱三头肌伸肘装置连续性丧失,导致主动伸肘不能。
(4)尺骨鹰嘴的骨化中心在10岁时出现,大约16岁闭合。某些成年人骺板可一直存在;常为双侧对称并具有家族遗传倾向。

(5)尺骨鹰嘴表面软组织菲薄,容易遭受直接暴力损伤。

三、损伤机制

两种常见的损伤机制,可导致两种不同特点的骨折类型。

1.直接暴力

跌倒时肘部着地或施加于尺骨鹰嘴的直接暴力,导致鹰嘴粉碎性骨折(少见)。

2.间接暴力

上肢伸直位跌倒,肱三头肌的突然强力收缩,导致尺骨鹰嘴横断或斜行骨折(多见)。

3.复合暴力可以导致粉碎性骨折

强大暴力可以导致鹰嘴骨折、脱位,尺骨远折端和桡骨头向前方移位。

四、骨折分型

根据尺骨是否移位、是否为关节内骨折、骨折的粉碎程度、是否合并桡骨头骨折、有无肱桡关节脱位,将尺骨鹰嘴骨折分为6型。Ⅰ型的骨折移位不足2mm,关节内无台阶。Ⅱ型为关节外骨折,累及尺骨鹰嘴近端,是肱三头肌肌腱所致的尺骨鹰嘴撕脱骨折。Ⅲ型为单纯关节内骨折,骨折线为横形或斜形。Ⅳ型为粉碎骨折,骨折线越过尺骨鹰嘴,多合并关节内骨块。Ⅴ型为尺骨鹰嘴骨折合并肱桡关节脱位,Ⅵ型为尺骨鹰嘴骨折合并桡骨头骨折。Ⅴ型及Ⅵ型中可见到各种类型的尺骨鹰嘴骨折(Ⅲ型或Ⅳ型)或关节脱位。

五、临床表现

伤后肘后肿胀、疼痛,如系直接暴力则皮肤多有挫伤痕迹,局部压痛显著,有时可触及骨擦音,活动肘关节时有疼痛,注意检查能否主动抗重力伸肘(可决定治疗方法)。注意检查尺神经有无损伤。正侧位X线片,可以明确诊断,并帮助决定治疗方案。

六、治疗

治疗目的是恢复肘关节的功能,达到无痛的关节活动范围(旋转及屈伸)。即使牺牲部分伸直功能,也要保留屈曲功能,这一点非常重要。解剖复位关节面,减少创伤后关节炎的发生。

无移位骨折(Ⅰ型)采用屈肘90°夹板制动3周。每周拍片,确认骨折块无移位。3周后去除夹板,用吊带继续制动3周。

Ⅱ型、Ⅲ型、Ⅳ型、Ⅴ型及Ⅵ型骨折采取手术治疗。Ⅱ型骨折采用后方尺骨鹰嘴表面的直切口。Ⅱ型及Ⅲ型(横形)骨折,采用张力带技术固定(2.0mm克氏针及18G钢丝)。或用6.5mm空心钉及垫片代替张力带。

Ⅲ型(斜形)及所有Ⅳ型及Ⅴ型骨折均采用接骨板螺钉固定。使用3.5mm重建板、动力加压板或解剖型钢板。接骨板置于背侧(皮下),近端按鹰嘴的形状塑形,以利于拧入螺钉,增强近端的固定效果。也可使用解剖板。采用接骨板螺钉固定而非张力带出于两方面原因:首先,避免轴向不稳定的骨折发生短缩(如斜形的Ⅲ型骨折及Ⅳ型骨折),其次,为Ⅴ型骨折提供坚强的固定,防止桡骨头移位。Ⅵ型骨折合并的桡骨头骨折,需要复位固定或行假体置换。

术后采用夹板制动以利于止痛及消肿,4~5 天后鼓励患者早期功能锻炼。

第七节 尺桡骨骨干骨折

尺桡骨骨干骨折在临床上十分多见,占全身骨折的 6%~8%,多见于工伤及交通事故,以青壮年居多。现按桡骨骨干骨折、尺骨骨干骨折及尺桡骨骨干双骨折等进行分述。

一、概述

(一)分类

对尺桡骨骨干骨折的分类意见不一,Muller 按照 AO 内固定原理,将长管骨分为 A(简单骨折)、B(楔形骨折)、C(复杂骨折)3 型;每型中又有 3 个亚型;而每个亚型又有 3 个骨折形态。其虽有规律,但较烦琐,临床上常难以对号入座。因此,一个简明而实用的分类还有待探索。

(二)症状及体征

成人的尺桡骨干骨折绝大多数为移位骨折,无移位骨折罕见。主要症状为骨折处疼痛、肿胀、畸形及手和前臂的功能障碍。体检时需注意前臂三大神经的功能、血运及肿胀情况。前臂肿胀明显时,需考虑有发生筋膜间室综合征的可能性。

(三)X 线片显示

必须拍全长尺桡骨正侧位片,包括肘关节和腕关节,以免漏诊合并的骨折,有时须加摄斜位片。牢记:无论摄片时前臂处于何种位置,通过桡骨头颈中心的延长线都始终通过肱骨小头的中心,这一关系对避免漏诊 Monteggia 骨折尤为关键。

(四)治疗

临床上无移位的尺桡骨干少见,绝大多数均有移位。除无移位骨折可采用非手术治疗外,基于下列原因,目前临床上对有移位骨折采用切开复位内固定术:尺桡骨骨折必须精确复位,从而恢复上下尺桡关节,恢复前臂的长度、力线及旋转;非手术治疗不能保证精确复位及骨折再移位;牢固内固定后可早期行功能锻炼。内固定首选加压钢板及螺钉,可通过骨折端轴向加压或应用骨折块间拉力螺钉技术结合中和钢板技术获得骨折稳定,可早期行功能锻炼,恢复前臂和手部的旋转功能。其他内固定如髓内钉、外固定架固定不如加压钢板稳定,较少使用。AO 尺桡骨干骨折手术指征:有移位的尺桡骨双骨折;成角大于 10°、旋转移位大于 10°的有移位单一尺骨或桡骨骨折;Monteggia 骨折、盖氏骨折、Essex-Lopresti 骨折;开放性骨折。此外,骨折合并筋膜间室综合征也是切开复位内固定的适应证。

(五)切开复位加压钢板内固定术

1.手术时机

有移位的成人尺桡骨骨折应尽早行切开复位内固定术,最好是在软组织肿胀之前开始手术,一般在伤后 24~48 小时内进行。软组织肿胀较明显及合并其他严重损伤时,延迟手术。开放性损伤可急诊行内固定术。

2.手术入路

桡骨手术入路有桡骨掌侧入路(Henry 入路)和背外侧入路(Thompson 入路)。Henry 入路可显露桡骨全长,切口于肱桡肌和桡侧屈腕肌之间进入,钢板置于掌侧,优点在于显露桡骨上端骨折时直接显露桡神经深支,从而避免损伤。Thompson 入路切口在桡侧腕伸短肌和指伸总肌间,钢板置于桡骨的背外侧;显露桡骨上端骨折时,必须将旋后肌连同桡神经深支一起从桡骨上剥离,从而起到保护作用。桡骨上端骨折显露时由于涉及桡神经深支,可根据具体情况选用两种入路。由于尺骨全长处于皮下,较为表浅,于尺侧伸腕肌和尺侧屈腕肌间进入,显露较易,钢板可置于掌侧或背侧。对于尺桡骨双骨折,必须用 2 个切口分别显露骨折,两者间皮桥尽量要宽,以免皮肤坏死;不能应用 1 个切口显露两处骨折,否则有造成尺桡骨交叉愈合可能。

3.内固定及手术技术

AO 提倡的复位尺桡骨及内固定技术要点:

(1)减少骨膜剥离,每个主要骨折断端剥离 1mm 骨膜。

(2)对于简单(A 型)和楔形骨折(B 型),要在骨折块间达到绝对稳定,可用钢板轴向加压或拉力螺钉加中和钢板技术来实现。

(3)选用 3.5mmLC-DCP 钢板(限制接触加压钢板)或 LCP 钢板(锁定加压钢板),每个主要骨折块至少要有 6 层皮质或 3 枚皮质骨螺钉固定。

(4)LCP 作为加压钢板使用,应采用普通皮质骨螺钉,在治疗简单、楔形骨折时提供绝对稳定性。作为内固定架使用时,采用单纯锁定螺钉固定,起桥接钢板作用,用于复杂骨折,提供相对稳定性。一般情况下 LCP 不用于固定简单骨折。若用 LCP 固定简单骨折,可先用拉力螺钉对骨折块加压后,再将其作为内固定架使用;也可在偏心孔内先用普通螺钉行钢板轴向动力加压,再置入锁定螺钉。

4.切口关闭

关闭切口时不要求缝合深筋膜,以免发生筋膜间室综合征。出现肿胀明显,切口不能关闭时,可采取二期闭合、负压封闭或植皮。

(六)髓内钉内固定术

1.尺桡骨骨折髓内钉固定的适应证

(1)分段骨折。

(2)皮肤条件较差(如烧伤)。

(3)某些不愈合或加压钢板固定失败。

(4)多发性损伤。

(5)骨质疏松患者的骨干骨折。

(6)某些开放性Ⅰ、Ⅱ型骨折。

(7)大面积复合伤,在治疗广泛的软组织缺损时,可使用不扩髓的尺骨髓内钉作为 1 个内支架,以保持前臂的长度。

几乎所有尺桡骨干骨折均可用髓内钉治疗,多数骨折都能使用闭合髓内穿钉技术。

2.髓内钉固定的禁忌证

(1)活动性感染。

(2)髓腔小于3mm。

(3)骨骺未闭者。

尺桡骨髓内钉也分为扩髓和非扩髓两大类。早期髓内钉由于不能较好控制骨折旋转,有较高的不愈合率。目前应用的压配型和交锁髓内钉可取得和钢板内固定相似的疗效。

二、桡骨干骨折

桡骨干单纯骨折较为少见,约为尺桡骨骨干双骨折患者的1/6,且以青少年多见。

(一)致伤机制及骨折移位特点

无论是直接暴力或间接暴力,均可引起桡骨干单纯性骨折。由于尺骨未骨折,且上下尺桡关节也无脱位,因而具有内固定作用而不会产生短缩或明显的侧向移位。以横形、短斜形及青枝形多见,其中约半数伴有移位,由于桡骨干上有3组旋转肌群附着,因而以旋转移位为多见,其移位特点如下:

1.桡骨干中上1/3骨折

近端有旋后肌及肱二头肌附着,致使近侧桡骨呈旋后及前屈位,而远侧端则由于受中段的旋前圆肌及远侧的旋前方肌作用而呈旋前位。

2.桡骨中下1/3骨折

近端因中部旋前圆肌及上端旋后肌的拮抗作用处于中立位,远端则因旋前方肌的作用呈旋前位。

(二)诊断

一般均无困难,但应注意判定上、下尺桡关节有无同时受累,包括脱位等,这与诊断及治疗方法的选择有密切关系。

(三)治疗

依据骨折端移位情况分以下2组:

1.无移位者

多为青少年,可根据骨折部位不同而将前臂置于旋后屈曲位(中上1/3段骨折)或中间位(中下1/3段骨折),用上肢石膏托或石膏管形固定,并注意按前臂肢体的外形进行塑形,应注意将骨间膜撑开。消肿后应及时更换石膏,并再次塑形。

2.有移位者

先施以手法复位、并按骨折近端的移位方向,以便远端对近端将其复位。要求与方法同前,应注意在石膏塑形时,将骨间膜分开。闭合复位失败的成年患者,多属于斜形、螺旋形及粉碎性等不稳定型者,可行开放复位及内固定术。

3.开放复位内固定术

(1)手术入路:详见本节概述中"切开复位加压钢板内固定术"。

(2)内固定选择:首选加压钢板及锁定加压钢板,固定牢固,可早期行功能锻炼。也可在桡骨茎突处插钉做髓内固定,注意纠正旋转及其他移位。

三、尺骨干骨折

(1)包括警棍骨折、孟氏骨折及运动员应力骨折。
(2)孟氏骨折损伤是指尺骨近端骨折合并桡骨头脱位。

(一)损伤机制

(1)尺骨警棍骨折是由于暴力直接作用于皮下的尺骨所致。通常是受害者为保护头部免遭袭击所致。
(2)孟氏骨折损伤机制差异较大:
Ⅰ型:前臂被动旋前。
Ⅱ型:肘关节屈曲,前臂遭受轴向暴力。
Ⅲ型:肘关节被动外展。
Ⅳ型:机制同Ⅰ,合并桡骨干骨折。

(二)临床评估

(1)警棍骨折的典型表现为局部肿胀、疼痛、压痛明显,并伴有损伤部位皮肤挫伤。
(2)孟氏骨折表现为肘关节肿胀、畸形、骨擦音,肘关节活动时疼痛明显,尤其是前臂旋后、旋前活动时。
(3)必须仔细检查血管神经功能。桡神经或骨间背侧神经的损伤较常见。多见于Ⅱ型孟氏骨折。

(三)放射学评估

(1)拍摄前臂(包括腕、肘关节)正侧位X线片。
(2)斜位片有助于更清晰地显示骨折。
(3)正常X线片表现:肱骨小头始终与桡骨头及桡骨处在一条连线上。旋后侧位片:肱骨小头应位于桡骨头前后切线之间。

(四)尺骨骨折分型

1.描述
(1)闭合骨折还是开放骨折。
(2)骨折部位。
(3)骨折的粉碎程度、是否为多段骨折、骨折块的多少。
(4)骨折移位情况。
(5)成角畸形。
(6)旋转离线。

2.孟氏骨折Boad分型(图1-7-1)
Ⅰ型:桡骨头前脱位合并尺骨干任何节段骨折向前成角。
Ⅱ型:桡骨头后脱位或后外侧脱位合并尺骨干骨折向后成角。

Ⅲ型:桡骨头外侧或前外侧脱位合并尺骨干骺端骨折。

Ⅳ型:桡骨头前脱位合并尺桡骨近 1/3 同一水平双骨折。

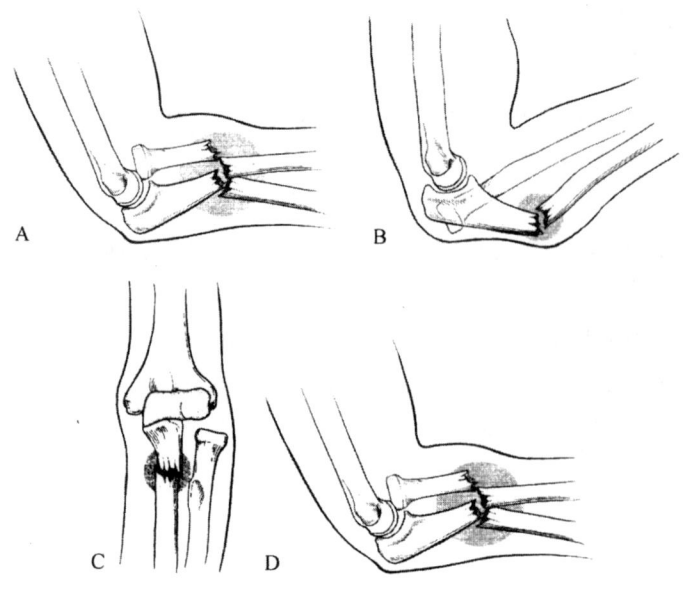

图 1-7-1　孟氏骨折的 Bado 分型

A.Ⅰ型:桡骨头前脱位合并尺骨干骨折向前成角;B.Ⅱ型:桡骨头后脱位合并尺骨骨折向后成角;C.Ⅲ型:桡骨头外侧或前外侧脱位合并尺骨干骺端骨折;D.Ⅳ型:桡骨头前脱位合并尺桡骨骨折。

(五)处理

1.警棍骨折

(1)无移位或轻微移位的尺骨骨折可用石膏夹板固定 7～10 天。随后,依据患者的状况,可更换为功能支具继续固定 8 周,同时进行肘、腕、手全范围的主动活动;或者是加压包扎吊带悬吊制动。

(2)移位骨折(任何平面的成角>10°或骨折端移位超过骨干直径的 50%)需切开复位 3.5mm 动力加压钢板内固定。

2.孟氏骨折

(1)闭合复位石膏固定只适用于儿童骨折患者。

(2)孟氏骨折须手术治疗,麻醉下闭合复位桡骨小头,尺骨干切开复位 3.5mm 动力加压钢板或解剖型钢板固定以重建尺骨长度。钢板最好固定于尺骨的张力侧(背侧),特别是Ⅱ型孟氏骨折。

(3)尺骨固定后,桡骨头通常稳定(>90%)。

(4)尺骨复位固定后,桡骨头不能复位多是由尺骨未能解剖复位所致。环状韧带卡于关节内阻碍复位较少,桡神经嵌入更为罕见。

(5)桡骨头骨折必须稳定固定。

(6)术后长臂石膏后托制动 5～7 天。如固定稳定,可开始理疗,主动肘关节屈伸及前臂旋转。如果尺骨或桡骨头固定不够稳定,应用延长术后制动时间,定期影像学检查了解愈合情况,应在专门理疗医师指导下开始功能康复。

(六)并发症

1. 骨折不愈合

多见于Ⅱ型孟氏骨折。

2. 神经损伤

多见于孟氏骨折 Bado Ⅱ、Ⅲ型骨折中,桡神经和(或)正中神经及其各自的分支骨间背侧神经和掌侧神经最常受累。也可见于切开复位时过度牵引或由于骨折复位操作所致。观察3个月后如神经麻痹仍不恢复可手术探查。

3. 肱桡关节不稳定

尺骨解剖复位后出现肱桡关节不稳定很少。如果术后6周内发生脱位,尺骨没有达到解剖复位,则需要重新复位固定尺骨,桡骨头切开复位。如6周以后出现桡骨头脱位,桡骨头切除是最佳选择。

四、尺桡骨干双骨折

尺桡骨干双骨折为日常生活及劳动中常见的损伤。青壮年居多。

(一)受伤机制

前臂受到不同性质的暴力,会造成不同特点的骨折。可分为以下几类。

1. 直接暴力

打击、碰撞等直接暴力作用在前臂上,能引起尺桡骨双骨折,其骨折线常在同一水平,骨折多为横行、斜形或粉碎性。

2. 间接暴力

暴力间接作用在前臂上,多系跌倒,手着地,暴力传导至桡骨,并经骨间膜传导至尺骨,造成尺桡骨骨折。骨折线常为斜形、短斜形。短缩重叠移位严重,骨间膜损伤较重。骨折水平常为桡骨高于尺骨。

3. 绞压扭转

多为工作中不慎将前臂卷入旋转的机器中致伤,此种损伤常造成尺桡骨的多段骨折,并易合并肘关节及肱骨的损伤。软组织损伤常很严重,常有皮肤挫裂、撕脱,因此开放骨折多见。肌肉、肌腱常有断裂,也易合并神经血管损伤。

(二)症状和体征

外伤后前臂肿胀,疼痛,活动受限,可出现成角畸形。前臂局部有压痛,骨折有移位时,可触及骨折端,并可感知骨擦音和骨折处的异常活动。骨擦音和异常活动并无必要特意检查,因其有可能造成附加损伤。

尺桡骨骨折的诊断多可依靠以上的临床体征而确定。但骨折的详细特点必须依靠X线片来了解。所拍X线片必须包括腕关节及肘关节,并须拍摄正侧两个位置的X线片。X线片包括腕及肘关节,既可避免遗漏上下尺桡关节的合并损伤,又可判断桡骨骨折近段的旋转位置,以利整复。

临床检查中容易遗漏对上下尺桡关节的检查和对手部血运、神经功能的检查。

(三) 分型

按有无与外界交通的伤口分为闭合性和开放性骨折;按骨折的部位分为近段、中段和远段骨折等,通常混合使用。

骨折的分型与治疗的选择及其预后有关,例如开放骨折预后较闭合骨折要差;粉碎性及多段骨折治疗要复杂;尺桡骨近段骨折,闭合复位成功机会较少。

(四) 治疗

前臂主司旋转功能,其对手部功能的发挥至关重要。因为对前臂骨折的治疗,不应作为一般骨干骨折来处理,而应像对待关节内骨折一样来加以处理,这样才能最大限度地恢复前臂的功能。

1. 前臂简单损伤

移位<50%,成角<15°的单纯尺骨骨折采取非手术治疗。石膏夹板由肘关节至掌指关节。第4周去除夹板并用弹力绷带适度包扎,不必再更换短臂管型石膏。第1、2、3、6周拍X线片,检查力线及骨折愈合情况。无移位的单纯桡骨骨折采用长臂管型石膏固定。因骨折易移位,应密切随访。一旦发现移位或成角,就应立即切开复位内固定,以防畸形进一步发展。有移位、成角或有骨间神经血管受压表现的单纯尺桡骨双骨折应切开复位内固定。

桡骨近端骨折采取背侧入路或掌侧入路。尺骨骨折的入路沿尺骨的皮下缘。骨折复位后用动力加压接骨板(DCP)固定。骨折端皮质缺损超过一半,应行自体松质骨植骨。

髓内钉用于多段骨折或桡骨近端骨折,后者在显露过程中易损伤骨间后神经。桡骨髓内钉的入点在 Lister 结节尺侧,尺骨骨折时入点在尺骨鹰嘴。髓内钉可以弯曲,利于恢复尺桡骨的正常曲度,重建骨间隙。髓内钉对骨折的固定与接骨板有所不同,因而恢复相对较慢。髓内钉的优点是在特殊情况下(如严重粉碎骨折)具有原位维持骨折力线的能力,这是接骨板不具备的作用。

术后鼓励前臂、腕、肘关节活动范围锻炼。接骨板固定时,骨折愈合的标志是X线片上可见骨小梁跨过骨折端。这一过程长达6个月。移位或成角提示复位丢失,出现骨痂提示内固定不牢,或见于粉碎骨折或已行植骨等情况。髓内钉固定时,骨折的愈合情况便于评估,由于髓内钉不是坚强固定,患者对症状的耐受程度与愈合程度相关。

2. 前臂复杂损伤

复杂骨折的治疗要点是要充分治疗各个受损结构。

Monteggia 骨折应手术治疗。尺骨骨折必须解剖复位并用 3.5mm 接骨板固定(张力带和半管型接骨板固定不充分)。由于尺骨近端常有短缩及骨质疏松,使用接骨板时应放置在皮下缘,近端沿尺骨鹰嘴充分塑形。

冠状突骨折和桡骨头粉碎骨折常合并 Bado Ⅱ 型骨折,需要解剖复位并坚强固定冠状突骨折,同时尽量保留桡骨头并复位固定。切除桡骨头而未行假体置换会产生许多问题。移位显著或严重粉碎时,在切除桡骨头后行假体置换。

术中透视确认复位情况,冠状突和桡骨头均应解剖复位。术后用长臂夹板将患肢固定于屈肘90°,前臂旋转中立位。肘关节和前臂的早期活动受到软组织损伤的限制,这一点对于降低接骨治疗的风险非常重要。

少见的BadoⅠ型骨折多为高能量损伤,伴有神经血管损伤、筋膜间室综合征及同侧肱骨骨折。尺骨解剖复位并用3.5mm接骨板固定后,桡骨头脱位即可复位。合并的肱骨骨折应切开复位内固定。Galeazzi骨折以及伴有远端尺桡关节损伤的尺骨远端骨折采用接骨板坚强固定。显露时桡骨采用掌侧入路,尺骨采用平行于皮下缘的入路。尺骨茎突骨折常带有三角纤维软骨,复位后用克氏针张力带固定。桡骨长度恢复并用接骨板固定后,远端尺桡关节即可复位。如远端尺桡关节不稳定,先将前臂置于旋后位,此时仍不稳定,则用克氏针在乙状切迹近端贯穿固定尺桡骨。远端尺桡关节不能复位提示三角纤维软骨嵌顿。除非远端尺桡关节需要额外固定于旋后位,否则术后用短臂夹板制动即可。

桡尺分离(Essex-Lopresti损伤)是指远端尺桡关节及同侧肱桡关节损伤,伴骨间膜撕裂。合并远端尺桡关节损伤是切除近端严重粉碎的桡骨头的禁忌证,原因是存在桡骨向近端移位的风险。建议紧急修复肱桡关节,切开复位固定前臂远端骨折,用长臂管型石膏制动远端桡尺关节于旋后位。远端尺桡关节不稳定,可切开复位,用克氏针贯穿桡尺骨并修复桡尺远端韧带。

3.尺桡骨开放骨折

前臂开放骨折分为3型。Ⅰ型创面清洁,裂伤不超过1cm。Ⅱ型裂伤超过1cm,但不伴广泛软组织损伤。Ⅰ型及Ⅱ型损伤的常见原因是某一骨折端自内向外穿透软组织。Ⅲ型开放骨折伴有广泛软组织损伤或多为节段骨折,可进一步分为ⅢA型,如枪击伤时软组织覆盖充分;ⅢB型为污染环境(牧场、池塘)下的损伤,伴有广泛软组织损伤和骨膜剥离,同时沾染严重,伤口内可能藏有异物或环境自身存在的大量致病原;ⅢC型开放骨折合并需要重建的血管损伤。

处理此类伤口的重点是避免软组织及骨的感染。为此,需要立即彻底探查并清创。必须进行破伤风免疫接种。在急诊室内清理伤口的同时开始静脉使用抗生素。随后将患者送入手术室,全麻或充分区域麻醉后使用止血带。患肢消毒后,扩大清创,充分显露骨与软组织的损伤。去除失活的皮肤、筋膜、肌肉及碎骨块。向远近端充分切开筋膜,以免遗漏失活组织或残留异物。显露伤口内的神经血管结构,检查其完整性。用含抗生素的溶液彻底冲洗创面。

Ⅰ型、Ⅱ型及ⅢA型开放骨折可按照闭合骨折处理,即一期复位并用接骨板螺钉固定,但伤口应保持开放,3～5天后延期关闭。健康患者在清洁环境下自内向外穿透的Ⅰ型、Ⅱ型开放骨折,经充分清创探查后可以一期闭合伤口。除非伤口发生感染,静脉抗生素一般使用4～5天。

ⅢB型及ⅢC型开放骨折一般不适合内固定。可考虑使用半针外固定器或克氏针石膏来维持骨折的复位。待软组织愈合且无感染发生后,再考虑延期行松质骨植骨,或切开复位接骨板螺钉内固定并松质骨植骨。

(五)预后

成人尺桡骨干双骨折的预后与许多因素有关:如骨折是否开放性,损伤程度如何,骨折移位多少,是否为粉碎性,治疗是否及时、适当及有无发生并发症。

成人有移位的尺桡骨干双骨折以闭合复位方法治疗,通常结果并不理想,功能不满意率甚高;而以切开复位,治疗效果肯定。

开放骨折,合并严重软组织伤,情况更复杂,如果发生感染则预后不好。有时严重感染可导致截肢后果。

第八节 腕骨骨折

腕骨共分两排8块,近排从桡侧到尺侧,分别为舟状骨、月状骨、三角骨和豆状骨,远排则为大多角骨、小多角骨、头状骨和钩状骨。其命名基本与形态相符。

近排腕骨通过多个平面与桡骨远端关节面构成臼状关节,远排腕骨则分别与Ⅰ~Ⅴ掌骨近端关节面相连而形成掌腕关节,两排腕骨之间则为腕中关节。除骨质外,各关节之间还有关节囊壁及外在韧带与内在韧带相连,从而构成了其整体活动的解剖学基础。因此,任何一块腕骨损伤,势必影响到整个腕关节的稳定与活动,治疗上应加以注意。

一、舟状骨骨折

舟状骨形如舟船,体积虽小,但由于血供特殊,并且腰部血循环最差,因此成为人体诸骨骼中最难愈合的一块,在诊治时必须引起重视。

(一)致伤机制

主要因跌倒时手掌着地,人向前倾,前臂内旋,以致应力直接撞击舟状骨,并受阻于桡骨远端关节面。加上掌侧桡腕韧带的压应力,造成外力集中在舟状骨处,从而引起舟状骨骨折(图1-8-1)。此外,如舟状骨遭受直接暴力撞击,也可出现骨折,但较少见。

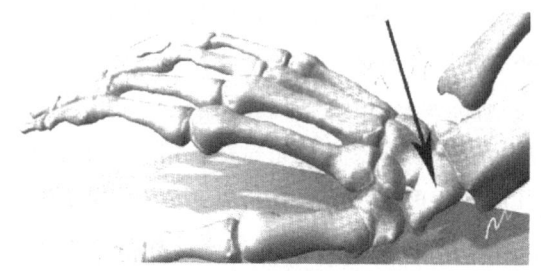

图1-8-1 舟状骨骨折受伤机制模型图

(二)临床表现

除骨折的疼痛、活动受限等一般症状外,主要有以下特点:

1.鼻烟壶凹陷消失

鼻烟壶凹陷消失是舟状骨受损的典型症状,观察时可让患者将双侧拇指呈伸展位,如显示患侧鼻烟壶的正常凹陷消失或变浅,则属异常。

2.鼻烟壶处压痛

鼻烟壶处压痛是舟状骨所特有的,检查时应双侧对比,舟状骨骨折侧出现剧烈压痛(图1-8-2)。

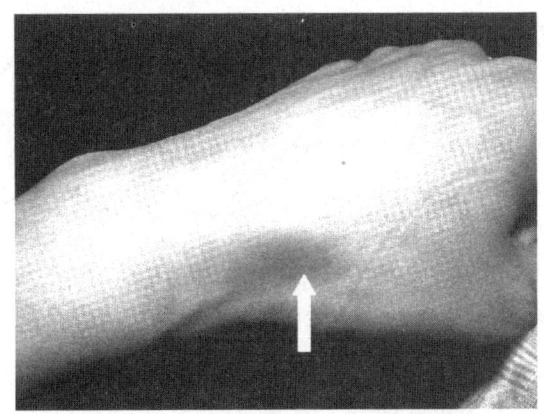

图 1-8-2 舟状骨骨折时鼻烟壶处肿胀

3.手指加压实验

即通过对拇指、中指及示指纵向加压,观察鼻烟壶处有无疼痛感,骨折者一般均为阳性。

4.桡偏痛

让患者腕关节向桡侧偏斜,若舟状骨骨折则有痛感。

(三) 诊断及分型

症状多较典型,以外伤史、X线片和CT所见(图1-8-3),一般均易于诊断。如不认真检查会造成漏诊。此外还应注意以下两点。

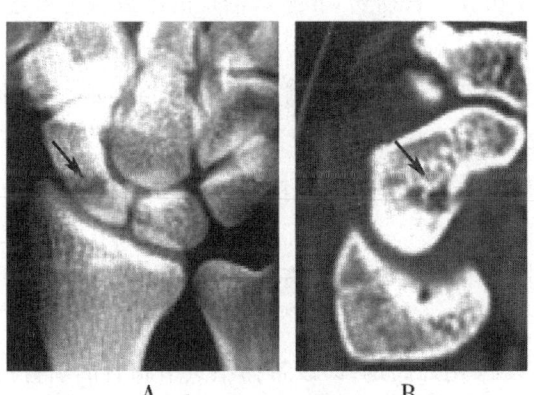

图 1-8-3 X线片和CT显示舟状骨骨折
A.X线正位片 B.CT扫描所见

1.临床症状明显而X线片上骨折线不清楚

仍应按舟状骨骨折治疗,10~14天后需再次拍片验证与确诊。对临床高度怀疑者,可行CT、MR检查进一步确诊。

2.腕部外伤

仅看X线片而不检查患者,以致将舟状骨骨折误诊为腕部扭伤、挫伤等软组织损伤,这是骨科医师的失职行为。

(1)根据X线片分类:根据X线片显示的骨折线部位不同,一般分为以下3种类型(图1-8-4)。

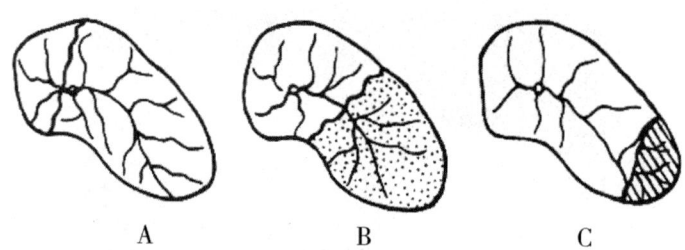

图 1-8-4 舟状骨骨折分型与血供关系示意图
A.结节部骨折血供较好　B.腰部骨折血供较差　C.近端骨折血供最差

①结节部骨折：指骨折线位于舟状骨远端结节处，多有韧带附着，基本上属撕脱性骨折，临床上较为少见。因血供丰富，愈合较快。

②腰部骨折：最多见，该处血供较差，越靠近端越差，愈合时间多在3个月以上，约有1/3病例可形成骨不愈合的后果。有学者将腰部骨折再分为远端骨折及中段骨折。

③近端骨折：该处一旦骨折，血供几乎完全中断，是最不易愈合的部位。骨折后的骨不愈合及无菌性坏死率高达60%以上。

(2)根据骨折稳定性进行分类。

①稳定型骨折：骨折无移位或侧方移位小于1mm。

②不稳定型骨折：骨折移位大于1mm，有背向移位成角，伴发腕关节背伸不稳定或脱位；通常伴有严重的软组织损伤及血管损伤，非手术治疗的不愈合率可达50%。

3.鉴别诊断

临床上有时可遇到双分舟骨，需与陈旧性舟骨骨折相鉴别。前者舟状骨是由两个大小相近，密度相当，相互间成关节的小骨构成。和骨折鉴别要点为：多为双侧发生，间隙光滑；后者多发生于一侧，间隙毛糙，断端常有硬化及囊性变。必要时行MRI检查进一步确诊。

(四)治疗

根据骨折处的具体情况不同，在治疗上有所差异。

1.新鲜稳定型骨折

骨折血供较好，一般均采用外固定，即以带拇指近节指骨的前臂石膏固定10～12周(图1-8-5)。腕关节置于功能位，拇指取对掌位。拆石膏后根据临床检查及X线片显示骨折愈合程度，再决定是否需要继续固定。未愈合的，均应继续固定，直至愈合为止，时间最长的可需1年。外固定失败患者，也可首选应用于新鲜不稳定型骨折患者的切开复位内固定术。采用掌侧或背侧入路，但掌侧入路可以减少血管损伤，内固定物可选克氏针、螺钉。AO微型空心螺钉及Hebert螺钉最为常用，二者均有骨折断端加压作用，促使骨折愈合。Hebert螺钉为头尾双螺纹设计，直径相等，前端螺距大于后端，固定后钉尾没入骨内，不必二次手术取出(图1-8-6)。

2.陈旧稳定型骨折

指伤后3周以上来诊者，仍应按前法行带拇指的前臂石膏固定，直至愈合。4～5个月后无愈合迹象，考虑手术治疗。

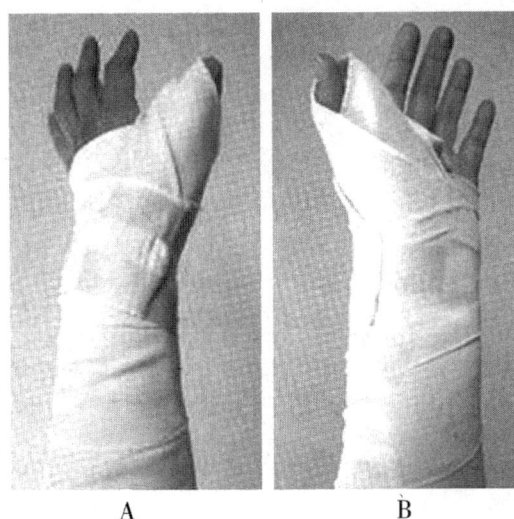

图 1-8-5　舟状骨骨折石膏固定

A.背侧观　B.掌侧观

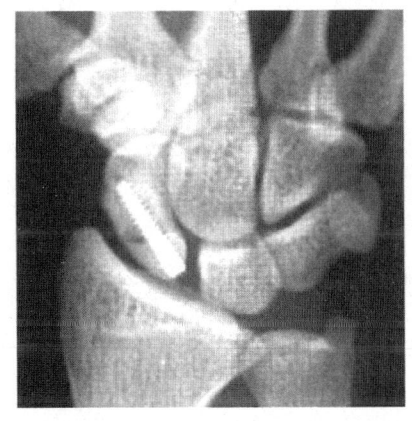

图 1-8-6　舟状骨骨折 Hebert 螺钉内固定 X 线正位片观

3.新鲜不稳定型骨折

非手术治疗该类型骨折有半数发生不愈合,准确复位是骨折愈合的前提,因此有以下治疗方法可供选择。

(1)闭合复位石膏外固定:在纵向牵引对抗下,用手指挤压骨折远端和近端使其复位,然后用长臂石膏管型做外固定。6 周后改用短臂石膏管型直至骨折愈合。

(2)闭合复位经皮穿针内固定:用于难以维持复位的骨折或复位后为增加稳定性,复位满意后经皮穿针内固定骨折远、近端,再用石膏管型外固定。

(3)切开复位内固定术:用于闭合复位失败患者。

4.骨折不愈合

创伤后 4~5 个月仍无愈合表现,此时 X 线片显示骨折线已吸收,断端出现硬化,附近骨质有囊性变,若此时不及时予以积极手术治疗,可出现创伤性关节炎,可酌情选择以下几种术式。

(1)植骨融合术:将骨折端钻孔,切除硬化骨,取自体松质骨条插入,再加前臂石膏固定。常用的有 Adams 骨栓植入法、Russe 掌侧入路植骨法和 Matti 背侧入路植骨法,多数取髂骨植骨;也可在桡骨远端背侧取骨,上述治疗方法的骨愈合率可超过 90%。为增加断端稳定性,可再附加克氏针、AO 微型空心螺钉及 Hebert 螺钉内固定。此外,可采用带血管的植骨块以提高骨折愈合率,最常用者为带旋前方肌骨瓣植骨,其血供来源自前臂掌侧骨间动脉分支。3 个月后拍片检查,未愈合者再继续固定。

(2)桡骨茎突切除术:用于腰部以外骨折。腕部活动时骨折线与茎突相碰,引起疼痛。当有创伤性关节炎倾向时,可将与骨折线相接触处以远之桡骨茎突切除,并同时行植骨融合术(图 1-8-7)。

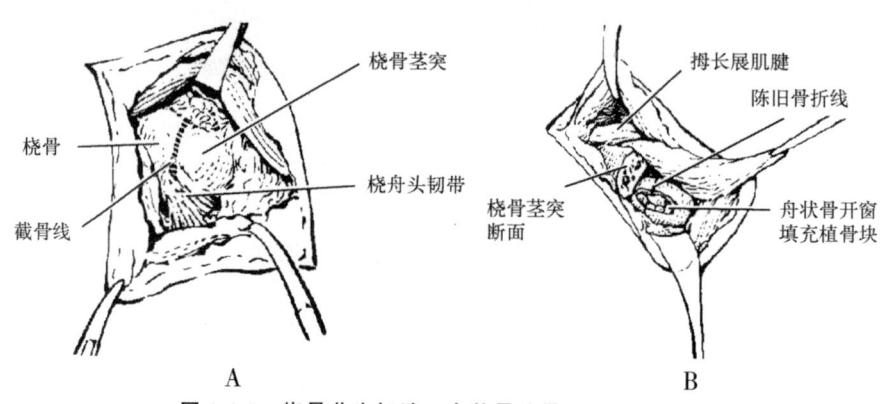

图 1-8-7 桡骨茎突切除+舟状骨植骨融合术示意图

A.显露术野　B.施术中

(3)螺钉内固定术:单纯螺丝钉固定术现已少用,多与植骨相配合。

5.舟状骨无菌性坏死

指舟状骨全部或超过 2/3 坏死者,由于易引起创伤性关节炎,应及早处理。其术式有以下几种:

(1)近侧舟状骨切除术:适用于近侧骨折段小于或等于舟骨全长 1/4 和创伤性关节炎局限在桡骨茎突,同时行桡骨茎突切除术,所留下的空隙用肌腱团填充。

(2)近排腕骨切除术:适用于关节炎范围较广及不能耐受长期固定的患者,手术可缓解疼痛,保留关节部分运动功能。

(3)局限性腕关节融合术:适用于桡舟关节、舟月和头月关节已有严重创伤性关节炎者,手术中需切除桡骨茎突,并行舟头、舟月和头月关节间融合。手术后疼痛多能缓解或消失,并保留关节的外形及一定活动度。

(4)全腕关节融合术:适用于上述方法失败及全腕关节炎,术后关节稳定,疼痛消失,握力恢复,腕关节活动度完全消失。

(五)预后

舟状骨骨折是人体诸骨折中预后最差的骨折之一,尤其是中段以近的部位骨折,其延迟愈合、不愈合及无菌性坏死率高达半数以上。因此,仍是当前骨科临床治疗学中的难题之一。另一方面,此种骨折甚易漏诊,尤其是在基层医疗单位,常因缺乏读片经验而又未认真检查患者,以致错过了早期治疗时机,从而造成一系列不良后果。

二、单独的腕骨骨折(不包括手舟骨)

腕骨骨折往往与大弧损伤脱位方式有关。在这些情况下,腕骨骨折并撕脱伤表示有更严重的腕骨脱位。主治医师必须了解这些损伤,当X线片可见单独的骨折应怀疑是否存在韧带受累。

1. 月骨骨折

单纯月骨骨折罕见,必须与Kienbock病相区别。掌极骨折是最常见的,如果骨折移位则可能需要切开复位内固定。边缘片状骨折可非手术治疗。

2. 三角骨骨折

三角骨骨折最常见的是近极的压缩骨折。强迫背伸和尺偏时,尺骨茎突可能折断一小骨块成为凿子。凿状骨折可以闭合治疗,而移位的体部骨折需要切开复位内固定。

3. 头状骨骨折

头状骨骨折可能在手腕极度背伸过程中合并手舟骨骨折(舟头综合征)。这是一个严重的损伤,其中头状骨的近端杆可以旋转移位达180°。如果骨折碎片残留共线,该骨折的诊断则很困难,可能漏诊。治疗包括手舟骨和头状骨骨折切开复位内固定。由于头状骨近端血供中断,可能会发生不愈合和AVN并发症。

4. 钩骨骨折

钩骨骨折可分为钩骨钩(钩突)骨折和钩骨体骨折。钩骨钩骨折是由手的直接打击引起,常见于棒球运动员或高尔夫球运动员。最初可能漏诊,并可能导致慢性症状和骨不连。这些骨折偶尔可能会影响屈肌腱的走行或导致小指肌腱炎,从而引起肌腱断裂。当有症状时,骨折块应被切除。腕隧道摄X线片或CT扫描可证实急性骨折或不愈合。钩骨体骨折往往与第四掌骨和第五掌骨基底部脱位相关联。这些损伤需要切开复位、克氏针固定骨折以及所涉及的腕掌关节。

5. 大多角骨骨折

大多角骨骨折类似于钩骨钩骨折,如果发展为骨不连,处理方法(切除术)也类似。正如其他腕骨骨折一样,移位的体部骨折需切开复位内固定,而无移位骨折可非手术治疗。

6. 小多角骨骨折

单独的小多角骨骨折罕见,但可伴随着掌骨脱位发生。常规X线片的判读困难,体层摄影或CT扫描才能确诊。合并掌骨基底部骨折脱位常需切开复位内固定。无移位的体部骨折可非手术治疗。

第九节 手部骨折

一、指骨骨折

指骨骨折为最常见的手部骨折,多因直接暴力导致。根据骨折端是否外露,可将其分为闭合性骨折和开放性骨折。指骨骨折常合并周围软组织,包括血管、神经损伤,因此多为复合性损伤。指骨骨折后常见有旋转、掌侧或背侧方向成角畸形,而尺侧或桡侧的成角畸形并不少见。旋转移位及尺侧、桡侧成角畸形如果未能纠正,将会导致在骨折愈合后屈曲时与相邻手指发生交叠或阻碍,影响手指屈曲活动的顺利完成。同时,良好的内固定将有利于骨折的愈合及邻近关节的功能康复。

(一)指骨骨折切开复位克氏针固定术

1.适应证

(1)指骨骨折复位后较为稳定,使用克氏针即可取得良好的固定效果。

(2)指骨骨折,周围软组织条件不佳,污染较为严重者。

(3)患者全身情况不允许进行较长时间的手术操作,需要缩短手术时间者。

(4)骨折经过关节,且骨折块较小不适合使用钢板螺钉系统固定者。

2.禁忌证

软组织损伤明显,伴有血管严重损伤,固定操作后可能影响血运,导致手指发生坏死等情况者。

3.术前准备

(1)血常规、心电图、胸部X线片、肝肾功能检查。

(2)老年患者特别应注意是否合并有高血压和糖尿病。

(3)老年患者或儿童予以心电监护。

(4)麻醉:近侧指间关节以远采用指神经阻滞麻醉,近侧指间关节以近采用臂丛神经阻滞麻醉。

4.手术要点

指骨骨折可根据骨折部位,大致分为头、颈、干及基底骨折四类,其中手术关键点各有不同,应予以注意。

(1)体位与切口

①体位:患者取仰卧位,患肢外展置于手术台旁的手术桌上。

②切口:手术切口与固定的要求根据指骨骨折的部位不同而异。

(2)指骨头部骨折

①根据骨折的部位,在手指背侧或侧正中做切口。

②单侧髁骨折:单侧髁骨折的治疗方案可首选闭合复位经皮穿针内固定,此法需首先适度牵拉受损关节,通过推捏、挤压等手法使骨折块复位。判断骨折块基本复位后,取一枚0.8mm

克氏针垂直于骨折面固定骨折块。经透视后确认骨折复位后,取第二枚0.8mm克氏针固定骨折块防止骨折块旋转,穿针角度以与第一枚克氏针形成一定交角为宜。切忌反复使用克氏针穿针固定,可能造成骨折块碎裂而导致较难固定。

单侧髁骨折通过撬拨复位髁部骨折,直视下检查骨折对位对线情况。确认其对位对线良好后,使用巾钳固定后,亦可取一枚0.8mm克氏针贯穿固定骨折。

③双髁骨折及无法闭合复位之单侧髁骨折:手术可选择背侧弧形切口切开复位内固定。切开皮肤分别显露骨折远端、近端。注意保护肌腱或韧带断裂后的残端,以备修复时用。

双髁骨折可采用两枚克氏针分别将各个骨折的髁部与骨干固定,可从远端髁部进针,穿过骨折远端、近端以后,在C形臂透视下从近端将克氏针继续导出,直至克氏针针尾刚埋入髁部关节面。

活动指间关节,确认所有克氏针均未影响关节活动,则修复损伤的肌腱及韧带,缝合手术切口。

(3)指骨颈、干部骨折:

①切口:根据骨折的部位,在手指背侧做切口。

②切开皮肤及皮下组织后,显露指骨横行、斜行或者螺旋形骨折,显露骨折端后注意不要过多剥离骨膜,并注意保留肌腱、韧带的断端,以备修复时使用。

③通过牵拉、撬拨,或者推托纠正指骨的旋转、成角畸形。指骨颈、干部骨折成角畸形多向掌侧成角,牵拉后由掌侧向背侧推顶骨折端即可达到复位的目的。

④采用1~2枚0.8mm克氏针交叉固定骨折端,克氏针置于皮下或一端留于皮外,另一端置于皮下,用两枚克氏针固定时,其交叉处应在骨折端,使骨折达到稳定的固定(图1-9-1、图1-9-2)。固定的克氏针应以不影响相邻关节的活动为原则(图1-9-3)。固定完成后,必须通过屈曲手指检查是否存在骨折复位后的轻度旋转畸形和侧偏畸形,如果发现存在上述问题,必须立即纠正。必要时修复损伤的肌腱及韧带,缝合手术切口。

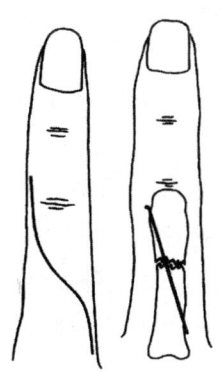

图1-9-1 指骨干骨折单根克氏针固定

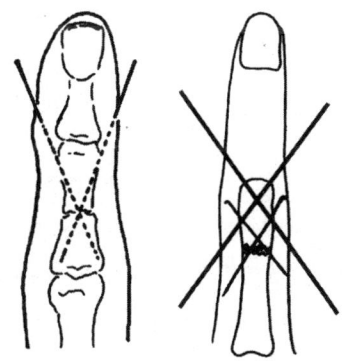

图1-9-2 指骨干骨折两根克氏针固定

(4)指骨基底部骨折:

①切口:指骨基底部骨折,通常可选择手指侧方切口。

②切开皮肤皮下组织以后,对关节囊和周围韧带结构做有限切开,尽可能不做广泛剥离。

③纵向牵拉患指,使用血管钳或骨膜剥离子将骨折块向骨干部挤压复位。如骨折块较大,

可使用一枚 0.8mm 克氏针由骨折块皮质侧进入,穿过骨干皮质后,在 C 形臂透视下从骨干侧将克氏针继续导出,直至克氏针针尾刚埋入骨折块皮质。透视确认骨折块复位后,使用第二枚克氏针如上述过程固定骨折块,两枚克氏针以成一定交角为宜。如骨折块较小,取一枚 0.8mm 克氏针如上法固定(图 1-9-3)。复位确切后,可辅以迷你外固定架维持复位。

④修复关节囊及周围韧带组织,缝合手术切口。

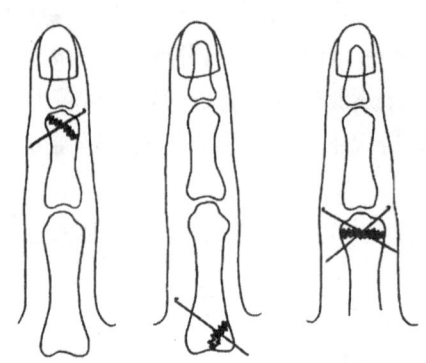

图 1-9-3　指骨头、颈、基底部骨折克氏针固定

(5)末节指骨基底部撕脱骨折:

①切口:远侧指间关节背侧做"S"形切口。

②切开皮肤掀起皮瓣,显露骨折块及与其相连的伸肌腱。

③Bunnell 钢丝抽出缝合法:骨折块较小时,可采用 Bunnell 钢丝抽出缝合法予以固定,即用细钢丝用褥式缝合法,将其经指骨钻孔于手指末节掌面穿出,在指骨对合良好的情况下,在指掌部垫一纱布卷抽紧打结,使骨折处紧密对合(图 1-9-4)。

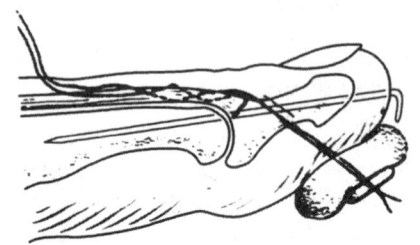

图 1-9-4　Bunnell 钢丝抽出缝合法

④锚钉固定法:骨折块较小时,亦可采用骨锚钉固定法,即在骨折块准确对合后,于远侧指间关节轻度伸直位用锚钉予以固定(图 1-9-5)。锚钉术后无须取出。

⑤微型螺钉固定法:骨折块较大时,亦可采用微型螺钉固定法,即在骨折块准确对合后,于远侧指间关节轻度伸直位用一枚微型螺钉予以固定(图 1-9-6),亦可加用一枚克氏针固定。

⑥仔细止血后缝合手术切口。

5.术后监测与处理

术后塑料或铝托板固定患指指间或掌指关节于功能位。4 周后拍摄 X 线片复查,如骨折稳定无移位,则去除外固定,开始手指活动功能锻炼。

6.术后常见并发症的预防与处理

(1)关节僵硬:关节附近的骨折复位不准确,固定方法不当,均可致使固定时间过长,导致关节僵硬而使手指的活动功能障碍(图 1-9-7)。

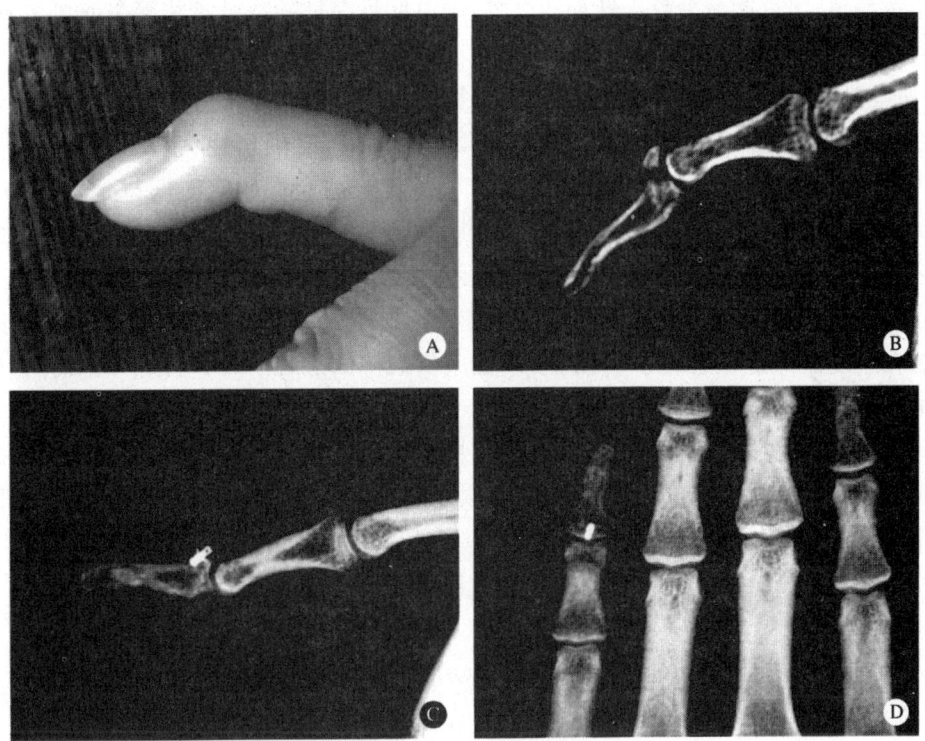

图 1-9-5 锚钉固定法

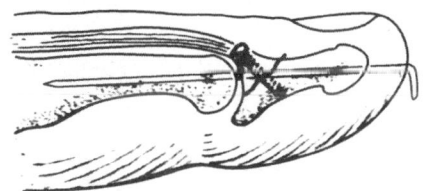

图 1-9-6 微型螺钉固定法

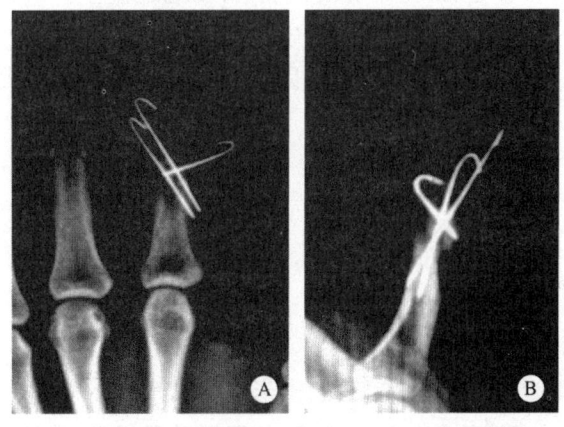

图 1-9-7 示指近节指骨远端骨折,复位不良、固定不当

(2)骨折延迟愈合或骨折不愈合:骨折复位不良,术中骨膜剥离过多、过于广泛,易导致骨

折端愈合不佳。为避免此类情况发生,切勿为更好地显露骨折端而轻易进行过多剥离骨膜,在骨折固定过程中,尽可能减少克氏针穿针次数,避免反复穿针导致骨折块碎裂或血运破坏,同时应达到固定可靠。

(3)肌腱、韧带损伤:尤其是伸肌腱中央腱束止点易在骨折端分离过程中被损伤,如未注意,术后会发生扣眼畸形。为预防类似的问题发生,须在手术切开过程中注意保护相关结构,一旦发现,应一期修复,并需术后确切固定。

(4)术后肌腱粘连、手指运动功能不佳:如肌腱损伤较为严重,或者为追求骨折良好愈合而固定时间过长,易并发肌腱粘连,关节僵硬。因此,要求术后在确认内固定稳定的前提下按计划进行功能锻炼,一般术后4周即可开始。功能锻炼的步骤和要求须向患者明确说明,必要时可嘱患者在康复医师指导下锻炼1~2周,掌握康复锻炼的过程后再自行练习。期间,患者每2周复查1次,了解骨折愈合情况。

(5)内固定物的滑脱或断裂:此类并发症容易在术后康复过程中出现,因此须提醒患者及康复医师注意。如发生内固定物滑出脱落,立刻复查X线片,了解骨折复位是否丢失,同时根据实际情况决定是否给予辅助铝板外固定。

(二)指骨骨折切开复位钢板固定术

1.适应证

(1)骨折复位后不稳定,单纯使用克氏针无法取得良好的固定效果者。

(2)骨折周围软组织条件良好,闭合骨折或软组织污染较轻者。

(3)患者一般情况良好,允许进行较长时间的手术操作者。

(4)患者对手部功能要求较高,期望术后尽快重返工作岗位者。

2.禁忌证

(1)软组织损伤明显,伴有血管严重损伤,固定操作后可能影响血运,导致手指发生坏死等情况。

(2)污染较为严重,内植物可能导致感染发生者。

3.术前准备

(1)血常规、凝血时间、心电图、胸部X线片、肝肾功能检查。

(2)老年患者特别应注意是否合并有高血压和糖尿病。

(3)麻醉:近侧指间关节以远采用指神经阻滞麻醉,近侧指间关节以近采用臂丛神经阻滞麻醉。

(4)心电监护。

4.手术要点

钢板固定对于指骨颈、干部骨折较为适宜,其手术关键点如下所述。

(1)体位与切口

①体位:患者取仰卧位,患肢外展置于手术台旁的手术桌上。

②切口:根据骨折的部位,在手指背侧做"S"形或弧形切口。

(2)横行、斜行或者螺旋形的非粉碎性骨折,骨折端暴露后无须过多剥离骨膜。通过牵拉、撬拨或推托达到复位后,可使用一枚0.8mm克氏针临时固定骨折两端。

(3)选择合适的直形、Y形或T形钢板用于固定骨折两端。首先使用一枚螺钉将钢板固定于骨折近端,此螺钉位置选择时勿距离骨折端过近或过远。随后在骨折远端固定第2枚螺钉,完成后行C形臂透视检查骨折复位固定后对位对线情况。屈曲手指检查是否有手指旋转交叠等畸形存在,如对位对线均可,无旋转畸形,则继续完成剩余螺钉固定工作(图1-9-8)。

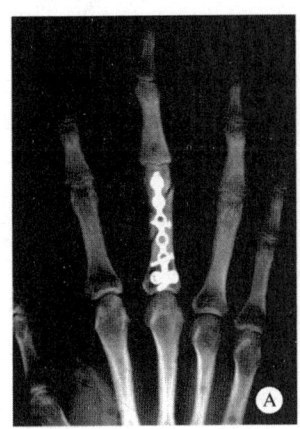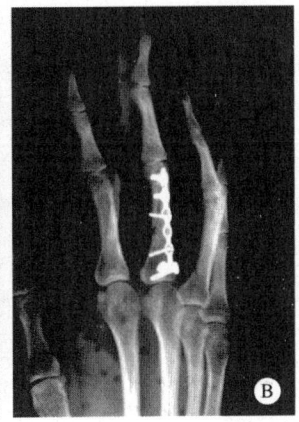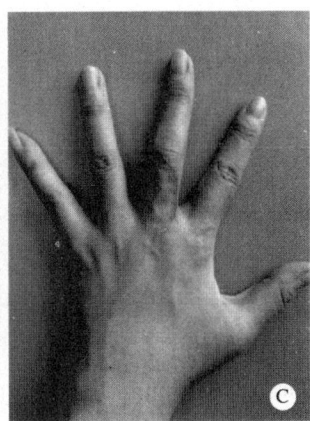

图1-9-8 近节指骨斜形骨折钢板固定

A、B.术后X线片;C.手的外形

(4)在长斜形或者长螺旋形骨折的复位过程中,需注意斜形骨折块尖端的复位情况,可使用一枚螺钉垂直于骨折线对骨折块远、近端进行牵拉。

(5)指骨粉碎性骨折,如骨折块较多并且较小,尽量保留一部分骨膜对骨折处的碎骨进行包裹,在复位及固定过程中要依靠透视确认对位对线情况。如有可能,可以首先采用外固定架进行复位后维持及支撑,在使用钢板完成内固定后,再拆除外固定架。

(6)上述钢板固定完成后,即可修复损伤的肌腱及韧带,缝合手术切口。

5.术后监测与处理

术后塑料/铝托固定指间或掌指关节于功能位。两周后透视复查,如骨折稳定无移位,则可去除外固定,逐渐开始功能运动。

6.术后常见并发症的预防与处理

(1)肌腱、韧带损伤的并发症:可参考克氏针方法中的描述。同时,如果钢板的材料较厚,边缘较为尖锐,可能对肌腱有一定的激惹及磨损,因此在选择材料及安置过程中需充分考虑这一因素,预防或减少此类并发症的发生。

(2)骨折延迟愈合或骨折不愈合:如术中骨膜剥离过多、过于广泛,可导致骨折端延迟愈合或不愈合。为避免此类情况发生,尽可能不过多剥离骨膜。在固定过程中,需减少钻孔、螺钉固定的次数,避免对骨块的血运产生影响。

(3)术后肌腱粘连、手指运动功能不佳:其预防、处理方法见克氏针固定。

(4)内固定钢板断裂:可能因钢板固定不当或在术后康复过程中会出现,因此需提醒患者及康复医师注意。如在锻炼过程中突发异响或疼痛,需立刻复查X线,了解内固定物的完好程度及骨折复位是否丢失,同时根据实际情况决定是否给予辅助铝板外固定。

二、掌骨骨折

(一)应用解剖及发病机制

掌骨为小管状骨,有 5 块,每块分底、体、头 3 部分。

1.底

为近侧端的膨大,其近侧面与远侧列腕骨相关节,构成腕掌关节,但关节面不相一致,第 1、第 3、第 5 掌骨仅与一个腕骨相接,第 2 掌骨与大、小多角骨和头状骨相接,第 4 掌骨与头状骨和钩骨相接,因此,头状骨有与 2~4 掌骨相接的关节面。第 1 掌骨底呈鞍状,与大多角骨形成拇指腕掌关节。掌骨底两侧则与相邻掌骨底相接,形成掌骨间关节,但第 1 掌骨除外。

2.体

横断面呈三角形,前缘分前内侧面和前外侧面,第 2、第 4、第 5 掌骨前缘有骨间掌侧肌附着,第 3 掌骨前缘有拇收肌横头附着,5 个掌骨体的毗邻缘有骨间背侧肌附着。掌骨体较细,受到剧烈冲击后有时可引起骨折,由于屈肌力量强大,骨折片常向背侧成角。

3.头

圆形,其球形关节面与近节指骨底相接,成掌指关节。关节面大部分位于掌侧,小部分位于背侧,关节面前后方向的凸度较横向方向凸度大。当掌指关节屈曲时,近节指骨底滑向前方,掌骨头则露于外方,于体表可触及。

5 个掌骨形状大小稍有差异。第 1 掌骨最短最粗,掌面凹陷,由一嵴分内外两面。外侧面较大,有拇指对掌肌附着;内侧面较小,可见滋养孔。背面宽广平滑。底为鞍状关节,外侧有小结节,有拇长展肌附着,内侧粗糙,有拇短屈肌附着。头的曲度较其他掌骨小,但横径最大,头掌面两侧,各有一隆起的关节面,与拇指的 2 个籽骨相接。

第 2 掌骨最长,底有 3 个关节面,分别与大、小多角骨和头状骨相接。底背侧面粗糙,有桡侧腕长、短伸肌附着;掌侧面有结节或嵴,有桡侧腕屈肌附着。体呈三棱柱状,稍弯向背侧。第 3 掌骨稍短于第 2 掌骨,底与头状骨相接,掌侧面粗糙,有拇收肌斜头和桡侧腕屈肌附着,背侧面有桡侧腕短伸肌附着。第 4 掌骨较短而细,底较窄,有两关节面与头状骨和钩骨相接。体较细,有 3 个骨间肌附着,外侧面有滋养孔。第 5 掌骨细而短,底关节面呈鞍状,与钩骨相接,掌面粗糙,有豆掌韧带附着,底的内面有一结节,有尺侧腕伸肌附着。

手的活动,作用力多集中在第 1 至第 3 掌骨,第 2 掌骨的力量可经大多角骨、舟骨传递至桡骨,第 3 掌骨的力量可经头状骨、月骨传递至桡骨,而第 4、第 5 掌骨的力量仅借头状骨经月骨间接传递至桡骨。掌骨的发育与上述功能有关。

掌骨骨折,可分掌骨头骨折、掌骨颈骨折、掌骨干骨折和基底骨折。其中,掌骨颈、掌骨干骨折最多见。

(1)掌骨头骨折:多为直接暴力所致,如握掌时掌骨头与物体的直接撞击等。但也有一部分骨折源于挤压伤、切割伤和扭转暴力。第 2、第 5 掌骨头骨折发生率远远高于第 3、第 4 掌骨,原因可能是它们位于手的边缘,更容易遭受暴力作用。

(2)掌骨颈骨折:多发生在第 5 掌骨,其次是第 2 掌骨。多为作用于掌骨头的纵向暴力所致。掌骨头通常有近节指骨遮掩和保护，很少承受纵向暴力，但在手指屈曲呈握拳状后掌骨头凸出成为手的最远端，则易于遭受纵向暴力，导致颈部骨折。掌骨颈骨折很少出现侧方移位，但多有背向成角移位—掌侧皮质嵌插，远侧骨折段向掌侧弯曲。背向成角移位，若未矫正，凸向掌侧的掌骨头日后会在手握物时产生明显的不适感，握拳时手背侧掌骨头的隆凸也会因此而减小或消失。成角移位越大，不适症状越突出。

(3)掌骨干骨折：多发生于第3、第4掌骨，有横行、斜形、螺旋形和粉碎性骨折之分，可呈现短缩、背向成角和旋转移位。严重的短缩畸形可使手指屈、伸肌和骨间肌张力失调，影响手指伸直。背向成角畸形虽然对手功能影响不大，但有碍手背外观，有时也可引发肌腱自发性断裂，往往需要二次手术修整。旋转畸形可变更手指运动方向，妨碍手指屈曲握拳。

横形骨折多为直接暴力所致。因骨间肌作用，骨折通常呈现背向成角移位；斜形、螺旋形骨折多为扭转暴力所致。短缩、旋转与成角移位并存，但前两种移位更显著。第3、第4掌骨干的斜形骨折，由于掌骨头深横韧带的牵制，短缩移位相对较轻。而第2、第5掌骨的短缩则相对较重，并常有明显的旋转移位。粉碎性骨折常发生于挤压伤或贯通伤之后，多并发严重的软组织损伤。

(4)掌骨基底骨折：多由挤压等直接暴力所致。很少有侧方和短缩移位，但可有旋转移位发生。

(二)临床表现及诊断

局部可有肿胀、疼痛、压痛或畸形，关节运动受限。正、侧、斜位平片摄影检查通常可显示骨折线的走行，但对于隐匿性骨折还需行体层摄影或CT检查。

(三)治疗

第4、第5掌骨与头状骨、钩骨的连接较松弛，腕掌关节屈—伸运动幅度可达15°～30°，对颈部背向成角畸形所造成的手握物功能障碍有缓解作用。所以，小于40°的第5、第4掌骨颈背向成角畸形对手握物功能常无明显妨碍。骨折如果稳定，可无须复位，仅以无名指、小指及腕掌侧石膏托固定，取腕关节功能位、掌指关节50°～60°屈曲位、指间关节功能位即可。4周后，去除外固定物开始功能锻炼。第2、第3掌骨颈的背向成角移位应及时矫正，因为它们与远排腕骨连接紧密，彼此间无运动存在，无法缓解由成角畸形所引发的不适症状。

掌骨干骨折最好采用闭合方法治疗，如有多个掌骨骨折且伴有开放性软组织创伤时，则有内固定指征。复位时，矫正旋转移位最为重要。在骨折处穿入克氏针，从掌骨底的皮肤钻出；钻孔时将克氏针压成凸向掌侧的弓形，保持腕关节屈曲位，以便克氏针从腕背侧穿出。然后，将骨折复位，克氏针逆向钻入骨折远侧段，针尖在掌指关节近端停止，在皮下剪断克氏针近端，用夹板将腕关节固定于伸直位。掌骨颈骨折如果需要切开复位，也可采用类似的治疗方法。

适用于少数掌骨干骨折的另一个方法是经皮穿针。将掌指关节极度屈曲，用一根1.5mm克氏针穿入掌骨头，达到骨折处。在C形臂机的协助下，通过手压和手法调整克氏针，将骨折复位，如上所述将克氏针从腕背侧穿出。回抽克氏针，使其远端恰好位于掌指关节近侧。

掌骨干斜行骨折，如果骨折长度相当于掌骨干直径的2倍，可采用骨折块间螺钉固定。其优点包括剥离骨膜少和内固定凸起减少。建议保护骨折处6周。由于骨折达到解剖复位，X线片上通常看不到骨折愈合的征象。

许多掌骨头关节内骨折需要切开复位与内固定,特别是在关节面移位、产生关节不匹配时,这些情况应该采用克氏针固定。有时,这些骨折可导致移位骨折块的缺血性坏死。在急性掌骨骨折中,钢板与螺丝钉的使用虽然有限,为了对每个具体患者的治疗做出合理的判断,医生应熟悉该项技术,并有相应器械。然而,据报道这种治疗方法的并发症发生率高达42%。

1.切开复位与钢板固定

根据Hastings的观点,掌骨钢板固定的指征为:①多发性骨折,可见到明显移位或伴有软组织损伤。②移位的横形、短斜形或短螺旋形骨折。③关节内和关节周围粉碎性骨折。④粉碎性骨折伴有缩短和(或)旋转畸形。⑤伴有骨质丢失或节段性骨缺损的骨折。

钢板固定需要复位,用克氏针或复位钳临时固定后,再使用钢板。暴露骨折面,以便解剖复位。与较易显露边缘的第2、第5掌骨相比,在第3、第4掌骨用复位钳临时固定则比较困难。在大多数情况下,现有的复位钳不适合将钢板夹持至骨折近端与远端进行临时固定。可由一位助手维持复位,选好的钢板根据掌骨背侧塑型。通过靠近骨折部的一个螺丝孔固定钢板,维持复位,再在骨折对侧第一个螺丝孔固定。

对横形骨折来说,当掌侧皮质支撑恢复后,将钢板用作背侧张力带钢板较为理想。采用2.7mm的动力性加压钢板(DCP)可达到良好的跨骨折线的加压效果;在稳定性骨折中,常用不太大的1/4管状钢板,也可通过偏心放置螺丝钉获得一定的加压。用3个手指的力量转动螺丝刀,最终拧紧这2个螺丝钉,再拧入剩余的螺丝钉。

若要发挥张力带的作用,钢板必须准确地与掌骨背侧弓相匹配,或者稍超过,以便恢复前皮质支撑。如果没有前部皮质的支撑,钢板将会变弯和疲劳。有效地恢复前皮质支撑后,可保护钢板避免承受弯应力,而主要承受拉应力。短斜形和螺旋形骨折可使用骨折断端间的螺丝钉予以稳定,然后使用一个背侧钢板中和旋转应力。在使用"T"形或斜"L"形钢板时,应先固定钢板的侧臂或双臂,因为在侧臂(或双臂)中的螺丝钉将其下的骨折片向上牵拉至钢板时,可出现旋转畸形。对于关节内骨折,用1枚与钢板分开且垂直于骨折面的螺丝钉把2个关节骨折块拉到一起。可替代的方法是,在钢板的"T"形或"L"形部分的2枚螺钉可远离骨折部偏心置入,通过最终拧紧螺丝钉令两个骨折端加压。对于掌骨远端干骺端骨折,背侧钢板可能影响伸肌装置,使用2mm髁钢板,放置于桡背侧或尺背侧,穿过副韧带起点的背侧结节,可有效避免这种影响。

使用钢板固定掌骨骨折时,在骨折的远侧和近侧,螺丝钉都应至少穿过4层骨皮质。钢板的选择必须根据具体情况而定。需要使用中和钢板固定的短斜形或螺旋形骨折,可用1个1/4管状钢板和2.7mm动力性加压钢板或1个1/3管状钢板固定,后者需要使用3.5mm螺丝钉,这种支撑钢板需要避免载荷并进行早期骨移植。

2.切开复位与螺丝钉固定

在长斜形或螺旋形骨折以及移位的关节内骨折累及25%以上关节面者,可行单纯螺丝钉固定。

在局部血肿和软组织清创后,进行骨折复位。局限性骨膜剥离1mm或2mm,足以保证解剖复位。用复位钳或克氏针临时固定,根据骨折的解剖特点决定螺丝钉放置的位置。只有当螺丝钉与骨长轴成90°时才能最好地对抗使掌骨变形和缩短的轴向压力。与骨折面成90°置放的螺丝钉可良好地对抗扭应力。抵抗轴向及扭转载荷的最佳折中方法是将螺丝钉置于一个角的平分线上,该角的一条边与骨折面成 90°,另一条边与骨长轴成 90°。骨折尖端附近的螺丝钉放置必须准确,以确保螺纹固定于皮质并避免皮质裂开。

2mm 螺丝钉适用于掌骨干骨折,而 2.7mm 螺丝钉对干骺端骨折效果更好。将螺丝钉头沉入骨质不仅能更好地分布载荷,还可消除螺丝钉头的突起。利用螺纹合适地抓持住远侧骨皮质,并可在近侧骨皮质的扩大钻孔内滑动,螺丝钉的扭转载荷可转化成轴向载荷,从而将 2 个骨折面加压在一起。掌骨头骨折通常可用 1 枚螺丝钉固定,而干骺端和骨干的骨折至少需要 2 枚螺丝钉固定。当骨折线长度是骨干直径的 2 倍时,单纯使用 2 枚或多枚螺丝钉即可达到稳固的固定。由于单纯螺丝钉固定不能提供足够的跨过短骨折线的旋转稳定性,所以应加用中和钢板或外固定。

3.微型髁钢板固定

Buchler 与 Fischer 建议采用微型髁钢板治疗掌骨和指骨的关节周围损伤。手术指征有 5 个:①急性骨折伴有部分或完全性屈肌腱断裂,需要一期肌腱缝合和术后早期活动者;伴有部分或完全性伸肌腱损伤,这些肌腱的功能尚好或需要修复,以承受早期张力性载荷者;伴有关节周围的损伤,由于其伴随软组织损伤的严重性和损伤部位,很可能发生关节僵硬者。②断指再植。③指骨或掌骨的干骺端截骨,特别是伴有关节囊切开或肌腱松解术时。④手指重建(骨成形、带蒂移植、游离复合组织转移)需要稳定的骨骼固定时。⑤关节融合术。禁忌证有 3 个:①未闭合的骺板附近。②关节骨折块窄于 6mm 时禁用 2mm 钢板,窄于 5mm 时禁用 1.5mm 钢板。③髁刃及螺丝钉将进入关节内,但进入掌骨头的背侧隐窝除外。

三、舟骨骨折

舟骨骨折是最常见的腕骨骨折,在腕骨骨折中占比超过 80%,占全身骨折的 2‰~7‰。常发生于跌倒时腕背伸、桡偏着地,导致桡骨远端暴力撞击所致,青壮年多发。舟骨骨折常合并其他腕部骨折或脱位,如桡骨远端骨折、经舟骨月骨周围脱位、大多角骨骨折、第 1 掌骨基底部骨折等。由于其特殊的血供特点,舟骨骨折容易出现骨折不愈合甚至缺血性坏死。

舟骨骨折分类方式较多,依据骨折部位可分为舟骨远端骨折、舟骨腰部骨折、舟骨近端骨折;依据骨折线走行(Russe 分型)可分为水平型、横型、垂直型骨折;依据骨块稳定性分为稳定性骨折及不稳定性骨折。目前对舟骨骨折类型的界定,多从临床治疗及预后角度出发,综合判断。Herbert 将舟骨骨折分为 A、B、C、D 四型,其中 A 型为稳定性骨折,B 型为不稳定性骨折,C 型为舟骨骨折延迟愈合,D 型为舟骨骨折不愈合。根据具体骨折部位、骨折线情况及其他腕骨结构稳定性,又细分为 A_1、A_2 型,B_1、B_2、B_3、B_4 型,D_1、D_2 型。另外,Cooney 通过骨折移位程度、成角情况、骨质粉碎或缺损、月骨周围脱位等因素,针对不稳定性骨折进一步分型。Herbert 及 Cooney 分型对临床诊疗、预后判断的指导意义较显著。

以往针对稳定性舟骨骨折,可采用石膏外固定方式治疗。对不稳定性骨折,因较易发生骨折不愈合,多主张手术处理。近些年来对各种类型舟骨骨折,临床研究结果更倾向于手术治疗,提倡早诊断、早治疗、早锻炼,以期尽量缩短骨折愈合时间,尽早恢复腕关节活动,尽快返回工作岗位,减少并发症发生。随着手术技术的发展、内固定器械的升级、内镜设备的应用,舟骨骨折治疗正向微创化方向发展。

(一)舟骨骨折切开复位 Herbert 螺钉内固定术

1.适应证

(1)舟骨骨折发生移位或者成角。

(2)舟骨骨缺损或粉碎性骨折。

(3)月骨周围骨折脱位,背侧嵌入体不稳定(DISI)。

(4)舟骨近端 1/3 骨折。

(5)稳定型舟骨骨折,但患者倾向早期活动、重返工作岗位,如运动员、特殊职业等。

2.禁忌证

(1)患者因全身疾病或年龄较大而一般情况较差。

(2)手术部位局部存在感染病灶,如蜂窝织炎、脓肿等。

(3)严重骨质疏松。

(4)腕关节僵硬。

3.术前准备

(1)血常规、凝血功能、肝肾功能、电解质、血糖、心电图和胸部 X 线检查。

(2)腕关节标准后前位、侧位及舟骨尺偏位(Stecher 位)X 线拍片,CT 扫描,或使用 MRI 判断舟骨近端血运。

(3)心电监护。

(4)可透视手术桌,C 形臂 X 线机。

(5)麻醉:臂丛神经阻滞麻醉。

4.手术要点

(1)体位:患者取仰卧位,上肢外展 90°置于手术台旁的手术桌上。

(2)掌侧入路

①切口:以舟骨结节为中心做折线或纵行切口,切口远侧折向拇指,近侧沿桡侧腕屈肌腱桡侧缘延长。

②切开皮肤及皮下组织,显露桡侧腕屈肌腱并将其向桡侧牵开肌腱,显露桡舟关节囊及舟大多角骨关节囊。沿舟骨长轴位切开桡舟关节囊,横行切开舟大多角骨关节囊。使用小型牵开器显露术野,锐性分离,即可显露舟骨掌侧面及骨折端。仔细清除嵌入骨折缝隙内的软组织。复位骨折块时,可借助剥离子撬拨复位,纠正移位、成角及旋转畸形。此时应注意保护舟骨的血运,保护腕骨间韧带。如舟骨为粉碎性骨折或骨质塌陷缺损,可行松质骨移植术,显微外科技术熟练者建议行带血管的骨移植。

③Herbert 螺钉加压固定:a.使用一枚 1.0mm 或 0.8mm 克氏针,自舟骨结节远端偏尺侧钻入,临时固定,维持复位;b.另取克氏针沿舟骨长轴方向向近侧、背侧钻入,术中透视查看并调整骨折对位对线及克氏针进针位置、角度、进针距离,确保该克氏针位于舟骨近端和远端的中心;c.测量进针深度,选用相应的 Herbert 螺钉套入导向针,下压拧入螺钉,直至充分加压,且钉尾完全埋入舟骨骨质内,透视检查骨折复位及 Herbert 螺钉位置情况后,拔除克氏针、导

向针;d.被动屈伸、桡偏、尺偏、旋转活动腕关节,检查关节活动有无摩擦或顿挫感,确认关节活动顺滑。

④克氏针固定术:如无 Herbert 螺钉,亦可在舟骨骨折复位后,采用 2~3 根克氏针固定,注意克氏针的方向和位置。

⑤舟骨骨折伴有骨缺损者,作者曾采用股骨内侧髁游离骨瓣移植取得良好效果。

⑥使用可吸收合成线,依次缝合修补舟大多角骨关节囊及桡舟关节囊,逐层缝合伤口,无菌敷料包扎。

(3)背侧入路:适用于舟骨近端骨折。

①切口:于 Lister 结节远端 1cm 处做横向"S"形切口,切口远侧指向舟骨投影区,近侧可向桡骨远端尺侧缘适当延长,以方便显露术野,此时应注意保护桡神经浅支。

②纵向切开第 2、3 伸肌间室,将拇长伸肌腱及桡侧腕长伸肌腱、腕短伸肌腱向桡侧牵拉。

③纵向切开舟月关节囊,保护舟月韧带及舟骨背侧嵴附着的软组织,保护舟骨近端血运。

④充分屈曲腕关节,显露舟骨近端骨折,清除骨折端血肿后,小心复位骨块,以 0.8mm 克氏针自近端中心向远端中心穿入,维持复位,C 形臂透视确认后,通过 Herbert 螺钉加压固定。

⑤术中也可使克氏针沿舟骨长轴偏尺侧进入,进行临时固定,再借助导向器,使用 Herbert 螺钉内固定。

⑥术中透视查看后,修补腕掌侧关节囊及伸肌支持带,缝合伤口。

5.术后监测与处理

(1)无菌敷料包扎稳妥后,无须石膏外固定。如患者确需早期施力,可佩带相应支具进行辅助保护。

(2)术后第 2 天起鼓励逐步进行腕关节康复活动,主动锻炼。应避免剧烈屈伸、扭转、牵拉或挤压腕关节。

(3)术后 2 周拆线,6 周、12 周复查 X 线,查看骨痂生长情况,如难以判断愈合情况,可进行 CT 扫描。完全愈合后可进行腕关节正常活动,并取出克氏针,螺钉可留置体内。

6.常见并发症的预防与处理

(1)正中神经掌皮支或桡神经浅支损伤:术中可能因为切割或长时间牵拉造成上述感觉神经损伤,形成神经瘤,患者感觉麻木或疼痛过敏。手术中切开皮肤后应小心解剖,轻柔牵拉,避免盲目、过深的切割皮肤,避免对神经的过度牵拉。

(2)螺钉头或钉尾突出:多由于术中深度测量不准确所致。突出的金属部分可能磨损腕骨间关节,或造成撞击综合征表现。术中应仔细透视,并被动活动腕关节,检查有无螺钉过长或未完全拧入的情况。

(3)内固定不稳:如螺钉长度过短未能充分跨越骨折线,或者内固定物位置不良、角度有误,则无法起到坚强内固定效果。手术时应通过检查监视 X 线、熟练操作导向器并凭借术者娴熟技巧,以避免发生此类并发症。

(4)内固定物断裂:多发生于骨折愈合前的过度活动。舟骨骨折复位内固定术后宜早期活动腕关节,但如缺乏指导;运动力度或幅度过大,则可能使螺钉或克氏针应力集中发生断裂。

术后手术医师或康复医师需要积极指导患者,告知正确的活动方式,或采用专用支具进行保护。

(5)肌腱粘连:掌侧及背侧入路均需切开肌腱鞘管、牵拉肌腱、切开关节囊,骨折固定后均需修补上述结构,术后瘢痕增生,如患者康复锻炼不得体,则可能继发肌腱粘连、关节僵硬。术中修复肌腱时应确保缝合平整、张力适中,术后应早期开展主动、被动活动训练,可避免出现术后活动障碍。

(6)血肿:术中须严密止血后方可闭合切口,适度加压包扎,必要时可放置引流。

(7)骨折延迟愈合、不愈合、缺血坏死:舟骨血供脆弱,滋养血管主要来源于背外侧及掌侧舟骨结节,其中约83%的血管滋养孔位于背侧,掌背侧血管相互吻合成网。舟骨腰部或近端骨折对血管网损伤较明显,容易导致骨块缺血,舟骨延迟愈合,甚至不愈合、骨坏死。因此,手术中应重点保护舟骨血运,减少韧带、关节囊等软组织的剥离,尤其在背侧切口下,避免切除或剥离背侧嵴的软组织,保护骨间后血管分支。对于舟骨骨缺损的病例,选用带血管蒂游离骨瓣移植,将极大增加舟骨成活、愈合概率。

(8)创伤性关节炎:舟骨表面约80%被软骨覆盖,因而舟骨缺血、骨折损伤、磨损、术中撬拨均容易造成关节软骨损害。解剖复位、仔细轻柔操作、血运保护及恰当的韧带修复能够较好地恢复关节功能,减少创伤性关节炎发生。

(二)舟骨骨折经皮 Herbert 螺钉内固定术

1.适应证

(1)舟骨骨折无明显成角或旋转,可通过经皮穿针内固定技术进行微创治疗。

(2)舟骨骨折已形成无法接受的移位,也可在舟骨远端、近端先分别穿入1.5mm克氏针辅助闭合复位后,再行经皮内固定治疗。

2.禁忌证

禁忌证详见"舟骨骨折切开复位 Herbert 螺钉内固定术"。

3.术前准备

术前准备见"舟骨骨折切开复位 Herbert 螺钉内固定术"。

4.手术要点

(1)体位:患者取仰卧位,上肢外展90°置于手术台旁的手术桌上,手掌向上。

(2)取掌侧入路体位,腕背伸尺偏,透视确定舟骨大多角骨关节平面后,选取该平面远侧5mm处为进针点,将注射器针头刺入皮肤直至舟骨远端骨质中央,针尖指向舟骨近端中央。

(3)C形臂前后位及侧位分别透视,根据图像微调进针点或轴向,使该注射器针头恰位于舟骨长轴延长线上。左手扶针头保持固定,右手持电钻钻入导针,透视确定导针位置良好后,拔除针头。

(4)测量导针长度,测得长度减3~4mm即为螺钉所需长度。于进针点作3~4mm皮肤切口,将直径3.0mm Herbert 螺钉顺导针用力旋入,加压固定。

(5)再次行前后位及侧位透视,确认螺钉未穿出舟骨近端软骨。取出导针,切口缝合一针或使用免缝胶布粘贴。

经皮穿针可通过专用导向器精确定位,也可简单取材,使用50mL或20mL注射器针头进行定位,方便各级医院开展此类术式。

另外,通过腕关节镜辅助技术,能够直观放大舟骨骨折在关节内的画面,有助于发现和复位关节内阶梯样骨折,探查骨折端血运,对舟骨解剖复位、良好愈合及预防创伤性关节炎的发生均具有良好效果。

5.术后监测与处理

(1)无菌敷料包扎,无须石膏外固定,如患者确需早期施力,可佩带相应支具进行辅助保护。

(2)术后第2天起鼓励逐步进行腕关节康复活动,主动锻炼。应避免剧烈屈伸、扭转、牵拉或挤压腕关节。

(3)术后2周拆线,6周、12周复查X线片,查看骨折愈合情况,如X线片难以判断,可进行CT扫描。完全愈合后可进行腕关节正常活动。钛合金螺钉无须取出。

6.术后常见并发症的预防与处理

术后常见并发症的预防与处理见"舟骨骨折切开复位Herbert螺钉内固定术"。

四、手部骨折不愈合

(一)指骨、掌骨骨折不愈合的手术

1.适应证

(1)闭合性骨折超过6~8周未愈,开放骨折超过6~10周未愈者。

(2)X线可见骨折端硬化,髓腔封闭,间隙增宽或形成假关节者。

(3)骨折存在较明显的症状及功能障碍者。

2.禁忌证

(1)患者全身情况差,无法耐受手术者。

(2)局部存在皮肤感染、炎性破溃、骨髓炎等感染灶者。

(3)假关节形成后有一定功能,且患者对功能要求较低,无手术意愿者。

3.术前准备

(1)血常规、心电图、胸部X线片、肝肾功能检查。

(2)骨折部位X线正侧位检查,必要时加行CT检查。

4.手术要点

(1)体位与切口:

①体位:患者取仰卧位,患肢外展置于手术台旁的手术桌上。

②切口:一般采用手指背侧纵行切口。

(2)切开皮肤及皮下组织,注意保护指伸肌腱等结构,如需切开指伸肌腱,在骨折固定完成后应予以良好修复。显露不愈合的骨折断端。

(3)清理骨折端的肉芽瘢痕组织,判断骨质活性后去除死骨。凿除断端硬化骨,搔刮髓腔至其通畅,显露出新鲜骨端或髓腔有新鲜渗血即可。

(4)取自体骨移植(或结合部分异体骨)适当修整骨折断端,如需进行骨移植时,根据情况

选择松质骨或带皮质骨块。一般取用髂骨,如选用松质骨注意填实断端髓腔,且缺损间隙不大,松质骨能够有效固定于缺损位置;或选用骨块时根据间隙形态修剪为块状、楔状或片状进行固定;如骨缺损较大时,可采用髂骨块植骨。

(5)采用钢板螺钉或克氏针等方法进行固定,此时应注意纠正骨的成角和旋转畸形。纠正成角旋转畸形,应注意正常情况下手指屈曲时有轻度的向桡侧旋后,有利于与拇指对掌,可根据屈曲手指时是否指向舟状骨结节进行判断。

(6)术中多角度 X 线透视确认复位及固定满意。

(7)逐层缝合手术切口,无菌敷料包扎,必要时辅以石膏或夹板固定。

5.术后监测与处理

术后规范换药,避免伤口感染,观察有无血肿形成,必要时在内固定的同时应予以外固定以保证固定效果。随访过程中拍摄 X 线片复查。

6.术后常见并发症的预防与处理

(1)感染:严格的无菌操作、规范的换药及抗生素应用是预防感染的关键。对于采用经皮克氏针固定的患者,应注意钉道消毒。

(2)功能障碍:关节僵硬和肌腱粘连是可能造成手指活动功能障碍的主要原因。早期功能锻炼可以预防这种情况的发生。

(二)舟骨骨折不愈合的手术

1.适应证

(1)损伤时限超过 4 周,X 线或 CT 检查显示远折块掌屈、近折块背伸、断端骨质硬化、髓腔封闭、存在囊性变等表现,须手术治疗。

(2)腕关节桡偏活动尚可,桡骨茎突无冲撞者,采用植骨内固定术。

(3)桡偏活动产生冲撞,疼痛明显者,采用植骨内固定、桡骨茎突切除术。

(4)舟骨近折块小于舟状骨全长 1/4,有坏死而无进行性舟骨骨折不愈合性塌陷(SNAC)者,采用舟骨近折块切除术。

(5)Ⅳ期 SNAC 但桡月关节完好者,采用舟骨切除或四角融合术。

(6)出现腕关节创伤性关节炎,但桡骨远端月骨窝关节面及头状骨近端关节面尚好者,采用近排腕骨切除术。

上述治疗失败,全腕关节炎或患者对运动功能要求不高者,可采用腕关节融合术。

2.禁忌证

(1)患者全身情况差,无法耐受手术者。

(2)局部存在皮肤感染、炎性破溃、骨髓炎等感染灶者。

3.术前准备

(1)血常规、心电图、胸部 X 线片、肝肾功能检查。

(2)伤侧腕部正侧位 X 线片及腕关节 CT 检查。

(3)麻醉:臂丛神经阻滞麻醉。

4.手术要点

合理选择手术适应证,对于损伤时限超过 4 周但无移位的舟骨骨折,可以先行石膏固定。

需手术的病例,应在体格检查和影像学检查的基础上,充分征求患者意见,选择手术方案。一般采用舟骨植骨内固定。

(1)体位与切口:
①体位:患者取仰卧位,患肢外展置于手术台旁的手术桌上。
②切口:腕掌侧切口。

(2)在切开皮肤、皮下组织及深筋膜后,注意保护桡动脉及其分支,避免损伤舟骨背侧的血供。采用鼻烟窝切口时,除桡动脉腕背支外,还应着重解剖保护桡神经浅支。术中可将拇长展肌、拇短伸肌和拇长伸肌腱分别牵拉向两侧,以利视野。

(3)显露并搔刮骨折断端,去除硬化骨:舟骨陈旧骨折常存在纤维连接,骨折位置显露不满意,术中应注意清除断端死骨及纤维连接等组织。切开关节囊显露腕舟骨后,可将腕关节置于极度背屈位,此时活动腕关节可见舟骨骨折处存在假关节异常活动,从而确认骨折位置。充分清理纤维瘢痕组织显露骨折断端。

(4)采用自体骨移植并予以复位:纠正驼背畸形,恢复腕高及舟月正常解剖关系方能恢复腕关节功能。断端牢固固定,足量植骨是愈合的关键。可于桡骨茎突处或髂骨处取新鲜自体骨进行移植。

(5)Herbert螺钉及克氏针固定:腕关节与拇指关节结构复杂,活动方向多,且日常使用频繁,固定不牢极易产生微动,造成骨折难以愈合。因此舟骨骨折必须固定牢固,才能获得良好的骨性愈合。但舟骨形状特殊,结节部、腰部、近极在正侧位片可发现不在同一直线上,给骨折复位与内固定螺钉的置入造成困难。螺钉置入应位于舟骨中央位置。手术固定方法应灵活,视术中情况采用一枚Herbert螺钉和若干根克氏针固定相结合,保证内固定的牢固性。

(6)术中多角度透视确认骨折复位固定满意:术中应从多角度进行X线检查,确认骨折解剖复位,保证螺钉及克氏针位于舟状骨内,而未进入关节腔内,以免造成腕关节活动损害。

(7)充分止血后缝合伤口,无菌敷料包扎,辅以适当的外固定。应当注意的是,内固定不能代替外固定,舟骨植骨内固定术手术后,建议继续采用人字形管状石膏继续固定,每月复查,直至骨折愈合。

5.术后监测与处理

内固定不能代替外固定,术后必须予以牢固的外固定,采用短臂支具固定或拆线后管型石膏固定,定期复查直至骨折愈合后去除外固定。

6.术后常见并发症的预防与处理

术后常见并发症的预防与处理见"指骨骨折不愈合的手术"。

五、指骨、掌骨骨折畸形愈合截骨矫正术

(一)适应证

(1)指骨、掌骨骨折畸形愈合存在成角畸形,造成手指尺偏或桡偏。
(2)指骨、掌骨骨折畸形愈合存在旋转畸形,造成对指功能障碍。
(3)近节指骨、掌骨骨折畸形愈合导致掌指关节过伸、侧副韧带挛缩、掌指关节屈曲受限,

可行侧副韧带切除,切开关节囊后再行截骨矫形手术。

(二)禁忌证

(1)全身条件较差无法耐受手术者。

(2)局部皮肤条件差或存在感染灶者。

(3)畸形愈合对功能的影响,患者可以接受者。

(三)术前准备

(1)血常规、心电图、胸部 X 线片、肝肾功能检查。

(2)伤指 X 线检查,必要时行 CT 检查。

(3)麻醉:臂丛神经阻滞麻醉。

(四)手术要点

(1)体位与切口

①体位:患者取仰卧位,患肢外展置于手术台旁的手术桌上。

②切口:采用手指背侧或掌背切口。

(2)切开皮肤及皮下组织,显露伸指肌腱并将其牵开或将其纵行切开,显露骨折畸形愈合位置。手术切口的瘢痕可能会影响手指的活动功能,因而皮肤、骨膜切口要避免在同一直线上,否则可能导致术后粘连。术中如纵行切开伸肌腱,可有利于视野,矫形固定后,注意修复伸肌腱。

(3)打断畸形愈合部位,去除硬化骨,依计划截骨,特别是指骨细小,截骨时易产生偏差。应做好术前规划,设计好截骨的角度、长度等。术中再依具体情况适当进行调整或完善。将原骨折处凿断后应打通髓腔,以利于愈合。截骨前,建议根据设计线用微型钻头定点钻孔,再依标记点进行截骨。应根据畸形的状况分别采用畸形的凸面截骨,矫正畸形后予以固定,或采用畸形的凹面截骨,并予以髂骨块植骨。

(4)复位固定与新鲜骨折相比,矫形后的骨折端对位难度较大。矫形后应先行临时复位,多角度透视,确认复位满意,被动活动手指无屈指障碍后,再行固定。

(5)术中 X 线多角度透视确认复位固定满意。

(6)仔细止血,缝合伤口,无菌敷料包扎,必要时辅以外固定。

(五)术后监测与处理

术后规范换药,避免伤口感染,观察有无血肿形成。必要时在内固定的同时应予外固定保证固定效果。随访过程中 X 线拍片复查确认有无移位及骨愈合状况。

(六)术后常见并发症的预防与处理

术后常见并发症的预防与处理见"指骨、掌骨骨折不愈合的手术"。

六、月骨无菌性坏死

月骨无菌性坏死又称为 Kienbock 病或月骨缺血性坏死,是一种病因不明的,以月骨碎裂、进行性塌陷为主要表现的腕关节疼痛性疾病。1843 年 Peste 首次报道该病。1910 年,奥地利医生 Robert Kienbock 详细描述了该病的临床症状和体征,故称为 Kienbock 病。该病好发于

20~40岁青壮年男性体力劳动者,多为单侧发病。

基于X线检查及月骨坏死的影像学表现,Lichtman将该病分为四期。

Ⅰ期:X线片表现正常,可能出现线样骨折;MRI上表现 T_1 加权像信号为广泛降低;骨扫描阳性。

Ⅱ期:X线片上月骨出现硬化,无月骨塌陷、碎裂,可见多发骨折线。

Ⅲ$_A$期:出现月骨塌陷,但腕骨高度仍保持;Ⅲ$_B$期:月骨塌陷合并头状骨向近端移位,舟骨表现为高度弯曲,舟骨结节出现环形征。

Ⅳ期:Ⅲ$_B$期继续发展,出现腕部骨关节炎,表现为关节面粗糙、不光滑,关节间隙变窄、骨赘形成,关节软骨出现硬化或囊变。

针对该病的治疗,目前尚无统一的标准。手术方法虽多,但疗效不确定,目前尚无任何一种手术方法能使坏死、塌陷、碎裂的月骨恢复原有的高度和形状。Lichtman分期对治疗具有重要的指导意义,现有治疗方案大多数是依据Lichtman分期制订,共分为五大类:通过非甾体抗炎药物;带血管蒂的骨瓣移植重建血运;月骨摘除-带血管蒂的头状骨移位术;关节减压;关节融合。Ⅰ期:制动,并用非甾体抗炎药物,若无效,参照Ⅱ期手术治疗。Ⅱ期:治疗目标是减少月骨负荷,防止塌陷,重建血液循环,选用带血管蒂的骨瓣移植术重建血运、桡骨短缩术、桡骨楔形截骨术或尺骨延长术。Ⅲ$_A$期:月骨摘除-带血管蒂的头状骨移位术、舟-大多角骨-小多角骨关节(STT)融合术、桡骨短缩术或尺骨延长术。Ⅲ$_B$期:月骨摘除-带血管蒂的头状骨移位术、近排腕骨切除术或STT融合术。Ⅳ期:近排腕骨切除术或腕关节融合术。本文重点介绍四种手术方法:带血管蒂的骨瓣移植术(月骨摘除-带血管蒂的头状骨移位术)、桡骨短缩术、STT融合术、近排腕骨切除术。

(一)月骨摘除-带血管蒂的头状骨移位术

1.适应证

Lichtman分期Ⅰ期经保守治疗无效者;Ⅱ期和Ⅲ期的患者;Ⅳ期尚无腕骨完全破坏者。

2.禁忌证

(1)Lichtman分期Ⅳ期已出现骨质破坏者。

(2)患者多病,难于承受手术者。

3.术前准备

(1)血常规、凝血功能、术前感染性标志物(外科综合)、心电图、胸部X线片、腕部X线正侧位片和MRI。

(2)老年患者应注意是否合并有高血压和糖尿病。

(3)麻醉:臂丛神经阻滞麻醉或全身麻醉。

(4)心电监护。

4.手术要点

(1)体位与切口

①体位:患者取仰卧位,患肢外展于手术台旁的手术桌上,手背侧面向上。手术在上臂止血带控制下进行。

②切口:腕背侧自第三掌骨基底至前臂桡骨Lister结节做"S"形切口。

(2)依次切开皮肤、皮下组织和腕背横韧带远侧半,向两侧分别牵开拇长伸肌腱和指总伸肌腱。

(3)游离血管筋膜蒂:从桡骨远侧缘至头状骨基底,以骨间前动脉背侧支及伴行静脉为轴心线切取宽约1.5cm的血管筋膜蒂,注意保护好筋膜与头状骨体部的连接。

(4)切骨:在头状骨基底缘近侧0.2cm水平垂直切断头状骨体部,并在腕掌侧韧带下分离开韧带,以近端为轴掀开头状骨。

(5)切除坏死月骨。

(6)桡头关节成形:顺行将截断的头状骨近侧部分移向近端,使头状骨头部球形关节面与桡骨远端关节面嵌合。切取髂骨0.8cm×1.8cm×1.5cm,植于头状骨体部与基底间,克氏针交叉固定桡骨远端、头状骨体部、植入髂骨块、头状骨基底及第三掌骨基底,并在舟骨、头状骨和三角骨间用1.0mm克氏针横行固定。

(7)修复腕骨背侧韧带,将伸肌腱复位,修复腕背横韧带。

(8)仔细止血,缝合皮下组织,闭合手术切口。

5.术后监测与处理

(1)术后将腕关节固定于中立位6周,6周后复查腕关节X线正侧位片,根据骨愈合情况决定是否去除内、外固定物。去除内、外固定后主动进行腕关节屈伸活动功能锻炼。

(2)术后注意抬高患肢以防止肿胀。

(3)鼓励患者早期活动指间关节,避免肌腱粘连。

6.术后常见并发症的预防与处理

(1)切口感染:术前、术后使用抗生素预防感染。

(2)骨不连、植骨坏死:术中要保证内固定确切可靠,以及指骨的外形适中,术后内固定的时间保证在6周以上。

(3)腕关节疼痛复发:这是腕关节不稳定所致,可通过局部的制动和限制活动予以纠正。

(4)腕关节功能下降:手术后腕关节功能可恢复至健侧腕关节功能的75%~80%,握力达到健侧的80%以上。

(二)桡骨短缩术

1.适应证

月骨无菌性坏死伴有尺骨负变异。但此手术方法还存在很大的争议。

2.禁忌证

尺骨正变异和无变异的腕关节或是可能的远端尺桡关节撞击。

3.术前准备

术前准备详见"月骨摘除-带血管蒂的头状骨移位术"。

4.手术要点

(1)体位与切口:

①体位:患者取仰卧位,患肢外展置于手术台旁的手术桌上。手术在上臂止血带控制下进行。

②切口:前臂远端桡侧腕屈肌腱桡侧做纵行切口,远端至腕横纹。

(2)切开皮肤、皮下组织。分离牵开桡侧腕屈肌腱,此时注意保护桡动脉。

(3)显露旋前方肌的桡侧止点,向近端解剖辨认拇长屈肌。剥离旋前方肌和拇长屈肌,显露桡骨远端 1/3。

(4)截骨与固定在桡骨掌侧面用动力性加压接骨板做标记,确定截骨水平和桡骨旋转的方向。在近端钻 2~3 个孔,接骨板暂用一枚螺钉固定,但不拧紧。接骨板旋转 90°,开始截骨。采用摆锯切除 2mm 厚的桡骨切片,注意摆锯锯片的厚度。截骨板旋回,将桡骨远近端紧贴在一起,根据截骨术的标准加压固定。

(5)松开止血带,仔细止血,缝合手术切口。

5.术后监测与处理

(1)术后于前臂中立位用石膏固定 3 周,3 周后去除外固定,开始进行主动活动功能锻炼。

(2)抬高患肢防止肿胀。

(3)鼓励患者早期活动手指间关节,避免肌腱粘连。

6.术后常见并发症的预防与处理

(1)截骨端延迟愈合、骨不连:术中注意截骨端的紧密接触,必要时可在 6 个月后再行植骨术。

(2)月骨坏死的病程加重:可导致腕关节的疼痛、功能障碍等症状,必要时改用其他手术方法。

(三)舟骨-大多角骨-小多角骨关节融合术(STT 融合术)

1.适应证

Ⅱ期和Ⅲ$_B$期月骨无菌性坏死和月骨骨折的患者。

2.禁忌证

存在腕关节僵硬时,不能选用此种方法。

3.术前准备

术前准备详见"月骨摘除-带血管蒂的头状骨移位术"。

4.手术要点

(1)体位与切口:

①体位:患者取仰卧位,患肢外展于手术台旁的手术桌上。手术在上臂止血带控制下进行。

②切口:腕背侧以舟骨-大多角骨-小多角骨关节为中心做弧形切口。

(2)切开皮肤及皮下组织,沿拇长伸肌腱切开伸肌支持带,在第 1、2 伸肌间室间显露并切开腕背关节囊。牵开桡动脉,显露舟骨-大多角骨-小多角骨关节的邻近关节面,此时应特别注意保护桡动脉。

(3)显露舟骨近侧的关节面,若有明显的桡舟关节骨性关节炎应禁止行 STT 融合术。在 X 线透视下矫正舟骨半脱位、舟骨分离,但桡骨中轴与舟骨掌侧皮质切线之间的夹角应≥45°,由舟骨穿入 2 根克氏针至头状骨,暂维持复位。用微型摆锯切除舟骨、大多角骨、小多角骨的关节软骨及皮质下骨,为了维持腕骨的高度,保留掌侧 1/3 的接触面。

(4)于桡骨茎突近侧或髂骨切取相应大小的骨块,嵌塞于舟骨、大多角骨、小多角骨之间,然后由大多角骨穿针至小多角骨,由大、小多角骨穿针至舟骨远端,完成交叉、多轴固定。拔出固定舟头关节的克氏针。

(5)松止血带,彻底止血,必要时放置引流、关闭手术切口。

5.术后监测与处理

术后保持加压包扎7~10天,将腕关节用石膏固定于中立位4~6周,6~8周时拍摄X线片确定是否已经骨融合,根据X线片和患者的主诉决定是否拆除内外固定物,并主动进行功能练习。

6.术后常见并发症的预防与处理

(1)骨不愈合、固定失败:可视情况延期拔出克氏针和去除外固定物、行功能锻炼。

(2)桡骨茎突和舟骨之间发生骨性关节炎后引起的撞击。切除桡骨茎突,目的是为了减少桡舟关节骨性关节炎的发生概率。

(四)近排腕骨切除术

1.适应证

(1)月骨无菌性坏死Lichtman分期Ⅳ期。

(2)晚期的月骨周围脱位和舟骨缺血性坏死。

(3)舟骨、月骨进行性塌陷和舟骨骨折不愈合进行性塌陷。

(4)各类滑膜炎所致的近排腕骨的继发性损伤。

2.禁忌证

头状骨头部和(或)桡骨远端的月骨窝有关节软骨磨损的表现,但软骨损伤到什么程度不能进行近排腕骨切除存在争议,Imbriglia等报道关节面的周缘性磨损或中心全层软骨病变直径大于3mm时,禁止行近排腕骨切除术。

相对禁忌证是炎性关节的病变(大多数是类风湿关节炎)和35岁以下的年轻患者。

3.术前准备

(1)血常规、凝血功能、术前感染性标志物(外科综合)、心电图、胸部X线片、腕部X线正侧位片和CT检查。

(2)老年患者应注意是否合并有高血压和糖尿病。

(3)麻醉:臂丛神经阻滞麻醉或全身麻醉。

(4)心电监护。

4.手术要点

(1)体位与切口:

①体位:患者取仰卧位,患肢外展于手术台旁的手术桌上,手背侧面向上。手术在上臂止血带控制下进行。

②切口:腕背侧,由桡骨茎突至尺骨茎突背侧做横行切口。

(2)切开皮肤、皮下组织至伸肌支持带,此时注意保护桡神经和尺神经背侧感觉支。

(3)在指总伸肌肌腱的桡侧纵行切开伸肌支持带,应注意避免损伤斜行穿过切口的拇长伸肌腱。倒T形切开腕背侧关节囊,横臂从桡骨远端的桡侧到尺侧边界,纵臂位于第2和第4背侧纤维鞘管之间,充分显露近排腕骨的背面。

(4)摘除近排腕骨:将1根克氏针插入月骨,通过该针牵拉月骨并切除与之连接的关节囊,将骨块切除。此时可用摆锯将月骨切碎以便于切除。然后将针插入三角骨,采用同样的方法将其切除,先切除月骨和三角骨,可为舟骨的切除提供更多的空间。采用同样的方法,经关节囊的桡侧切口切除舟骨,切除舟骨时注意保护桡动脉。

(5)固定与缝合:将头状骨置于月骨窝,必要时用克氏针固定稳定头状骨。用 2-0 不可吸收线缝合背侧关节囊。3-0 不可吸收线缝合伸肌支持带,拇长伸肌腱皮下复位。3-0 可吸收线缝合皮下组织和皮肤,留置引流。

5. 术后监测与处理

(1)腕关节于中立位用石膏固定 3 周。

(2)术后每 3~5 天更换一次无菌敷料,术后 1 周开始活动手指,术后 3 周去掉外固定行腕关节主动伸屈活动,术后 6 周加强锻炼的力量,术后 3 个月可无限制的活动。

6. 术后常见并发症的预防与处理

(1)症状缓解不彻底,仍有持续的腕关节疼痛是最常见的并发症。然而,Cohen 和 Kozin 发现,即使是持续的疼痛,也要比术前的疼痛等级有明显的改善,可采用对症治疗。

(2)具有损伤周围重要血管、神经、肌腱和韧带的可能。术者应掌握手术区解剖的三维结构,有助于避免这些并发症。

(3)手的握力下降为其主要并发症,通过积极地功能锻炼,多可恢复原有的握力。

第二章 下肢骨折

第一节 股骨颈和股骨转子间骨折

一、股骨颈骨折

股骨颈骨折系指由股骨头下至股骨颈基底部之间的骨折。股骨颈骨折对骨科医师一直是一个巨大的挑战。

(一)应用解剖

股骨头呈圆形,约占一圆球的 2/3,完全为关节软骨所覆盖,在其顶部后下有一小窝,称为股骨头凹,为股骨头韧带附着处,股骨头可由此获得少量血供。股骨颈微向前凸,中部较细。自股骨头中点,沿股骨颈画一条轴线与股骨下端两髁间的连线,并不在同一平面上,正常情况下,前者在后者之前,形成的角度,叫前倾角(图 2-1-1),平均 13°～14°,其中男性 12°～20°,女性13°～22°。股骨颈与股骨干之间成一角度,称颈干角(图 2-1-2),成人平均为125°,其范围在 110°～140°之间。

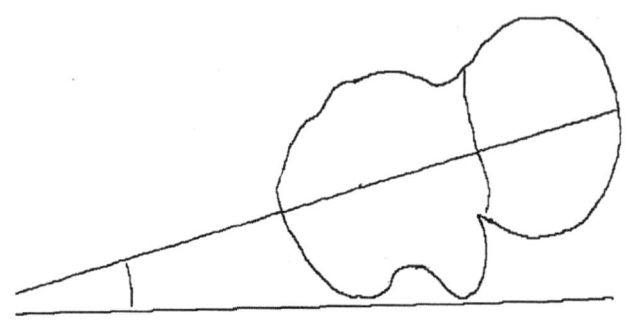

图 2-1-1　股骨颈前倾角

1.骨小梁系统

股骨颈内部承受张应力,压应力,弯曲应力和剪应力,骨小梁的分布方向和密集程度也因受外力的不同而不同,股骨头颈部有 2 种不同排列的骨小梁系统,一种自股骨干上端内侧骨皮质,向股骨颈上侧做放射状分布,最后终于股骨头外上方 1/4 的软骨下方,此为承受压力的内侧骨小梁系统;另一系统起自股骨颈外侧皮质,沿股骨颈外侧上行与内侧骨小梁系统交叉,止于股骨头内下方 1/4 处软骨下方,此为承受张力的外侧骨小梁系统(图 2-1-3)。上述 2 种骨小梁系统在股骨颈交叉的中心区形成一三角形脆弱区域,即 Ward 三角区,在老年人骨质疏松时,该处仅有脂肪充填其间,更加脆弱。从股骨干后面粗线上端内侧的骨密质起,由很多骨小梁结合形成的相当致密的一片骨板,向外侧放射至大转子,向上通过小转子前方,与股骨颈后侧皮质衔接,向内侧与股骨头后内方骨质融合,以增强股干颈的连接与支持力,称为股骨距,也称为"真性股骨颈"。Giffin 通过研究指出它的存在不仅加强了颈干连接部对应力的承受能力,而且还明显加强了抗压力与抗张力两组骨小梁最大受力处的连接,在股骨上段形成一个完整合理的负重系统。股骨上端的力学结构是典型力学体系,自重轻而负重大,应力分布合理,受力性能极佳,骨小梁的排列能最大限度的抵抗弯曲应力。股骨距在股骨颈骨折时内植入物放置位置方面及股骨头假体的置换技术方面,均具有重要意义。

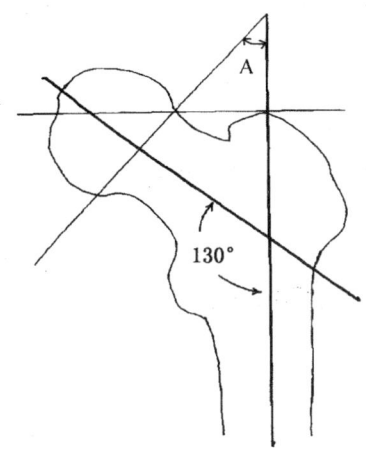

图 2-1-2 颈干角　　　　　　　　图 2-1-3 股骨颈骨小梁

2.股骨头及颈的血供

成人股骨头的血运主要是来自股深动脉的旋股动脉,外侧和内侧旋股动脉通过股骨的前后方在转子的水平相吻合,从这些动脉特别是旋股内侧动脉分出上、下支持带动脉。上支持带动脉又分出上干骺动脉和外骺动脉,而下支持带动脉变成下干骺动脉。闭孔动脉通过髋臼支分出圆韧带动脉,其终端为骨骺内动脉。自股骨干和转子部的动脉穿进股骨皮质下,终止于股骨颈近端。外骺动脉和内骺动脉分别供应股骨头外 2/3 和内 1/3 的血运,而下干骺动脉主要供应股骨颈的血供。上支持血管是股骨头的最重要的血运来源,而下支持带血管则仅营养股骨头和颈的一小部分,圆韧带血管对股骨头血供的重要性各家意见不一,作用尚不明确。

股骨颈骨折后,进入股骨头上方的外侧骺动脉因骨折而中断,骨折移位使支持带血管撕裂,髓内出血,髋关节囊内压增高压迫支持带血管等因素,使股骨头的血供遭受损害。骨折后股骨头坏死与否主要与其残存血供的代偿能力有关。股骨颈骨折通常位于整个关节囊内,关节液可能妨碍骨折的愈合过程。因为股骨颈上基本无外骨膜层,所有愈合必须来自于内骨膜,滑液内的血管抑制因子也可抑制骨折的修复。这些因素连同股骨头无稳定的血液供应便使得愈合无法预测。因此,股骨颈骨折应早期复位及内固定,以利于骨折后扭曲的支持带血管重新开放,坚固的内固定有利于重建一些血管的连续性。

(二)伤因和损伤机制

老年患者骨量明显下降和松质骨结构异常,最终导致骨的力学强度下降,以致股骨颈成为骨质疏松性骨折的好发部位之一。另外,老年人髋周肌群退变,反应迟钝,不能有效的抵消髋部有害应力,加之髋部受到应力较大(体重2～6倍),因此当遭受轻微外力,如平地滑倒或绊倒,由床上或座椅上跌伤,均可形成骨折。

青壮年股骨颈骨折,往往由于严重损伤如车祸或高处跌落,损伤机制有两种解释:一是外力从侧方对大转子的直接撞击。二是躯干倒地时下肢旋转,而股骨头卡在髋臼窝内不能随同旋转,股骨颈抵于髋臼缘,正常股骨颈部骨小梁的方向呈狭长卵圆形分布,长轴线与股骨头、颈的轴线一致,有利于在正常生理情况下承受垂直载荷,但难以对抗上述横向水平应力而易于发生断裂。

因过度过久负重劳动或行走等极限应力作用于股骨头,使股骨颈的骨小梁发生显微骨折,可最终导致疲劳骨折。

(三)分类

股骨颈骨折有多种不同的分型方法。

1.按骨折部位分类

(1)头下型:骨折线完全在股骨头下,整个股骨颈在骨折远段。显然这类骨折的血供损伤严重,临床多见。

(2)头颈型:骨折线的一部分在股骨头下,另一部分则经过股骨颈,由于遭受剪应力,此型临床最常见。

(3)经颈型:全部骨折线均通过股骨颈中部,此型临床甚为少见。

(4)基底型:骨折线位于股骨颈基底部,其后部已在关节囊外,此型血供保留最好。

2.按骨折移位程度分类(Garden分型)

见图2-1-4。

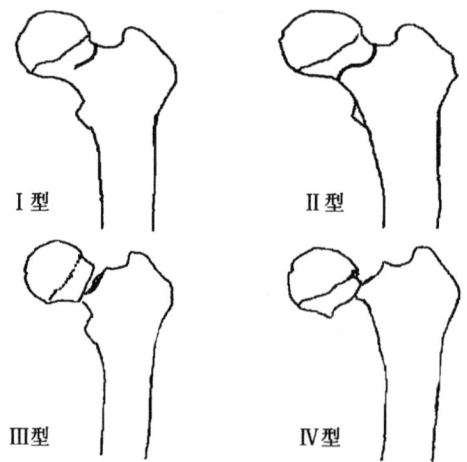

图2-1-4 股骨颈骨折 Garden 分型

Ⅰ型:不完全性的嵌插骨折,股骨头斜向后外侧。

Ⅱ型:完全的无移位骨折。

Ⅲ型:完全骨折并有部分移位,可通过股骨头向骨小梁方向做出判断,但两骨折块尚保持相互间的接触。

Ⅳ型:骨折块完全移位。

3.AO 分型系统

股骨颈骨折被分为股骨头下无或微移位型(B1型),经颈型(B2型)或移位的头下骨折(B3型),这些类型又可进一步分型,B1型骨折又有外翻15°及以上的嵌插(B1.1),外翻小于15°(B1.2),无嵌插(B1.3);经颈型(B2型)骨折又分颈基底部(B2.1型),伴内收的颈中型(B2.2型),伴剪切的颈中型(B2.3型);有移位的股骨头下骨折(B3型)又分为中度外翻合并外旋(B3.1型),中度垂直翻转及外旋移位(B3.2型),或显著移位(B3.3型)。B3型骨折的预后最差。见图2-1-5。

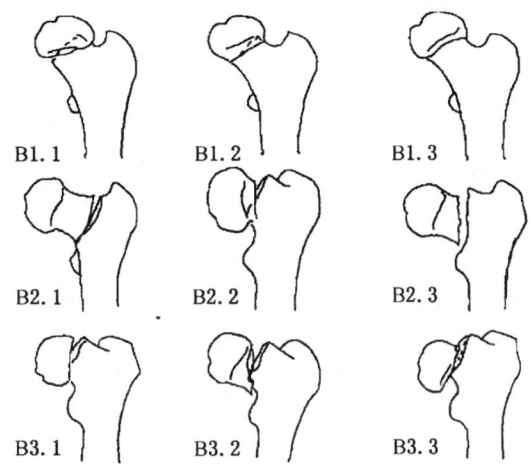

图 2-1-5　股骨颈骨折 AO 分型

目前临床上 Garden 的分型系统应用最为广泛,但无论应用哪一种分型系统,均应把嵌插骨折从无移位的股骨颈骨折中区分开来。这类骨折具有明显的稳定性,可行保守治疗或非手术治疗,因为几乎全部的嵌插骨折均可愈合,但有15%以上可发生再移位,因此对这类患者可选用闭合多枚螺钉固定,防止再移位的发生。对 GardenⅡ型,由于无嵌插,骨折本身没有固有的稳定性,如不行内固定,则几乎所有骨折均发生移位。

(四)临床表现和诊断

对老年人摔跌后诉髋部或膝部疼痛者,应考虑股骨颈骨折的可能。对移位明显的股骨颈骨折诊断并无困难,体格检查时可发现大转子上移至髂前上棘与坐骨结节连线以上,腹股沟韧带中点下方有压痛;患肢轻度屈曲,内收并有外旋,短缩畸形,但肿胀可不明显;叩击患者足跟时可致髋部疼痛加重。X线检查可明确诊断,并进一步判断类型。多数患者伤后即不能站立和行走,部分骨折端嵌插的患者症状很轻,下肢畸形也不明显,极易漏诊,对此类患者,应 CT 或 MRI 检查,也可嘱卧床休息,2周后再次摄片复查。

(五)治疗

1.治疗原则

骨折复位、固定、功能锻炼是治疗骨折的基本原则,年轻患者应首先考虑选择促进骨折愈合的治疗方法。

对高龄患者,属头下或经颈型骨折,估计骨折难以愈合者,方可考虑采用人工关节置换术。

2.治疗方案

(1)非手术治疗:

①股骨颈基底部骨折,可考虑使用牵引的方法进行治疗,缺点是卧床时间较长,老年患者有引起其他并发症的可能。

②年老体弱患者,无法耐受手术治疗者,可在疼痛缓解后,鼓励患者坐起或坐轮椅活动,避免卧床时间过久而出现其他严重的并发症,不必过多考虑骨折的治疗。

③无错位的嵌插型骨折,估计骨折能够愈合者。

(2)手术治疗:

①手术指征:

a.适应证:股骨颈骨折中大部分为错位的不稳定性骨折,复位和内固定是治疗该类骨折的基本原则,若无禁忌证,均适合手术治疗。

b.禁忌证:年老体弱,不能耐受手术者。身体有其他系统疾病,不适宜手术者。

②手术时机:复位、内固定应在骨折后1周内进行,避免时间过久疤痕因素而影响骨折的复位;若行人工关节置换术也应在允许的情况下尽早手术,以利于患者术后尽快康复。

③手术方式:手术名称、目的、原理、手术方法、术中关键环节。

a.牵引复位闭合打钉内固定:牵引复位可在C形臂X光机透视下进行,内固定钉可选择空心螺纹钉、三刃钉或加压螺纹钉,基底部骨折尚可考虑使用DHS进行内固定,对年轻患者同时可考虑对骨折断端进行骨移植,包括带血管蒂的髂骨移植和带股方肌的骨瓣移植,目的就是对骨折进行复位固定,并促进骨折的愈合。对年轻患者,应首先选择此类方法进行治疗。

b.人工关节置换术:适用于高龄患者(65~70岁以上),目的是减少患者的卧床时间,有利于预防并发症,促进患者的康复。

④术前准备:

a.入院后检查项目:常规进行骨盆照片和股骨颈正侧位照片,一般不需要CT或MRI检查。

b.术前专科准备事项:须根据患者年龄、骨折类型、身体状况决定治疗方法。

⑤术后观察及处理:

a.术后一般处理:术后无需特殊体位,24小时拔除引流。

b.术后专科处理:专科的特殊处理:

术后第2天患者即可进行患髋的功能锻炼。

内固定者根据骨折的愈合情况决定负重行走时间。

人工关节置换者3天可允许下地负重行走。

c.术后并发症的观察与处理:

骨折不愈合:对年轻患者,可采用骨移植以促进骨折的愈合;对年长患者,可考虑进行人工关节置换术。

股骨头缺血性坏死:出现这种情况时,目前只能选择进行人工关节置换术。

人工关节脱位:首先进行手法复位,手法复位失败再考虑切开复位,复位后维持下肢牵引3周。

⑥出院随访:

a.注意事项:内固定者根据骨折的愈合情况决定负重行走时间,避免过早负重造成内固定失败。人工关节置换者应避免做髋关节内收和过度屈曲,以防人工关节脱位。

b.复查项目及时间周期:内固定者每3月检查一次X线照片,直至骨折完全愈合。

c.随访规范化:人工关节置换者每年复查一次X线照片,以观察人工关节的使用情况。

二、股骨转子间骨折

(一)概述

大多数股骨转子间骨折发生在低能量损伤的老年人中。股骨转子间位于关节囊外,大、小转子之间。这个区域的骨头主要是骨松质,具有良好的血供,因此骨不连的风险要低于股骨颈骨折。股骨距是股骨嵴的近端延续,位于股骨颈和股骨干连接部的后方。在站立负重时,股骨距持续承受应力,将应力从髋关节传导至股骨干。

(二)评估

股骨转子间骨折患者的体格检查和影像学检查与股骨颈骨折患者一样。股骨转子间骨折的患者往往在大转子间有更明显的压痛。

(三)创伤分型

股骨转子间骨折的Evans分型于1949年提出,它着重强调后外侧皮质的完整性对于取得稳定复位的重要性。这个分型并没有良好的重复性,也许简单地将骨折分为稳定骨折或不稳定骨折是一个更好的分型方法。不稳定骨折包括后中部骨皮质粉碎、转子下骨折和反转子间骨折。

(四)合并损伤

在老年患者中通常合并的损伤包括桡骨远端骨折、肱骨近端骨折、硬膜下血肿、心肌梗死和脑血管意外。

(五)治疗

1.非手术治疗

非手术治疗通常仅限于无法行走且手术风险太高或活动时仅轻微疼痛的老年患者。如果选择非手术治疗,尽早让患者从早期卧床过渡到轮椅活动,以减少长期卧床的并发症(如血栓栓塞性疾病、肺不张、肺炎)。如果骨折已畸形愈合,而患者的身体状况较前改善,可考虑行重建手术。另一种选择是给予患者持续的骨牵引,以确保在骨折愈合期间保持骨折的对线。后一种治疗方法在护理上非常困难,并且需要承担长期卧床发生的各种并发症的风险。

2.手术治疗

事实上,手术治疗适用于几乎所有可耐受手术的患者。只要患者的各项生理状态包括心肺功能、体液和电解质紊乱得到评估和治疗后,就可以进行手术。

(1)历史:最早用于治疗转子间骨折的工具是固定角度钉板固定,如Jewett三翼钉。这些装置可以提供骨折的固定,但骨折端无法加压。失败原因通常为螺钉穿入髋关节,螺钉从股骨头切出或内固定断裂。为了解决不稳定骨折的高失败率,在尝试重建后内壁骨质中,复位技术得到了发展。如 Hughston-Dimon 内移截骨术、Sarmiento 外翻截骨术、Wayne County 侧移复位术。下一代的内固定物如 Massie 钉,就像现在的滑动鹅头钉,使得螺钉固定在股骨头中,在滑动钢板的滑槽中压缩。这样的设计提高了骨的接触,但由于股骨头的固定质量较差和螺钉锋利的边缘,仍存在螺钉切出的风险。现代的滑动鹅头钉通过大直径的拉力螺钉外螺纹提高了股骨头的内固定强度(图 2-1-6)。

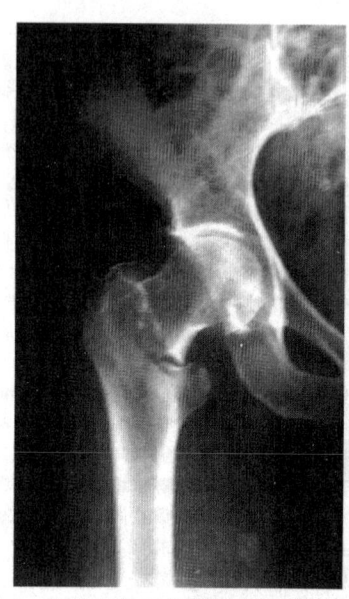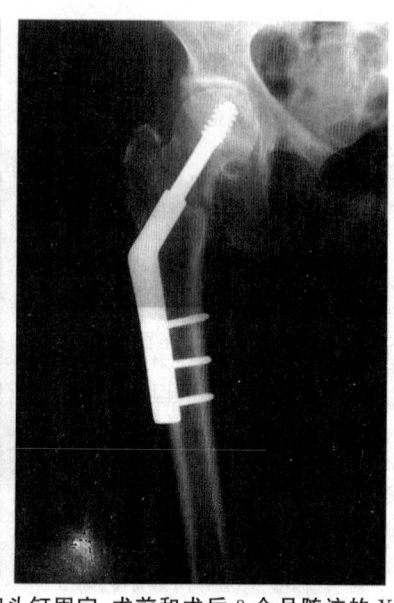

图 2-1-6　因稳定转子间骨折接受滑动鹅头钉固定,术前和术后 3 个月随访的 X 线片

(2)滑动鹅头钉:在置入滑动鹅头钉前,应先取得骨折的复位。这通常在牵引床上通过患肢持续牵引完成。下肢处于内旋位,通过正侧位的 X 线片来检查复位情况。应注意避免旋转不良、内旋对线和下沉。下沉可通过在髋关节下放置支撑物或手术中使用提升装置来纠正。复位后,经外侧入路到达股骨近端。接下来进行拉力螺钉的置入,应特别注意的是,螺钉的位置在正位和侧位应同时位于股骨头中心。螺钉应放置在软骨下骨质 1cm 以内,尖顶距>2.5cm 时,内固定失败风险增大。钢板角度通常为 130°～150°。钢板角度增大的优点是可增加螺钉与滑槽间的滑动及减少成角运动。缺点包括螺钉置入股骨头中心难度增高,螺钉的放置导致远端皮质压力增高。最常使用的 135°钢板可以提供合适的螺钉放置,并且可以降低皮质的应力增加。新一代的置入物可以调整钢板的角度来适配患者的解剖结构。下一步是置入滑动钢板。尽管生物力学研究已经表明两孔的滑动钢板也许能提供足够的固定强度,但这是假定两个螺钉都能够把持住骨质。如果存在任何疑问,应使用 4 孔钢板。如果大转子出现粉碎或移位,复位和固定可通过张力带技术达成。如果大转子没有复位,外展功能可能需要代偿,这会导致 Trendelenburg 步态。

(3)髋关节髓内钉:髋关节髓内钉由 1 个滑动髋螺钉搭配 1 个髓内钉构成。理论上的优势包括有限的骨折部位暴露和较滑动鹅头钉更小的屈曲力矩。研究表明,髋关节髓内钉与滑动鹅头钉在手术时间、失血量、感染率、螺钉切出率或螺钉移位上没有显著差异。最近的研究显示,针对股骨转子间骨折,髓内钉的使用率迅速增加。髓内钉在钉尖或远端锁定螺钉进针点处发生股骨干骨折的风险增高。

(4)假体置换术:假体置换术已用于粉碎性、不稳定的转子间骨折。假体置换术是一种创伤更大的手术,失血量更多,同时也存在髋关节骨不连的风险。对于某些患者,特别是那些患有严重骨质疏松的患者,常见于终末期肾衰竭患者,假体置换相对于切开复位内固定术有一个更好的预期。假体置换也可以作为内固定失败的补救措施。

(5)术后管理:术后患者应尽早活动,并且通常允许患者的髋关节适当负重。在患者可以下床行走前,应持续进行预防血栓的治疗。

(六)损伤并发症

在血栓栓塞性疾病和死亡率方面,转子间骨折基本上和股骨颈骨折相同。由于转子间具有良好的血供,骨坏死和骨不连的风险比股骨颈骨折明显要低。

(七)并发症的治疗

1. 股骨近端的外翻移位

股骨近端的外翻移位通常发生在那些缺乏对后内壁进行重建的不稳定骨折中。这可能导致置入物断裂、螺钉切出、螺钉穿入关节或钢板外侧与股骨的分离。导致这种并发症的潜在原因包括螺钉放置偏前上、不当的扩髓而导致形成第2个钉道、缺乏稳定的复位、骨折的极度塌陷(超过内固定装置的滑动极限),以及由于严重骨质疏松而导致的螺钉固定不牢。处置方式包括切开复位内固定翻修术、关节置换术或患者接受无痛关节融合、畸形愈合。

2. 旋转畸形

远端的骨折块过度偏内或过度旋转都可以导致旋转不良。在不稳定骨折复位过程中,应避免过度内旋远端骨折块,并且进行内固定时应确保下肢处于中立或轻度外旋位。

3. 骨不连

使用滑动鹅头钉治疗转子间骨折发生骨不连的概率约为2%。症状包括臀部或腹股沟的疼痛。治疗可进行内固定翻修手术或关节置换术。

4. 螺钉-套筒脱离

螺钉-套筒脱离是一个罕见的并发症,如果螺钉与套筒的接触不充分,可使用加压螺钉来避免发生螺钉-套筒脱离。如果加压螺钉停留在原位,则可能发生螺钉退出的风险,引起相应的症状,需要再次手术取出螺钉。

5. 失血

行转子间骨折内固定手术,当采用股骨近端的外侧入路时,出血常发生在切开股外侧肌时,出血最有可能来自股深动脉的分支。

(八)注意事项

1. 股骨颈基底部骨折

股骨颈基底部骨折是发生在关节囊外的骨折,更接近于转子间骨折。可以使用空心螺钉或滑动鹅头钉固定。如果使用滑动鹅头钉固定,股骨头存在旋转的倾向,特别是在骨质良好的患者中。为了对抗旋转,在置入拉力螺钉前,应在拉力螺钉导丝上方置入防旋螺钉。

2.反转子间骨折

反转子间骨折的骨折线为内上斜向下外(图2-1-7)。在反转子间骨折中,髋关节螺钉的滑动轴线与骨折线平行,这与转子间骨折滑动轴线垂直于骨折线正好相反。正因为如此,滑动鹅头钉无加压的作用,并且近端骨折块相对于股骨干可能发生潜在移位,这使得滑动鹅头钉成为一种次优的内固定方式。这种形式的骨折更适宜采取髓内钉或固定角度装置,如95°动力加压髁螺钉或角度钢板。

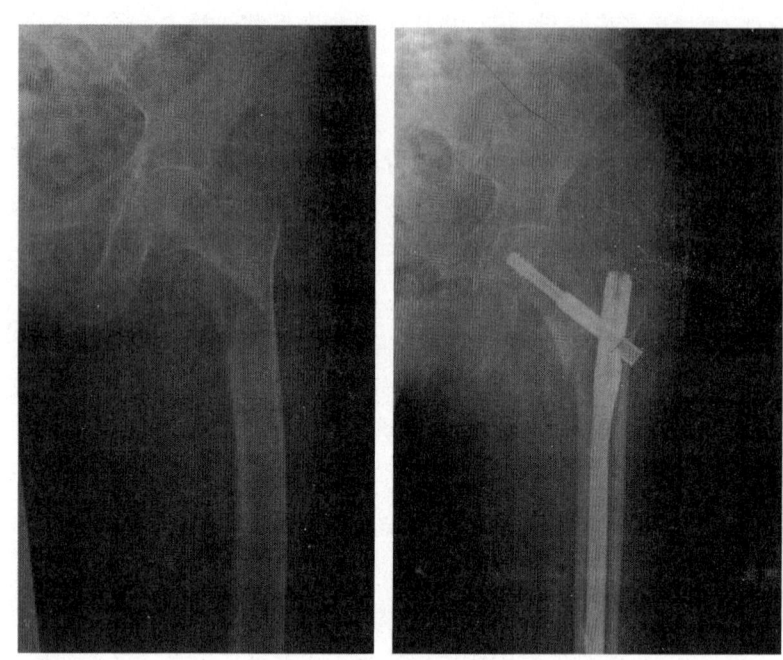

图2-1-7 因反转子间骨折接受髓内钉治疗的术前、术后X线片

3.严重骨质疏松

存在严重骨质疏松的情况下,股骨头和股骨干的内固定强度可能不够。甲基丙烯酸甲酯已被用于强化内固定强度。可以使用股骨近端的锁定钢板。另外,可以行关节置换术来代替内固定。

4.大转子骨折

仅大转子发生骨折比较罕见,通常发生在大转子承受持续直接击打的老年患者中。患者通常表现为站立负重或活动髋关节时,髋关节外侧或臀部产生疼痛。这种骨折通常采取非手术治疗,通过辅助装置来使得患肢有限负重。手术治疗通常仅适用于骨折移位程度较大的年轻患者。

5.小转子骨折

小转子骨折可发生在青少年中,当髂腰肌强力收缩时可导致小转子撕裂。通常对症治疗。在老年患者中,小转子骨折应被视为股骨近端病理性损害的特殊征象。治疗应以患者的病变性质和范围为依据。如果不涉及病理性改变,治疗主要是对症治疗。

第二节　股骨干骨折

股骨干骨折是临床上常见骨折之一,约占全身骨折6%,男多于女,呈2.8∶1。多发生于20～40岁的青壮年,其次为10岁以下的儿童。股骨是体内最长、最大的骨骼,且是下肢主要负重骨之一,如果治疗不当,骨折可引起长期的功能障碍及严重的残疾。股骨骨折治疗必须遵循恢复肢体的力线及长度,无旋转,尽量保护骨折局部血运,促进愈合;采用生物学固定方法及早期进行康复的原则。目前有多种治疗股骨干骨折的方法,骨科医师必须了解每一种方法的优缺点及适应证,为每位患者选择恰当的治疗。骨折的部位和类型、骨折粉碎的程度、患者的年龄、患者的社会和经济要求以及其他因素均可影响治疗方法的选择。

股骨干骨折应包括小转子下5cm的转子下骨折,骨干骨折及股骨髁上部位的骨折,此3个组成部分的解剖及生物力学特点各有不同,诊断治疗前,应考虑到各个部位的解剖特点。股骨是人体中最长的管状骨。骨干由骨皮质构成,表面光滑,后方有一股骨粗线,是骨折切开复位对位的标志。股骨干呈轻度向前外侧突的弧形弯曲,其髓腔略呈圆形,上、中1/3的内径大体一致,以中上1/3交界处最窄。股骨干为三组肌肉所包围,其中伸肌群最大,由股神经支配;屈肌群次之,由坐骨神经支配;内收肌群最小,由闭孔神经支配。由于大腿的肌肉发达,股骨干直径相对较小,故除不完全性骨折外,骨折后多有错位及重叠。股骨干周围的外展肌群,与其他肌群相比其肌力稍弱,外展肌群位于臀部附着在大转子上,由于内收肌的作用,骨折远端常有向内收移位的倾向,已对位的骨折,常有向外弓的倾向,这种移位和成角倾向,在骨折治疗中应注意纠正和防范。否则内固定的髓内钉、钢板可以被折弯、折断,螺丝钉可以被拔出。股动、静脉在股骨上、中1/3骨折时,由于有肌肉相隔不易被损伤。而在其下1/3骨折时,由于血管位于骨折的后方,而且骨折断端常向后成角,故易刺伤该处的动、静脉。

一、发病机制

股骨干骨折多为高能创伤所致,如撞击、挤压、高处跌落。另一部分骨折由间接暴力所致,如杠杆作用、扭转作用等。前者多引起横断或粉碎性骨折,常合并多系统损伤,后者多引起斜面或螺旋形骨折。儿童的股骨干骨折可能为不全或青枝骨折。

股骨干上1/3骨折时,骨折近段因受髂腰肌,臀中、小肌及外旋肌的作用,而产生屈曲、外展及外旋移位;远骨折段则向后上、内移位。

股骨干下1/3骨折时,由于膝后方关节囊及腓肠肌的牵拉,骨折远端多向后倾斜,有压迫或损伤动、静脉和胫、腓总神经的危险,而骨折近端内收向前移位。

二、分类

根据骨折的形状可分为:
Ⅰ型:横行骨折,大多数由直接暴力引起,骨折线为横行。
Ⅱ型:斜形骨折,多由间接暴力所引起,骨折线呈斜行。

Ⅲ型:螺旋形骨折,多由强大的旋转暴力所致,骨折线呈螺旋状。

Ⅳ型:粉碎性骨折,骨折片在3块以上者(包括蝶形的)。

Ⅴ型:青枝骨折,断端没有完全断离,多见于儿童。因骨膜厚,骨质韧性较大,伤时未全断。

Winquist 将粉碎性骨折按骨折粉碎的程度分为4型:

Ⅰ型:小蝶形骨片,对骨折稳定性无影响。

Ⅱ型:较大碎骨片,但骨折的近、远端仍保持50%以上皮质接触。

Ⅲ型:较大碎骨片,骨折的近、远端少于50%接触。

Ⅳ型:节段性粉碎骨折,骨折的近、远端无接触。

最严重的粉碎或节段型骨折也可分为3种类型:①为单一中间节段骨折。②短的粉碎节段骨折。③为长节段多骨折块的粉碎骨折。节段骨折意味着节段骨折块区有中度缺血,为不稳定骨折,内固定治疗更为复杂。

从治疗观点来看,分类上最有意义的是骨折的部位。在中段骨折,骨的直径相对一致,容易用髓内钉固定,同样也适合于牵引治疗。由于有肌肉包绕及软组织合页的作用易于维持骨折甚至粉碎骨折的稳定。而股骨远近端较宽,皮质结构较差,并有可造成畸形的肌肉附着,即造成内固定和牵引维持位置的困难。

三、临床表现及诊断

一般有受伤史,受伤肢体剧痛,活动障碍,局部畸形肿胀压痛,有异常活动。结合X线片一般诊断并不困难。特别要注意以下几点:①股骨骨折常出血量较大。闭合性骨折据估计约在1000~1500mL,开放性骨折则更多,由于失血量较大及骨折后的剧烈疼痛,须注意发生创伤性休克的可能。②股骨干骨折患者局部往往形成较大血肿,且髓腔开放,周围静脉破裂。在搬运过程中常又未能很好制动,髓内脂肪很易进入破裂的静脉,因而对于股骨干骨折的患者,应注意脂肪栓塞综合征的发生。③由交通伤等强大暴力导致股骨干骨折的患者,在做出股骨干骨折诊断之后,应注意有无其他部位的损伤,尤其是在髋关节部位,须排除髋关节骨折脱位,股骨颈及转子间骨折。因在有股骨干骨折情况下,髋部损伤常失去典型畸形。X线应包括上下髋膝关节。④常规的远端血运及运动检查排除神经血管的损伤。在股骨髁上骨折时应注意股动脉损伤的可能。有时骨折本身并没有引起神经损伤,但如伤后肢体处于外旋位,腓骨头最易受压,常可发生腓总神经麻痹。⑤由挤压伤所致股骨干骨折,有引起挤压综合征的可能性。

四、治疗

股骨干骨折的治疗方法有很多,现代生物医用材料、生物力学及医疗工程学的发展,为股骨干骨折的治疗提供了许多方便和选择。在做出合适的治疗决策前,必须综合考虑到骨折的类型、部位、粉碎程度和患者的年龄、职业要求、经济状况及其他因素后,再酌情选择最佳疗法。保守治疗的方法包括:闭合复位及髋人字石膏固定、骨骼持续牵引、股骨石膏支架等。近十年来,手术疗法随着内交锁髓内钉的发展和应用,取得了令人鼓舞的进步。但总的来说,不外乎以下方法:首先是内固定装置系统,包括传统髓内钉,又可分为开放性插钉和闭合性插钉、内交锁髓内钉和加压钢板固定等。其次是骨外固定装置系统,此系统仍在不断改进及完善中。现从临床治疗角度进行分述。

(一)非手术治疗
以下病例选择非手术疗法已达成共识。

1.新生儿股骨干骨折

常因产伤导致,可采用患肢前屈用绷带固定至腹部的方法,一般愈合较快,即使有轻度的畸形愈合也不会造成明显的不良后果。

2.4岁以下小儿

不论何种类型的股骨干骨折均可采用Bryant悬吊牵引,牵引重量以使臀部抬高离床一拳为度,两腿相距应大于两肩的距离,以防骨折端内收成角畸形,一般3~4周可获骨性连接。

3.5~12岁的患儿

按以下步骤处理:

(1)骨牵引:Kirshner针胫骨结节牵引,用张力牵引弓,置于儿童用Braunes架或Thomas架上牵引,重量3~4kg,时间10~14天。

(2)髋人字石膏固定:牵引中床边摄片,骨折对位满意有纤维连接后,可在牵引下行髋人字石膏固定。再摄片示骨折对位满意即可拔除克氏针。

(3)复查:石膏固定期间应定时摄片观察,发现成角畸形时应及时采取石膏楔形切开的方法纠正。

(4)拆除石膏:一般4~6周可拆除石膏,如愈合欠佳可改用超髋关节的下肢石膏固定。

(5)功能锻炼拆除石膏后积极进行下肢功能训练,尽快恢复肌力及膝关节的功能。

4.13~18岁的青少年及成人

方法与前述基本相似,多采用胫骨结节持续骨牵引,初期(1~3天)牵引重量可采用体重的1/8~1/7,摄片显示骨折复位后可改用体重的1/10~1/9;在牵引过程中应训练患者每日3次引体向上活动,每次不少于50下。牵引维持4~6周,再换髋"人"字石膏固定3个月,摄片证明骨折牢固愈合后方能下地负重。

(二)手术治疗
保守疗法对于儿童骨折的治疗比较满意。因为股骨周围骨膜较厚,血供丰富,且有强大的肌肉包裹;成人股骨干骨折极少能被手法整复和石膏维持对位的。持续牵引由于需要长期卧床易导致严重的并发症,加重经济负担,目前已成为不切实际的做法。现代骨科对股骨干骨折的治疗,在无禁忌证的情况下,多主张积极手术处理。

1.髓内钉固定术

(1)概述:Kuntscher介绍髓内钉内固定用于股骨干骨折,创立了髓内夹板的生物力学原则。目前,关于股骨髓内钉的设计和改进方案的种类很多,但最主要集中在以下几方面。

①开放复位髓内钉固定或闭合插钉髓内钉固定。

②扩大髓腔或不扩髓穿钉。

③是否应用交锁。

④动力或静力型交锁髓内钉。

为了便于权衡考虑和适当选择,有必要对这几方面进行阐述。

(2)开放插钉的优点与闭合插钉比较:

①不需要特殊的设备和手术器械。

②不需要骨科专用手术床及影像增强透视机。

③不需早期牵引使断端初步分离对位。

④直视下复位,易发现影像上所不能显示的骨折块及无移位的粉碎性骨折,更易于达到解剖复位及改善旋转的稳定性。

⑤易于观察处理陈旧性骨折及可能的病理因素。

(3)与闭合复位相比不足之处:

①骨折部位的皮肤表面留有瘢痕,影响外观。

②术中失血相对较多。

③对骨折愈合有用的局部血肿被清除。

④由于复位时的操作破坏了血供等骨折愈合条件,并增加了感染的可能性。

(4)扩髓与否:一般认为,扩髓后髓内钉与骨接触点的增加提高了骨折固定的稳定性,髓腔的增大便于采用直径较大的髓内钉,钉的强度增大自然提高了骨折的固定强度。扩髓可引起髓内血液循环的破坏,但由于骨膜周围未受到破坏,骨痂生长迅速,骨折愈合可能较快。因此对于股骨干骨折,多数学者主张扩髓,扩髓后的骨碎屑可以诱导新骨的形成,有利于骨折的愈合。对于开放骨折,由于有感染的危险性,应慎用或不用。有文献报道,由于扩髓及髓内压力的增加,可导致肺栓塞或成人呼吸窘迫综合征,因此对多发损伤或肺挫伤的患者不宜采用。

(5)内交锁髓内钉:内交锁髓内钉是通过交锁的螺钉横形穿过髓内钉而固定于两侧皮质上,目的是防止骨折旋转、短缩及成角等畸形的发生。但是髓内钉上的内锁孔是应力集中且薄弱的部分,易因强度减弱而发生折断。因此,应采用直径较大的髓内钉,螺钉尽可能远离骨折部位,螺钉充满螺孔,延迟负重时间。不带锁髓内钉以 Ender 钉、Rush 钉及膨胀髓内钉为代表,临床上也有一定的适应证。内交锁髓内钉通过安置锁钉防止了骨折的短缩和旋转,分别形成静力固定和动力固定;由于静力型固定的髓内钉可使远、近端均用锁钉锁住,适宜于粉碎、有短缩倾向及旋转移位的骨折。静力型固定要求术后不宜早期负重,以免引起髓内钉或锁钉的折断导致内固定失败。动力型固定是将髓内钉的远端或近端一端用锁钉锁住,适用于横形、短斜形骨折及骨折不愈合者,方法为一端锁定,骨折沿髓内钉纵向移动使骨折端产生压力,因而称为动力固定。静力固定可在术后 6~8 周短缩及旋转趋势消除后拔除一端的锁钉,改为动力型固定,利于骨折愈合。总之,由于影像增强设备、弹性扩髓器等的应用,扩大了内交锁髓内钉的应用范围。股骨内交锁髓内钉的设计较多,比较多见的有 Grosse-Kempf 交锁髓内钉、Russell-Taylor 交锁髓内钉及 AO 通用股骨交锁髓内钉,这几种髓内钉基本原理及手术应用是相似的。

现就交锁髓内钉在股骨干骨折的应用作一介绍。

①手术适应证:

a.一般病例:股骨干部小粗隆以下距膝关节间隙 9cm 以上之间的各种类型的骨折,包括单纯骨折、粉碎性骨折、多段骨折及含有骨缺损的骨折;但 16 岁以下儿童的股骨干骨折原则上不宜施术。

b.同侧损伤:包含有股骨干骨折的同侧肢体的多段骨折,如浮膝(股骨远端骨折合并同侧胫骨近端骨折)。

c.多发骨折:包括单侧或双侧股骨干骨折或合并其他部位骨折,在纠正休克等呼吸循环稳定后应积极创造条件进行手术,可减少并发症,便于护理及早期的康复治疗。

d.多发损伤:指股骨干骨折合并其他脏器损伤,在积极治疗危及生命的器官损伤之同时,尽早选用手术创伤小、失血少的髓内钉固定。

e.开放骨折:对一般类型损伤,大多无须选择髓内钉固定;粉碎型者,可酌情延期施行髓内钉固定或采用骨外固定方法。

f.其他:对病理骨折、骨折不愈合、畸形愈合及股骨延长等情况也可采用髓内钉固定。

②术前准备。

a.拍片:拍股骨全长正侧位X线片(各含一侧关节),必要时拍摄髋关节及膝关节的X线片,以免遗漏相关部位。

b.判定:仔细研究X线片,分析骨折类型,初步判断骨折片再移位及复位的可能性和趋势,估计髓内钉固定后的稳定程度,决定采用静力型固定或动力型固定。同时应了解患者患侧髋关节及膝关节的活动度,有无影响手术操作的骨性关节病变,尤其是髋关节的僵硬会影响手术的进行。

c.选钉:根据术前患肢X线片,必要时拍摄健侧照片,初步选择长度及直径合适的髓内钉及螺钉,一般而言,中国人男性成年患者常用钉的长度为38~42cm,直径11~13mm;女性常用钉的长度为36~38cm,直径10~12mm。在预备不同规格的髓内钉及锁钉的同时,尚需准备拔钉器械及不同规格的髓腔锉等。此外,必须具备骨科手术床及X线片影像增强设备。

d.术前预防性抗生素:术前1天开始应用,并于手术当日再给1次剂量。

③麻醉方法:常用连续硬膜外麻醉,也可采用气管插管全身麻醉。

④手术体位:一般采取患侧略垫高的仰卧位,或将其固定于"铁马"(骨科手术床)上,后者的优点包括:

a.为麻醉师提供合适的位置,特别是对严重损伤的患者,巡回护士、器械护士及X线片技术员也满意用此位置。

b.对患者呼吸及循环系统的影响较小。

c.复位对线便于掌握,特别是易于纠正旋转移位及侧方成角畸形。

d.便于导针的插入及髓内钉的打入,尤其适用于股骨中下段骨折。

仰卧位的缺点是,对于近端股骨要取得正确进路比较困难,尤其是对一些肥胖患者。此时为了使大粗隆的突出易于显露,需将患肢尽量内收,健髋外展。

侧卧位的优点是,容易取得手术进路,多用于肥胖患者及股骨近端骨折。缺点是放置体位比较困难,对麻醉师、巡回护士,器械护士及X线片技术员都不适用;术中骨折对线不易控制,远端锁钉的置入也比较困难。

无论是采用哪种体位,均应将患者妥善安置在骨科专用手术床上,防止会阴部压伤及坐骨神经等的牵拉伤等。

⑤手术操作步骤：

a.手术切口及导针入点：在大粗隆顶点近侧做一个2cm长的切口，再沿此切口向近侧、内侧延长8～10cm，按皮肤切口切开臀大肌筋膜，再沿肌纤维方向做钝性分离；识别臀大肌筋膜下组织，触诊确定大粗隆顶点，在其稍偏内后侧为梨状窝，此即为进针点，选好后用骨锥钻透骨皮质。

正确选择进针点非常重要，太靠内侧易导致医源性股骨颈骨折或股骨头坏死，甚至引起髋关节感染；此外可造成钉的打入困难，引起骨折近端外侧皮质骨折。进针点太靠外，则可能导致髓内钉打入受阻或引起内侧骨皮质粉碎性骨折。

b.骨折的复位：骨折初步满意的复位是手术顺利完成的重要步骤，手术开始前即通过牵引手法复位；一般多采用轻度过牵的方法，便于复位和导针的插入。应根据不同节段骨折移位成角的机制来行闭合复位，特别是近端骨折仰卧位复位困难时，可采取在近端先插入一根细钢钉作杠杆复位，复位后再打入导针。非不得已，一般不应做骨折部位切开复位。

对于粉碎性骨折无需强求粉碎性骨块的复位，只要通过牵引，恢复肢体长度，纠正旋转及成角，采用静力型固定是可以取得骨折的功能愈合的。

c.放置导针、扩大髓腔：通过进针点插入圆头导针，不断旋转进入，并保持导针位于髓腔的中央部分，确定其已达骨折远端后，以直径8mm弹性髓腔锉开始扩髓，每次增加1mm，扩大好的髓腔应比插入的髓内钉粗1mm。扩髓过程中遇到阻力可能是将通过髓腔的狭窄部，通过困难时可改用小一号的髓腔锉，直到顺利完成为止。要防止扩髓过程中对一侧皮质锉得过多引起骨皮质劈裂造成骨折。

d.髓内钉的选择和置入：合适的髓内钉的长度应是钉的近端与大粗隆顶点平齐，远端距股骨髁2～4cm，直径应比最终用的髓腔锉直径小1mm。此时，将选择好的髓内钉与打入器牢固连接，钉的弧度向前，沿导针打入髓腔；当钉尾距大粗隆5cm时，需更换导向器，继续打入直至与大粗隆顶平齐。打入过程中应注意不能旋转髓内钉，以免此后锁钉放置困难，遇打入困难时不能强行，必要时重新扩髓或改小一号髓内钉。

e.锁钉的置入：近端锁钉在导向器的引导下一般比较容易，只要按照操作步骤进行即可，所要注意的是导向器与髓内钉的连接必须牢固，松动将会影响近端钉的置入位置。远端锁钉的置入也可采用定位器，临床实际中依靠定位器往往效果并不理想，这可能是由于髓内钉在打入后的轻微变形影响了其准确性，一般采用影像增强透视结合徒手技术置入远端锁钉，为减少放射线的照射，需要训练熟练的操作技巧。

(6)Kuntscher钉：Kuntscher钉是标准的动力髓内钉，其稳定性取决于骨折的完整程度及钉和骨内膜间的阻力，但适应证有所限制：一般只适宜于股骨干中1/3、中上1/3及中下1/3的横断或短斜形骨折。此项技术在半个世纪以来，其有效性和实用性已被数以万计的病例证实。一方面，其具有动力压缩作用，有利于骨折早日愈合；另一方面，由于交锁髓内钉需要在C形臂X线机透视下进行，部分医院仍不具备该设备，加上锁定孔处易引起金属疲劳断裂及操作复杂等问题，因此传统的KUntscher钉技术仍为大众所选用。现将这项技术简述如下：

①适应证：适用于成年人，骨折线位于中1/3、中上1/3及中下1/3的横断形、闭合性骨折，微斜形、螺旋形者属相对适应证，开放性者只要能控制感染也可考虑。该式的优点是：操

作简便,疗效确实,患者可以早日下床。

②操作步骤:

a.先行胫骨结节史氏钉骨牵:持续 3～5 天,以缓解及消除早期的创伤反应,并使骨折复位。

b.选择长短、粗细相适合的髓内钉:梅花形髓内钉最好,一般在术前根据 X 线片显示的股骨长度及髓内腔直径选择相应长短与粗细的髓内钉,并用胶布固定于大腿中部再拍 X 线片,以观察其实际直径与长度是否合适,并及时加以修正。

c.闭合插钉:骨折端复位良好的,可在大粗隆顶部将皮肤做一个 2cm 长切口,使髓内钉由大粗隆内侧凹处直接打入,并在 C 形臂 X 线机透视下进行,其操作要领与前者相似,不赘述。

d.开放复位及引导逆行插钉:牵引后未获理想对位者,可自大腿外侧切口暴露骨折端,在直视下开放复位及酌情扩大髓腔;然后将导针自近折端髓腔逆行插入,直达大粗隆内侧穿出骨皮质、皮下及皮肤,再扩大开口,将所选髓内钉顺着导针尾部引入髓腔并穿过两处断端,使钉头部达股骨干的下 1/3 处为止。中下 1/3 骨折患者,应超过骨折线 10cm。钉尾部留置于大粗隆外方不可太长,一般为 1.5cm 左右,否则易使髋关节外展活动受阻。一般在 1 年后将钉子拔出,操作一般无困难,原则上由施术打钉者负责拔钉为妥。

e.扩大髓腔插钉术:有条件的也可选用髓腔钻,将髓腔内径扩大,然后插入直径较粗的髓内钉以利于坚实固定和早期下床负重。但如此操作会对骨组织的正常结构破坏太多,拔钉后所带来的问题也多。因此在选择时应慎重,既要考虑到内固定后的早期效果,又要考虑到拔除髓内钉后的远期问题。

f.术后:可以下肢石膏托保护 2～3 周,并鼓励早期下床负重,尤其是对于中 1/3 的横形骨折;但对中下 1/3 者,或是斜度较大者则不宜过早下床,以防变位。

有资料显示,欧美等发达国家近年对长管状骨骨折,又重新恢复了以髓内钉治疗为主流的趋势,其中包括交锁髓内钉等也日益受到重视。但就股骨干骨折而言,还有其他的一些可选用的手术方法。

2.接骨板螺钉内固定术

既往认为接骨板螺钉固定术的适应证为手术复位髓内钉固定不适合的患者,如股骨上 1/3 或下 1/3 骨折者,最近对股骨干骨折切开复位接骨板螺钉固定的观点已有所不同。由于传统髓内钉满意的疗效,以及当前闭合性髓内钉手术、特别是交锁髓内钉技术的发展,人们看到更多的是接骨板螺钉内固定的缺点。没有经验的骨科医师可能会造成一些力学上的错误,如钢板选择不当、太薄或太短、操作中螺钉仅穿过一层皮质、骨片的分离等,尤其是当固定失败、发生感染时,重建就成了大问题,并且接骨板的强度不足以允许患者早期活动。此外,由于钢板的应力遮挡导致的骨质疏松,使得在拆除内固定后仍应注意保护骨组织,逐步增加应力才能避免再骨折。这些方面严重地影响了接骨板螺钉内固定术在股骨干骨折中的应用和推广,学者建议应慎重选择。

3.Ender 钉技术

Ender 钉治疗股骨干骨折曾风行多年,操作简便,颇受患者欢迎。但其易引起膝关节病而疗效不如髓内钉。因此,近年来已较少采用。

4. 外固定支架固定术

关于外固定支架,国内外有多种设计,其应用的范围适用于股骨干各段、各种类型的骨折,对开放性骨折、伤口感染需定期换药者尤其适用。应用外固定支架患者可早期下地活动,有益于关节功能的恢复。应注意防止穿针孔的感染和手术操作中误伤血管神经。由于大腿部肌肉力量强大,宜选用环形或半环形的支架,单侧支架很难维持对位对线,除非伴有其他损伤需卧床休养的病例。

五、并发症

1. 内固定物疲劳弯曲和折断

若骨折的类型是粉碎或有骨缺损时,在骨折粉碎或缺损区必须早期植骨,以获得因骨愈合而产生的骨性支撑,防止钢板应力集中而发生疲劳弯曲和折断。而对于股骨交锁髓内钉,若术后2年骨折不愈合,则需要扩髓、更换较粗型号的髓内钉。

2. 开放骨折合并感染

在开放骨折中软组织损伤严重,伤口感染的机会较多,必须做细致清创,然后根据开放损伤的类型选择内或外固定。伤口污染严重,除放置引流外,可局部灌洗,以预防感染,早期不宜作内固定的开发骨折,可暂先用外固定器固定,待伤口确无炎症表现,再做切开复位内固定。

3. 畸形愈合

股骨畸形愈合很常见,通常是由于不对称肌力的牵拉,重力作用造成的成角畸形,最常见的是向前外成角,形成向内翻的弧度,其原因是外展肌和屈髋肌的牵拉使近骨折端向前外移位,内收肌的牵拉将远骨折端向内移位所造成。骨折畸形愈合常见于用石膏或牵引治疗的方法,尤其在骨折牢固愈合前负重极易发生。一般骨折有向前15°成角尚可接受,可由髋膝活动来代偿,而向外弧度则不能接受,膝关节将承受过度的不正常的负荷。成角畸形在骨折尚未牢固愈合前可用石膏楔形切除或折骨术来纠正,过大的畸形则需手术纠正和内固定。短缩不应超过2cm,否则步行时将出现明显的跛行。

4. 延迟愈合和不愈合

延迟愈合通常与骨折未能得到稳定的固定和创伤或手术造成的局部血运障碍有关。治疗时必须改善固定方式,以维持骨折端的稳定,并鼓励患者作肌肉收缩活动来改善局部血液循环。若钢板对侧有骨缺损,则必须植骨。股骨的不愈合治疗则取决于其病理特点。肥大型的骨折不愈合,表明骨折区有良好的血运和成骨能力,骨折不愈合是由于固定不良造成,改善固定条件绝对必要,往往可采用加压内固定的方式使骨折端达到稳定的固定骨折即可愈合。萎缩型骨折不愈合,常由于感染所致,局部血运和成骨能力极差,除须牢固的固定外,植骨是绝对必要。对于具有窦道的感染性骨折不愈合,通常采用先闭合伤口的方法,待感染稳定半年后再重新内固定和植骨。目前由于抗菌技术的进展,有学者主张采用更为积极的治疗方法,在扩创的同时,局部植入直径<5mm的松质骨块或骨条。骨折常用外固定架固定,能闭合伤口者,可用灌洗的方法来控制感染,不能闭合伤口者可开放换药,直至伤口闭合,骨折常在3~6个月愈合。

5.再骨折

防止再骨折的有效措施是逐渐增加骨折部位的应力,使骨小梁结构能按所受应力方向排列,得到良好塑形。在骨折牢固内固定后,由于应力遮挡或钢板下血运障碍所致的骨质疏松,该部位骨的修复往往需较长时间,根据临床和实验观察表明,内植物取出通常需在 18 个月以上,取出钢板后,骨组织再按所受应力塑形。为防止钢板取出后再骨折应有 2~3 个月的保护,避免激烈运动,以防再骨折。Carr 报道再骨折的治疗 6% 是用闭合方法,1% 用开放方法,由于再骨折是一种应力骨折,用负重石膏支具或单纯内固定维持对线即可,无须植骨。

6.膝关节功能障碍

股骨干骨折后的膝关节功能障碍是常见的并发症,其发生的主要病理改变是由于创伤或手术所致的四头肌损伤,又未能早期进行四头肌及膝关节的功能锻炼,膝关节长期处于伸直位,以致在四头肌和骨折端间形成牢固的纤维性粘连。术中可见股中间肌瘢痕化,且与股骨间形成牢固的粘连,粘连的股中间肌纤维在膝关节伸直位时处于松弛状态,屈曲时呈现明显紧张。其他病理改变有膝关节长期处伸直位固定而造成四头肌扩张部的挛缩,关节内的粘连则常因长期制动造成浆液纤维素性渗出所致,粘连主要位于髁间窝和髌上囊部位,有时甚至是膝关节功能障碍的主要原因。

第三节 股骨髁上骨折

一、评估

(一)病史

与其他的四肢伤一样,对股骨髁上骨折的早期评估必须包括损伤的机制、合并症、受伤部位有无手术史、受伤前有无症状及受伤前的功能水平。通常,将这些患者分为两类。

(1)跌倒或扭转等低能量损伤导致骨量减少的患者或老年人骨折。

(2)车祸或高处坠落等高能量损伤导致年轻、健康的成年人骨折。

在这两种情况下,外力通过弯曲的膝关节传递到股骨。其他表现可通过体格检查和 X 线检查获得。医师将这些信息汇总在一起然后做出判断,查找相关的损伤、预防并发症发生。

(二)体格检查

在多发伤的情况下,初步检查包括 ATLS 指南,ABC(气道、呼吸及循环)优先。这一评估完成后,进行四肢的评价。应注意膝关节及其周围的畸形、青紫、肿胀、有无开放性伤口。此外,神经、血管的检查也非常关键。

1.神经

评价并记录胫神经和腓浅神经及腓深神经的运动功能和感觉功能,通常情况下,检查会受到疼痛、意识情况、镇静或神经损伤程度的限制,这些也应记录在病历中。

2.血管

脉搏是评价肢体灌注的良好指标。如果未触到脉搏,则需行多普勒超声检查。使用牵引和夹板固定有助于恢复脉搏和肢体的灌注。如果两侧的脉搏不相等或在多普勒检查未检测到的情况下,应考虑踝肱指数(ABI)或动脉造影,ABI<0.9需要进一步的处理。如果在肢体复位后无脉搏,务必行动脉造影检查,以排除内膜撕裂,因为这可能会导致血栓形成。

3.软组织

首先关注开放性的伤口,随后注意腿部后侧的情况以免出现遗漏。对于开放性骨折患者,需要早期应用抗生素预防革兰氏阳性菌所致的感染,污染较大的伤口同时需要预防革兰氏阴性菌的感染,污染伤口需要预防厌氧菌感染。

4.骨筋膜隔室综合征

一般四肢伤的患者有发生骨筋膜隔室综合征的可能。重点关注那些意识不清或使用镇静药的多发伤患者,若临床查体提示骨筋膜隔室综合征,则需要紧急行筋膜切开减压处理,若临床检查不明确,可监测骨筋膜隔室内的压力。如果患者接受血管手术,可预防性切开减压以避免缺血再灌注损伤。

5.合并伤

特别是多发伤患者,合并伤易被忽视。大多数情况下,这些伤在二次查体时不明显,在第3次检查或在手术室麻醉状态下必须正确评估,骨骼肌损伤的同时常合并有同侧肢体的损伤,包括胫骨骨干的骨折(浮膝)、股骨颈骨折或髋部脱位、髌骨骨折和膝关节韧带损伤或膝关节脱位,高处坠落时还容易导致跟骨折或Pilon骨折、骨盆骨折、髋臼骨折、脊柱骨折。

(三)影像学检查

(1)需同时对髋部、股骨、膝关节行正侧位的X线检查,并仔细观察关节内的骨折情况,排除有无股骨后髁骨折(Hoffa骨折)。

(2)大多数的粉碎性骨折及延伸到股骨干的骨折都是由高能量的损伤所致,因此,术者应谨慎对待。

(3)关节内的骨折应行CT检查,特别是临时复位用石膏、夹板或外固定架固定后。

(4)如果怀疑膝关节脱位或膝关节的韧带损伤,则需要请骨科专家会诊或优先行MRI检查。

(5)如果怀疑有血管损伤,通常合并膝关节脱位,应行CT血管造影。

二、早期处理

(1)对于单纯的股骨髁上骨折,利用牵引、夹板临时复位固定已经足够,骨牵引现在并不常用。

(2)当明确的软组织损伤或污染严重时可行超膝关节的外固定架固定,理想状态下2周内更换为内固定系统可以减少钉孔的感染。

三、标准治疗

(一)切开复位内固定治疗的原则

切开复位内固定治疗的目标就是恢复下肢的力线、提供坚强的固定和良好的软组织环境,便于早期活动。具体的过程如下。

1.关节面的解剖复位

涉及关节内的骨折,首要目的就是恢复关节面的一致性,最好是使用 3.5～6.5mm 的小折片螺钉、空心螺钉。有时用小螺钉来固定小的骨折碎块(一般为 2.0～3.0mm),必须要注意这些螺钉与髓内钉进钉点的位置、路径或保持钢板与螺钉之间有一定的间距。另外,还需要注意股骨远端的三维立体结构,避免股骨髁间窝、股骨髁中心的螺钉侵及窝内的软组织、韧带等结构。

2.机械轴的复位

通过钢板螺钉或髓内钉(如髁上髓内钉)可恢复股骨干的轴线。在一系列的关节内骨折的病例中,钢板和螺钉系统往往是首选,以避免置换关节。最终,选择哪种置入物取决于外科医师的经验和习惯。

(二)切开复位钢板螺钉内固定

虽然角钢板能够维持良好的复位固定,但是对软组织的损伤较大。

(1)钢板一般放在股骨的外侧。在简单骨折中,通过骨折断端之间的加压固定能提供足够的稳定性,但是在复杂骨折中,通过这种复位却不能提供稳定的固定。

(2)锁定钢板对于复杂骨折的固定能起到一个非常重要的作用,角钢板对于粉碎性骨折能提供稳定的固定,从而可避免使用中和板,而且使用起来更方便。

(3)有限切开技术对于钢板的设计提供了更多的帮助。

(三)切开复位髓内钉固定

髓内钉能够恢复下肢的力线,但也有一些缺陷。

(1)从理论上讲,髓内钉的置入可能会对关节面造成损伤。

(2)髓内钉的远端固定孔未达到股骨远端,因此固定强度有限,不能控制其在冠状面上的稳定,造成"雨刷效应"。

(3)定制的"髁上髓内钉"则能使用,它能提供足够的强度去固定,锁定钉能提供足够的支持。

(四)重点注意事项

1.假体骨折

当出现股骨远端假体周围骨折的情况时,第一时间需要考虑假体是否有松动。如果有松动,则需要排除是否为感染。如果使用的是不保留十字韧带的全膝关节假体,无论是钉板系统或是髁上髓内钉都适用。如果使用的是保留十字韧带的膝关节假体,所述股骨假体将不允许使用髁上髓内钉系统。同样,股骨假体也会阻碍锁定螺钉的行进轨迹,因此需要考虑置入物的选择和固定角度钢板的位置。如果假体松动,最好采纳关节专家的意见。

2.膝关节关节炎

既往患有膝关节炎的骨折患者可直接行初次膝关节置换,但要考虑关节炎症状的严重程度和持续时间,还要考虑骨折的类型是否适合这种治疗方式。一般这种情况下,直接行膝关节置换有一定难度,因为在股骨干骺端稳定的情况下假体才能稳定。对于骨量减少的患者来说,关节内的粉碎性骨折比关节外骨折更适合关节置换手术。在大多数情况下,恢复股骨轴的力线,尽可能多地保留骨量以便未来需要时可行关节置换手术。

3.开放性骨折

(1)在急诊室就要开始进行抗生素治疗。

(2)排除有无破伤风。

(3)彻底的清创手术最重要,切除所有受污染和失活的组织(包括骨)和异物。扩创去除所有的骨碎屑,适当的清创显露骨组织。应用抗生素不能替代清创。

(4)若伤口较为清洁且软组织能够覆盖,可考虑急诊切开复位内固定。

(5)在大多数情况下,最好间隔48小时再次进行清创。创面干净后,二期再行切开复位内固定处理。负压治疗或抗生素链珠可用于清创时临时伤口覆盖。

四、术前计划

(一)使用仪器和器材设备

确保你需要的时候所有的设备都已准备好。这包括以下仪器和设备。

(1)理想的置入物:锁定钢板或髓内钉。

(2)备好拉力螺钉,以免遇到关节内骨折。

(3)各种复位工具,包括用于关节周围的把持钩。

(4)克氏针。

(5)可用来透视的手术台。

(6)C臂机。

(7)如条件允许,备一套外固定架。

(8)股骨牵引器可以帮助股骨复位。当跨越膝复位时,牵引器可大大提高关节面的可视程度。

(二)定位

(1)患者取仰卧位。

(2)在股骨远端骨折处的最高水平下方放置垫子,使之抬高凸起。这有助于通过膝盖弯曲减少后凸畸形,并减轻对腓肠肌的牵拉,牵拉远侧骨折断端使其恢复张力。它也提升了股骨骨折的位置,便于侧位透视。

(3)另外,可将毛毯叠层放置在胫骨下方,可使胫骨升高并与水平面平行。使用预制的"三角形"材料也能达到一样的目的。

(4)未受伤的腿也要进行消毒,便于术中参考对比,特别是可用来评估旋转情况。

(三)显露

(1)选用钉板系统固定,侧位显露股骨远端和膝关节非常关键,术中关节内的透视也非常关键。一个切口,从股骨外侧髁至Gerdy结节以曲线方式延伸。在半月板水平纵向切开关节囊。将关节囊向前牵拉,可提升髌骨和更好地显露伸肌装置下方的股骨远端关节面。

(2)如果能闭合复位,骨折可通过闭合髓内针来固定治疗。另外,膝关节适当屈曲可更好地改善对线。特别是在选择髓内钉进针点时,如果膝关节屈曲程度不够,则无法选择正确的进针点。如果膝关节过度屈曲,髌骨下极可能会阻碍进钉,可通过髌骨内侧支持带切口进入。要么选择劈开髌腱进入。切口的大小要满足髓内钉置入。一些外科医师倾向于较大的切口,以便充分去除关节内的碎骨片。在正位 X 线片上,理想的进针点在髁间窝正中;在侧位 X 线片上,进针点位于 Blumenstat 线前方 1～2mm,避免损伤后交叉韧带止点。

(四)微创技术

通常,MIPO 技术和原则适用于切开复位钢板螺钉内固定。

(1)选择外侧入路:显露要充分,通过直接和间接复位技术恢复关节面的解剖位置和股骨力线。干骺端区域的粉碎骨折线往往不需要暴露。

(2)在透视状态下,将锁定板通过股外侧肌的深部逆行插入。远端固定是通过手术伤口直接进行,而近端的固定则是通过使用导向器连接到板上而获得。这就要求螺钉固定近端时通过微小的切口完成。完成该操作时需要透视。

(3)钢板在股骨髁外侧的前一半的定位是必要的,以避免远侧骨折断端螺钉过于集中。钢板必须被定位,避免股骨出现内、外翻畸形。

(4)在侧位像上必须谨慎确保钢板的近端位于股骨外皮层的中心。避免钢板向前后漂移,导致钢板和螺钉偏心,这可能导致不稳,固定失败。

(五)术后治疗

(1)术后患者应立即开始行髋、膝、踝关节 ROM 训练。这对于关节软骨的营养尤其重要;它也有助于受伤的关节运动。

(2)膝关节康复训练时和夜间睡眠时应佩戴超膝关节的支具,有助于膝关节伸直和防止关节挛缩。

(3)铰链式护膝有时对防止膝内翻/外翻是有用的。

(4)建议使用气压装置和常规预防血栓治疗。

五、并发症的预防

(一)感染

1.软组织感染

(1)手术切口有一个妥当的软组织覆盖。在挫伤、水肿或水疱破裂的情况下,手术应推迟,直到这些状况改善。

(2)减少对软组织的损伤。去除失活的骨碎片,避免其成为感染病灶。

(3)开放性骨折正确清创:开放性骨折,必须广泛清创。这包括骨折部位的显露和清创。切开复位内固定应推迟到伤口清洁,无坏死组织及异物后。

2.早期发现和治疗

早期术后伤口感染往往在术后 7～14 天。浅表伤口感染,如果早期使用口服抗生素能获得理想的效果。

(二)运动功能丧失

1.稳定的固定

无论选择何种固定方式,主要目标之一就是获得足够的稳定性以允许早期的运动。

2.早期的活动范围

应避免关节僵硬,所以,主动活动和被动辅助运动对于膝关节活动范围的恢复至关重要。膝关节运动也有助于营养关节软骨。

3.支具

夜间使用静态延伸支具,帮助防止膝关节屈曲挛缩。

(三)骨不愈合

1.保持软组织的附着

采用间接复位技术和细致处理软组织防止骨失活,否则可能导致骨不连。

2.稳定的固定

骨折部位固定不牢、过多的运动可导致骨不连,尤其是简单的骨折类型。

(四)骨折畸形愈合

1.周密的术前计划必不可少

(1)通过X线片仔细观察所有骨折线和骨折块。
(2)对侧的X线片可用来重建和对照。
(3)关节内骨折应CT扫描。
(4)术前描绘手术的步骤、设计复位技术和选择合适的置入物非常有必要。

2.术中评估

(1)和未受伤的腿做比较,患肢能获得一个较好的力线,尤其是旋转骨折。这可以通过消毒两条腿来实现。
(2)术中透视容易出现失真,认为力线不正确,可通过术后摄X线片验证力线。

3.熟悉置入物

如今有特定的方法和技术来评估置入物的使用。熟悉这些内固定物、所用的工具和置入物设计的细节将会帮助主刀医师更好地使用,同时也会减少复位不佳、固定失败等问题。

第四节 胫骨平台骨折

一、概述

(一)损伤机制

此类骨折通常由压缩暴力所导致:包括直接轴向的压缩力和间接的冠状压缩力,或者是合并轴向和冠状方向的合力。常见于摔倒或车祸。

(二)影响骨折类型的因素

(1)暴力作用于小腿的位置以及暴力发生时膝关节的弯曲程度:
①内侧平台骨折:是由压缩和内翻应力联合造成的。
②外侧平台骨折:是外翻应力和来自关节外侧的力联合造成的。

(2)骨质量和患者年龄:
①年轻患者:由于年轻患者骨质致密,常出现合并韧带损伤的简单劈裂骨折。
②老年患者:老年患者常产生单纯塌陷或劈裂-塌陷型骨折,且不存在合并的韧带损伤。

二、评估

(一)病史

1.膝关节疼痛

对于主诉为持续性膝关节疼痛的患者,都应高度怀疑胫骨平台骨折。

2.膝关节积血及膝关节周围软组织血肿

当出现膝关节积血及膝关节周围软组织血肿,特别是出现韧带部位的血肿时,需要高度怀疑胫骨平台骨折。

3.损伤机制

损伤机制和任何其他的影响因素,可通过询问病史得到确认。

(二)体格检查

1.视诊

应注意下肢的皮肤情况,特别应注意是否存在闭合性的脱套伤和开放性伤口。所有的开放性伤口都要确认是否和膝关节相通,具体方法为:在消毒条件下,往膝关节腔内注入50mL的无菌生理盐水,来确定开放性伤口是否与膝关节腔相通。

2.触诊

评估肢体的神经、血管情况。

(1)骨筋膜隔室综合征:虽然胫骨平台骨折合并骨筋膜隔室综合征较为少见,但在临床也应常规排查。如果临床症状、体征不能确认是否存在骨筋膜隔室综合征,应直接测量骨筋膜隔室的压力。

(2)血管搏动:应记录腘动脉、足背动脉、胫后动脉的搏动情况。如不能触及搏动,应行超声或血管造影检查。

(3)韧带损伤:约30%的胫骨平台骨折合并有韧带损伤,因此,对于胫骨平台骨折患者应注意检查是否合并韧带损伤。例如,有移位的外侧胫骨平台骨折患者,出现内侧副韧带的疼痛和肿胀,应高度怀疑是否合并内侧副韧带撕裂。

(4)半月板损伤:约50%的胫骨平台骨折合并有半月板损伤。诊断胫骨平台骨折是否合并半月板损伤,早期临床检查可靠性较低。

(三)影像学检查

1.初步影像学检查

对于膝关节创伤,X线检查包括膝关节前后位、侧位、膝关节双斜位以及向尾侧倾斜15°膝关节X线片。这些X线片可评估胫骨干轴线、关节凹陷、撕脱骨折,以及关节间隙增宽的情况。由于胫骨平台向后倾斜,向尾侧倾斜15°膝关节X线片可较前后位X线片更准确地评估关节凹陷程度。

2.内翻(外翻)应力位片

内翻(外翻)应力位片可作为膝关节常规 X 线片的补充,同时可用来判断有无合并韧带损伤。当内侧或外侧关节间隙较对侧肢体增宽超过 1cm,提示侧副韧带受损。

3.CT 扫描

CT 扫描可较好地辅助术前手术计划的制订。矢状面和冠状面的 CT 扫描重建是评估关节内骨折移位程度的最佳检查方法。

4.MRI

虽然 MRI 可以辅助膝关节 X 线片判断是否合并半月板和韧带损伤,但磁共振成像在胫骨平台骨折的评价中无明确的作用。

三、分类

(一)Schatzker 分型

Schatzker 分型(图 2-4-1)是胫骨平台骨折分型中应用最广和最被接受的分类方法。

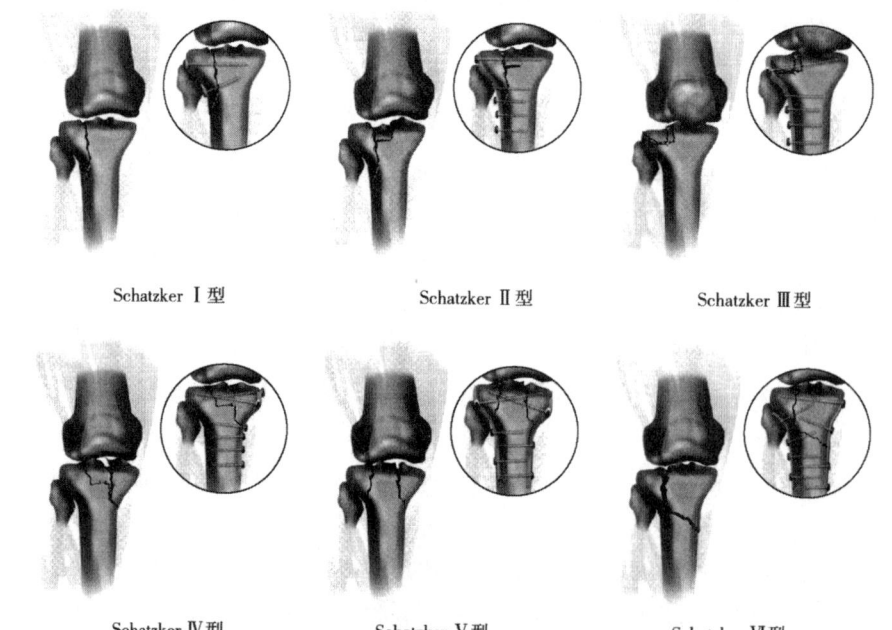

图 2-4-1 胫骨平台骨折的 Schatzker 分型

Ⅰ型骨折:外侧平台的劈裂而没有关节面的塌陷。骨折块或多或少存在移位。即使移位很轻微,仍有可能存在外侧半月板的边缘撕裂,这有可能被骨折掩盖。排除半月板损伤可能需要进行关节镜检查。如果骨质量足够好的话,Ⅰ型的骨折可以用拉力螺钉(与垫片)修复。而在骨质疏松的患者中,采用支持钢板可能更适当。Ⅱ型骨折:劈裂-塌陷型骨折。塌陷的骨折片可能较为粉碎。这些损伤通常发生于骨密度减低的患者。对于Ⅱ型骨折,可显露半月板,暴露半月板下方的外侧平台,通过打开外侧骨折块,使关节表面塌陷的骨折片可以撬拨复位,撬拨形成的空腔大量植骨填充。劈裂骨折块可用拉力钢板螺钉+支撑钢板进行固定。年老的患者可以使用同种异体骨进行植骨。Ⅲ型骨折:单纯的塌陷骨折。因塌陷的程度和角度不同患者可有区别,塌陷可发生于平台中央、平台周围或平台其他部位。如塌陷较小或塌陷局限于平台中央,则不会存在膝关节的不稳定。在Ⅲ型骨折中,可能需要在麻醉下查体来评估膝关节的稳定性。如果在Ⅲ型骨折中存在不稳,胫骨平台塌陷的部分则需要通过在干骺端合适开窗来抬起塌陷部分,塌陷部位复位后形成的空腔用植骨块填充。如果开窗较大,则必用支撑钢板来避免劈裂骨折。Ⅳ型骨折:内侧平台的骨折,通常合并有髁间嵴的骨折。此类高能量的损伤可能合并有神经、血管或其他重要的软组织损伤。Ⅳ型骨折(内侧平台)通常需要用内侧支撑钢板+拉力螺钉来固定。髁间嵴的骨折有时需采用拉力螺钉或钢丝来固定。Ⅴ型骨折:双髁骨折可累及关节面。骨折线有时离髁间嵴很近,但平台的负重面不受影响。骨折线可能像一个倒着的"Y"。内侧拉力螺钉和外侧支撑钢板为Ⅴ型骨折最佳的固定方式。支撑钢板在预防轴向坍塌中非常重要。Ⅵ型骨折:特征是干骺端和骨干的分离。外侧平台通常有一个塌陷或粉碎的区域,而内侧平台更为完整,塌陷也可累及双侧平台。双钢板固定为Ⅵ型骨折的最佳选择。采用双钢板固定使两块钢板都起到支撑作用,其中的一块(DCP型钢板)必须连接骨骺端和骨干。如有需要,附加拉力螺钉固定,钢板起到加压钢板或中和钢板的作用。

(1) Ⅰ型骨折是外侧平台的劈裂骨折。主要发生于骨质致密的年轻患者,半月板常嵌入骨折端。此类骨折韧带损伤风险大。

(2) Ⅱ型骨折是外侧平台骨劈裂-塌陷骨折。股骨髁轴向应力首先导致平台劈裂,然后导致平台边缘的塌陷。

(3) Ⅲ型骨折是单纯的外侧平台塌陷骨折。它们很有可能是低能量损伤所致,常发生于老年患者。韧带损伤风险比较低。

(4) Ⅳ型骨折是内侧胫骨平台骨折,常为高能量损伤。有可能合并腓神经的损伤。

(5) Ⅴ型骨折是双髁骨折。典型的此类骨折为内侧平台和外侧平台的劈裂骨折,但没有关节面的塌陷。

(6) Ⅵ型骨折的特征是合并胫骨干(如干骺端分离)的骨折。常为高能量损伤,骨折块粉碎,有可能合并腘动脉的损伤。

(二) AO/OTA 分型

1. 优点和不足之处

AO/OTA 分型的优点是:由于其统一的标准、一致的治疗方法,使其在处理不同患者时有较好的一致性。不足之处在于其分型过于繁杂,不利于临床应用。AO 分型系统把不同骨折通过分型、分组、亚组的方法进行区分。

2. 与 Schatzker 分型相同之处

AO/OTA 分类 B 型骨折相当于 Schatzker 分类的Ⅰ~Ⅳ型骨折,AO/OTA 分类 C 型骨折相当于 Schatzker 分型的Ⅴ型和Ⅵ型骨折。

四、合并伤

(一) 半月板撕裂

多达 50% 的胫骨平台骨折会出现半月板撕裂。不能修复的半月板撕裂必须要及时手术治疗予以切除。在进行骨折切开复位时,发现半月板周缘撕裂应在关闭伤口前将其缝合修复。

(二) 韧带损伤

多达 30% 的胫骨平台骨折会出现与韧带相关的损伤。治疗需要根据损伤的特点来具体决定。不同韧带损伤合并不同类型的骨折对膝关节稳定性有何影响,现有的研究尚未明了,因此对韧带损伤是否需要修复仍有争议。

1.内侧副韧带的修复

急性期内侧副韧带的修复需要剥离大量软组织。据文献证据表明,非手术治疗内侧副韧带损伤愈合良好。

2.髁间嵴撕脱的修复

髁间嵴撕脱需要修复,使交叉韧带和撕脱下的骨块复位。

五、处理

对胫骨平台骨折的处理的关键是恢复胫骨关节面和关节的稳定性。根据具体情况采用手术重建及坚固的内固定、闭合牵引下的手法整复和石膏固定等措施。仔细的术前评价和慎重地选择治疗方案,对胫骨平台骨折处理的预后将产生直接的影响。

(一)非手术处理方法

对无明显移位的劈裂骨折或单纯外侧平台的轻微压缩骨折通过保守治疗可以获得良好的效果。处理步骤如下:

1.复位前摄片

根据阅片结果决定是否需要麻醉下手法复位。

2.复位

牵引下施加内翻应力可通过外侧副韧带的牵张力使轻度压缩的外侧平台复位,通常可在膝关节腔内局麻或腰麻下进行;必要时可施行经皮的橇拨复位及使用压缩器。

3.制动

平台骨折复位后避免纵向压缩力是至关重要的。使用长腿石膏或使用可调节的膝关节支具在限制全范围的ROM的条件下避免负重6~8周。

4.康复训练

康复训练应该是从受伤后就开始的训练过程。包括股四头肌的训练和晚期的ROM训练。

(二)手术治疗方案

对无法通过保守治疗措施获得良好复位和固定的胫骨平台骨折,或伴有严重的韧带损伤的患者,应考虑手术治疗方案。手术时机一般应在受伤后的12小时内,或延迟5~7天在水肿及软组织反应消失后进行。

1.胫骨外侧平台骨折

胫骨外髁骨折通常由膝关节外翻而损伤,膝内侧的肌肉、韧带阻止胫骨髁和股骨髁分离,股骨外髁向下撞击于胫骨外髁负重关节面,关节面中央部塌陷进入海绵状的干骺端骨内,胫骨关节面外侧边缘向外裂开成1个或多个骨片,或纵形延伸入胫骨干骺部,形成1个较大的外侧骨片,从侧向观呈三角形,其基底部向远侧。通常此骨片由腓骨连接保持在关节平面,偶尔外髁骨折还可伴有腓骨颈部骨折。

(1)手术方法:切口起自髌骨上缘外侧2.5cm,弧形向后外侧到胫骨结节外侧关节线远端大约 10cm 处,在腓骨头前面。将外侧部皮瓣和皮下组织一起翻开,直到腓骨头和整个外侧关节面被显露。在 Gerby 结节相当于髂胫束的止点凿去一小片骨片,将髂胫束向近侧翻起,切开关节囊,如半月板没有损伤或仅有周围分离应予保留。切开半月板冠状韧带,充分显露髁部,将此韧带向股骨髁部翻转,用内翻应力显露外髁关节面。如半月板已撕裂,须做半月板切除或缝合术。为了显露外侧平台纵形骨折,在前外侧做 1 个倒"L"形切口,剥离伸肌起点。切口的水平部从胫骨结节向外侧延伸大约 2.5cm,其垂直部向远侧延伸 5～7.5cm 到胫骨嵴外侧,翻转外侧肌群直到显露骨折。拉开外侧骨片可看到胫骨嵴的中央部,外侧骨片可像书页一样翻开,显露塌陷的关节面及中央塌陷的松质骨,在塌陷的骨片下插入骨膜剥离器,慢慢地抬起关节面,再挤压松质骨使其复位。这样就形成 1 个大空腔,必须填入松质骨。不同类型的植骨都可采用,全层髂骨移植具有横向皮质支持作用。用刮匙或骨膜剥离器将移植骨紧密填塞,然后再使胫骨外髁骨片与关节面骨片互相咬合,关节面外侧缘必须整复以能支持股骨髁部。骨片抬高整复后,用几枚小的克氏针做暂时性的固定。AO"T"形钢板可用于胫骨髁部前外侧,其轮廓与髁部和近侧骨骺部相适合。若对合恰当,用合适长度的松质骨螺丝钉将接骨板固定于髁部并与对侧皮质相接合。如果骨折是由 1～2 块大骨片伴有少量粉碎性或无粉碎性骨折和中央部塌陷所组成,可用松质骨螺丝钉、螺栓在骨片整复后做固定。如外侧皮质骨脆弱及骨质疏松,使用垫圈可防止螺钉头或钉陷入骨组织以致失去固定作用。使用具有拉力作用的螺钉非常重要,为使定位准确,使用 AO 中空螺钉固定是很好的选择。螺钉的长度必须足够,以能与对侧髁部确实衔接为宜。螺丝钉从外侧骨片的外侧进入,方向和胫骨长轴相垂直,拧向后内侧。如果是广泛性的粉碎性骨折或骨质疏松,应加用"T"形支持接骨板,并用松质骨螺丝钉穿过,以保证取得坚固的固定。若半月板周围有分离,应小心地与冠状韧带相缝合,然后将髂胫束复位,并用"U"形钉固定。如果骨折周围边缘有轻度移位及髁部中央塌陷,则在关节面远侧大约 1.3cm 处的髁部皮质上开窗,然后在该处插入 1 个小骨刀或骨膜剥离器,进入髁下的松质骨区,将塌陷的关节面撬到正常平面,再用移植的松质骨填充缺损。也可采用骨栓将平台加压固定。

(2)术后处理:根据固定的稳定情况,必要时将膝关节置于屈曲 45°的石膏托或支具中,3～4 天后,如创口愈合良好,可去除石膏托,做理疗和股四头肌操练,并逐步进行主动或被动活动。患者可扶杖活动,但 3 个月内应避免完全负重。如果半月板周围已做广泛的缝合,则须制动 3 周,然后再开始做功能锻炼。

2.胫骨内侧平台骨折

胫骨内髁劈裂骨折如需切开复位、撬起髁部及内固定,方法同外侧平台骨折一样,对劈裂压缩骨折和内髁塌陷骨折应撬起骨片,填充骨缺损处,并用 AO 钢板固定。接骨板可弯曲形成胫骨干骺部和内髁的弧度,在接骨板近侧部用松质骨螺丝钉固定,远侧部用皮质骨螺丝钉固定。

3.胫骨髁部骨折手术中的韧带修复

胫骨髁部骨折伴有侧副韧带和交叉韧带损伤较单纯损伤为多见,如果不治疗会造成膝关节不稳定,即使髁部骨折愈合,也会遗留晚期的关节不稳。在胫骨平台骨折的病例中,以内侧副韧带损伤最为多见,常伴有无移位的胫骨外髁骨折或部分压缩的胫骨外髁骨折。应力位X线片对做出诊断非常重要。如果胫骨髁间嵴骨折并有移位,应该及时手术,做复位及内固定。内侧副韧带修复须另做切口。若韧带已修复,髁部骨折已固定,将膝关节用大腿石膏固定,屈膝45°。术后用长腿石膏固定两周,直到拆线,再改用膝关节支具,允许膝关节屈曲,防止完全伸直,支具保持6周,以后再进行全范围的ROM功能锻炼。

4.胫骨平台粉碎性骨折

胫骨近端粉碎性骨折影响两侧髁部必须做手术整复。骨折通常呈"Y"形,伴有两侧髁部移位,骨折中间部可进入关节内髁间嵴区。

(1)手术方法:可选用前外侧切口,起自髌骨外上方3cm处,沿髌骨外侧及髌腱呈弧形向远侧,经过胫骨结节再向远侧延伸一定长度使足以显露近侧胫骨骨干,鉴别髌前滑囊间隙,在其下形成皮瓣并向内、外两侧翻开,显露整个髌腱及胫骨近端,再将髌腱连同胫骨结节骨片一起向近侧翻转,显露关节内侧和外侧两个间隔,整复关节面,用几枚克氏针做临时性固定,然后将AO的"T"形钢板置于胫骨干骺部内侧,接骨板的下端置于胫骨干内侧,接骨板要有足够长度,以达到固定的目的。在"T"形接骨板近侧部用几枚松质骨螺丝钉固定,远侧部用皮质骨螺丝钉固定。必要时再以1个较小的"T"形接骨板置于外侧,去除做临时固定的克氏针。如果半月板被保留,可将其缝合于冠状韧带。将髌腱置回原处,并使连接在韧带上的骨片塞入胫骨结节,用螺丝钉或"U"形钉将其固定。对严重塌陷的高龄患者,也可以骨水泥充填,另加牵拉螺钉。间断缝合关节囊,缝合皮下组织及皮肤。

(2)术后处理:将肢体置于大腿石膏托,屈膝30°,3~4天后如创口愈合良好,将膝关节置于伸直位,可开始做轻度活动。3周后如膝关节活动逐渐改善,可改用大腿支具,10~12周后才可负重活动。

5.髌骨及髂骨移植重建胫骨平台关节面

1952年,Wilson和Jacob介绍了将髌骨切除用做胫骨平台关节面重建治疗胫骨外髁粉碎性骨折,Jacob报道了13例手术经验,其结果均满意,在一般情况下膝关节不痛、稳定、伸展完全、屈曲从50°到正常。这个方法主要用于严重的髁部塌陷和粉碎性骨折,但不能作为常规方法。

6.人工膝关节置换术

对重度且难以手术整复的关节面粉碎性骨折,可预计到其关节功能丧失的患者,可作为人工膝关节置换术的相对适应证。但应根据胫骨平台骨质的缺失程度选择合适类型的假体。

7.关节镜下胫骨平台骨折的整复与固定

对于非粉碎性胫骨平台骨折,关节镜监视下的整复与固定手术可以获得理想的效果。因其创伤小、干扰轻、手术精确和良好的功能恢复受到关节镜专业医师的推崇。通常在常规关节镜入路下观察骨折面,通过挤压、橇拨及经辅助切口的抬高、植骨等操作使关节面复位,再经皮行克氏针固定,再以中空拉力螺钉沿克氏针固定骨块。

8.胫骨平台骨折的经皮内固定

胫骨髁部骨折如能取得满意的闭合复位,经皮插入Knowles钉或松质骨螺丝钉,可获得足够的固定和早期进行主动性锻炼。这个方法尤其适用于不能进行广泛的手术复位内固定者,特别是老年患者,或是局部皮肤条件不适宜做手术治疗者。患者经麻醉后在 C 形臂 X 线机控制下进行手法复位,如果取得整复,再在 X 线机控制下,于骨折髁部的皮下做两个小切口,插入 Knowls 钉或拉力螺丝钉,并使其到达对侧皮质。

第五节 胫腓骨骨干骨折

胫腓骨不仅是长管状骨中最常发生骨折的部位,且以开放性多和并发症多而被大家所重视。发病率约占全身骨折的 13.7%,其中以胫腓骨双骨折最多,胫骨骨折次之,单纯腓骨骨折最少。胫腓骨由于部位的关系,遭受直接暴力打击、压轧的机会较大,所以开放性骨折多见。

一、致伤机制

(一)直接暴力

指外力直接撞击引起,多见于交通事故、工矿事故、地震及战伤情况下。一般多属开放性及粉碎性骨折,在治疗上问题较多。暴力多来自小腿的前外侧。骨折线呈横断形、短斜形或粉碎性。两骨折线多在同一平面,骨折端多有重叠、成角、旋转移位。因胫骨位于皮下,如果暴力较大,可造成大面积皮肤剥脱,肌肉、骨折端裸露。如发生在胫骨中下 1/3 处骨折时,由于骨的滋养血管损伤,血运较差,加上覆盖少,以致感染率高。所以,该处骨折易发生骨的延迟愈合及不愈合。

(二)间接暴力

主要为扭曲暴力,多见于生活及运动伤,骨折多为螺旋形或斜形,以闭合性为常见。如从高处坠落、强力旋转扭伤或滑倒等所致的骨折,骨折线多呈长斜形或螺旋形。骨折移位,取决于外力作用的大小、方向,肌肉收缩和伤肢远端的重量等因素。

二、分型

一般依据骨折后局部是否稳定而分为以下两型:

(一)稳定型

指不伴有胫腓关节脱位的胫骨单骨折或腓骨单骨折者;在胫腓骨双骨折中,至少胫骨为横形或微斜形,表明骨折复位后,断面相对稳定者;胫骨或腓骨横形或单骨折伴有胫腓关节脱位者;以及 16 岁以下的幼、少年骨折,甚至胫腓骨双骨折,其骨折线呈斜形、螺旋形及粉碎性者,或伴有胫腓关节脱位的胫骨非横形骨折。儿童病例主因其肌力较弱,加上骨膜较厚,且大多保持一定联系,复位后不易再移位,因此,在处理上与成年人有所差别。

(二)不稳定型

指胫腓骨双骨折,其骨折线呈斜形、螺旋形及粉碎性者,或伴有胫腓关节脱位的胫骨非横形骨折。这类骨折是胫腓骨损伤治疗中的难点,其不仅暴力较重,且骨折情况多较复杂,尤其是粉碎性骨折，不仅治疗上难度较大，且易引起延迟愈合或不愈合、甚至假关节形成，从而直接影响预后。

此外尚有依据有无创口分为开放性与闭合性；依据有无神经血管伤分为单纯型及复合型；以及按照骨折损伤程度分为轻度、中度和重度等，临床上均可酌情并用。Muller 的分类为 AO 内固定等器材的使用提供了依据。

三、诊断

这种损伤的诊断多无困难，但必须注意有无神经血管的伴发伤，是否伴有肌间隔症候群，以及创口的详细情况和污染程度的评估等，均应全面加以考虑。

（一）外伤史

胫腓骨骨折多为外伤所致，如撞伤、压伤、扭伤或高处坠落伤等，应全面加以了解，包括致伤机制等，以判定有无伴发小腿以外的损伤，并询问有关小腿以外的损伤，尤其应及早注意发现头颅、胸、腹伤。对小腿局部应了解有无被挤压或重物压砸情况，以判定小腿肌群受损情况，此对早期发现肌间隔症候群至关重要。

（二）临床表现

1. 症状

胫骨的位置浅表，局部症状明显，包括伤肢疼痛并出现肿胀，局部有压痛并出现畸形等。一般情况下诊断并不困难。在诊断骨折的同时，要重视软组织的损伤程度。胫腓骨骨折引起的局部和全身并发症较多，所产生的后果也往往比骨折本身更严重。尤应注意有无重要血管神经的损伤，当胫骨上端骨折时，特别要注意有无胫前动脉、胫后动脉以及腓总神经的损伤；并要注意小腿软组织的肿胀程度，有无剧烈疼痛，以判定有无小腿筋膜间室综合征的可能。

2. 体征

小腿肢体的外形、长度、周径及整个小腿软组织的张力；小腿皮肤的皮温、颜色；足背动脉的搏动；足趾的活动、有无疼痛等。此外，还要注意有无足下垂等。正常情况下，蹬趾内缘、内踝和髌骨内缘应在同一直线上，并与健肢对比，当胫腓骨折如发生移位，则此正常关系丧失。

对小儿骨折，由于胫骨骨膜较厚，骨折后仍能站立，卧位时膝关节也能活动，局部可能肿胀不明显，尽管临床体征不典型，但如小腿局部有明显压痛时，应常规拍摄正侧位 X 线片，以判断有无骨折，以防漏诊。

3. 特殊检查

怀疑血管损伤时，可做下肢血管造影以明确诊断。有条件的医院可做数字减影血管造影（DSA）检查，可清晰显示患肢血管状态；或是选用超声血管诊断仪进行检查，当小腿外伤性血管断裂或栓塞进行检测时，可在超声血管诊断仪示波器上出现无动脉搏动曲线，呈现一直线，笔描器上也呈现一直线，在流道型多普勒成像法中也不显像。超声血管诊断仪是一种较为简便的无创伤性检查，可在临床上逐步普及推广。

怀疑腓总神经损伤时，应做肌电图或其他无损伤性电生理检查。

（三）影像学检查

小腿骨折要常规做小腿的正侧位 X 线片，如发现在胫骨下 1/3 有长斜形或螺旋形骨折或胫骨骨折有明显移位时,一定要注意腓骨上端有无骨折。为防止漏诊,一定要加拍全长的胫腓骨 X 线片,有学者曾遇到数例由于此种原因所引起的胫腓骨双骨折后期病例,临床医师一定要注意此点。对单纯的小腿骨折,一般无需 CT 或 MRI 检查。

四、治疗

胫腓骨骨折的治疗目的是恢复小腿的负重功能。完全纠正骨折端的成角和旋转畸形,维持膝、踝两关节的平行,使胫骨有良好的对线,小腿才能负重。在治疗过程中重点在于胫骨,因为胫骨是下肢的主要负重骨,只要胫骨骨折能达到解剖复位,腓骨骨折一般也会有良好的对位对线,不一定强求解剖复位,但有时腓骨骨折的解剖复位固定有助于稳定其他结构。

每例骨折都各具有其特殊性,应根据每个患者的具体情况,如骨折类型、软组织损伤程度及有无复合伤等,进行客观的评价和判断,决定选择外固定还是开放复位内固定。

(一)闭合复位外固定

适用于稳定性骨折、经复位后骨折面接触稳定无明显移位趋势的不稳定骨折。稳定性骨折无移位、青枝骨折、经复位后骨折面接触稳定无明显移位趋势的横行骨折、短斜行骨折等,在麻醉下进行手法骨折闭合复位,长腿石膏外固定。复位尽量达到解剖复位,但坚决反对反复多次地、甚至是暴力式的整复,如果复位不满意,宁可改行开放复位内固定。膝关节应保持在 20°左右的轻度屈曲位,以利控制旋转。如果屈曲过多,伸膝装置紧张,牵拉胫骨近端使得近骨折端上抬,骨折向前成角。踝关节应固定在功能位,避免造成踝关节背伸障碍,行走以及下蹲困难。石膏干燥坚固后可扶拐练习患足踏地及行走,2~3 周后可开始去拐,循序练习负重行走。

(二)跟骨牵引外固定

适用于斜行、螺旋形、轻度粉碎性的不稳定骨折以及严重软组织损伤的胫腓骨骨折。对于不稳定骨折,单纯的外固定可能不能维持良好的对位对线。可在麻醉下行跟骨穿针,牵引架上牵引复位,短腿石膏外固定,用 4~6kg 重量持续牵引,应注意避免过度牵引。3 周左右后,达到纤维连接,可除去跟骨牵引,改用长腿石膏继续固定直至骨愈合。

骨折手法复位后,对于稳定性骨折,对位对线良好者,可考虑应用小夹板外固定。小夹板外固定的优点是不超关节固定,膝、踝两关节的活动不受影响,如果能够保持良好的固定,注意功能锻炼,骨折愈合往往比较快,因此小夹板外固定的愈合期比石膏外固定者更短。但小夹板外固定的部位比较局限,压力不均匀,衬垫处皮肤可发生压疮,甚至坏死,需严密观察;小夹板外固定包扎过紧可能造成小腿筋膜间室综合征,应注意防范。

石膏固定的优点是:可以按照肢体的轮廓进行塑形,固定牢靠,尤其是管型石膏。Sarmiento 认为膝下管型石膏能减少胫骨的旋转活动,其外形略似髌腱承重假体,使承重力线通过胫骨髁沿骨干到达足跟,可以减少骨延迟愈合及骨不愈合的发生率,并能使膝关节功能及时恢复,骨折端可能略有缩短,但不会发生成角畸形。但如果包扎过紧,可造成肢体缺血,甚至发生坏死;包扎过松、肿胀减轻后、肌肉萎缩都可使石膏松动,骨折发生移位。因此石膏固定期间应随时观察,包扎过紧应及时松开,发生松动应及时小心更换。长腿石膏固定的缺点是超关节范围固定,可能影响膝、踝两关节的活动功能,延长胫骨骨折的愈合时间。因此,可在长腿石膏固定6~8周后,骨痂已有形成时,改用小夹板外固定,开始循序功能锻炼。

闭合复位外固定虽经常发生一些较小的并发症,但却有较高的骨折愈合率,而且很少发生严重的并发症,而且经济。它适用于多种类型的胫腓骨骨折的治疗,但需要花费较长的时间,需要医生的耐心、责任心以及患者的信心和配合。

跟骨牵引复位外固定有其独特的优点,但随着骨折固定方法的日新月异,现在已很少作为胫腓骨骨折的终极治疗,而往往是早期治疗的权宜之计。长时间的牵引会严重影响患者的活动,可能会引起一系列并发症,尤其是老年人,更需警惕。

(三)开放复位内固定

胫腓骨骨折的骨性愈合时间一般较长,长时间的石膏外固定,对膝、踝两关节的功能必然造成影响。而且,由于肿胀消退、肌肉萎缩及负重等原因,石膏外固定期间很可能发生骨折再移位,造成骨折畸形愈合,功能障碍。因此,对于不稳定胫腓骨骨折采用开放复位内固定者日益增多。根据不同类型的骨折可采用螺丝钉固定、钢板螺丝钉固定、髓内钉固定等内固定方法。

1.螺丝钉固定

适用于长斜形骨折及螺旋形骨折。长斜形骨折或螺旋形骨折开放复位后,采用1~2枚螺丝钉在骨折部位固定,可按拉力螺钉固定技术固定。通常这些拉力螺钉与骨折线呈垂直拧入。1~2枚螺丝钉固定仅能维持骨折的对位,固定不够坚固,需要持续石膏外固定10~12周。尽管手术操作简单,但整个治疗过程中仍需要石膏外固定,因此临床上应用受到限制。

2.钢板螺丝钉固定

不适合于闭合治疗的,尤其是不稳定的胫腓骨骨折均可应用。应用钢板螺丝钉,尤其是加压钢板治疗胫腓骨骨折时,应该采用改进的钢板固定技术和间接复位技术,小心仔细处理软组织,否则会引起骨的延迟愈合及很高的并发症发生率。加压钢板的类型有多种,应针对不同类型骨折做出不同的选择,就目前医疗情况而言,LC-DCP(有限接触动力加压钢板)为首选。应用近年来发展起来的LISS固定系统,通过闭合复位,经皮钢板固定的方法治疗胫腓骨骨折,具有操作简便、手术损伤小、固定可靠、术后恢复和骨折愈合快的优点,值得在有条件的单位推广使用。

胫骨前内侧面仅有皮肤覆盖,缺乏肌肉保护,所以习惯把钢板置于胫骨前外侧肌肉下面。但这样不能获得最大的稳定性以及最大限度地保护局部血运。

AO学派非常强调,骨干骨折的钢板应置于该骨的张力侧。从步态的力学分析,人体的重力线交替落于负重肢胫骨的内或外侧,并不固定,所以AO学派没有提出胫骨的张力侧何在,也没有强调钢板应置于胫骨的内侧。

从骨折的创伤机制和肌肉收缩作用而言,胫腓骨骨折的移位趋势多为向前内成角,前内侧的骨膜多已断裂,而后外侧则是完整的,是软组织的铰链之所在。因此胫骨的张力侧在内侧,外侧是完整的软组织铰链。钢板置于胫骨内侧,既可使内侧的张应力转为压应力,又可利用其外侧的软组织铰链增强骨折复位后的紧密接触以及稳定。

另外,胫骨前内侧的骨膜严重破坏,局部血运破坏,保护对侧完整的骨膜以保护尚存的血供极为重要。如果按照旧习惯,把钢板置于外侧,则不仅将仅存的来自骨膜的血供完全破坏,也将滋养动脉破坏,危及髓内血供。可见,就大多数胫腓骨骨折而言,钢板放在胫骨内侧可达到骨折稳定的要求,也符合保护局部血运的原则。这也正是 BO 所要求的。

所以当胫骨前内侧软组织条件许可的情况下,钢板应放在内侧,但由于胫骨前内侧的皮肤及皮下组织较薄,严重损伤后容易坏死,可把钢板放在胫前肌的深面、胫骨的外侧。

3.髓内钉固定

大部分需要手术治疗的胫腓骨骨折,可采用髓内钉治疗,尤其是不稳定性、节段性、双侧胫腓骨骨折。用于胫骨的髓内有多种,如 Ender 钉、Lottes 钉、矩形钉、自锁钉、交锁钉等。Ender 钉、Lottes 钉适合治疗轴向稳定的各型胫腓骨骨折,它可以防止胫骨发生成角畸形,但可能发生骨折端旋转、横移位等,有将近 50% 的患者仍需要石膏辅助固定。Wiss 等建议对发生在膝下 7.5cm 至踝上 7.5cm 范围并至少有 25% 的骨皮质接触的骨折方可用 Ender 钉治疗。胫骨交锁髓内钉基本上解决了对旋转稳定性的控制,可用于膝下 7cm 至踝上 4cm 的轴向不稳定性骨折。

胫骨交锁髓内钉的直径一般为 11~15mm。距钉的顶部 4.5cm 处有 15° 的前弯,以允许髓内钉进入胫骨近端的前侧部位;在钉的远端 6.5cm 处有 3° 的前弯,在插髓内钉时起到一个斜坡的作用,以减少胫骨后侧皮质粉碎的机会;髓内钉的近端和远端各有两个孔道,以供锁钉穿过;锁钉为 5mm 的自攻丝骨螺丝钉。

对于骨干峡部的稳定性胫腓骨骨折,如横形、短斜形、非粉碎性骨折等,可以采用动力型胫骨交锁髓内钉,有利于骨折端间的紧密接触乃至加压。对于所有不稳定性胫腓骨骨折,髓内钉的近、远两端各需锁 2 枚锁钉,以维持肢体的长度及控制旋转。Ekeland 等报告应用胫骨交锁髓内钉获得较好的结果,但他们认为应慎用动力型或简单的无锁胫骨交锁髓内钉,因为大部分的并发症都发生于动力型胫骨交锁髓内钉,他们也不赞成对胫骨交锁髓内钉做常规的动力性加压处理。

由于不扩髓和扩髓相比具有以下潜在优点:手术时间短,出血少,合并严重闭合性软组织损伤者能较少的干扰骨内膜血供等。所以大多数学者推荐采用不扩髓髓内钉。Keating 等报告了一项随机前瞻性研究,他们对不扩髓和扩髓胫骨交锁髓内钉所治疗的开放胫腓骨骨折进行了比较,除不扩髓组的锁钉断裂较多外,不扩髓和扩髓胫骨交锁髓内钉治疗的开放胫腓骨骨折的其他结果在统计学上没有显著性差异。Duwelius 等建议将不扩髓交锁髓内钉用于治疗合并较严重软组织损伤的胫腓骨骨折,而将扩髓交锁髓内钉用于治疗没有明显软组织损伤者。

值得一提的是,由于胫骨交锁髓内钉治疗胫腓骨骨折日渐盛行,使得一些骨科医生将其应用范围扩大至更靠近近端和远端。因此,在胫骨近 1/3 骨折采用交锁髓内钉治疗,出现胫骨对线不良成为常见问题,应引起重视。

4.外支架固定

无论是闭合或开放性胫腓骨骨折均可应用,尤其是后者,更有实用价值。用于合并有严重皮肤软组织损伤的胫腓骨骨折,不仅可使骨折得到稳定固定,而且方便皮肤软组织损伤的观察和处理。用于粉碎性骨折或伴有骨缺损时,可以维持肢体的长度,有利于晚期植骨。而且不影响膝、踝关节的活动,甚至可以带着外支架起床行走,所以,近年来应用较广。应用注意事项详见本章"第二节 股骨干骨折"相关内容。

五、预后

(一)筋膜间室综合征

筋膜间室综合征主要发生在小腿、前臂以及足,以小腿更为多见,也更加严重。它并不是只发生于高能量损伤,也并不是只发生于闭合性损伤中,低能量的损伤和开放性损伤也可出现。小腿的肌肉等软组织损伤或骨折后出血形成血肿,加上反应性水肿,或包扎过紧,使得筋膜间室内压力增高,可以造成血液循环障碍,形成筋膜间室综合征。

小腿的筋膜间室综合征发生于胫前间隙最多,胫后间隙次之,外侧间隙最少,多数有多间隙同时发生。胫前间隙位于小腿前外侧,内有胫前肌、伸趾肌、第三腓骨肌、胫前动静脉和腓深神经。当间隙内压力增高时,小腿前外侧肿胀变硬,明显压痛,被动伸屈足趾时疼痛明显加剧,随后发生伸趾肌、胫前肌麻痹,背伸踝关节和伸趾无力,但由于腓动脉有交通支与胫前动脉相同,因此,早期足背动脉可以触及。

筋膜间室综合征是一种进行性疾病,刚开始时症状可能不明显,一旦遇到可疑情况,应密切观察,多做检查,做到早期确诊、及时处理,避免严重后果。由于筋膜间室综合征所致筋膜间室内压力增高,因此早期的切开减压是有效的治疗手段。要达到减压的目的,就要把筋膜间室的筋膜彻底打开。早期的彻底切开减压是防止肌肉、神经发生坏死以及永久性功能损害的有效方法。

(二)感染

开放性胫腓骨骨折行钢板内固定后,发生感染的概率最高。Johner 和 Wruhs 报告当开放性胫腓骨骨折应用钢板内固定时,感染率增加到 5 倍。但随着医疗技术和医药的不断发展,感染的发生率明显下降。尽管如此,仍不可小视。对于开放性胫腓骨骨折,有条件的选择胫骨交锁髓内钉和外支架固定是明智的。一旦感染发生,应积极治疗。先选择有效的药物以及充分引流、感染控制后,应充分清创,清除坏死组织、骨端间的无血运组织以及死骨,然后在骨缺损处植入松质骨条块,闭合创口,放置引流管作持续冲洗引流,引流液中加入有效抗生素,直至冲洗液多次培养阴性。如果原有的内固定已经失效,或妨碍引流,则必须取出原有的全部内固定物,改用外支架固定。如果创口无法直接闭合,应选择肌皮瓣覆盖,或者二期闭合。

(三)骨延迟愈合、不愈合和畸形愈合

胫腓骨骨折的愈合时间较长,不愈合的发生率较高。导致胫腓骨骨折延迟愈合、不愈合的原因很多,大致可以分为骨折本身因素和处理不当两大类,多以骨折本身因素为主,多种原因同时存在。

1.骨延迟愈合

Russel 在 1996 年对胫骨骨折的愈合期提出了一般标准:闭合-低能量损伤:10~14 周;闭合-高能量损伤:12~16 周;开放性骨折平均 16~26 周;Castilo Ⅲb、Ⅲc:30~50 周。一般胫骨骨折超过时限尚未愈合,但比较不同时期的系列 X 线片,它仍处于愈合过程中,可以诊断骨延迟愈合。根据不同资料统计其发生率约有 1%~17%。在骨折治疗过程中,必须定期复查,确保固定可靠,指导循序功能锻炼,促进康复。

对于胫骨骨折骨延迟愈合,如果骨折固定稳定、可靠,则可以在石膏固定保护下及时加强练习负重行走,给以良性的轴向应力刺激,以促进骨折愈合。当然也可以在骨折周围进行植骨术,方法简单,创伤小。另外,还可以采用电刺激疗法。

2.骨不愈合

一般胫骨骨折超过时限尚未愈合,X线上有骨端硬化,髓腔封闭;骨端萎缩疏松,中间有较大的间隙;骨端硬化,相互间成为杵臼状假关节等。以上3种形式的任何1种,可以诊断骨不愈合。骨不愈合的患者在临床上常有疼痛、负重疼痛、不能负重、局部在应力下疼痛、压痛、小腿成角畸形、异常活动等。

胫骨的骨延迟愈合和不愈合的界限不是很明确的、骨延迟愈合的患者,患肢可以负重,以促进骨折愈合,但如果是骨不愈合患者,过多的活动反而会使骨折端形成假关节,所以应该采取积极的手术治疗。可靠的固定和改善骨折端周围的软组织血运是主要的手段。

对于胫骨不愈合,如果骨折端已有纤维连接,骨折对位、对线可以接受时,简单有效的治疗方法是在胫骨骨折部位行松质骨植骨,术中注意保护局部血液循环良好的软组织,骨折部不广泛剥离,不打开骨折端。胫骨前方软组织菲薄,可能不适合植骨,可以行后方植骨。

对于骨折位置不能接受,骨端硬化,纤维组织愈合差者,需要暴露骨折端,打通髓腔,采用LC-DCP、胫骨交锁髓内钉、外固定支架重新进行可靠的固定,再在骨折端周围、髓腔内植入松质骨条块。

如果是骨折处局部有瘢痕或皮肤缺损引起的骨不愈合,改善局部血运则有利于骨折的愈合。可以选用腓肠肌内侧头肌皮瓣转位覆盖胫前中以及上1/3皮肤缺损;比目鱼肌肌皮瓣转位覆盖胫骨中下段皮肤缺损;也可以用带旋髂血管的皮肤髂骨瓣游离移植修复胫骨缺损和局部皮肤缺损。

对于骨缺损引起的骨不愈合,可以根据骨缺损的情况采取不同的方法。如果骨缺损不是很大,在5～7cm以内,可以取同侧髂骨块嵌入胫骨骨缺损处植骨。骨缺损在5～7cm以上,可以采用带血管的游离骨移植术。

3.畸形愈合

胫骨骨折的畸形容易发现,一般都得到及时的纠正,畸形愈合的发生率较低。但粉碎性骨折、有软组织或骨缺损以及移位严重者,容易发生畸形愈合,注意及时发现,早期处理。前文亦已提及,在胫骨近1/3骨折采用交锁髓内钉治疗,极易发生成角畸形。

从理论上讲,凡是非解剖愈合,都是畸形愈合。但许多非解剖愈合,其功能和外观都是可以接受的。所以判断骨折畸形愈合要看是否是造成了肢体功能障碍,或有明显的外观畸形。这也可以作为骨折畸形愈合是否需要截骨矫形的标准。

4.创伤性关节炎、关节功能障碍

由于骨折涉及关节,骨折固定时间长、固定不当,骨折畸形愈合,筋膜间室综合征后遗症等原因,都会造成创伤性关节炎、关节功能障碍。无论是创伤性关节炎还是关节功能障碍,一旦发生,都缺少有效的治疗方法,关键在于预防。

5.爪状趾畸形

小腿的后筋膜间室综合征会遗留爪状趾畸形;胫骨下段骨折骨痂形成后,趾长伸肌在骨折处粘连也可引起爪状趾畸形。爪状趾畸形可以影响穿鞋、袜,也可能影响行走,应注意预防。患者早期要练习伸屈足趾运动。如果爪状趾畸形严重,被动牵引不能纠正,可以行趾关节融合术或屈趾长肌切断固定术等。

第六节 胫骨远端骨折

一、概述

(一)定义

胫骨远端关节内骨折又称胫骨远端 Pilon 骨折,是一类累及胫骨远端负重关节面的骨折。它代表一类严重程度不同的广泛的骨折类型,占所有胫骨骨折的 5%~7%,占所有下肢骨折<1%。此类损伤不同于踝关节骨折。损伤的解剖区域包括胫骨远端负重关节面(骨骺区)、胫骨远侧干骺端及腓骨远端(约 75% 的患者合并腓骨骨折),有时骨折线可延伸至胫骨骨干。

(二)损伤机制

最常见损伤的力学机制是来自轴向暴力或旋转(剪切)力,或轴向及旋转暴力共同作用。轴向暴力往往造成关节面更严重的破坏(相比旋转暴力),通常由高处坠落或车祸所致。单纯旋转暴力损伤为低能量损伤,对关节软骨造成的破坏较轻(此类损伤常由滑雪事故造成)。受伤时暴力方向及踝关节所处位置决定了损伤类型。

1. 轴向暴力作用于跖屈位的踝关节

以后踝关节粉碎为主。

2. 轴向暴力作用于背伸位的踝关节

以前踝关节粉碎为主。

3. 剪切暴力(旋转)

可造成多种损伤类型。

二、评估

(一)临床表现

症状和体征包括不能负重、明显疼痛、明显肿胀及软组织损伤的表现。

(二)体格检查

1. 神经、血管检查

包括检查远端动脉搏动和毛细血管充盈、运动功能和感觉功能检查。

2. 软组织检查

闭合骨折根据 Tscherne 法分型;开放骨折根据 Gustilo 法分型。

(三)影像学检查

1. X 线片

X 线片显示负重关节面损伤范围。踝关节需摄前、后位(AP)、侧位及踝穴位 X 线片。还要摄胫骨干的正、侧位 X 线片以评估骨折涉及骨干的情况。必要时摄对侧踝关节 X 线片进行对照则有帮助。

2.CT 扫描

(1)评估损伤:CT 能帮助进一步评估关节面受损情况,能提供包括关节内骨折碎片的大小和位置、干骺端损伤范围、塌陷骨折块的位置和移位方向,以及延伸入骨干的骨折线方向等信息。

(2)术前计划:CT 帮助决定置入物的方向,包括骨片间螺钉的位置、外固定架环的放置等。还能帮助决定手术入路。

3.X 线断层摄影

三、损伤分型

(一)概述

各种文献中报道的不同分型法使得临床上对 Pilon 骨折进行比较变得十分困难。各种损伤类型和分型之间的主要区别在于旋转暴力(通常导致低能量损伤)与轴向暴力(通常导致高能量损伤)的力学机制不同,造成胫骨远端关节面损伤的范围也不相同。

(二)特殊的分型系统

1.RUedi 和 Allgöwer 分型

可能是各种文献中应用最广泛的 Pilon 骨折分型系统。

(1)Ⅰ型:胫骨远端劈裂骨折,无明显移位。

(2)Ⅱ型:骨折块有移位,骨折粉碎不严重。

(3)Ⅲ型:关节面骨折块粉碎及塌陷。

2.Kellam 和 Waddell 分型

(1)A 型:旋转形骨折,胫骨骨皮质轻微粉碎或未粉碎,包括 2 块或更多关节骨折块,腓骨通常于穹顶上方发生横形骨折或短斜形骨折。

(2)B 型:由轴向负荷引起的压缩骨折,典型 X 线表现包括胫骨前方骨皮质粉碎,胫骨多发粉碎性骨折块,距骨上移,踝关节间隙变窄。

3.Ovadia 和 Beals 分型

(1)Ⅰ型:无移位的关节内骨折。

(2)Ⅱ型:骨折移位较小。

(3)Ⅲ型:关节面骨折伴几个大的骨折块。

(4)Ⅳ型:关节面骨折伴几个大的骨折块,同时有一个较大的干骺端骨缺损。

(5)Ⅴ型:关节面严重移位及骨质严重粉碎。

(三)Martin 等对分型系统的评价

(1)用于骨折分型时,不同的医师使用 AO/ASIF 分型系统有很好的组内和组间一致性。

(2)用于骨折进一步分组时,不同的医师使用 AO/ASIF 分型系统的组内和组间一致性很差。

(3)与 AO/ASIF 分型系统相比,用于分型时,Ruedi 和 Allgöwer 分型系统的组内和组间一致性较差;但用于分组时则相反。

(4)CT扫描不能提高分型的一致性,但可以提高对关节面受累情况判断的一致性。

四、合并伤

1.骨创伤

其他损伤通常是指由轴向负荷引起的损伤,包括跟骨骨折、脊椎骨折、骨盆垂直剪切骨折及其他长骨骨折。

2.软组织损伤

(1)开放性骨折。

(2)闭合性骨折:因为Pilon骨折多为高能量损伤,因此,尽管可能无伤口,但软组织损伤也非常严重。

3.神经、血管损伤

4.身体其他部位的损伤

由高能量所致的创伤可能累及头部、胸部、腹部或其他部位。

五、治疗

(一)治疗原则

Pilon骨折涉及胫骨负重关节面骨折,且伴有周围软组织的脆弱、干骺端甚至包括胫骨下段的粉碎骨折的不稳定、关节面的损坏不平整及关节软骨的损伤等症状,治疗以修复关节面、有效维持骨折复位稳定、早期关节活动、恢复关节功能、预防并发症为主。

(二)保守治疗

一般采用手法复位或跟骨牵引后石膏、超踝夹板、单纯外固定架固定。Bourne等报道保守治疗优良率仅43%,分析其原因,由于骨折的解剖位置特殊性和对关节功能的要求,保守治疗关节面的移位整复困难、控制旋转对位对线能力差、骨折端易移位、干骺缺损也不能植骨,而致骨折延迟愈合、不愈合或畸形愈合等后期的并发症发生率较高。故保守治疗适用于少数骨折无移位、关节囊保持完整、没有明显脱位的骨折。有条件可采用经皮克氏针或螺钉有限固定加用辅助外固定或直接用AO的切开复位坚强内固定,旨在缩短外固定时间,早期功能锻炼,避免单纯外固定发生骨折再移位的可能性。

(三)手术治疗

已逐渐形成Pilon骨折手术治疗的"BO"原则,强调细致的软组织暴露、骨折块的有限剥离、间接复位技术、稳定固定后的早活动和晚负重的指导原则,其目的是为尽可能保护骨、软组织活力,进行关节面复位,并提供能使踝关节早期活动的固定。

1.手术时机

选择手术治疗的先决条件是允许术后有足够的软组织覆盖,因此,软组织条件良好,骨折损伤的程度轻微,特别是低能量的损伤,手术应该在伤后8~12小时内进行。对软组织损伤严重的或粉碎性骨折,其手术时机,应做两步处理:第一步稳定软组织,跟骨牵引或有限固定腓骨并外固定支架固定,维持肢体的长度,防止软组织挛缩,等待肿胀消退、软组织条件许可;第二步行胫骨切开复位内固定,时间多在5天～3周之间为宜。合并有其他部位复合伤者则可暂行外固定架固定,时机成熟行Ⅱ期手术。

2.手术方法

(1)分期切开复位内固定:如果软组织条件允许,切开复位内固定是最佳治疗手段,可用于几乎所有病例,允许踝关节早期活动,避免针道感染、外固定器臃肿等问题。避免在伤后早期进行最终的切开复位内固定,因为在急性期手术发生各类并发症的风险极大。受伤后5天内行切开复位内固定手术的并发症率高达50%,伤后7～21天手术的并发症率显著降低。但在未能准确重建胫骨解剖长度的情况下延期手术,会使关节面及干骺端的复位极为困难。因此强调采取分期治疗原则,早期重建肢体的长度,利用韧带整复作用协助复位。这些措施使得日后的手术更加容易,并因减轻下方骨块的挤压,加快软组织恢复。采用跟骨牵引(10磅)、跨关节外固定、腓骨接骨板或联合上述方法来重建腓骨的长度。无论采取牵引还是外固定,都应保证最终手术时预期切口的清洁。在抬高患肢的同时,注意监测软组织的情况。皮肤出现褶皱提示肿胀开始减轻,是最终手术的必要条件。手术切口不得经过水疱,除非水疱已经完全上皮化。

一旦软组织肿胀消退,即可对Pilon骨折实施切开复位内固定手术,包括以下步骤:①腓骨切开复位内固定。②解剖复位关节面并妥善固定。③将关节面骨块与干骺端/骨干复位并妥善固定。④干骺端骨缺损时进行植骨。

腓骨复位时必须正确重建腓骨的长度,连接腓骨与胫骨外侧的韧带牵拉前外侧骨块,而后外侧骨块位于解剖位置的远端。Chaput骨块的解剖复位是固定的基石,以此为标准复位其他关节骨块。

(2)手术入路:切开复位内固定的入路取决于骨折线。绝大多数胫骨前方的骨折线是完全的,分开相邻的骨块即可复位塌陷的关节面。但应注意,采用双切口时桥接的皮肤宽度不得少于7cm。CT扫描对于了解骨折线的位置以及采取何种入路最能良好地复位关节面极为重要。传统的前内侧入路位于胫前肌腱前方,恰在胫骨嵴外侧。当前方的骨折线更偏外时,采用位于伸趾肌腱和第三腓骨肌之间的前外侧入路。后内侧入路位于趾长屈肌后方,对复位大的后内侧骨块更为有用。还可采用将腓骨肌腱向前方牵引来同时显露胫腓骨的后外侧入路。

选定手术入路后,首先切开复位并用接骨板固定腓骨。经过所选入路复位关节面骨折。复位后用克氏针和拉力螺钉固定。随后将关节面与干骺端或骨干妥善固定,视骨折的类型将接骨板放置在前方或内侧。小型内植物比大型内植物更具优势。重建机械力线和旋转力线非常重要。干骺端如有缺损,应植入松质骨或骨替代物。

(四)经皮接骨板固定

经皮接骨板固定是治疗Pilon骨折的新技术,尤其适用于简单的完全关节骨折(OTA C_1)。这种方法采用闭合复位或经皮复位,维持关节骨块的正确力线,用接骨板将其固定于胫骨近端。经皮放置的接骨板位于皮下与胫骨骨膜之间。透视下在骨折近远端分别用螺钉固定,确保螺钉位置正确。绝大多数病例合并腓骨骨折,也应复位并用接骨板固定。手术前软组织肿胀必须充分消退。这种方法的优点是可以早期活动踝关节,避免大切口带来的风险。缺点是必须采取间接复位,不能直视干骺端骨折情况。因此术者必须熟悉间接复位技术,并用影像技术评估复位效果。

(五) 术后治疗

无论采取何种治疗,术后都要强调控制肿胀,促进伤口愈合及早活动关节。术后患肢使用夹板制动并避免负重。用支具或断腿石膏继续制动至伤口愈合。使用外固定时,指导患者护理针道,注意避免马蹄足畸形。避免患肢负重,直至X线片出现提示骨折早期愈合的桥接骨痂为止。多数医师不允许患者在12周内完全负重。

(六) 并发症的防治

Pilon骨折尤其是高能量创伤的Pilon骨折术后并发症的发生率很高,且很严重,并发症可分为早期和晚期并发症,早期并发症包括伤口裂开、皮肤坏死、表浅或深部感染,主要是由于创伤致组织受到严重损伤,局部软组织张力太高难以覆盖胫骨远端。术后晚期并发症主要包括骨折延迟愈合、骨不连、骨折畸形愈合、关节僵硬、创伤性关节炎等。早期并发症可利用腓骨肌覆盖腓骨,外侧腓骨伤口用游离植皮覆盖,以保证内侧胫骨伤口无张力缝合;Pilon骨折软组织损伤,应在处理伤口、肿胀消退后延期手术,应用有限内固定,维持骨折复位后的力线,辅以石膏外固定或外固定支架,降低皮肤坏死的发生率。晚期并发症一般都需要再次手术,甚至要行踝关节融合或截肢术。随着健康观念的更新和现代假肢技术的发展,对于不可重建的Pilon骨折,也可考虑行关节融合术和截肢术,但适应证的掌握应严格和慎重。

总之,从文献报道的有关Pilon骨折治疗的临床研究来看,制定合理而完善的术前计划、有限内固定结合外固定治疗以及根据软组织损伤情况分期治疗,降低了软组织损伤导致的并发症发生率,已显示出其明显的优越性。同时,治疗过程中踝关节早期功能锻炼,避免过长时间的外固定,能最大限度地减少针道感染、关节僵硬等并发症。

第七节　髌骨骨折

一、髌骨在膝关节生理运动中的主要作用

(1)传导并增强股四头肌的作用力。
(2)维护膝关节的稳定。
(3)保护股骨髁,使其免受直接外伤性打击。

移位的髌骨骨折损害伸膝装置的功能,造成伸膝受限和无力,髌骨关节面的严重移位或位置不良会引起髌股关节的退行性变,髌骨骨折的治疗目标是获得完全的解剖矫正愈合,以恢复

膝关节的正常功能,而绝非简单的恢复伸膝装置的连续性。

二、发病机制与分型

髌骨骨折的发生率约1‰,以青壮年多见,大多数髌骨骨折发生在屈膝时用力收缩股四头肌的创伤事件或膝前遭受的直接打击,如由汽车仪表盘撞击或棒球杆打击也会引起髌骨骨折。通常,骨折时髌骨受力越大,粉碎越严重,切开复位和内固定的难度越大。

髌骨骨折的分类根据其受伤机制可分为4个基本类型:横断型、粉碎型、纵型和撕脱型(图2-7-1)。

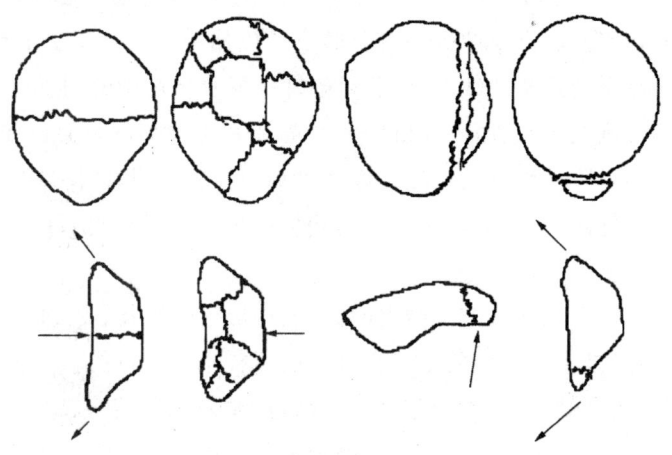

图2-7-1 髌骨骨折的类型

三、临床表现

通常在创伤事件后患者会有膝部疼痛。常可见擦伤和肿胀。大多数患者由于伸膝装置不完整而不能主动伸膝,在移位的髌骨骨折处,常可在骨折块之间摸到缺损。

多块髌骨骨折可有骨擦感,但没有骨擦感不能排除骨折。如果膝部肿胀明显,穿刺抽吸有助于缓解疼痛,并可向关节内注射麻醉剂以便进行膝韧带的彻底检查。

髌骨骨折应拍摄前后位、侧位及轴位X线片,对骨折进行影像学检查和评估。横形骨折在侧位X线片上最清楚,而垂直型骨折、骨软骨骨折及关节面不平最好在轴位X线片上观察。有时需要对比观察对侧膝关节的X线片,以便将急性髌骨骨折与二分髌骨鉴别开来,二分髌骨是由于髌骨上外侧部分未融合所致,一般为双侧。

四、治疗

(一)处理原则

如骨折无移位,关节面无严重破坏,内、外侧支持带无撕裂可用非手术治疗,骨片分离或关节面不整齐均须做手术治疗。一般认为骨片分离小于3mm,关节面不一致少于2mm可接受做非手术治疗。如果分离或关节面不一致较大就须做手术治疗。经长期随访,非手术治疗具有良好的疗效。髌骨骨折的治疗有各种不同的观点,特别是对髌骨切除术。因为髌骨切除后,股四头肌的作用范围、牵拉膝关节的旋转中心被缩短,需要较大的股四头肌收缩力来完成同样程度的膝关节伸直。髌骨的存在增加了膝关节旋转中心的范围,也增加了髌骨股四头肌的力学优势,使膝关节伸直作用更为有效。对髌骨切除术的异议有:

(1)虽然膝部活动可能恢复相当快,但股四头肌的强度恢复较慢。

(2)髌骨切除后忽视锻炼,股四头肌明显萎缩可长达几个月。

(3)膝关节的保护能力消失。

(4)髌骨切除处有病理性骨化存在。

Burton、Thomas等指出应注意后一种并发症,较小的骨化临床表现可能不明显,但较大的可以发生疼痛和活动受限,严重的病例新骨形成足以使股四头肌肌腱的弹性消失及膝关节屈曲活动受阻;因为髌骨切除术的缺点,对非粉碎性横形骨折可做解剖复位及内固定。如果髌骨近侧或远侧已粉碎,则切除小骨片,保留较大的骨片并重建伸膝装置。如粉碎较为广泛,关节面不可能重整,则不得不做髌骨全切除。许多医师的经验证明,即使是髌骨复位并不十分理想,但经适当的功能训练后,其关节功能仍能达到较好的水平。因此,保留髌骨应是髌骨骨折处理中的重要原则。

若关节面整复完成,可用各种方法做内固定,如环形钢丝结扎、骨片间钢丝结扎、螺丝钉或钢针或 AO 张力带钢丝技术。国内的记忆合金抓髌器技术经大量的临床病例证实在掌握合适的适应证和操作技术的基础上是十分有效的。骨科医师对内固定方法的选择可有所不同,但都希望有足够坚实的固定以实现早期活动。髌骨骨折处理后的早期活动对预防关节粘连所致的关节活动度损失是至关重要的环节。

(二)非手术处理

经 X 线片证实髌骨骨折线无明显移位的,可以通过伸直位的长腿石膏固定使其自然愈合。此外,中医中髌骨的正骨方法与工具对髌骨骨折的保守治疗也有较好的效果。X 线片随访以防止再移位是非常重要的。通常固定 6 周可获得较牢固的骨愈合。期间的股四头肌训练和去除固定后的 ROM 训练对功能恢复具有积极的作用。

(三)手术处理

若皮肤正常,手术可以在伤后 24 小时内进行。皮肤有挫伤或撕裂伤最好住院并立即手术。如皮肤挫伤伴有表浅感染,宜延迟 5～10 天后手术,以避免手术创口的感染。

髌骨骨折的常用手术径路通常是采用髌前横向弧形切口,长约 10cm,弧形尖端向远侧骨片,使有足够的显露以整复骨折,并能有利于修复破裂的股四头肌扩张部。如果皮肤有严重挫伤,应避开伤处。向近侧和远侧掀开皮瓣,显露整个髌骨前面、股四头肌联合肌腱和髌腱,如骨片有明显分离并有股四头肌扩张部撕裂,必须小心显露内侧和外侧,去除所有分离的小骨片,检查关节内部,注意是否有骨软骨骨折存在。冲洗关节腔,去除凝血块及小骨片,用巾钳或持骨钳将骨片做解剖复位,并采用合适的方法将骨片做内固定。

1.张力带钢丝固定

AO 推荐应用髌骨骨折张力带钢丝固定的原则治疗横形髌骨骨折。其固定原理是以钢丝的适当位置,将造成骨片分离的分力或剪力转化成为经过骨折处的压缩力,可使骨折早期愈合及早期进行膝关节功能锻炼。通常用两根钢丝:1根按惯例的方法环扎,1根贴近髌骨上极横形穿过股四头肌的止点,然后经过髌骨前面到髌腱,再横形穿过髌腱到髌骨前面即张力面,最后修复撕裂的关节囊。这种状况下,膝关节早期屈曲活动可在骨折断面间产生压缩力,使髌骨关节面边缘压缩在一起或用钢丝"8"字形交叉于髌骨前面。粉碎性骨折可再用拉力螺丝钉或克氏针做补充固定。

2.改良张力带

改良张力带是目前治疗横形骨折较多使用的方法。显露髌骨后,仔细清除骨折表面的凝血块和小骨片,检查支持带撕裂的范围和股骨滑车沟,冲洗关节腔。如果主要的近侧和远侧骨片较大则将骨片整复,特别要注意恢复光滑的关节面。将整复的骨片用巾钳牢固夹持,用两根2.4mm的克氏针从下而上穿过两端骨片钻孔,两枚克氏针应尽可能平行,连接上下两端骨片,并保留克氏针的末端使略为突出于髌骨和股四头肌腱附着处。将1根18号钢丝横形穿过股四头肌肌腱附着处,尽可能使骨片密合,深度须在克氏针突出处,然后经过已整复的髌骨前面,再将钢丝横形穿过下端骨片的髌腱附着处,深度也须在克氏针突出处,钢丝再返回到髌骨前面,将钢丝的两个末端拧紧。必要时另外再用第2根18号钢丝做"8"字形结扎,将2枚克氏针的上端弯转并切断。克氏针截短后,再将其已弯曲的末端嵌入钢丝环扎处后面的髌骨仁缘。间断缝合修复撕裂的支持带,术后不做外固定。2~3天后,允许患者扶腋拐行走。如果支持带没有受到广泛撕裂,5~7天后膝关节可做轻柔的活动。如已做广泛的支持带重建,活动须延迟2~3周。

3.钢丝(或肋骨缝线)环形结扎固定

钢丝或缝线环扎法是一种传统的髌骨骨折治疗方法。目前已被坚固的固定并使关节能早期活动的方法如张力带法等替代。钢丝穿过髌骨周围的软组织,不能取得坚固的固定,如使用该方法,须在3~4周后才能进行膝关节活动。但对于一些粉碎的髌骨无法以克氏针固定的情况下,钢丝环扎仍是可取的。

(1)手术方法:先在髌骨外上缘穿入18号不锈钢丝,在髌骨上极横形经过股四头肌膜。可用硬膜外针头在以上部位穿过,然后将18号钢丝穿入针芯内,再将针头从组织中退出,18号钢丝就在针头径路上引出。再在2个骨片内侧缘的中部,相当于髌骨的前、后面之间,以同样方法将钢丝内侧端穿过。接着将钢丝的内侧端由内向外沿着髌骨远端横行穿过髌腱,并再使钢丝沿着髌骨到髌骨外上缘,这样就可使髌骨缝合。如果钢丝只通过肌腱而不经过骨片,固定就不牢固,因为在张力下钢丝可使软组织切断,造成骨片分离,尤其是缝合位于后方基底处,更易造成前方分离。将钢丝的位置处于髌骨前、后面之间的中心位可阻止骨片向前、后张开,相近的骨片可用巾钳或持骨钳将它们保持在正确位置,然后将钢丝收紧后再将两端拧紧。骨片整复后,要特别注意关节面的关系,并在关节囊缝合前直接观察和触诊。最后切断残余钢丝,将残端埋入股四头肌腱内。钢丝两端拧紧之前,先在钢丝插入处将其前面一部分拧紧,再把缝合后露在外面的钢丝两端拧紧,使钢丝两端都产生压力并通过骨折部位起固定作用。

(2)术后治疗:术后用石膏托固定,鼓励患者做股四头肌训练,几天后可使患者在床上做抬腿锻炼。10~14天拆线,用石膏筒将膝关节置于伸直位。如果小腿肌肉有控制力,可允许患者用拐杖行走。横形骨折在3周拆除石膏,可做轻度活动锻炼;6~8周肌肉力量恢复时即可不用腋杖。骨折愈合后在大多数情况下应拔除钢丝,否则其会逐渐断裂而致疼痛和取出困难。

(3)记忆合金聚髌器:记忆合金聚髌器利用记忆合金在常温下的记忆原理,设计了爪形髌骨固定装置。将髌骨整复后,将聚髌器置于冰水中使其软化,将其固定钩稍拉开并安装于髌骨前面,使其设计的钩状爪固定髌骨的上下极,待恢复体温后,记忆合金硬化并回复原状,从而获得牢固固定。

(4)髌骨下极粉碎性骨折的处理:髌骨下极撕脱是髌骨骨折中常见的类型。表现为髌骨远端小骨块的粉碎性骨折,留下了较为正常的近侧骨片。这个骨片是伸膝装置的重要部分,应该保留。由于后期发生髌股关节炎的情况很多,因此要仔细地将髌腱缝合于骨片上,注意避免骨片翘起和尖锐的骨片边缘磨损股骨滑车沟。

横形切口显露骨折,清除关节内的小骨片和软骨碎片,如果近侧骨片较大应将其保留,修整关节囊和肌腱的边缘,切除粉碎骨片,保留一小片髌骨远极的小骨片并深埋于肌腱中以便于定位。修整近侧骨片的关节缘并用骨挫挫平。在近侧骨片的关节面正好位于关节软骨前面时向近端钻两个孔,用1个针穿过附着于髌腱上的小骨片远侧,引入18号钢丝,再将钢丝两端穿过已钻孔的近侧骨片,将钢丝拉紧,这样可使髌韧带内的小骨片翘起呈直角方向连接于相对的骨折面。如果缝合钢丝位于骨折处后面,髌腱可与骨片的关节缘基本相连,因此可阻止小骨片翘起,使其粗糙面不会接触股骨。也可以粗缝线代替钢丝结扎。

偶尔也有髌骨近端粉碎性骨折,留下远侧骨片大半,若这个骨片具有光滑的关节面也应保留,并按已叙述过的方法处理,但应考虑到大部分髌骨下极没有关节软骨覆盖。如果残余的髌骨小于1/2,应把残余髌骨完全切除,尽可能保留大部分髌骨和髌腱,清除关节内的骨片并冲洗清创,用18号不锈钢丝穿过髌骨边缘和髌腱缝合,并将内、外侧关节囊及股四头肌扩张部重叠缝合,钢丝收紧,将肌腱末端完全外翻于关节外面。缝紧时,钢丝能形成直径约2cm的环形,咬断拧紧后的钢丝残端并埋入股四头肌腱内,间断缝合关节囊,并将股四头肌腱和髌腱末端重叠缝合,将伸膝装置稍缩短,术后将膝关节保持伸直位,以维持伸膝装置张力。

第八节 踝部骨折

一、概述

踝部骨折是创伤骨科最常见的关节内骨折,约占全身骨折的3.92%,青壮年多见。但近年国外的统计数字显示,老年女性更易于发生踝关节骨折,这可能与经济的发展水平以及生活、工作环境的不同而有异。AO组织在1958年成立以后积极推广内固定技术以及手术治疗踝部骨折,但发现与非手术治疗结果类似。1970年以后,大量解剖学、生物力学以及临床研究的综合结果表明了准确重建踝关节的重要性,手术治疗的效果亦有明显提高。目前的进展是重新强调软组织治疗的重要性以及"生物固定"的概念。

二、诊断步骤

(一)病史采集要点
(1)有否外伤史,受伤机制,暴力的大小。
(2)疼痛的程度,患肢的运动感觉情况。
(3)是否头晕、昏迷,是否合并胸腹疼痛、胸闷、呼吸困难。

(二)体格检查要点
1.全身情况
神志意识,血压状况,呼吸是否通畅,胸腹有否挤、压痛。
2.局部检查
是否开放伤。患肢局部肿胀、疼痛、畸形、骨擦感阳性,假关节形成。肢端的血运、感觉和运动情况。

(三)辅助检查要点
主要是X线平片检查,可明确骨折和类型。尚需注意其他合并伤,比如腓骨近端骨折等。
必要时行胸腹部X线片或B超检查,了解内脏情况。
必要时查血气分析,若血氧分压低应警惕脂肪栓塞综合征(FES)。

三、诊断标准

(1)依靠查体和X线表现。
(2)骨折和韧带损伤的临床表现相似,疼痛、肿胀、畸形、功能障碍。
(3)正、侧位X线片是必需的,有时须加照踝穴位(小腿内旋20°,踝关节正位)。结合查体,必要时须照小腿全长片、应力像、健侧片。
(4)CT有时是必要的,MRI对诊断软组织损伤有帮助。

四、治疗

踝关节面比髋、膝关节面积小,但其承受的体重却大于髋膝关节,而踝关节接近地面,作用于踝关节的承重应力无法得到缓冲,因此对踝关节骨折的治疗较其他部位要求更高。踝关节骨折解剖复位的重要性越来越被人们所认识。Ramsey等指出,距骨向外错位1mm,即可使胫距关节面的接触减少42%。Wilson统计距骨有倾斜或移位者,发生创伤性关节炎者占75%。正是基于大量的基础和临床研究,从20世纪70年代起,处理这些创伤的原则发生了巨大的改变,主要是要求将骨折脱位解剖复位,并维持至骨折愈合。如此能达到更好的效果,出现的问题更少,康复更快。具体是要求胫骨下端凹形关节与距骨体的鞍状关节面吻合一致;而且要求内、外踝恢复其正常生理斜度,以适应距骨后上窄、前下宽的形态。即使简单的单踝骨折,只要移位,距骨必然发生脱位,踝穴正常的解剖关系也必然遭受破坏。治疗时均应给予足够的重视。

(一)非手术治疗

适应证：

(1)无移位的或稳定的骨折。

(2)无须反复整复可达到并维持解剖复位的有移位的骨折。

(3)由于全身或局部条件的影响，患者不能接受手术治疗。

无移位的踝部骨折可以通过短腿行走管型石膏固定在中立位进行治疗，石膏应向上延伸至膝关节附近。近端胫骨石膏塑成三角形控制旋转，并防止腓神经受压。远端内侧和外侧石膏塑形防止内翻及外翻的成角畸形。石膏接触面应广泛分布在后足，避免压力集中在薄的软组织覆盖的骨性突起处。

需要进行闭合复位的，可在骨折急性期，用10mL局麻药注入关节内镇痛后进行。若创伤后超过1天，闭合复位就很难令人满意。不稳定踝部骨折需要在7~10天复片，3周后再次复片。如果3周时位置良好，可用非负重石膏管型固定6周。然后，2~3周短腿管型石膏靴或支架保护以及康复治疗。石膏拆除后，1~2个月内应穿弹力长袜控制浮肿。

(二)手术治疗

适应证：

(1)保守治疗失败。

(2)有移位的或不稳定的双踝骨折，并且有距骨的脱位或踝穴增宽超过1~2mm。

(3)后踝骨折涉及胫骨远端关节面大于25%，并且关节面的移位超过2mm。

(4)垂直压缩型骨折。

(5)多数的开放的踝关节骨折。

1.手术时间的选择

理想的手术时间是伤后6~8小时以内，即在真正肿胀或骨折后张力性水泡发生以前，早期肿胀是由于血肿形成而不是于水肿，有明显水肿或水泡存在时，切开复位必须推迟到软组织情况已经改善时才能施行，遇到这种情况时骨折应行初步的闭合复位并固定于有良好衬垫的石膏内，并应抬高小腿以减轻肿胀，推迟到水肿减轻后再施行手术，这大概需要7~10天。

2.手术切口选择

可选择外侧切口、前内侧切口、后内侧切口或后外侧切口。

3.具体手术方法

(1)A型踝关节骨折的手术治疗：踝关节手术一般先考虑重建腓骨。A型骨折中外踝多为横形撕脱性骨折，用张力带钢丝或拉力螺钉或1/3环形钢板进行固定。第一步将断裂的外侧副韧带予以修复，可与关节囊作一层缝合。第二步显露内踝骨折，将卷入的骨膜仔细翻出以显露骨折端，前关节囊通常撕裂故而易于观察骨折之关节内部分，胫骨前缘的小游离骨片可以切除，但大的骨折片应复位，胫骨关节面的嵌压骨折复位后的松质骨缺损可行植骨。由于此型的内踝骨折系由内收应力引起，胫骨内侧皮质的压缩要比骨折的张力侧严重得多，而且内踝的骨折线多为接近垂直的斜形，因此，张力带钢丝不适用于A型的内踝骨折。撕裂的关节囊不需缝合。后内侧骨折块，可自后内侧对其细致复位并作内固定。

近年来生物可吸收材料在踝部骨折中的使用日益增多,具有免除二次手术的优点,并可减少金属钉尾长期顶起刺激皮肤引起的局部疼痛。但有报告指出它可能导致骨折不愈合率增高,并可能由于可吸收材料的崩解导致 5%～10% 的无菌性窦道和渗出。

(2)B 型踝关节骨折的手术治疗:仍然首先显露腓骨。通过腓骨骨折部位可以显露距骨的顶部,如果有片状骨折块可以予切除。沿腓骨后缘确定复位后,使用皮质骨拉力螺钉垂直骨质面拧入并穿透对侧皮质骨固定之。或使用 1/3 管型钢板放置于后侧,以防止远端骨折碎片的移位。也可二者兼用。此型骨折用张力带钢丝并不是良好选择。术中需进行 X 线检查确认螺钉不会进入关节腔。

内踝骨折为撕脱性,根据骨折片的大小,可用小松质骨钉或张力带克氏针作固定,如果没有软组织嵌入,三角韧带断裂可不显露也不必缝合。

外踝的准确复位可以使后外侧骨片向上移位得到复位,因为二者由下胫腓后韧带相连接。较大的又波及负重关节面的骨片应通过后内侧入路仔细复位,1 枚克氏针向前内钉入作暂时固定。永久性固定则以松质骨螺钉自前向后方向作固定。

(3)C 型踝关节骨折的手术治疗:由于 C 型(旋前外旋型)骨折的腓骨骨折通常是短螺旋形或短斜形或横断形,位于下胫腓联合以上,所以固定时更多的是使用 1/3 环形钢板或小钢板,单独使用螺钉固定是不大可能的。

整复的目的第一步是使踝关节得以修复,而不是腓骨骨折复位。第二步是显露下胫腓联合前部,如果胫骨有撕脱骨折(Tillaux-chaput 结节)或腓骨撕脱骨折,则复位后以小的拉力螺钉或穿过骨质的钢丝固定,如果下胫腓前韧带自实质部断裂则应缝合。第三步是如何处理下胫腓联合,这要根据下胫腓联合的稳定程度、骨间膜损伤范围、腓骨内固定的牢固程度来决定。可以用小钩来钩住腓骨往外侧牵拉,试图使远端腓骨从胫骨向外侧移位,如果距骨出现了 3～4mm 的外侧移位,就表明下胫腓联合存在不稳定。这种探钩试验检查方法也叫作 Cotton 试验。严重的移位表明需要做下胫腓联合的固定手术。

4.术后处理

术后用负压吸引 24～48 小时。为防止马蹄足畸形,当患者仍处于麻醉时给予石膏托将踝关节置于 90°位。一旦患者活动时不疼且肿胀已减轻则可去除石膏托,一般在手术后 4～10 天左右。

(三)并发症

1.软组织坏死缺损

如果有皮肤缺损,先用湿的和干的敷料交替敷裹 5～7 天,然后可行分层皮片移植术。也可以使用皮肤替代品,特别是当骨和肌腱暴露时,也可以进行带血管皮瓣移植术。

2.感染

开放性踝关节骨折在内固定术后发生感染的风险较高。当术后发生感染时,必须用最有效的进路立刻进行外科清创术,对深部伤口进行细菌培养,对症处理开放后的伤口并根据培养结果使用合适的抗生素。踝关节不要留下开放的伤口,而应清创后闭合引流,以防脓液在关节内积聚。如果踝关节无法闭合,在慎重考虑后应尽早予以局限性软组织移植或带血管皮瓣移植。

对于感染病例是否必须去除金属植入物,传染科医师与矫形外科医师之间可能存在着争论。如果植入物是稳定的,即使存在严重感染,通常依然应将植入物留在体内直至骨折愈合。

3.骨折不愈合

最常见为内踝骨折,其原因有复位不良、断端分离以及骨折断端间软组织嵌入。诊断条件一般是伤后半年以上在X线片上仍可见到清晰的骨折线、骨折断端硬化、吸收等征象。部分患者可能临床症状不严重,因为有较为坚强的纤维性愈合。可选用松质骨嵌入或松质骨充填于断端之间的方法进行植骨。

外踝骨折不愈合较少见,据文献报告0.3%左右,但所产生之症状远较内踝骨折不愈合严重。因为在步态周期的负重期中期跟骨轻度外翻、距骨外侧挤压外踝,同时当外踝骨折不愈合时对距骨外移和旋转的支持作用减弱,最终将导致踝关节退行性改变,因此,如已明确诊断外踝骨折不愈合就应行切开复位内固定及植骨术。

4.畸形愈合

踝关节骨折的畸形愈合多由复位不良引起,如果腓骨中下1/3骨折有重叠移位并有短缩畸形,可行腓骨截骨延长术。如果内踝对距骨的复位有所阻挡,则须行内踝截骨并清除关节内的瘢痕组织。还应清除胫骨下端腓骨切迹内的瘢痕组织,以使腓骨长度恢复以后与切迹完全适合。踝关节骨折畸形愈合并有严重的创伤性关节炎者,不应再做切开复位术,而应考虑踝关节融合术,老年患者亦可行人工踝关节置换术。

5.创伤性关节炎

踝关节创伤性关节炎的发生与原始损伤的严重程度、距骨复位不良仍残存有半脱位或倾斜,以及骨折对位不良而影响踝穴完整性等因素相关,踝关节软骨与距骨关节软骨的损伤也是继发创伤性关节炎的重要原因。

处理上可以应用非类固醇类消炎镇痛药,穿足跟抬高的鞋子,或应用足跟部有避震垫踝部固定的短腿支架。如果仍然效果不佳,就应考虑行关节融合术。全踝关节置换术也是一种选择。

6.迟发性韧带联合不稳定

少数病例在踝关节骨折后,尽管骨与骨之间解剖关系正常但仍出现了踝内侧间隙增宽,并伴有疼痛和肿胀等症状。其中的大多数病例中,三角韧带连同外侧韧带联合都出现功能不全。可以通过重建术来处理这类问题,胫腓前韧带可用第五趾伸肌腱进行重建。

7.胫腓骨性联结

骨性联结在胫腓联合韧带用和不用螺钉固定时都有发生,因此可能与最初损伤的严重程度有关。它可能没有症状或只是在用力按压时出现疼痛。假如这样,那么切除异位骨化组织可能会缓解症状。

第九节 足部骨折

一、距骨骨折

(一)简介

距骨的解剖形态非常特别。距骨表面3/5都被关节软骨覆盖,7个独立的关节面与胫骨、腓骨、跟骨和舟骨形成复杂的关节面。其中跟骨关节面形成距下关节。大约25%的距下关节面是由距骨后侧突组成。滑车的前内侧面、滑车中央面和外侧突形成踝关节的距骨部分。距骨是由内外踝组成的骨性限制和踝关节的韧带维持住其位置的。距骨横截面最窄部分位于距骨颈,此处骨皮质相对薄弱,因此也易于在高能量创伤时发生骨折。

距骨骨折在足部骨折中仅有3%~6%。距骨颈和体部骨折常源自高能量创伤,因此也常合并其他损伤。造成距骨颈骨折移位的高能量创伤常损伤距骨有限的血供,和(或)破坏关节软骨。距骨突骨折则常由低能量的单一损伤引起。

(二)距骨颈骨折

1.损伤机制

要引起距骨颈较厚的软骨下骨骨折,常需要较大的暴力,如高能量损伤。骨折损伤机制常源自过度背伸暴力。

2.分型

最广泛应用的距骨颈的骨折分型是Hawkins分型,它基于移位和脱位,与推测的距骨血供破坏范围相关联。Hawkins Ⅰ型骨折时无移位骨折,没有半脱位和脱位;Ⅱ型骨折是垂直距骨颈的移位骨折,伴有距下关节脱位或半脱位;Ⅲ型是移位距骨颈骨折,有距下和胫距关节脱位,Ⅳ型则是除距骨颈骨折外,踝关节和距下关节脱位,伴距舟关节脱位或半脱位。在受伤时的移位和脱位程度即决定了对距骨的血运破坏程度及骨坏死的风险。

3.影像学检查

踝关节常用的X线检查(正位、踝穴位和侧位)和(或)足的常用检查(正位、斜位和侧位)被用于距骨颈的诊断。距骨颈Canale斜位能非常好地评估距骨颈的成角和短缩。摄此片时,踝关节最大跖屈位,足旋前15°,X线沿水平位75°投照。在X线平片无法清楚判断骨折但又高度怀疑时应当使用CT。术前CT对于评估骨折粉碎和移位程度以及获得准确的踝关节、距下关节和跗横关节影像学也有帮助。

4.急诊处理和手术时机

历史上,距骨颈骨折被认为是需要立刻复位内固定以减小骨坏死的急诊手术。然而最近的研究发现,受伤后到手术时的时间与骨坏死没有关联。在一项102例距骨颈骨折的回顾性研究中,发生了骨坏死的患者其平均的术前时间是3.4天,而没发生骨坏死的患者平均的术前时间是5天。并且研究发现骨坏死与距骨颈粉碎($P<0.03$)和开放骨折($P<0.05$)有关。

另一项回顾性研究中,预示距骨体血运的Hawkins征在战争导致的59%的距骨体骨折士兵中出现，而伤后到手术时间平均为 12.9 天。延迟固定和骨坏死或创伤后关节炎之间没有明显关联。

又一项针对创伤骨科专家的研究发现，大多数医生并不认为移位距骨颈骨折有急诊手术必要。大部分医生认为 8 小时之后手术没有问题，相当一部分人认为 24 小时后手术都可以接受。因高能量损伤机制和有限的软组织覆盖，21% 的距骨颈骨折为开放骨折，此类骨折则需要急诊清创和冲洗来降低感染概率。

对于任何距骨颈骨折伴随脱位的骨折，都建议尽快闭合复位，以达到距骨颈近解剖复位。一旦复位，脱位的关节因关节面的形态和适配以及周围的结构就能达到比较稳定状态。然而既往也使用过克氏针或跨关节外固定架固定。一些研究者推荐使用外固定架来牵开踝关节以减轻距骨压力，以期降低距骨坏死可能。而另外一些研究则发现外固定架对于距骨颈骨折后预防骨坏死没有任何作用。

5.切开复位内固定

HawkingsⅡ,Ⅲ 和 Ⅳ 型距骨颈骨折适合手术治疗。尽管完全无移位骨折可以非手术治疗，但需要密切复查随访以防骨折继发移位。为避免继发移位和畸形，一些研究者推荐对Ⅰ型距骨颈骨折也行内固定治疗。此外，内固定可允许踝关节和距下关节早期活动。

治疗距骨颈骨折的目标是活动颈部和距下关节的解剖复位。轻微残留的移位也可导致距下关节力学改变。旋转通常难以判断，但避免旋前、旋后或轴向成角等畸形复位非常重要。大部分医生推荐使用双切口技术（前内和前外）来准确地直视解剖复位和固定。前内侧入路从内踝前缘至舟骨粗隆，从胫前肌与胫后肌腱之间进入。前外侧切口从 Chaput 结节至第三和第四跖骨基底。Ollier 入路，从外踝尖至距骨颈斜行切口，对距骨颈治疗也非常有效，它对距骨外侧突和距下关节后关节面的前部有更好的控制。如果骨折延伸到距骨体后侧，那内侧截骨可能就有必要，但此入路更多用于距骨体骨折。

放置于距骨头和体部骨折块的克氏针可以当做撬棒来复位和纠正畸形。至少需要 2 枚螺钉来达到稳定的内固定，减小畸形愈合可能。

通常推荐从前往后放置螺钉，因为此入针点在前方入路中常已显露。但从后往前放置螺钉在横行非粉碎距骨颈骨折模型中表现出更强的生物力学效应。另一项生物力学研究对比了在粉碎距骨颈骨折模型中，使用 3 枚从前往后螺钉，2 枚空心从后往前螺钉，1 枚从前往后螺钉加内侧钢板的三种情况，并没有发现其在失效点或僵硬方面有显著性差异，三者均能胜任主动活动时距骨颈理论上的压力。从后往前放置螺钉需要额外的后方入路，有潜在的损伤腓动脉及分支的可能，而且突出的钉尾可能会限制踝关节的跖屈。

螺钉置入通常采用拉力螺钉方式来对距骨颈进行加压并提供允许踝关节和距下关节早期活动的强度。但如果是粉碎骨折，特别是内侧柱粉碎的，拉力螺钉一般就不能采用，因其会导致畸形。如果是粉碎骨折，可使用贯穿螺钉来维持距骨颈长度。如果有压缩缺损，有时可能会使用骨移植来恢复距骨颈长度。许多研究者都推荐钢板固定来治疗粉碎距骨颈骨折，配合使用或不使用中和螺钉。2.0～2.7mm 系列钢板都可以使用，放置于内侧、外侧或双侧，也即是距骨最粉碎的柱一/双侧。除提供长轴的结构支撑，钢板也能限制远折端的旋转。

术中透视对于评估复位的准确和内植物的位置非常有用。关节镜检查可以提供关节面的直视效果来增加复位的准确性,允许关节内游离体的清理。

术后主动活动常在伤口愈合后开始。常认为关节活动有利于软骨的恢复。完全负重应在6～12周,影像学有充分的证据证实骨折愈合后再开始。

6.并发症

(1)骨坏死:距骨颈骨折最担心的并发症就是因对距骨血供的破坏引起的骨坏死。骨坏死的风险几乎全是由受伤严重程度决定的,但其风险可以通过尽早和准确的手术复位降低,并需要仔细剥离避免对血运的进一步破坏。HawkinsⅠ型的骨坏死概率低于15%,因其仅有进入距骨颈的血运被破坏;HawkinsⅡ型则因跗管和距骨颈背侧血运都被破坏,有20%～50%的坏死率;Ⅲ型和Ⅳ型,则因距骨三条主要血供都被破坏,有69%～100%的坏死率。随着距骨顶部分或全部塌陷,继发的退变导致踝关节和距下关节疼痛和功能丧失,肢体也会发生短缩。

Hawkins征在距骨颈骨折后6～8周时可能出现,在踝关节正位或踝穴位X线平片中可见。如果免负重,残留的血运可供距骨顶下的软骨下骨吸收,造成距骨顶下方的X线透光带。在临床中,出现Hawkins征高度提示一般不会有骨坏死。Hawkins征高度敏感,但特异性差,未出现此征也不一定确定骨坏死。

在平片上,骨坏死表现为与周围骨相比相对硬化。MRI是评估骨坏死存在及范围的最敏感的检查,能帮助指导恰当的治疗。因此,一些外科医生推荐使用钛钉来减小金属伪影。

已诊断骨坏死的最佳治疗目前尚不明确。全部或部分免负重可以推荐使用来避免距骨塌陷。距骨可能通过爬行替代再血管化,但此过程可能需要数年,而患者可能会被要求长期避免负重。在一项针对71名距骨颈患者的研究中,免负重平均8个月者有良到优的结果,但免负重少于3个月的效果很差。使用髋腿支具或短腿支具部分限制踝关节活动的患者有差到好的结果。一些研究者认为免负重对预防骨坏死后的距骨塌陷价值存疑。目前关于限制负重的时间和程度,支具的作用或限制活动来减小骨坏死后遗症等方面都没有定论。

手术治疗距骨骨坏死极度有挑战。关节融合在骨坏死时很难实施,一般作为最终选择。钻孔加压在过去的报道中对某些有骨坏死但没塌陷的病例有效。一名16岁距骨部分坏死的患者使用带血管髂骨骨移植治疗,结果成功再血管化。也有病例使用不锈钢距骨假体治疗骨坏死或严重的距骨损伤,距骨切除预后较差,常伴疼痛,短肢及踝关节和距下关节的活动丢失。

(2)畸形愈合与不愈合:距骨颈骨折后畸形愈合的概率有报道差不多为30%。典型的畸形愈合包括距骨颈内翻畸形和内侧柱畸形。仅2mm的力线不良就会导致距下关节接触压产生很大的变化,进而可能导致创伤后关节炎的发生。很难在平片上准确地评估残留的错位和力线。CT是最准确的测量畸形愈合的方式,在术前计划中也很有用。

一般推荐对畸形愈合的距骨颈骨折进行再次手术以达近解剖位置,但成功与否取决于软组织状态、关节软骨以及是否有骨坏死。这种挽救性的手术需要经原骨折处进行截骨并配合常常需要的骨移植来恢复内侧柱长度以纠正畸形。关节融合是治疗距骨颈骨折畸形愈合的最主要的术式,但其牺牲了正常足的功能。

不愈合在距骨颈骨折中很少见,发病率大约2.5%。带血管蒂骨移植是治疗其的办法之一。延迟愈合比不愈合常见。

(3)创伤后关节炎:长期的随访研究发现创伤后关节炎比骨坏死在距骨颈骨折中更常见,

发病率50%～100%。引起创伤后关节炎的原因是多因素的,包括关节软骨在受伤瞬间的破坏,骨坏死和畸形愈合导致的力线不良和关节不匹配引起的软骨退变。创伤后关节炎受限涉及距下关节但也可以影响踝关节和距舟关节。本病不一定都有临床症状,严重的关节炎有慢性疼痛和功能受限的僵硬,如果非手术治疗无效可能需要关节融合。

(三)距骨体骨折

距骨体骨折不常见,占距骨骨折的7%～38%。距骨体骨折包含的范围非常广,从小块骨软骨损伤到严重的涉及整个距骨体的压缩伤。这些骨折通常由高能量轴向暴力引起,如高处坠落。

小块骨软骨损伤常不明显,但在简单踝关节扭伤后6～8周还有持续性疼痛的患者中应高度怀疑。骨软骨损伤通常位于距骨顶前外侧或后内侧。

一项有38例距骨体骨折病例的研究发现了很高的并发症率。33个月平均随访时,26个患者有完整的X线平片,其中10例有骨坏死,17例有创伤后胫距关节炎,9例创伤后距下关节炎。总计,23/26(88%)有骨坏死和(或)创伤后关节炎。骨坏死和创伤后关节炎在开放骨折和伴随距骨颈骨折的病例中最常见。19例距骨体骨折患者平均26个月(18～43个月)随访中,7例有骨坏死,1例延迟愈合,1例畸形愈合。使用AOFAS踝与后足评分来评估临床疗效,4名患者优,6名良,4名一般,5名差。

(四)外侧突骨折

距骨的外侧突为楔形样的骨性突起,有两个关节面。较小的关节面与腓骨远端相关节,较大的则构成距下关节的前外侧部分。由于其在滑雪板运动中非常常见,因此也称为滑雪板骨折。外侧突骨折的准确受伤机制仍存在争论。一些研究者认为此骨折是轴线暴力加踝关节背伸和内翻造成,而另一些人则认为外旋或外翻暴力才是致病因素。在一个针对滑雪造成外侧突骨折的研究中,轴线暴力有20名(100%),背伸有19名(95%),外旋有16人(80%),外翻有9人(45%)。距骨外侧突骨折经常在平片中漏诊,常被诊断为踝关节扭伤。CT能判断清楚骨折的大小及位置。

无移位的骨折通常制动6周然后部分负重,直到有影像学愈合的证据。大的非粉碎的移位骨折需要切开复位内固定,使用2.0或2.7mm拉力螺钉。手术切口为跗骨窦表面5～8cm的轻度弧形切口,暴露距下关节。手术治疗能改善临床预后,降低距下关节炎可能。移位的粉碎骨折,如无法内固定,则可以切除。

(五)后侧突骨折

距骨后侧突通常构成距下关节后关节面的25%,由内侧和外侧结节组成,中间有供𝺂长屈肌腱走行的沟隔开。距骨后侧突骨折很少见,大部分都仅涉及单一外侧或内侧结节。未融合的籽骨可能会被误认为是后侧突骨折。

引起整个后侧突骨折的原因通常为踝关节极度跖屈位时暴力造成,在后踝与跟骨间产生对后侧突的一股压缩性暴力。后侧突内侧结节骨折一般为足突然处于背伸和旋前位置时,三角韧带的胫距后部处于张力下,引起结节撕脱骨折。外侧结节骨折常为反复的跖屈造成的疲劳骨折。

整个后侧突的骨折常对距下关节面影响很大,需要切开复位内固定。手术入路基于主要移位方向。经姆长屈肌腱与神经血管束的后内侧入路在骨折移位向后内侧时适用,如果骨折移位向后外侧,则采用腓骨肌腱与跟腱间的后外侧入路。

(六)总结

距骨骨折不常见,但其一般都代表损伤暴力大。能引起距骨颈骨折移位的高能量暴力常导致严重的软组织损伤,包含对距骨血运的破坏。对移位的距骨颈骨折行解剖复位和坚强内固定可能最大程度的降低并发症,但创伤后的后遗症一般不可避免。骨坏死的风险常由损伤时暴力决定。尽管如此,但骨坏死依然可以通过及早和准确的手术,仔细的术中剥离,对血运的保护来适当降低。骨坏死和创伤后关节炎是很具挑战的并发症。距骨体骨折有很高的并发症发生率。外侧突骨折常容易被忽视,可能导致创伤后后遗症。

二、跟骨骨折

跟骨骨折是跗骨中最常见的骨折,由于跟骨需负重,尽管在影像学和手术治疗上有很大进展,但治疗结果多不佳。

(一)跟骨解剖特点

(1)跟骨是足部最大一块跗骨,是由一薄层骨皮质包绕丰富的松质骨组成的不规则长方形结构。

(2)跟骨形态不规则,有六面和四个关节面,其上方有三个关节面,即前距、中距、后距关节面。三者分别与距骨的前跟、中跟、后跟关节面相关节组成距下关节。中与后距下关节间有一向外侧开口较宽的沟,称跗骨窦。

(3)跟骨前方有一突起为跟骨前结节,分歧韧带起于该结节,止于骰骨和足舟骨。跟骨前关节面呈鞍状。

(4)跟骨外侧皮下组织较薄,骨面宽厂平坦。前面有一结节为腓骨滑车,其后下方和前上方各有一斜沟分别为腓骨长、短肌腱通过。

(5)跟骨内侧面皮下软组织厚,骨面呈弧形凹陷。中 1/3 有一扁平突起,为载距突,其骨皮质厚而坚硬。载距突上有三角韧带、跟舟足底韧带(弹簧韧带)等附着。跟骨内侧有血管神经束通过。

(6)跟骨后部宽大,向下移行于跟骨结节,跟腱附着于跟骨结节。其跖侧面有两个突起,分别为内侧突和外侧突,是跖筋膜和足底小肌肉起点。

(7)跟骨骨小梁按所承受压力和张力方向排列为固定的两组,即压力骨小梁和张力骨小梁。两组骨小梁之间形成一骨质疏松的区域,在侧位 X 线片呈三角形,称为跟骨中央三角。

(8)跟骨骨折后常可在跟骨侧位 X 线片上看到两个角改变。跟骨结节关节角,正常为 $25°\sim40°$,由跟骨后关节面最高点分别向跟骨结节和前结节最高点连线所形成的夹角。跟骨交叉角(Gissane 角),由跟骨外侧沟底向前结节最高点连线与后关节面线之夹角,正常为 $120°\sim145°$。

(二)分类

1.跟骨骨折根据骨折线是否波及距下关节分为关节内骨折(75%)和关节外骨折

(1)关节外骨折:累及跟骨结节、前结节及载距突。

(2)关节内骨折:累及后关节面。通过 CT 评估后关节面的受累情况,分为无移位骨折(Ⅰ型)、移位骨折(Ⅱ型及Ⅲ型,2~3 个骨折块)及粉碎骨折(Ⅳ型,4 个或更多骨折块)。

2.Sanders 分型

Sanders 分型,是目前公认的分型方法。反映了跟骨后关节面的损伤程度,对治疗方式选择和预后判断有重要意义。

(三)发病机制及诊断

1.关节外骨折

(1)前结节骨折:可分为两种类型。撕脱骨折多见,常由足跖屈、内翻应力引起,分歧韧带或伸趾短肌牵拉跟骨前结节附着部造成骨折,骨折块较小并不波及跟骰关节;较少见的是足强力外展造成跟骰关节压缩骨折,骨折块常较大并波及跟骰关节。骨折易被误诊为踝扭伤。骨折后距下关节活动受限,压痛点位于前距腓韧带前 2cm 处,向下 1cm。检查者也可用拇指置于患者外踝尖部,中指置于第五跖骨基底尖部,示指微屈后指腹正好落在前结节压痛点。

(2)跟骨结节骨折:也有两种类型,一种是腓肠肌突然猛烈收缩牵拉跟腱附着部,发生跟骨后部撕脱骨折;另一种为直接暴力引起的跟骨后上鸟嘴样骨折。

骨折移位较大时,跟骨结节明显突出,有时可压迫皮肤坏死。畸形愈合后可使穿鞋困难。借助 Tompson 试验可帮助判断跟腱和骨块是否相连。有时骨块可连带部分距下关节后关节面。

骨折无移位或有少量移位时,用石膏固定患足跖屈位 6 周;骨折移位较大时,应手法复位,如复位失败可切开复位,螺钉或钢针固定。

(3)跟骨结节内、外侧突骨折:单纯跟骨结节内、外侧突骨折少见且常常无移位。相比较而言,内侧突更易骨折。骨折常由于足内或外翻时受到垂直应力而产生的剪切力作用所致。通过跟骨轴位或 CT 检查可做出诊断。

(4)载距突骨折:单纯载距突骨折很少见。骨折后可偶见屈𧿹长肌腱卡压于骨折之中,移位骨块也可挤压神经血管束。被动过伸𧿹趾可引起局部疼痛加重。

(5)跟骨体骨折:跟骨体骨折因不影响距下关节面一般预后较好。骨折机理类似于关节内骨折,常发生于高处坠落,骨折后可有移位。如跟骨体增宽,高度减低,跟骨结节内外翻等。此类骨折除常规 X 线片外,还应拍 CT 检查,以明确关节面是否受累及骨折移位情况。

2.关节内骨折

(1)骨折机制与病理解剖:跟骨关节内骨折是由于垂直应力经过距骨作用于跟骨后,由于跟骨和距骨的轴线不同,先造成一个平行距骨后上缘的跟骨剪力骨折。骨折线从跟骨后内向前外,该骨折线又称为初级骨折线。经过跟骨后关节面,将跟骨分为两部分:①跟骨后外侧部分,即跟骨结节骨折块。②跟骨前内侧部分,即载距突骨折块。根据受伤时足所处内、外翻位置不同,每个骨折块包含大小不同的关节面。

由于应力作用,跟骨结节骨折块向外侧和近侧移位,而载距突骨折块由于坚实韧带附着保持原位。应力继续作用,可造成其他骨折,产生次级骨折线。典型骨折有两种类型:①骨折线向后方走行,由跟骨结节后缘穿出,形成舌状骨折;②骨折线向后上方走行,由跟骨结节上缘穿出,则可造成关节压缩骨折。

由于跟骨形态差异、暴力大小方向不同和足受伤时位置不同,可产生各种类型跟骨后关节面粉碎骨折。但在临床中常会出现以下三种情况:①跟骨骨折后,载距突骨折块总是保持原位与距骨有着正常关系。骨折线常位于跟距骨间韧带外侧;②关节压缩型骨折较常见,Sanders Ⅱ型骨折较常见。后关节面骨折线常位于矢状面,且多将后关节面分为两部分,内侧部分位载距突上,外侧部分常陷于关节面之下,并由于距骨外侧缘撞击而呈旋转外翻,陷入跟骨体内;③由于距骨外侧缘撞击跟骨后关节面,使骨折进入跟骨体内,从而推挤跟骨外侧壁突出隆起,使跟腓间距减小,产生跟腓撞击综合征和腓骨肌腱嵌压征。

跟骨骨折后可出现:①跟骨高度丧失,尤其是内侧壁;②跟骨宽度增加;③距下关节面破坏;④外侧壁突起;⑤跟骨结节内翻。因此,恢复跟骨功能应首先恢复距下关节面完整和跟骨外形。

(2)临床及 X 线检查:

①临床检查:骨折多发生于高处坠落或交通事故。男性青壮年多见。伤后足在数小时内迅速肿胀,皮肤可出现水疱或血疱。如疼痛剧烈,足感觉障碍,被动伸趾引起剧烈疼痛时,应注意足骨筋膜间室综合征的可能。亦应注意全身其他合并损伤,如脊柱、脊髓损伤。

②X 线检查:足前后位可见骨折是否波及跟骰关节。侧位可显示跟骨结节角和交叉角(Gissane 角)变化,跟骨高度降低。跟骨轴位可显示跟骨宽度变化及跟骨内、外翻。Broden 位是一常用的斜位,可在术前、术中了解距下关节面损伤及复位情况。投照时,伤足内旋 40°,X 线球管对准外踝并向头侧分别倾斜 10°、20°、30°、40°。

(四)治疗

治疗方法的选择取决于患者的内科情况、活动水平、软组织情况、跟骨骨折的类型(无移位、移位还是粉碎骨折),以及患者的依从性。

活动较少,合并内科疾病(神经病、糖尿病、外周血管疾病、静脉淤滞或阻塞、淋巴肿、免疫抑制)的患者,出现切口并发症的风险较大,不宜手术治疗。出现手术并发症的效果远远不如对相应类型的骨折采取非手术治疗。

无明显移位的跟骨关节内骨折(关节内台阶<2mm,增宽<3mm)应采取非手术治疗,4周内避免负重。石膏制动可造成距下关节僵硬,故其作用仍有争议。

手术治疗的绝对指征是年轻且依从性好的患者,后关节面半脱位、鸟嘴样骨折(跟骨结节撕脱骨折),以及开放损伤。

对经过选择的关节内移位骨折(Sanders Ⅱ型、Ⅲ型)可行手术治疗。平片上移位的标准是跟骨后关节面或跟骰关节丧失一致性、跟骨后关节面与距骨关节面不平行、轴位像上跟骨结节短缩>4mm,以及 Bohler 角<10°。

手术采用扩大的外侧入路。应待肿胀已经消失、踝关节外翻时足背可见皮肤皱纹再考虑手术(10~14 天)。切口位于跟腱前方,到达远端后向前转 90°并与足底平行。沿切口直接切到跟骨。向前上方掀起包含腓肠神经及腓骨肌腱的皮瓣,显露出整个跟骨外侧面,包括跟骰关节及后关节面。首先复位跟骨结节(向远端牵拉以恢复高度、纠正内翻、整体内移),以便显露骨缺损。直视下复位后关节面及截距突,并用拉力螺钉固定。前方跟骰关节面的骨折块可视情况复位并与后方骨块固定在一起。整体结构用解剖型低切迹接骨板及一定的螺钉固定。在大的骨缺损处植骨可改善稳定性。术中透视以确认复位效果及接骨板的位置。术中距下关节镜检查有助于提高关节面的复位速度及质量。

Sanders Ⅳ型粉碎骨折(后关节面碎成4块或更多)的健康个体,应行一期距下关节融合,比畸形愈合或瘢痕形成后再行重建,在效果和技术难度上更具优势。

有时,舌形骨折采用 Essex-Lopresti 经皮穿针法,即用粗的克氏针从后向前穿过舌形骨块。利用克氏针在透视下撬拨复位,随后进针固定于距骨(如有可能也可固定于前/下骨折块)。这种方法很少能获得解剖复位,但适用于易出现切口并发症的患者。

单纯的跟骨结节骨折多由直接暴力所致,大多没有明显移位,避免负重3~6周即可愈合。少数移位的跟骨结节骨折,移位骨折块位于内侧,骨折复位后用螺钉固定。

由跟腱撕脱引起的跟骨结节骨折大多移位明显。可经内侧入路显露、复位并用大的空心螺钉及垫圈固定。难以复位者,在腓肠肌及跟腱交界处将其上移,以利于重建及提高稳定性。

术后,如果固定牢靠,则无须制动;但应避免负重4~6周。极少情况下,对移位极少患者,可用轻度马蹄位的短腿石膏制动6周。术后应定期拍片随访。移位加重是切开复位内固定的指征。

移位很少的截距突骨折用短腿负重石膏制动4~6周。较大的骨折块需要切开复位并固定。因该骨折是分歧韧带的起点,因此建议不要切除。该骨块大多较小,固定不稳,因此患足应固定于中位。慢性情况下,如持续疼痛或出现软组织问题,应考虑切除骨块。

跟骨脱位的治疗与距下关节脱位的治疗相同。应立即尝试闭合复位。如未成功,应行切开复位。闭合复位后,应检查距跟关节内有无游离体。如存在游离体,应将其清除。复位后一般比较稳定,无须内固定。用短腿石膏制动数周。

(五)并发症

1.伤口皮肤坏死、感染

外侧入路L形切口时,皮瓣角部边缘有可能发生坏死,所以手术时应仔细操作,避免过度牵拉。一旦出现坏死,应停止活动。如伤口浅部感染,可保留内植物,伤口换药,有时需要皮瓣转移;深部感染,需取出钢板和螺钉。

2.神经炎、神经瘤

手术时可能会损伤腓肠神经造成局部麻木或形成神经瘤引起疼痛。如疼痛不能缓解,可切除神经瘤,将神经残端埋入腓骨短肌中。在非手术治疗时,由于跟骨畸形愈合后,内侧挤压刺激胫后神经分支引起足跟内侧疼痛,非手术治疗无效时,可手术松解。

3.腓骨肌腱脱位、肌腱炎

骨折后由于跟骨外侧壁突出,缩小了跟骨和腓骨间隙,挤压腓骨长短肌腱引起肌腱脱位或嵌压。手术时切开腱鞘使肌腱直接接触距下关节或螺钉、钢板的摩擦及手术后瘢痕也是引起肌腱炎的原因。腓骨肌腱脱位、嵌压后,如患者有症状,可手术切除突出的跟骨外侧壁,扩大跟骨和腓骨间隙。同时紧缩腓骨肌上支持带,加深外踝后侧沟。

4.距下关节和跟骰关节创伤性关节炎

由于关节面骨折复位不良或关节软骨的损伤,距下关节和跟骰关节退变产生创伤性关节炎。关节出现疼痛及活动障碍,可使用消炎止痛药物、理疗和支架等治疗。如症状不缓解,应做距下关节或三关节融合术。

5.跟痛

可由于外伤时损伤跟下脂肪垫引起,也可因跟骨结节跖侧骨突出所致。可用足跟垫减轻症状。如无效可手术切除骨突出。

第三章　关节及周围组织损伤

第一节　肩关节脱位

一、应用解剖

盂肱关节是肱骨头与肩盂构成的关节，通常也称肩关节，是全身活动范围最大的关节，也是全身大关节脱位中最常见的部位。盂肱关节脱位约占全身4大关节（肩、肘、髋、膝）脱位的40.1%。肩关节前脱位同时如发生盂前缘的压缩骨折，或肱骨头后侧的压缩骨折时，均可影响盂肱关节的稳定，成为复发脱位的病理基础。

肱骨头近似半圆形，约占圆周的2/5，在冠状面形成约130°～135°的颈干角，在横断面有向后20°～30°的后倾角。后倾角的改变与关节的稳定性有一定的关系。

肩盂关节面呈梨形、凹窝状，与肱骨头相吻合。垂直径大于横径。肩盂关节面相当于肱骨头关节面的1/3～1/4。肩盂纵径与肱骨头直径比值小于0.75，或横径与肱骨头直径比值小于0.57，皆可说明肩盂发育不良，会影响盂肱关节的稳定性。盂的纵径及横径与肱骨头直径的比值称为盂肱关节指数。

盂的关节面在75%的正常人中有平均7.4°(2°～12°)的后倾角度。后倾角减小也是盂肱关节不稳定的因素之一。

此外肩峰及喙突也可限制肱骨头向后上及前上方向的过度移位。

维持盂肱关节稳定的另一因素是关节囊及韧带结构。盂肱关节的关节囊大而松弛，容许肱骨头有足够大的活动范围。肩关节的韧带有喙肱韧带，前方的上、中、下盂肱韧带，以及后下盂肱韧带。在通常活动范围情况下，由于关节囊松弛，因此不能发挥防止盂肱关节移位的作用。只有当关节活动到一定的活动范围时，当关节囊韧带处于张力状态下，才能发挥其限制肱骨头过度移位的稳定作用。关节囊韧带对盂肱关节的稳定作用是诸稳定因素中最后的防线。

盂唇是一纤维性软骨的边缘，可以加深盂窝，增加对肱骨头的稳定作用。实验切除盂唇软骨后，肩盂防止肱骨头移位的稳定作用减少50%以上。创伤性肩关节前脱位时，大多数病例发生盂唇软骨分离，称为Bankart损伤，成为复发性肩关节前脱位的重要病因之一。

肩关节的活动实际是盂肱关节、肩锁、胸锁关节以及肩胛胸壁间活动的总和。盂肱关节本身只有90°的主动外展活动。

二、损伤机制及盂肱关节不稳定的分类

盂肱关节不稳定可有很多不同的分类方法。根据造成脱位的原因可分为创伤性盂肱关节不稳定和非创伤性关节不稳定两类。前者约占95%～96%,后者一般没有外伤诱因或由极轻微的外力引起,约占4%。后者肩关节多有骨发育异常,此类疾患,如肱骨头过度后倾、肩盂发育不良或盂的畸形,也可患有神经、肌肉系统疾患或合并有感情上和精神病学的问题,常表现双肩不稳定或肩关节多方向的不稳。

根据关节不稳定的程度可分为盂肱关节脱位和半脱位。脱位是指肱骨头于肩盂关节面完全分离,不能即刻自动复位。而半脱位是肩关节活动至某一位置的瞬间,肱骨头与盂的关系发生一定程度的错位,产生一定的症状,并可自动恢复到正常的位置。患者有时可感到肩关节有暂时的错动不稳的感觉。

根据关节脱位的时间及发作的次数可分为新鲜脱位、陈旧脱位和复发脱位等。文献中有的将脱位超过24小时者称为陈旧性脱位。但从创伤病理变化以及治疗方法考虑,将脱位时间超过2～3周者成为陈旧性脱位比较合理。复发性脱位是指原始创伤脱位复位后的一段时间内(一般在伤后2年以内),肩部受轻微的外力或肩关节在一定位置活动中即又发生脱位,而且在类似条件下反复发生脱位时称为复发性脱位。

根据盂肱关节不稳定的方向可分为前脱位、后脱位、上脱位和下脱位等。

前脱位是最为常见的盂肱关节脱位类型,约占盂肱关节脱位的95%以上(图3-1-1)。直接外力虽可造成肱骨头脱位,但主要发生机制是肩外展,后伸伴外旋的外力,由于肱骨头的顶压,造成前关节囊和韧带以及盂唇软骨的损伤,外力继续作用可使肱骨头脱向前方。常伴有肱骨大结节或肩袖的损伤。根据肱骨头脱位后的位置不同,前脱位又可分为如下几种类型:

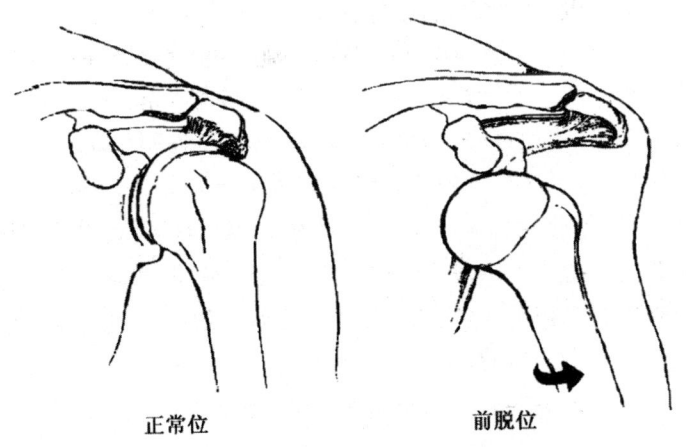

正常位　　　　　前脱位

图 3-1-1　肩关节脱位时肱骨头的位置变化

喙突下型:肱骨头脱位至喙突下方。

盂下型:肱骨头脱向前下,位于盂下缘。

锁骨下型:肱骨头脱位后向内侧明显移位,至喙突的内侧、锁骨下方。

胸内脱位型：是较为少见的类型。肱骨头移位通过肋间进入胸腔。常合并肺及神经、血管损伤。

后脱位是较为少见的损伤，发生率约占肩关节脱位的1.5%～3.8%。当肩关节在内收、外旋位肱骨遭受由下向上的轴向外力时，可造成盂肱关节后脱位。

此外当癫痫发作、电休克治疗时，由于肌肉痉挛收缩也可造成关节脱位。肩部内旋肌群的肌力（胸大肌、背阔肌及肩胛下肌）明显强于外旋肌群的肌力（冈下肌、小圆肌），因此发生后脱位的概率高于前脱位。直接外力作用于肩前方也可造成后脱位。

后脱位造成后方关节囊以及盂唇软骨的损伤，常合并小结节骨折。后脱位又可分为肩峰下脱位（占后脱位的98%）、后方盂下脱位及肩胛冈下脱位。

盂肱关节下脱位是罕见的脱位类型。发生机制为肩部遭受过度外展的外力，使肱骨颈盂肩峰顶触并形成一个支点，将肱骨头自关节囊下方撬出关节，使肱骨头关节面顶端向下，头交锁于盂窝下，肱骨下段竖直向上。因此也称垂直脱位。常合并有严重的软组织损伤。

上脱位更为罕见。外伤机制是肩在内收位遭受向上方的外力引起。肱骨头向上移位，可造成肩峰、锁骨、喙突或肱骨结节的骨折，以及肩锁关节、肩袖和其他软组织损伤。

三、临床表现及诊断

外伤的原因，外伤时肩关节的位置以及外力作用的方向，有助于对以往脱位方向的分析。此外有无原始脱位的病历资料、X线检查，是否易于复位，都有助于对盂肱关节不稳定的分析判断。

对疑为盂肱关节不稳的患者应详细询问有关的病史。应了解是否为第一次发作，以及首次发作的时间。首次脱位年龄越小者，以后复发脱位的发生率越高。年龄20岁以下的患者，首次脱位以后复发脱位的发生率是80%～90%。其次应询问致伤外力的大小以及外伤机制。轻微外力即造成脱位者，说明盂肱关节稳定因素有缺陷，易转化为复发不稳定。而严重外伤引起脱位者，由于软组织损伤较重，经修复形成瘢痕组织，可使盂肱关节变得更为稳定。

急性前脱位的临床表现为肩部疼痛、畸形、活动受限，患者常以健手扶持患肢前臂、头倾向患侧以缓解疼痛症状。上臂处于轻度外展、外旋、前屈位。肩部失去圆钝平滑的曲线轮廓，形成典型的方肩畸形。患肩呈弹性固定状态于外展约30°位。肩峰下触诊空虚感，常可在喙突下、腋窝部位触及脱位的肱骨头。患肩不能内旋、内收。当患肢手掌置于健肩上，患侧肘关节不能贴近胸壁，或患侧肘先贴近胸壁，患侧手掌则不能触及健侧肩，即所谓Dugas阳性体征。

诊断脱位时应注意合并肱骨颈骨折和结节骨折的可能。合并大结节骨折的发生率较高，此外应常规检查神经、血管。急性脱位合并腋神经损伤的发生率为33%～35%。

陈旧性肩脱位的体征基本同于新鲜脱位，唯肿胀、疼痛较轻，依脱位时间长短和肢体使用情况不同，肩关节可有不同程度的活动范围。肩部肌肉萎缩明显，以冈上肌及三角肌为主。

陈旧性肩关节前脱位的病理改变是在新鲜脱位病理损伤基础上，随着时间的迁延，一些损伤组织得到修复，一些组织由于废用和挛缩发生了相应的继发病理改变：

（1）关节内和关节周围血肿机化，形成大量纤维瘢痕组织填充肩盂，并与关节囊、肩袖和肱骨头紧密粘连，将肱骨头固定于脱位的部位。

(2)关节周围肌肉发生废用性肌肉萎缩，关节囊、韧带和一些肌肉发生挛缩并与周围组织粘连。以肩胛下肌、胸大肌及肩袖结构尤为明显。

(3)原始损伤合并肱骨大结节骨折者，可发生畸形愈合。骨折周围可有大量骨痂以及关节周围骨化。

(4)关节长期脱位后，肱骨头及肩盂关节软骨发生变性、剥落、关节发生退行性改变。

(5)肱骨近端、肱骨头以及肩盂由于长期失用，可发生骨质疏松，骨结构强度减低。

以上病理改变增加了闭合复位的难度，脱位时间越久，越不容易复位。强力手法复位，不但易于造成肱骨近端骨折，而且由于臂丛神经及腋部血管与瘢痕组织紧密粘连，也易造成损伤。即使采用切开复位，也需由有经验医生谨慎操作。

急性后脱位的体征一般不如前脱位那样明显、典型，误诊率可高达60%。因此肩关节后脱位有"诊断的陷阱"之称。有如下几个方面的原因：

(1)肩后脱位绝大多数为肩峰下脱位，而这种类型的脱位没有前脱位明显的方肩畸形以及肩关节弹性交锁现象。患侧上臂可靠于胸侧。

(2)只拍摄前后位X线片时，肱骨头没有明显脱位的表现。骨科医师只依赖于正位片表现排除了脱位的可能是造成误诊的主要原因。

(3)X线片上发现一些骨折，并主观认为这些损伤就是引起肩部症状的全部原因，从而不再认真检查主要的损伤。

下方脱位的临床体征非常明显、典型。上臂上举过头，可达110°~160°外展位，因此也称为竖直性脱位。肘关节保持在屈曲位，前臂靠于头上或头后，疼痛症状明显。腋窝下可触及脱位的肱骨头。常合并神经、血管损伤。在老年人中多见。

上方脱位时上臂在内收位靠于胸侧。上臂外形变短、肱骨头上移，肩关节活动明显受限。活动时疼痛加重。易合并神经、血管损伤。

外伤后怀疑有肩关节脱位时，需拍摄X线片确定诊断。以明确脱位的方向、移位的程度、有无合并骨折。更为重要的是明确有无合并肱骨颈的骨折。不能只根据临床典型的体征做出脱位的诊断，更不能不经X线检查就采取手法复位治疗。否则不仅复位会遇到困难，也有可能造成医源性骨折，使治疗更为复杂、困难，形成医疗上的纠纷。因此目前建议对肩部骨折脱位采用创伤系列X线片投照，即肩胛面正位、肩胛侧位和腋位。

肩胛骨腋窝缘于肱骨上端后内缘的影像形成一光滑的弧形曲线，称为Moloney线(图3-1-2)，肱骨头前脱位时，由于头向前移，肱骨头外旋，使颈干角及肱骨颈的轮廓充分显现，因此在穿胸位X线片上Moloney顶端弧线增宽。而后脱位时，由于肱骨头及颈向后上方移位，因此使Moloney弧形变窄，顶上变尖。

必要时行CT检查可清楚显示盂肱关节脱位的方向以及合并的骨折。

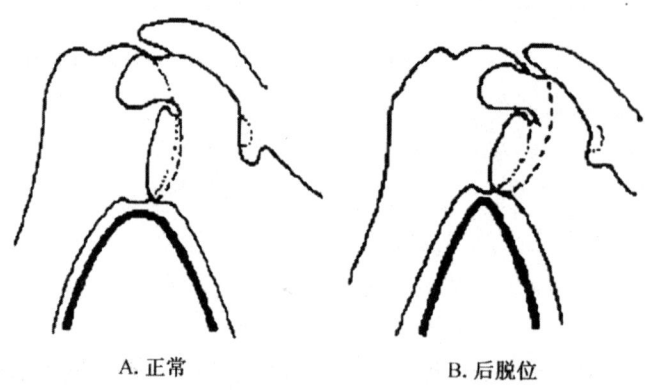

A. 正常　　　　　　B. 后脱位

图 3-1-2　Moloney 线

四、治疗

(一) 新鲜肩脱位

新鲜肩脱位的治疗原则应当是尽早行闭合复位。不仅可及时缓解患者痛苦,而且易于复位。一般复位前应给予适当的麻醉。复位手法分为以牵引手法为主或以杠杆方法为主两种。一般牵引手法较为安全。利用杠杆手法较易发生软组织损伤及骨折。

新鲜前脱位常用如下几种方法复位:

Hippocratic 复位法:是最为古老的复位方法,至今仍被广泛应用。只需一人即可操作。患者仰卧位,术者站于床旁,术者以靠近患肩的足蹬于患肩腋下侧胸壁处,双手牵引患肢腕部,逐渐增加牵引力量,同时可轻微内、外旋上肢,解脱头与盂的绞锁并逐渐内收上臂。时常可感到肱骨头复位的滑动感和复位的响声。复位后肩部恢复饱满的外形。此时复查 Dugas 征变为阴性,肩关节恢复一定的活动范围。

Stimson 牵引复位法:患者俯卧于床上,患肢腕部系一宽带,悬 2.268kg(5 磅)重物垂于床旁。根据患者体质量及肌肉发达情况可适当增减重量。依自然下垂位牵引约 15 分钟。肩部肌肉松弛后往往可自行复位。

有时需术者帮助内收上臂或以双手自腋窝向外上方轻推肱骨头,或轻轻旋转上臂,肱骨头即可复位。此种方法是一种安全、有效、以逸待劳的复位方法。一般不需麻醉即可实行。

Kocher 方法:是一种利用杠杆手法达到复位的操作。需有助手以布单绕过患者腋部及侧胸部行反牵引,然后术者沿患肢上臂方向行牵引,松脱肱骨头与肩盂的嵌压。然后使肱骨干顶于前侧胸壁形成支点,内收、内旋上臂,使肱骨头复位。操作时手法应轻柔,动作均匀缓慢,严禁采用粗暴、突然的发力,否则易于造成肱骨颈骨折或引起神经、血管损伤。

屈肘坐位牵引法:学者 2003 年首次报道采用此法复位新鲜肩关节前脱位。由于此体位关节囊周围肌肉组织处于相对松弛状态,不易阻挡,使复位简单、副损伤小、患者痛苦小,成功率较高。以右肩为例,患者坐于直背木椅,背部紧贴椅背,助手站于患者左后,左臂绕过患者左肩前,右臂绕过患者身后,双手交叉于患者右侧腋下胸壁抱紧,术者半蹲于患者右前,右手握住患者右腕,使患肩内旋 45°,屈肘 90°,以左手或左肘持续向下用力按压患者前臂上端,持续 35 秒左右即可复位。若此时尚未复位,可在保持持续用力地同时,缓慢将患肩作内、外旋运动,一般均可复位。肩关节脱位合并外科颈骨折时,可先试行闭合复位。不能复位时再行切开复位。

手法复位后应常规拍摄 X 线片,以证实肱骨头确已复位,同时也可观察有无新的骨折。此外应复查肢体的神经、血管情况。患肩复位后,将患肩制动于内收、内旋位。腋窝垫一薄棉垫。可以颈腕吊带或三角巾固定。制动时间可依患者年龄而异。患者年龄越小,形成复发脱位的概率越大。30岁以下者可制动3～5周。年龄较大的患者,易发生关节功能受限,因此应适当减少制动的时间,早期开始肩关节功能锻炼。

新鲜脱位闭合复位不成功时,有可能是移位的大结节骨块阻挡或关节囊、肩袖、二头肌腱嵌入阻碍复位。此时须行手术复位。此外当肱骨头脱位合并肩盂大块移位骨折、肱骨颈骨折时,多需手术切开复位。

对新鲜肩关节后脱位的复位时,患者仰卧位,沿肱骨轴线方向牵引,如肱骨头与盂后缘有绞锁,则需轻柔内旋上臂,同时给予侧方牵引力以松脱开头与盂缘的嵌插绞锁。此时从后方推肱骨头向前,同时外旋肱骨即可复位。复位成功的关键是肌肉应完全松弛,因此应在充分的麻醉下进行。复位手法力求轻柔,避免强力外旋,以免造成肱骨头或颈部骨折。

复位后如较为稳定,可用吊带或包扎固定于胸侧。将上臂固定于轻度后伸旋转中立位3周。如复位后肱骨头不稳定,则需将上臂置于外旋、轻后伸位以肩"人"字石膏或支具固定。也可在复位后以克氏针通过肩峰交叉固定肱骨头。3周后去除固定开始练习肩关节活动。

闭合复位不成功时,或合并小结节骨折头复位后骨折仍有明显移位、复位后不稳,需行切开复位固定。肱骨头骨折缺损较大时,可用肩胛下肌或连同小结节填充缺损处。

肩关节下脱位时应先行闭合复位。沿上臂畸形方向向外上方牵引,以折叠的布单绕过患肩向下方做反牵引。术者自腋窝部向上推挤肱骨头,同时逐渐内收上臂以达复位。有时由于肱骨头穿破关节囊不能闭合复位时,则需切开复位。

肩关节上脱位更为少见,一般采用闭合复位治疗。如合并肩峰骨折使关节复位后不稳时,则须手术治疗,固定移位的骨折。

(二)陈旧性肩关节脱位

陈旧性肩关节脱位的治疗方法是难以确定的。一般应根据患者的年龄、全身状况、脱位的时间、损伤的病理、症状的程度以及肩活动范围等因素综合分析决定。首先确定脱位是否还需要复位。如需复位,能否行闭合复位。如须手术治疗采用何种手术方式。如下几种治疗方法可供做治疗参考。

1. 功能治疗

首先提出功能治疗作为一种治疗方法,是因为很多病例经过一段时间的功能锻炼后,肩部功能活动可以得到明显的改进。因此在陈旧性肩脱位时,医师和患者不要把脱位的复位作为唯一目的,而应以最后的功能恢复结果作为治疗的目的。不要把功能治疗看成是一种消极的、无能为力的方法。在一定条件下,对于一些病例,功能锻炼可能是较为合理、有效的治疗方法。

功能锻炼适于年老、体弱、骨质疏松者。脱位时间超过两个月以上的中年患者或半年以上的青年病例,由于软组织粘连,关节软骨的退变,难以手术复位并取得满意的手术治疗效果。

一般通过2～3个月的功能锻炼,肩关节的功能活动可得到明显改进,可胜任日常的生活和工作。

2.闭合复位

一般适用于脱位时间在1个月以内,无神经、血管受损的青壮年患者。合并有骨折者一般应行手术复位。脱位时间在1～2个月者也偶有闭合复位成功的机会。脱位时间越长,闭合复位越困难。

陈旧脱位行闭合复位时,必须在麻醉下进行,以使肌肉完全松弛。复位时先行手法松动肱骨头周围的粘连。一助手固定住肩胛骨,另一助手握住患肢前臂行轻柔牵引。术者握住患者上臂轻轻摇动并旋转肱骨头,逐渐增大活动范围松解开肱骨头周围的粘连。在牵引下肱骨头已达到肩盂水平,且头与盂之间无骨性嵌插阻挡时,可根据不同脱位的方向试行复位的手法,推挤和旋转肱骨头使其复位。复位中禁用暴力和杠杆应力,以免造成骨折。如肱骨头达不到松动程度,或试行1～2次操作仍不能复位时,则应适可而止,放弃复位或改行切开复位。不要把复位的力量逐步升级反复整复,以免造成骨折或引发神经、血管损伤。

3.切开复位

适用于脱位时间半年以内的青壮年患者,或脱位时间虽短,但合并有大、小结节骨折或肱骨颈骨折者。陈旧性脱位后,由于软组织损伤、瘢痕粘连,使肱骨头固定。腋动脉及臂丛神经变位并与瘢痕组织粘连,因此陈旧性盂肱关节脱位切开复位的手术是困难而复杂的手术。很容易造成神经、血管的损伤。行切开复位时应靠近肱骨头处切断肩胛下肌肌腱和关节囊,松解出肱骨头。复位后如不稳定,可用克氏针交叉固定。

4.人工肱骨头置换术

适用于脱位时间较长,关节软骨面已软化,或肱骨头骨缺损大于30%～40%的病例。

由于人工关节置换术的进展,目前已很少采用单纯肱骨头切除术和肩融合术来治疗陈旧性肩脱位。

五、肩关节脱位的并发症

1.肩袖损伤

前脱位时合并肩袖损伤较为多见,后脱位时则较少发生,并指出随年龄增加,发生率有增加趋势。肩袖损伤时肩外展、外旋活动受限,活动时疼痛。超声波检查及关节造影或关节镜检查有助于诊断。症状明显时须行手术治疗。

2.血管损伤

肩脱位可合并腋动脉、静脉或腋动脉分支的损伤。常见于老年人,血管硬化者。可发生于脱位时,或闭合复位时,也可发生于手术切开复位时,陈旧性脱位切开复位时,由于血管解剖位置移位和粘连,更易遭受损伤。

腋动脉依其与胸小肌的解剖关系可分为三部分:

第一部分位于胸小肌内侧。第二部分位于胸小肌后方。胸小肌的外侧为腋动脉的第三部分。腋动脉行经胸小肌下缘时,受到该肌肉的束缚作用。肩关节脱位后,肱骨头顶压腋动脉向前移位,使腋动脉在胸小肌下缘受到剪式应力的作用,因此在该处易受损伤,可造成血管断裂、撕裂或血管内膜损伤而致栓塞。

腋动脉损伤时肩部肿胀明显。腋窝部尤甚。患肢皮肤苍白或发绀,皮肤温度低,桡动脉搏动消失,肢体麻痹。腋部有时可听到动脉搏动性杂音。严重时可有休克表现。血管造影可诊断损伤的部位。

确定诊断后必须行手术治疗。多需行人造血管移植或大隐静脉移植修复。不宜采用血管结扎治疗。否则可造成上肢的功能障碍甚至坏死。

3. 神经损伤

肩关节前脱位合并神经损伤比较常见。

肩部骨折、脱位合并神经损伤容易漏诊。尤其在老年患者,关节的功能活动受限往往归因于制动引起关节僵直所致。只根据皮肤感觉障碍来诊断有无神经损伤是不准确的。一些患者有皮肤感觉丧失,但肌肉运动正常。也有的患者有肌肉运动丧失,但相应支配区的皮肤感觉正常。因此神经损伤诊断主要应以肌肉运动和肌电图检查来确定诊断。

由于腋神经的局部解剖特点,其损伤多为牵拉伤,大多数病例在 4 个月内可恢复。神经损伤应早期诊断,密切观察,积极进行理疗。腋神经损伤完全恢复可迟至伤后 1 年。如果伤后 10 周仍无恢复迹象,则预后不好。

4. 肩关节复发脱位

复发性脱位是急性创伤性肩脱位的常见并发症。尤其多见于年轻患者。

创伤性肩关节脱位后,使关节囊、盂唇软骨撕脱、肱骨头发生嵌压骨折,从而改变了关节的稳定性,形成了复发脱位的病理基础。

创伤性原始脱位复位后的制动时间及制动方式与复发脱位发生率的关系仍有不同观点。一些学者认为制动时间与复发脱位发生率无关。一些学者报道制动时间短于 3 周者复发率高。一般认为根据患者不同年龄,复位后采用不同时间的制动,对损伤的软组织的修复及恢复肩关节的稳定性是有益的。

5. 肱二头肌腱滑脱

肱骨头向前脱位时可使连接大、小结节的肩横韧带损伤,造成二头肌腱滑向头的后外侧,有时可成为阻碍肱骨头复位的因素。常需手术切开复位,修复肩横韧带。如果肩横韧带不能正常修复,可形成晚期复发性二头肌腱长头滑脱,肩关节屈伸、旋转活动时二头肌腱反复脱位与复位可造成弹响及疼痛,须行手术治疗。

6. 合并肩部骨折

(1)大结节骨折:肩关节前脱位约有 15%~35% 的病例合并有肱骨大结节骨折。可由肩袖撕脱或肩盂撞击引起。绝大多数病例当脱位复位后,大结节骨块也得到复位。因此可采用非手术方法治疗。如肱骨头复位后,大结节仍有明显移位(>1cm),则会明显影响肩关节功能,应行手术复位,以螺钉或张力带钢丝固定。

(2)小结节骨折:常合并于后脱位时发生,由撞击或肩胛下肌牵拉所致。一般脱位复位后骨折也即复位,不需特殊处理。如骨块较大或复位不良时,须行手术复位固定。

(3)肱骨头骨折:前脱位时头后外侧与盂前缘相撞击可形成头的压缩骨折,称为 Hill-

Sachs 损伤。有的报道新鲜前脱位的发生率为 27%～38%,但在复发性肩关节前脱位的病例中,头骨折的发生率可高至 64%～82%。肱骨头压缩骨折是肩脱位的并发症,同时又可成为复发脱位的因素。后脱位时可发生肱骨头前内侧的压缩骨折,可形成肩后方不稳,可行肩胛下肌腱及小结节移位治疗。

第二节 肩部软组织损伤

一、肩袖损伤

肩袖损伤是肩关节外科的常见病,其发病率依据不同的文献报道为 5%～39%。作为上肢的活动枢纽,肩关节决定了整个上肢的活动范围和活动的空间精确度。而肩袖肌群作为肩关节空间位置精确控制的主要动力因素之一,对肩关节的功能发挥起着至关重要的作用。因此肩袖损伤会使肩关节产生不同程度的功能障碍并伴有疼痛,严重影响患者的日常生活能力和生活质量。然而,目前在国内对于该疾病的认识还处于相对滞后的阶段。

(一)肩袖的解剖和功能

1.解剖

见第一章第三节解剖中相关内容。

2.功能

同髋关节相比,肩关节活动度更大,但内在稳定性低。肩袖的存在为肩关节提供了良好的内在稳定性和精确的空间位置控制能力。力偶平衡包括了两个方面的内容。

(1)在冠状面上的平衡:位于肩关节旋转中心下方的肩袖肌肉,包括肩胛下肌的下部、冈下肌的下部和小圆肌的全部,所产生的力矩能够与三角肌产生的力矩平衡,使合力的方向指向关节盂的中心,抵抗三角肌收缩产生的向上的牵引力,维持了肩关节在上举过程中的稳定。

(2)在轴面上的平衡:指位于前方的肩胛下肌与位于后方的冈下肌和小圆肌的力矩平衡。也即所产生的合力方向指向关节盂的中心。使肩关节能够在活动范围内的任意空间位置保持稳定性。

肩袖的功能就是提供以上两个平面上的力偶平衡,满足肩关节的功能要求。

(二)肩袖损伤的病因学

1.撞击

1972 年 Neer 提出了喙肩弓下撞击的概念,并提出通过喙肩韧带的切除和前肩峰成型来治疗。1965—1970 年 Neer 通过这种方法(少数病例加用了肩锁关节的切除)治疗了 50 肩的冈上肌肌腱炎/部分断裂/全层断裂。在获得随访的 47 肩中 38 肩的疗效满意。1986 年 Bigliani 报道了肩峰形态同肩袖断裂的关系。按形态(在肩袖的出口位上)将肩峰分为三个类型:平面型、弯曲型和钩型。在钩型肩峰肩袖损伤的发生率高于前两者。该研究似乎进一步明确了撞击是肩袖损伤的原因。但其他的一些研究表明在不同年龄段的人群中肩峰形态的构成比例是不同的。因此,在肩峰形态是肩袖损伤(肩峰下撞击)的原因还是结果方面,一直存在争论。

2.局部的应力环境、血供以及退变

更多的肩袖部分损伤不是发生在滑囊侧而发生在关节侧。Sekin 等的三维有限元分析表明在肩关节外展的过程中冈上肌腱的最大张力出现于肌腱前部的关节侧(肌腱前部关节侧和滑囊侧的张力分别为 15.0MPa 和 1.8MPa)。而冈上肌腱的前部关节侧正是肩袖损伤最常见的首发部位。肩袖的血液供应来自于旋肱前动脉的外侧升支、胸肩峰动脉的肩峰支、肩胛上动脉以及旋肱后动脉。Codman 在 1934 年就提出了冈上肌腱的最远端 10mm 为缺血区。随后的组织学研究证实了这一缺血区的存在,在这一区域的关节侧只有散在的血管分布,血液供应显著弱于同一区域的滑囊侧。冈下肌肌腱的近止点区域同样也为血液供应缺乏区。而且随着年龄的增长,肩袖的血液供应有降低的趋势。

以上的理论都支持劳损和随着年龄增长的退行性变是肩袖损伤的病因之一。

3.外伤

外伤直接导致的肩袖损伤很少,一般都是在退变的基础上肩袖的强度减低后发生外伤而导致肩袖的断裂。

4.职业因素

从事上肢过头工作及上肢高强度作业的人群容易发生肩袖损伤。一项研究调查了在 12 个不同工作岗位工作的 733 名工人肩袖病变的发病情况,发现以下为肩袖病变的职业性危险因素:上臂在大于等于 15% 的工作时间内屈曲超过 45°;上肢高强度作业大于等于 9% 的工作时间。

5.其他的危险因素

吸烟、遗传因素等。有研究表明临床确诊为肩袖全层断裂患者的兄弟姐妹与对照人群相比其罹患该病变的相对风险为 2.42。

(三)肩袖损伤的诊断

1.症状

(1)疼痛:运动时疼痛和夜间痛多见。疼痛的评价采用 VAS 评分。疼痛的量化便于对病情变化和治疗效果的评价。

(2)肌力降低:主要为外展、外旋和内旋力量的减弱。表现为洗脸、梳头、穿衣、拿放高处的物品以及驾驶等日常活动的困难。

(3)活动度降低:主要为上举(包括外展和屈曲)、外旋和内旋活动度的降低。活动度降低的显著特点是主、被动活动度的差异,显示肌力的减低是活动度降低的原因。长时间的活动受限也可以继发肩关节周围软组织的挛缩,但一般认为肩袖完全断裂的患者一般不容易出现肩关节周围的粘连,因为此时盂肱关节腔已经与肩峰下滑囊相交通,关节滑液会发生组织粘连。

2.体格检查

(1)视诊:冈上肌和冈下肌的萎缩,肩峰下滑囊饱满等。

(2)触诊:为上臂置于体侧,肩关节略后伸,检查者一手内外旋肩关节,另一手置于肩峰前角的外侧,在冈上肌腱断裂的肩关节可触及三角肌深面的凹陷。该试验诊断肩袖损伤的敏感性和特异性都很高。触痛:大结节、小结节以及结节间沟等部位的触痛。

(3)活动度检查:美国肩肘外科医师学会推荐的检查步骤为屈曲,外展,后伸,内旋,外旋,外展90°位的外旋和内旋。

(4)肌力检查:肩胛骨平面的外展肌力;肩关节中立和外展90°位的外旋肌力;内旋肌力的检查:lift off test(抬离试验)and belly press test(压腹试验)。

(5)撞击实验:痛弧征为在冠状面上肩关节外展60°~100°过程中出现肩关节部位的疼痛;Neer撞击试验为在矢状面上屈曲肩关节,出现肩关节部位的疼痛为阳性;Hawkins撞击实验为肩关节屈曲90°、同时肘关节屈曲90°,在此位置内外旋肩关节,出现肩关节部位的疼痛为阳性。

(6)神经功能检查:与颈椎病、臂丛神经损伤所导致的肌力障碍相鉴别,并明确肩胛上神经的功能状态。

3.X线片

标准的线片包括:肩关节的真正前后位片,标准肩胛骨侧位片(又称为"Y"位片)和腋位片。存在肩袖损伤的间接征象为:肱骨头的上移,AHI(肩峰肱骨头间隙)的减小;大结节和肩峰的骨质硬化。关节造影检查可以发现造影剂进入肩峰下滑囊。可以用来鉴别肩袖损伤和冻结肩,后者表现为关节腔容积的缩小,而无造影剂的外溢。

4.超声检查

很多的对照研究显示,对于经验丰富的操作者,超声对于肩袖断裂诊断的敏感性和特异性与核磁相当。而且超声检查的费用低廉而且可以进行实时的动态检查。肩袖断裂在超声图像上的表现为肩袖局部的凹陷和低信号。

5.核磁共振检查

为诊断肩袖损伤的主要检查手段,其敏感性和特异性均很高。肩袖断裂主要依据T_2加权像斜冠状面(与肩胛骨平面平行)、斜矢状面(与肩胛骨平面垂直)以及轴面上肩袖的正常信号中断并被液性的高信号取代来诊断。核磁共振造影检查:与传统MRI相比,MRI关节造影能够提高肩袖损伤的诊断的敏感性和特异性,尤其在诊断肩袖的部分断裂方面。

(四)肩袖损伤的分类

首先需要明确的是肩袖断裂是部分断裂还是全层断裂。在部分断裂,首先根据断裂的部位分为:关节侧断裂和滑囊侧断裂;而后依据断裂的深度进一步分类:Grade 1(深度<3mm),Grade 2(深度为3~6mm,或接近50%的肌腱厚度),Grade 3(深度>6mm,或超过50%的肌腱厚度)。在全层断裂一般根据断裂的大小来分类:小断裂 small(1cm),中断裂 Medium(1~3cm),大断裂 Large(3~5cm)和巨大断裂 Massive(>5cm)。

(五)肩袖损伤的鉴别诊断

1.冻结肩

肩袖损伤和冻结肩都可能存在肩关节的活动受限。但前者一般被动的活动范围大于主动活动范围;而后者主动、被动活动范围大致相同。

2.肩锁关节病变

肩锁关节病变是肩部疼痛和功能障碍的另一个主要原因。肩锁关节病变的疼痛多发生在肩关节最大上举,水平内收和屈曲内旋时。肩锁关节在上举时的疼痛发生在最大上举时,而肩峰下撞击在上举时的疼痛则发生于上举 60°～100°的范围内（痛弧）。肩关节撞击征的 Hawkins 试验是在屈曲位内旋肩关节来检查的，而在这一内收位置有时也会出现肩锁关节的疼痛。因为后者为静态性的检查，一般不会诱发撞击，因而此检查在肩锁关节病变为阳性，而在肩袖病变/肩关节撞击征则为阴性。

3.肱二头肌长头的病变

肩袖病变的疼痛一般发生在肩关节的外侧，肱二头肌长头的病变的疼痛一般则发生在肩关节的前侧。进一步可以通过 Speed 试验和 Yergason 试验来鉴别。

（六）肩袖损伤的治疗

1.保守治疗

肩袖损伤的两个主要问题即疼痛和功能障碍。因而保守治疗的内容也是针对这两个环节。首先针对疼痛可以口服非甾体类抗炎药。局部可以进行肩峰下间隙的注射，应用局麻药、肾上腺皮质激素以及玻璃酸钠。局麻药可以即时缓解疼痛。肾上腺皮质激素可以减轻肩峰下滑囊的炎性反应，但激素的应用次数一般不超过 3～5 次。研究表明局部应用激素超过 5 次会降低肌腱的力学强度，增加肌腱断裂的风险；而且激素应用的效果在 3 次时达到最大，继续应用效果不再明显。玻璃酸钠既有润滑作用，同时又有一定的抗炎作用，因而对于治疗肩袖损伤/肩峰下撞击疼痛的效果很好。

2.手术治疗

对接受系统的保守治疗 3 个月至半年，病情无明显缓解甚至加重的患者需要采用手术治疗。具体手术适应证的选择还要依据患者的年龄、活动要求及断裂部位等因素综合考虑。虽然经过系统的保守治疗很多肩袖断裂的患者会保持良好的活动度，但远期的随访发现肩袖断裂的尺寸会逐渐增大，一些原来可以修复的断裂会转变为不可修复的断裂；同时伴有肩峰/肱骨头(AHI)间隙的减小和骨关节炎表现的加重。因此对年轻和活动要求高的患者手术的适应证更强。

（1）开放手术：传统的开放手术包括开放的前肩峰成型和肩袖断裂的修复手术。肩袖修复时于肩袖的原止点区域开槽，采用经骨缝合的方法进行固定。肌腱缝合的方法有很多，其中经生物力学实验证明强度最高的缝合方法是改进的 Mason Allen 缝合。

（2）关节镜下手术：通过标准的前方、后方和外侧通路插入关节镜和器械进行肩峰下减压和肩袖的修复。肩袖缝合采用缝合锚。与传统的开放手术相比，关节镜下的修复术侵袭性小，尤其对于三角肌于前肩峰的起点。缝合方式有单排缝合和双排缝合。后者使肩袖的断端与原止点区域的接触面积更大，会增加肩袖愈合的概率和强度。

（3）Mini-open：结合了上述两者的优点。采用关节镜下的肩峰下减压，避免对三角肌起点的损伤。之后采用起自肩峰前角的小切口进行肩袖的修复，这种手术的耗时一般要短于关节镜手术。

（4）对于一些不可修复的肩袖损伤的治疗方法：单纯进行清创。对巨大的肩袖断裂无法进行直接修复，而患者肩关节在轴面和冠状面的力偶很好保存的病例。这些患者主要的症状为疼痛，活动度尚满意，因此可以通过清除增生的滑膜和炎性组织来缓解疼痛。

（5）肌腱转移手术：对于巨大的肩袖断裂无法直接修复，同时患者的外旋力量严重降低的患者可以采用肌肉的转位以增强肩袖缺损部位的覆盖同时使患者重新获得部分外旋力量。常用的用来转位的肌肉包括背阔肌和大圆肌。

二、肱二头肌长头腱断裂

肱二头肌腱断裂多发生在肱二头肌长头肌腱，很少发生于肌腹、肌腱与肌腹交界处。

肱二头肌长头起于肩胛骨盂上粗隆及关节盂的上唇，因而成为肩盂顶部的一部分盂唇，它向上越过肱骨头，进入结节间沟。肱二头肌长头腱分为三部分：关节内部分，由盂上粗隆至结节间沟上界；鞘管部分，即位于结节间沟内由骨性纤维组成的鞘管内部分；关节外部分，由结节间沟下界至腱与肌的移行部分。

1.临床表现

急性损伤或累积性损伤部分肌纤维断裂基础上再损伤，在受伤当时即有不适，随即疼痛加重，放射至三角肌下。三角肌下可有瘀血斑，上臂前侧可出现一个凹陷区。当患者前臂旋后用力屈肘时，可在上臂下 1/3 处出现肱二头肌肌腹回缩。因肱二头肌短头腱、肱肌即前臂屈肌群仍有正常收缩力量，故虽长头腱断裂，一般屈肘肌力受影响不大。

2.治疗

肱二头肌长头腱断裂的患者大多采用保守治疗。如屈肘悬吊休息或局部封闭治疗。对于年轻患者或要求局部保持美观的患者须手术治疗。

根据病理改变的范围和断裂的部位，决定手术方式。一般都采取前外侧切口，钝性分离直到间沟。若为不全断，可直接缝合。若完全断裂需在上臂隆起部上方做切口，切除肌腱在关节内部分，将肌腱断裂远端在适当张力下，固定在间沟内或近间沟处，可用沟边钻孔或用巾钳穿孔丝线缝合。有人主张断裂头固定在喙突上，并与短头腱做侧面缝合。若发现有肩袖撕裂应同时修复肩袖，一般不做端端缝合，除非断裂近肌腹处。陈旧性断裂肌腱不够长时，可采用阔筋膜编条作修补材料。术后屈肘位固定 3～4 周。

三、盂肱关节创伤性失稳

肩关节是人体具有最大活动范围的关节，也是稳定性相对较低的关节。肩关节依靠其关节骨与软骨的结构，韧带组织，关节囊以及周围的肌肉保持其稳定性。创伤导致任何上述结构的缺损或异常均可产生盂肱关节的失稳。大体上分为急性创伤性和慢性损伤性盂肱关节失稳。

1.急性创伤性盂肱关节失稳

(1)盂唇及关节囊损伤：青壮年外伤性肩脱位可造成关节囊撕脱，盂唇剥离，即所谓关节囊-盂唇复合体的损伤(Bankart 病变)。盂肱中、下韧带损伤及松弛，以及肱骨头外上方压缩骨折与骨缺损(Hill-Sachs 病变)，是导致复发性肩关节脱位和半脱位的常见原因。盂肱关节囊复合体一旦发生撕脱很难得到重新愈合。前下方盂唇及关节囊撕脱可造成复发性肩脱位，前方盂唇及关节囊剥离易造成复发性盂肱关节半脱位。在首次脱位整复后，未做必要固定，更使松弛的韧带、关节囊及剥离的盂唇失去修复的机会。

(2)急性肩袖损伤:肩袖对维持盂肱关节的稳定性至关重要。外伤造成的肩袖广泛性撕脱使盂肱关节前、后方向及上、下方向出现不稳定。肩袖修补术恢复肩袖肌肉的动力可以恢复盂肱关节的稳定性。

(3)臂丛损伤:创伤造成臂丛损伤可产生肩带肌的麻痹,广泛的肌肉麻痹使盂肱关节失稳。肩胛带下坠和前倾,呈现翼状肩畸形。为使肩关节恢复稳定性,可根据实际情况采用肌肉移位术或盂肱关节融合术。腋神经损伤的后果是三角肌麻痹和萎缩造成盂肱关节的松弛与不稳定,肩关节前举及外展无力。

(4)肩胛上神经卡压征:多见于肩关节上举的运动员,由于冈下肌失神经损伤,肩袖运动时受力不平衡产生肩关节不稳。

2.慢性损伤性盂肱关节失稳

由于反复累积性损伤造成肩袖间隙的分裂性的损伤,在肩关节外展90°左右屈肘外旋做投掷时冈上肌和肩胛下肌协调失灵,产生盂肱关节的失稳。临床表现见本节肩袖损伤内叙述。治疗采用肩袖间隙直接修补手术。

第三节　肩锁关节脱位与胸锁关节脱位

一、肩锁关节脱位

肩锁关节损伤并不少见,患者多为青壮年。据统计肩锁脱位及胸锁脱位占全身关节脱位的4.4%。其中以肩锁关节损伤多见。Rowe和Marble报道肩锁关节损伤的发生率为3.2%。

(一)解剖与功能

肩锁关节由锁骨外端与肩峰组成,关节内有纤维软骨盘,外形为盘状或半月形状,对关节的活动与稳定起一定作用。年龄超过40岁以后,其逐渐发生退变。

正位片上肩峰与锁骨的关节面之间有一定的倾斜角度,关节面自外上斜向内下,倾斜角度10°~50°。

肩锁关节的神经支配来自腋神经、肩胛上神经和胸外神经。

肩锁关节的稳定主要依赖于肩锁韧带和喙锁韧带。此外附着于肩峰及锁骨的三角肌及斜方肌也有加强稳定肩锁关节的作用。

肩锁韧带是包绕肩锁关节的关节囊增厚部分。上肩锁韧带最为坚固,并与三角肌及斜方肌的肌纤维相混合。

喙锁韧带是一直径较粗、坚硬的韧带,起自锁骨外端下面,止于喙突基底。喙锁韧带分为两组,内侧为锥形韧带,外侧为斜方韧带。

肩锁韧带主要维持肩锁关节水平方向的稳定。切断肩锁韧带及关节囊只发生锁骨外端水平方向前后的移位,锁骨外端没有明显的向上移位,而喙锁韧带主要是维持锁骨外端垂直方向的稳定,切断喙锁韧带后,锁骨外端发生明显的向上移位。

此外喙锁韧带是上肢的悬吊韧带,通过锁骨和喙锁韧带的支撑与悬吊稳定作用,使肩胛骨及上肢与躯干维持一定的距离,使上肢处于更为有利于活动的位置。而且当肩外展活动时,锁骨绕其纵轴旋转40°～50°,锁骨旋转时通过喙锁韧带连接带动肩胛骨活动,因此喙锁韧带参与调节肩胛骨,盂肱关节的同步协调活动。

肩锁关节有大约20°的活动范围,因此理论上行肩锁关节融合术后或喙锁间以螺钉固定后,会影响锁骨的旋转活动。但临床上肩锁关节融合术后,肩关节活动范围没有明显的受限。目前认为肩外展活动时,锁骨发生的旋转活动不是发生在肩锁关节,而是与肩胛骨发生同步的旋转活动。

(二)损伤原因及机制

肩锁关节脱位最常见于摔倒时肩外侧着地,受直接外力引起。外力作用于肩峰,通过肩锁关节传至锁骨,可造成肩锁韧带、喙锁韧带损伤,也可造成锁骨骨折。外力较大时可使三角肌及斜方肌损伤。喙突由于受到喙锁韧带的牵拉偶可造成骨折。喙锁韧带完全损伤后,整个上肢及肩胛骨失去肩锁及喙锁韧带的悬吊作用向下垂,而锁骨由于受胸锁关节的约束和斜方肌的牵拉相对只有轻度的上翘。

间接外力也可造成肩锁关节的损伤,一般为上肢伸展位摔倒,手部先着地,外力通过上肢传导到肱骨头及肩峰,使肩胛骨向上移位,并可牵拉损伤肩锁韧带。由于外力的作用方向使喙锁间隙变窄,因此喙锁韧带处于松弛状态,不会受到损伤。外力足够大时除造成肩锁关节损伤外,也可造成肩峰骨折及肩关节上方脱位。

上肢被机器绞伤所致牵拉损伤,也可造成肩锁关节的损伤。

(三)损伤分类

1.Tossy 分类法

Ⅰ型:肩锁韧带部分断裂,喙锁韧带完整,肩锁关节轻度移位。

Ⅱ型:肩锁韧带完全断裂,喙锁韧带部分损伤,在应力X线片上,锁骨外端直径一半上翘突出超过肩峰。

Ⅲ型:肩锁韧带及喙锁韧带完全断裂,出现钢琴键样体征,X线片示锁骨远端完全移位。

2.Bockwood 分类法

也是目前被广泛接受且更为精确详细的分类系统。根据肩锁韧带以及喙锁韧带损伤,锁骨移位的方向和移位的程度不同,可分为如下几种类型。

Ⅰ型:肩锁韧带部分损伤,喙锁韧带仍保持完整,肩锁关节稳定。

Ⅱ型:肩锁韧带完全损伤,肩锁关节发生水平方向前后的不稳定,由于喙锁韧带完整,肩锁关节垂直方向仍保持稳定。锁骨外端没有相对向上移位现象。有时喙锁韧带受到部分牵拉损伤,可发生锁骨外端轻度上移表现。

Ⅲ型:肩锁韧带与喙锁韧带均遭受损伤,肩锁关节发生脱位。上肢及肩胛骨下垂,表现为锁骨外端翘起。三角肌和斜方肌在锁骨的附着处可有损伤。

Ⅳ型:肩锁韧带及喙锁带完全断裂,锁骨外端向后方移位穿入到斜方肌内,也称之为锁骨后脱位。

Ⅴ型:实际是更为严重的Ⅲ型损伤,锁骨外端翘起位于颈部的皮下。

Ⅵ型：肩锁关节完全脱位，锁骨外端向下方移位至肩峰下方或喙突下。发生于上臂极度外展、外旋位，遭受牵拉外力所致。

（四）临床表现及诊断

外伤后肩部疼痛、肩活动受限。体检时如患者全身情况允许，应采取坐位或站立位检查。患肢受重力的牵引作用，可使畸形表现得更为明显。

1. Ⅰ型损伤

肩锁关节部位有轻度到中等程度的肿胀及压痛。锁骨外端没有移位及不稳定的表现。喙锁韧带部位没有压痛。双肩锁关节对比 X 线检查，锁骨外端无移位，肩锁关节、喙锁间隙无增宽表现。

2. Ⅱ型损伤

肩锁关节部位疼痛、肿胀较重。锁骨外端上翘高于肩峰。局部有压痛，按压锁骨外端有浮动感。锁骨外端水平方向前后移动范围增大。喙锁间隙可有压痛。

X 线检查显示锁骨外端轻度上移，肩锁关节间隙轻度增宽。可伴有锁骨外端或肩峰的骨折。肩关节应力 X 线检查喙锁间隙无明显增宽现象。

3. Ⅲ型损伤

患者疼痛、肩部肿胀更为明显，患者常以健手托住患肢肘部，以减轻疼痛。锁骨外端明显上翘，从而使肩部外形成阶梯状畸形。由于喙锁韧带、斜方肌及三角肌在锁骨的附着处也有损伤，因此锁骨外 1/4 均有压痛。锁骨外端按压时上下浮动。可出现钢琴键体征。X 线片显示锁骨外端明显上移，喙锁间隙增宽。对不能肯定诊断是否为Ⅲ型损伤时，可拍双肩应力 X 线片。如显示喙锁间隙增宽，则有助于诊断。

4. Ⅳ型损伤

临床表现与Ⅲ型损伤相似，唯锁骨外端明显向后方移位，有时锁骨外端卡入斜方肌肌腹内。肩活动时疼痛症状明显。

X 线片显示有锁骨外端上移，喙锁间隙增宽。在腋位 X 线片显示有锁骨外端明显向后移位。不能拍摄腋位片时，可行 CT 检查，帮助诊断。

5. Ⅴ型损伤

更为严重的此型损伤，由于软组织损伤严重，上肢下坠，从而使锁骨外端上移更为明显。可引起臂丛神经受牵拉的症状。X 线片显示锁骨上移明显，喙锁间隙较正常增加 2～3 倍，锁骨外端上移的表现主要是由于肩胛骨下坠移位所致。

6. Ⅵ型损伤

由于锁骨外端向下方移位，因此不显示有阶梯状畸形。由于肩部软组织损伤重，因此肩部肿胀、疼痛明显。可合并锁骨、肋骨骨折以及臂丛神经损伤。

X 线片显示锁骨外端向下方移位。可分为肩峰下脱位及喙突下脱位两种。肩峰下脱位表现为喙锁间隙变窄。而喙突下脱位时，使喙锁间隙变成相反方向的间隙。

拍摄肩锁关节 X 线片时，应使患者站位或坐位，以使畸形明显。拍摄双肩对比。必要时牵引下拍摄 X 线片，以使诊断更为准确。

正位拍摄双肩 X 线片时，锁骨、肩胛冈、肩峰的影像有时会重叠，影响诊断。因此建议拍摄向头倾斜 10°的双肩正位 X 线片,以便清楚显示双侧肩锁关节间隙。

为了显示锁骨外端前、后移位,应拍摄肩胛位。

其他诊断方法有超声波检查、CT、磁共振等诊断方法,但是普通 X 线片仍是最为常用、可靠的诊断方法。

(五)治疗

1. 基于骨折分型

(1)Ⅰ型骨折和Ⅱ型骨折:非手术治疗,进行冰敷和镇痛处理,上肢悬吊并进行关节活动,当疼痛消失后即可恢复功能锻炼。

(2)Ⅲ型骨折:这型骨折的治疗是有争议的,如果是职业棒球运动员或是体力劳动者,手术治疗也许是最好的选择。而其他通过非手术治疗的患者在 4~6 周恢复活动。很多学者报道,无论早期修复还是晚期修复,都能取得很好的效果;因此,是否采取非手术治疗,取决于患者的最大获益。

(3)Ⅳ型骨折、Ⅴ型骨折和Ⅵ型骨折:手术修复,重建喙锁韧带。

2. 外科手术选择

(1)动态肌腱转移:喙突尖端与附着其上的喙肱肌和肱二头肌短头一起转移至锁骨下方。但这种方法的不愈合率很高,现已基本不用。

(2)肩锁关节固定:生物可吸收材料因其不需要二次手术拆除内固定物,现已经常应用。因有可能发生再脱位,不建议使用克氏针张力带固定。

(3)喙锁韧带固定:Bosworth 是第一个描述将锁骨和喙突固定在一起的学者,但这种固定也有失败的风险,因此,应该加强喙锁韧带的修复。

(4)锁骨远端切除:Weaver 和 Dunn 阐述了这种修复方法,目前,这种方法最广泛的衍生就是重建肩锁关节。喙肩韧带通常转移至锁骨的底面,并通过固定锁骨和喙突来加强保护这种修复。

二、胸锁关节脱位

(一)发生率

胸锁关节脱位的发生率占肩带损伤的 3%。由于胸锁韧带后部较强大,胸锁关节多发生前脱位。胸锁关节脱位多发生于机动车事故和对抗性运动中。

(二)解剖

胸锁关节是一个可动关节,它是人体所有大关节中最不稳定的关节。锁骨内侧骨骺是最后闭合的骨骺,在 23~25 岁时闭合。强大的韧带牵扯导致骨骺分离,常被误诊为胸锁关节脱位。

(1)关节软骨盘韧带:密集的纤维结构,类似于对抗关节向内移位的缰绳。

(2)肋锁韧带:在锁骨旋转和上抬过程中提供关节稳定性。

(3)锁骨间韧带:帮助支撑起肩关节。

(4)关节囊韧带:覆盖胸锁关节的前上部和后部。

(三)生物力学

胸锁关节能够在所有平面移动。它在上方、前方和后方各有约35°的活动度,并且能够绕锁骨的长轴旋转45°~50°。

(四)损伤机制

胸锁关节脱位多发生于高能量损伤。直接或间接暴力都可能导致脱位。前脱位较常见,因为胸锁关节囊后韧带更强大。

(五)临床表现和诊断

1.前脱位的症状和体征

受伤后,局部肿胀疼痛,锁骨的胸骨端向前、向上方突出,头向患侧倾斜,患肩下垂,局部压痛。

2.后脱位的症状和体征

后脱位患者的疼痛比前脱位患者更加明显。患侧颈部或上肢静脉充血。与健侧相比,患侧胸部的前上方饱满,锁骨不明显。触诊发现锁骨的胸骨端向后脱位,与健侧相比,患侧胸骨角明显。患者有时诉呼吸困难,呼吸急促或窒息感,吞咽困难,咽喉发紧,甚至出现完全性休克或气胸。

在临床工作中,患者有胸锁关节前脱位的症状和体征,但在X线片上显示胸锁关节完全性后脱位。所以不能以临床的症状和查体来区分前脱位和后脱位。

3.放射学检查

常规的胸部或胸锁关节前后位或后前位X线检查,与健侧对比,可以发现患侧锁骨位置的改变。因胸部的密度不同以及第1肋骨和胸骨与锁骨近端重叠,在侧位片上很难显示胸锁关节。

如果怀疑胸锁关节脱位,不管临床症状体征支持与否,必须行X线检查。

特殊投照角度的X线检查:

(1)Heinig位X线片:患者取仰卧位,X线管球向患侧倾斜30°,管球的中心线与胸锁关节相切,平行于对侧的锁骨,片盒置于对侧肩部,中心对准胸骨柄。

(2)Hobbs位X线片:患者坐在X线台上,身体极度前倾,与患者胸腔的前下方相对,患者屈曲颈部直至几乎平行于X线台,屈肘抱紧片盒,并支持头颈部。管球高于项部,X线穿过颈椎,胸锁关节投射到片盒上。

(3)Serendipity位X线片:患者仰卧于X线台上,管球与垂直方向成40°角,中心对准胸骨,片盒置于患者的颈肩部与X线台之间。这样X线片上会显示出双侧锁骨的近1/2。如果右侧胸锁关节前脱位,则右侧锁骨与对侧相比,会显示向前方移位。反之亦然。

4.特殊检查

(1)断层X线检查:断层X线检查有助于发现胸锁关节脱位及锁骨近端骨折,并能区分骨折与脱位,评价关节炎性变化。

(2)CT检查:CT是检测胸锁关节有无病变的最好的检查方法,可以清楚显示锁骨近端骨折与胸锁关节半脱位。矫形外科医师在申请CT检查时必须要求扫描双侧的胸锁关节及双侧锁骨近端,以便进行双侧对比。

(六)治疗

1. 非手术治疗

(1)前脱位：

①轻微的扭伤：轻微扭伤时胸锁关节稳定,但疼痛明显。在12~24小时内行冰袋冷敷,悬吊患肢。5~7天后,可进行日常活动。

②半脱位：除了应用冰袋冷敷外,可以应用加垫的锁骨的"∞"字绷带固定,稳定胸锁关节。1周后将"∞"字绷带去除,患肢悬吊1周后进行日常活动。

完全脱位的复位方法：尽管大多数胸锁关节前脱位非常不稳定,但应尽量将其复位。静脉给予肌松药和麻醉药后,患者仰卧在手术台上,肩胛间区垫3块或4块毛巾。助手双手置于双肩的前方,轻轻向下压,锁骨近端被推向后侧复位。但在多数情况下,在双肩放松时,会重新出现肩关节前脱位。这时需要和患者解释胸锁关节脱位后不稳定,且行内固定的危险性非常大。将患肩悬吊2周,胸锁关节不适消失后,允许患者活动患肢。

③复位后护理：复位后,胸锁关节稳定,可以用"∞"字绷带或其他更为坚固的固定装置固定。如果复位后,胸锁关节不稳定,则悬吊患肢1周后,进行日常活动。

(2)后脱位：对胸锁关节后脱位的患者,详细询问病史和仔细查体是非常重要的。有颈部或上肢大血管压迫以及吞咽或呼吸困难的患者应进行断层X线或CT检查。判断患者有无窒息感或声音嘶哑也非常重要。如果有上述症状出现,则说明纵隔存在压迫。

患者仰卧在手术台上,肩胛骨之间垫3块或4块折叠毛巾。如果患者非常焦虑,异常疼痛并肌肉痉挛可行全身麻醉。否则可静脉给予麻醉药、肌松药或镇静药。外展上肢,顺着锁骨方向轻轻牵引。有时需助手对抗牵引,使患者不动。当听到"啪"的一声响时,说明胸锁关节复位。如果没有成功,助手可以向前方提拉锁骨。复位后,胸锁关节稳定,可以用"∞"字绷带固定3~4周,使软组织和韧带愈合。

2. 手术治疗

胸锁关节脱位的并发症非常多：胸廓出口综合征,血管受压,锁骨近端刺入胸锁关节后面的重要结构。因此,闭合复位失败后,需行切开复位。

患者取仰卧位,肩胛骨之间垫高。沿锁骨近端上缘3~4cm处向内做切口,跨过胸锁关节后弧向下方。手术中应尽量保持胸锁关节囊前韧带的完整性,这样在复位后,胸锁关节稳定。如关节囊前韧带损伤,不能防止胸锁关节向前脱位,可以将锁骨近端切除1~1.5cm,用1mm的涤纶带将锁骨残端固定在第1肋骨上。锁骨近端的显露应仔细行骨膜下剥离。手术中应尽量保留关节囊和关节盘韧带,以稳定锁骨内侧头。锁骨近端切除后,在距断端1~1.5cm处钻2个孔,将关节盘韧带穿入髓腔拉紧后缝合固定。术后用"∞"字绷带固定4~6周,使软组织愈合。

(1)复发性胸锁关节脱位：急性损伤后,复发性胸锁关节前或后脱位非常少见。在通常情况下,胸锁关节脱位复位后较稳定,或保持前或后脱位状态。应与自发性脱位或半脱位相区别。

(2)陈旧性胸锁关节脱位:

①前脱位:陈旧的胸锁关节前脱位症状多不明显,活动范围正常。对于这种病例,推荐维持现状。如果患者胸锁关节脱位手术后再次脱位,则可行锁骨近端切除的关节成形术。如果患者胸锁关节脱位后,创伤性关节炎的症状持续6～12个月,局部注射麻醉药,不能缓解,则可行胸锁关节成形术。手术包括锁骨近端切除1～1.5cm,在前上角做成斜面有助于美观;清除关节盘韧带;用1mm或3mm涤纶线将锁骨残端固定在第1肋骨上。如果肋锁韧带损伤,不能稳定锁骨近端,则有必要重建肋锁韧带。

②后脱位:成年人,因锁骨脱位至胸骨的后方,有进入纵隔的危险,所以陈旧的胸锁关节后脱位应行切开复位。将锁骨近端切除1～1.5cm,并将其固定在第1肋骨上。

(七)并发症

1.保守治疗

胸锁关节前脱位的并发症很少,仅出现外观上的肿块或后期胸锁关节退行性病变。胸锁关节后脱位的并发症包括:气胸和上腔静脉破孔,颈部静脉充血,食管破裂,脓肿和锁骨骨髓炎,锁骨下动脉受压、闭塞,心肌传导异常,胸锁关节骨折脱位压迫右冠状动脉干,臂丛神经受压,声音嘶哑,鼾症发作和声音改变。

2.手术治疗

应用克氏针或斯氏针穿针固定胸锁关节,完整或断裂的针会穿入心脏、肺动脉、无名动脉、主动脉、锁骨下动脉、胸腔,常出现严重的并发症。

近年研制成功胸锁钩钢板,此钢板一端呈钩状,经胸骨后方插入胸骨柄上的骨孔,另一钢板端(体部)则由3～4枚螺钉固定于锁骨前面。近年应用胸锁钩钢板治疗胸锁关节前脱位和(或)锁骨近端骨折56例,随访6个月～4年,所有病例胸锁关节功能恢复良好,未发现明显并发症。

第四节 肘部关节脱位

一、肘关节脱位

肘关节脱位是肘部常见损伤,多发于青少年,常合并其他损伤,在诊治中应提高警惕,防止漏诊漏治。

(一)损伤机制及分类

肘关节脱位多由间接暴力引起,常发生在坠落时上肢外展着地时,是由剪切力造成的。大多数脱位为后脱位。近尺桡关节向后移位时造成桡骨头骨折、桡骨颈骨折和(或)尺骨喙突骨折,外翻的应力还可造成肱骨内上髁的撕脱骨折。

肘关节脱位分类如下:

1.肘关节后脱位

最常见的一型,表现为尺骨鹰嘴向后移位,肱骨远端向前移位的肘关节脱位。

2.肘关节前脱位

较少见的一型,常合并尺骨鹰嘴骨折,表现为尺骨鹰嘴骨折和尺骨近端向前移位。

3.肘关节侧位脱位

常见于青少年,暴力致肘关节侧副韧带和关节囊撕裂,肱骨远端向尺侧或桡侧移位,常伴内或外上髁撕脱骨折。

4.肘关节分裂脱位

极少见的一型,表现为尺骨鹰嘴向后脱位,而桡骨小头向前移位,肱骨远端便嵌插在两骨端之间。

(二)临床表现及诊断

明确外伤史,肘关节肿胀,肘关节呈半屈曲状,伸屈功能障碍,肘后三角形骨性标志关系紊乱。如为肘关节后脱位,尺骨鹰嘴向后明显突出,肘关节后方空虚。如为肘关节侧方脱位,肘关节呈内或外翻畸形。X线可以明确诊断。需注意仔细检查上肢的神经、血管功能。

(三)并发症

1.肱动脉损伤

在肘关节脱位时肱动脉损伤是严重的并发症,较为罕见。血管受到牵拉造成内膜撕裂以致断裂,早期诊断非常重要。如果闭合复位后动脉循环未恢复,则需立即进行动脉修复,通常要用大隐静脉移植修复动脉缺损。如果延迟进行手术治疗,需要切开前臂筋膜防止筋膜间室综合征的发生。内膜撕裂可导致动脉迟发的血栓形成,肘关节脱位复位后要密切观察患肢循环。

2.筋膜间室综合征

复位后通常有严重肿胀,需严密观测防止筋膜间室综合征的发生。

3.神经损伤

肘关节脱位时可造成神经损伤,多为牵拉伤,经保守治疗可恢复其功能。

4.肘关节不稳

肘关节反复脱位造成肘关节周围组织愈合不良、韧带松弛或复位而未能修复损伤的侧副韧带时可导致肘关节不稳。需手术修复侧副韧带。

(四)治疗

1.手法复位

新鲜肘关节脱位或合并骨折的脱位主要治疗方法为手法复位,石膏托固定3周。麻醉下取坐位进行牵引与反牵引,将肘关节屈曲60°~90°,并可稍加旋前,常有复位感。合并骨折时,先复位关节,再复位骨折。超过3周的陈旧性脱位亦可试行手法复位,固定时肘关节要<90°。

2.手术治疗

(1)适应证:①闭合复位失败或不宜进行闭合复位;②合并骨折时,关节复位后骨折不能复位;③陈旧性脱位,不宜进行手法复位者;④某些习惯性肘关节脱位。

(2)开放复位:取肘关节后侧入路,保护尺神经,为防止再脱位,用一枚克氏针固定肘关节1~2周。

(3)关节形成术:适用于肘关节陈旧性脱位、软骨面已经破坏或肘关节已强直者。

3.复杂性肘关节骨折脱位及其治疗

(1)肘关节脱位合并桡骨小头或肱骨小头骨折:手法复位肘关节,如果桡骨小头骨折无移位或复位成功,上肢石膏固定 3 周。如果桡骨小头粉碎骨折或复位失败,则手术切除桡骨小头。

(2)肘关节脱位合并桡骨干骨折:手法复位效果较满意。肘关节复位后,如果桡骨干骨折再经手法复位成功,则上肢石膏固定 4~6 周。如果桡骨干骨折复位失败,则手术复位内固定。

(3)肘关节脱位合并肱骨外髁、桡骨颈骨折:采用手法复位,如果肱骨外髁外翻 90°,则不能用牵引方法复位肘关节;如果肱骨外髁、桡骨颈骨折复位成功,则上肢石膏固定 4~6 周;如果肱骨外髁、桡骨颈骨折复位失败,则采用手术复位。

(4)肘关节侧方脱位合并肱骨外髁骨折:如果肱骨外髁无外翻,应手法复位,避免牵引,将肘关节稍屈曲并稍内翻,用鱼际推按尺桡骨近端及外髁骨折块即可复位。如果外髁骨折块未复位,再试用手法复位。如果肱骨外髁复位失败,则采用手术复位。

(5)肘关节脱位合并上尺桡关节分离及肱骨外髁骨折:该损伤较复杂,可行手法复位。

(6)肘关节伸展性半脱位:该损伤少见,因此易于误诊和漏诊。有跌倒手掌着地外伤史,肘关节疼痛、肿胀,肘关节呈超伸展位僵直,不能屈曲活动,伸屈功能障碍 X 线可以发现肱骨滑车向掌侧明显突出并外旋,尺骨明显后伸,尺骨、肱骨干呈 20°~35°角,鹰嘴关节面离开了与滑车关节面的正常对合关系。牵引下屈曲肘关节即可复位,上肢石膏固定 3 周。

二、桡骨小头半脱位和脱位

(一)病因和发病机制

桡骨小头脱位是指桡骨小头与肱骨小头、尺骨近端的正常解剖对合遭到破坏,而尺骨与肱骨仍保持正常关系。通常发生在肘关节伸直位时,前臂受到突然的旋前或旋后暴力。这种脱位常与尺骨近端骨折一起存在(Monteggia 骨折),这时的受伤机制与肘关节脱位相似。因此桡骨头脱位多见前后向脱位。

桡骨小头半脱位是一种仅见于幼儿的特殊情况。幼儿的桡骨小头尚未发育完善,头与颈直径一样,当桡骨受到纵向牵拉时,其头部可从环状韧带脱出,造成半脱位。

(二)诊断

桡骨小头脱位患者有明显的肘关节外伤史。肘外侧疼痛,活动受限。有时可见局部隆起,并能摸到脱位的桡骨头。诊断时应结合 X 线片,正常时,任何位置的 X 线片上,经桡骨头、颈和干做一直线,该直线应指向肱骨小头中心。或者,在侧位片上,沿桡骨上下缘做两条直线,一条与肱二头肌结节和桡骨头上缘相切,另一条与桡骨头下缘相切并与前一条平行,这两条直线应包含肱骨小头。可根据这两点来判断脱位的存在。同时还要检查尺桡骨的情况。

桡骨小头半脱位的幼儿常有前臂被提拉等情况。较大的幼儿会指出疼痛的部位,拒绝动前臂和肘关节,桡骨头部有压痛。而大多数的孩子则会哭闹不止,并拒绝医生触摸患肢,当医生用东西在他的前上方引诱他时,孩子会伸健肢来取而拒绝使用患肢。桡骨小头半脱位的 X

线片可没有异常发现,这主要是因为桡骨头骨骺不显影,而不是说明桡骨头解剖位置正常。诊断主要靠病史和临床表现,只要注意被提拉前臂与疼痛的时间关系,就不难做出诊断。

(三)治疗

桡骨头脱位以闭合复位为主,一般不需切开复位。麻醉牵引下,推压桡骨头常能成功。复位后的处理根据关节的稳定性而定,稳定的关节只需支架保护数天就可开始锻炼。不稳定时,需手术修补韧带。

闭合复位失败常常是因为关节内有嵌顿物阻碍了桡骨头的回纳。但当合并有尺骨骨折时,闭合复位失败既可能是因为有嵌顿,也可能是因为尺骨没有达到解剖复位,残留有短缩或旋转畸形,这时应重新将尺骨复位固定,再进行复位。

手术切开复位只有在有嵌顿物存在导致闭合复位失败和复位后存在不稳定的情况下进行。术中去除嵌顿物后复位成功且关节稳定的患者,术后可早期活动。对于关节不稳定的患者,在复位和韧带(外侧副韧带和环状韧带)修补术后,应石膏固定肘关节于屈曲位(超过90°,但要注意血供)、前臂旋后位3周。

桡骨小头半脱位手法复位一般都能成功。在分散孩子注意力的情况下,一手拇指按压桡骨头部,一手使前臂旋后,然后再屈伸肘关节。当感到有弹响(有时弹响不明显),孩子愿意活动患肢时,表明复位成功。术后患肢应肘关节屈曲90°悬吊于胸前1周。

第五节 手部关节损伤

一、概述

(一)解剖

手的小关节均为屈戌关节。掌指关节(MCP)具有杵臼结构,而近侧指间关节(PIP)和远侧指间关节(DIP)具有球窝形状。其稳定性取决于关节的轮廓、侧副韧带和掌板。掌板在侧面有坚强的附着,但远端菲薄。

(二)小关节损伤

侧副韧带、掌板、伸肌腱的部分或完全撕裂可导致手指关节半脱位或完全脱位。这些损伤可并发关节内骨折,包括撕脱性骨折和骨折脱位。

(三)评估

手指的肿胀、压痛、瘀斑应高度怀疑关节损伤。应力试验可揭示由潜在的骨折或韧带损伤造成的不稳定。在韧带松弛的病例中,健侧对照查应力试验有助于诊断。关节活动度受限可因关节半脱位或移位的关节内骨折块造成。评估这些损伤需优质的X线片,包括前后位(AP)X线片、以受伤关节为中心的侧位X线片,以及一两张斜位X线片。必要时行断层扫描能更好地显示中央凹陷性骨折。

(四)治疗和预后

无痛性自由活动和关节稳定是这类损伤的治疗目标。治疗时必须纠正半脱位和恢复可接受的关节面。研究表明,手的小关节损伤后1年,关节的疼痛和活动度仍可能改善。

二、远侧指间关节(DIP)损伤

(一)锤状指

突然的屈曲暴力作用于 DIP 关节,可将伸肌腱从远节指骨撕裂,伴或不伴骨折片。大的骨折块若涉及关节面>30%,远节指骨有向掌侧半脱位的风险。

1.评估

检查可见疼痛、肿胀和远侧指间关节下垂指。X 线片提示 DIP 关节屈曲畸形,可能有附着于伸肌腱止点的骨折块。远端指骨的掌侧半脱位可伴随骨折,尤其是骨折片很大时。

2.锤状指的分型

(1)Ⅰ型:包括闭合损伤或钝性损伤,肌腱的连续性损伤,伴或不伴小的骨折片。

(2)Ⅱ型:涉及在 DIP 关节平面或其近端的撕裂,肌腱的连续性损伤。

(3)Ⅲ型:涉及深部磨损,有皮肤、皮下组织、腱性组织缺损。

(4)Ⅳ型:涉及儿童的骨骺骨折,过度屈曲损伤涉及 20%~50%的关节面骨折,或过伸损伤并涉及关节面通常>50%的骨折,并末节指骨早期或后期向掌侧半脱位。

3.治疗

(1)非手术治疗:锤状指损伤的小骨折片涉及关节面<30%或移位≥2mm 时,推荐用夹板或石膏固定。将锤状指全天固定于伸直位 6 周,接着仅夜间固定 4 周。

(2)手术治疗:锤状指畸形且骨折片涉及关节面>30%,移位>2mm 或合并远节指骨掌侧半脱位时须手术治疗。DIP 关节掌侧半脱位是绝对的手术指征。建议骨折切开复位内固定(ORIF)纠正 DIP 关节的掌侧半脱位,并用纵行克氏针固定远侧指间关节于过伸位。根据需要进行肌腱的修复。使用拉出纽扣技术可能导致皮肤腐烂(纽扣的下方)。用缝合锚固定可能更可取。

4.并发症

并发症包括永久性的锤状指畸形、继发鹅颈畸形,以及关节不匹配或掌侧半脱位导致的远侧指间关节创伤性关节炎。

(二)远侧指间关节背侧脱位

过伸暴力作用于指尖可导致掌板和侧副韧带断裂,而深部的肌腱保持完整。由于皮肤被牢固地约束于下面的骨骼,这些损伤经常合并掌侧软组织的撕裂(64%的病例)。

1.评估

(1)临床检查:远侧指间关节可有压痛及畸形。患者不能弯曲或伸直关节。

(2)影像学检查:在手法复位前需摄正位和侧位 X 线片。脱位通常是向背侧,很少向侧面脱位。是否合并撕脱骨折应明确。

2.分型

包括闭合脱位、开放脱位、骨折脱位。

3.治疗

(1)闭合复位:轻柔的闭合复位术应在掌部阻滞麻醉下进行。末节指骨牵引后越过指骨髁复位：虽然再脱位的趋势很小，但复位后其稳定性需再评估。复位后 X 线片可证实关节复位、无合并骨折。短期固定(10～14 天)通常就足够了。对开放伤在复位前应进行彻底的冲洗和清创。

(2)手术治疗：掌板的嵌入、指深屈肌腱的嵌入、移位的骨软骨骨折块可导致远侧指间关节不可复性脱位。在这些情况下，有必要行切开复位取出卡入的掌板、籽骨或骨折块。深肌腱的嵌入意味着至少有一条侧副韧带破裂，并且在这种情况下，固定应持续 3 周。

4.并发症

包括创伤后僵硬、复发性不稳定、创伤性关节炎、感染(化脓性关节炎和骨髓炎)。

三、PIP 关节损伤

(一)近侧指间关节侧副韧带扭伤

外展或内收暴力施加于伸直的手指，可导致 PIP 关节桡侧副韧带或尺侧副韧带的撕裂。桡侧副韧带比尺侧副韧带损伤更常见。

1.诊断

临床检查可触及损伤部位的明确压痛点。韧带断裂通常发生在近节指骨平面，相对少于韧带的中部。应力试验应在关节伸直或屈曲 20°进行。缺乏坚强的止点可诊断完全撕裂。正位应力 X 线片见成角＞20°也可诊断完全撕裂。小的骨折片可见于侧副韧带起点。数码照片可以更容易检查。

2.治疗

(1)非手术治疗：部分撕裂和大多数的完全撕裂可以用静态夹板固定 7～14 天，随后用胶带固定到邻指 3 周。主动运动从一开始就鼓励进行；深层瘢痕组织形成常会后遗关节不适和侧副韧带增厚，可持续 3～6 个月。

(2)手术治疗：手术适应证包括软组织嵌入的影像学证据、移位的指骨髁骨折、3 周静态夹板固定后的持续不稳定。对示指的桡侧副韧带手术则很必要，以恢复侧副韧带的强度。

(二)PIP 关节掌板损伤

PIP 关节过伸位损伤可能导致掌板从中间指骨撕裂，伴或不伴骨折块。

1.诊断

(1)临床检查：近侧指间关节梭形肿胀，伴掌板体表的明显压痛点。

(2)影像学检查：侧位 X 线片上可显示位于中间指骨基底部的小撕脱骨折片，通常小于关节面的 10%。近侧指间关节通常是复位的，没有半脱位。

2.治疗

闭合治疗是有指征的。稳定的损伤用背侧夹板固定于屈曲 20°位 1 周，随后在胶布保护下关节主动活动。

3.并发症

包括创伤后屈曲挛缩、疼痛与运动范围受限，后期鹅颈畸形。

(三)PIP 关节背侧脱位

PIP 关节背侧脱位是手部最常发生的关节损伤之一。PIP 关节过伸，暴力使手指反向移位,导致中节指骨背侧脱位,累及近节指骨,撕裂掌板。

1.诊断

(1)临床检查:脱位通常导致手指具有明显的畸形,除非它已经被教练或旁观者复位。过伸应力试验用来确定剩余不稳定。单纯的背侧脱位可能预示侧副韧带的稳定。

(2)影像学检查:X线片表明近侧指间关节脱位。可见从中间指骨撕下的一个小的撕脱骨折块,可分辨掌板的远端位置。

2.治疗

纵向牵引闭合复位在掌部神经阻滞麻醉下进行。大多数背侧脱位可较容易复位。对稳定的复位,胶带保护下屈伸活动可早期开始,持续3～6周。不太稳定的损伤可能需要延长阻挡夹板固定3周,防止最后20°的伸直。如果掌侧骨折片含有掌侧关节面的15%以上,手术干预是必要的。开放性脱位应在手术室彻底冲洗,如果有必要可延长皮肤原伤口。手指的旋转畸形可能表明中节指骨髁滞留侧索和中央束之间。这种情况往往是闭合牵引不可复位的,并且须要切开复位、修复伸肌结构。

3.并发症

包括创伤后屈曲挛缩、间隙太宽畸形和过伸不稳定。

(四)PIP 关节掌侧脱位

中央束损伤后卡压于近节指骨。

1.诊断

(1)临床检查:畸形和活动受限通常是显而易见的。如果关节已经自发地复位,中节指骨抗阻力主动伸直障碍提示中央束破裂。如果侧索或中央束滞留于近节指骨头下方,则可能发生不可复性脱位。

(2)影像学检查:X线片可显示近侧指间关节掌侧脱位。可见一个小的撕脱骨折在中间指骨的背侧,由中央束撕裂卡压所致。

2.治疗

可纵向牵引和屈曲 MCP 及 PIP 关节试行闭合复位。复位后测试中央束的稳定性和强度。如果中央束是完整的,短时间固定之后可以进行有限运动范围的功能锻炼。中央束破裂必须用静力夹板固定伸直位6周或开放手术修复破坏的中央束装置。

3.并发症

包括伸直挛缩、PIP 或 DIP 关节僵硬、进展性 Boutonnière 畸形。中央束断裂漏诊可致进行性伸直结构损伤掌侧半脱位,结果导致 Boutonnière 畸形。整体不稳定是另一种并发症。

(五)PIP 关节骨折脱位

过伸、压缩、剪切暴力可能发生 Pilon 骨折脱位。这些损伤是最易致残的 PIP 关节损伤。

1.诊断

(1)临床检查:可见肿胀、疼痛、活动受限,常无严重畸形。这种损伤通常误诊为扭伤。

(2)影像学检查:X线评估势在必行。在以损伤关节为中心的侧位 X 线片中,可见关节内骨折片。随着中间指骨背侧半脱位的严重程度,骨块大小从一小片至占关节表面达50%变化。近侧指间关节屈曲位的侧位 X 线片有助于评估是否会再脱位。

2.治疗

有效的治疗方式包括背伸位夹板固定、骨牵引、切开复位内固定术和掌板成形术。

(1)闭合复位治疗:屈曲稳定的 PIP 关节可用背侧伸直位夹板进行处理;允许自主屈曲,4 周后方允许逐步伸直活动。骨折块占关节面<30%的也非常适合这种方法。

(2)手术治疗:

①切开复位内固定:大骨折块累及关节面50%以上可予以外科手术修复,用拔出钢丝、克氏针或加压螺钉固定。Pilon 骨折合并关节面压缩需抬高、植骨克氏针固定。

②掌板成形术:粉碎性骨折需要切除掌侧骨片,掌板前移至中节指骨来重获稳定,重塑破坏的关节面。

③骨牵引:对极度粉碎的骨折,可能没有别的选择,只能持续纵向牵引直到骨折成形。

④并发症:包括复发性脱位、关节活动受限(在半脱位的近侧指间关节的铰链运动)和创伤后关节炎。

四、MCP 关节损伤

(一)拇指掌指关节尺侧副韧带损伤

拇指掌指关节尺侧副韧带损伤也被称为猎场看守人拇指或滑雪杖拇指。掌指关节强有力的尺侧副韧带对有效地侧捏关节至关重要。

1.评估

(1)临床检查:在 MCP 关节尺侧面可及压痛。若明显的发胀可提示 Stener 损伤(拇内收肌腱膜卡压于尺侧副韧带撕裂端和近节指骨之间)。尺侧副韧带桡侧应力试验应与健侧拇指进行比较。稍屈曲时测试的是固有侧副韧带,伸直时测试的是掌侧副韧带。在屈曲和伸直位同时测得止点松弛,则可确认韧带完全撕裂并关节不稳定。临床检查前需先行数码摄片检查。

(2)影像学检查:应力试验前应进行拇指摄 X 线片检查看是否伴随骨折。应力位 X 线片见掌指关节张开>35°表示韧带完全撕裂。

2.治疗

(1)非手术治疗:尺侧副韧带部分撕裂、止点完整、应力试验中张开<35°的可以用石膏固定,或用功能支具维持掌指关节轻度屈曲位 3~4 周。

(2)手术治疗:尺侧副韧带完全撕裂联合 MCP 关节不稳定(应力试验张开>35°)或有移位的骨折块,需要手术来重新使尺侧副韧带附着。在这些情况下,通常存在 Stener 损伤,非手术治疗不会愈合至近节指骨。手术修复韧带可通过缝合锚或拔出钢丝来实现。尺侧副韧带慢性损伤需要韧带重建或将拇收肌腱前移至近节指骨。

3.并发症

包括伴随疼痛的残余不稳定、侧捏力量减弱、MCP 关节掌侧半脱位和晚期关节炎的变化。

(二)拇指掌指关节桡侧副韧带损伤

拇指掌指关节桡侧副韧带损伤不太常见。但经常会漏诊,所以治疗可能会延误。

1.评估

(1)临床检查:可触及拇指 MCP 关节的桡侧肿胀和压痛。应力试验可引出疼痛或证实关节的桡侧张开。掌侧半脱位通常并发于拇指 MCP 关节桡侧副韧带损伤。

(2)影像学检查:拇指两个位置的 X 线片被用来评估相关骨折。来自掌骨的小骨软骨骨折块通常能显示出来。

2.治疗

(1)石膏固定:几乎所有的桡侧副韧带损伤一旦确诊,都需用管形石膏或拇指人字夹板固定 4~6 周。管形石膏需预防 MCP 关节掌侧半脱位。

(2)手术治疗:如果 MCP 关节不稳定或有掌侧半脱位,则需手术修复桡侧副韧带。韧带通常从掌骨头撕裂,需要用缝合锚或拔出钢丝修复。

3.并发症

与拇指 MCP 尺侧副韧带损伤所列的相同。

(三)手指 MCP 侧副韧带损伤

暴力作用于指蹼,可导致手指掌指关节桡侧副韧带或尺侧副韧带损伤。掌指关节侧副韧带通常在近节指骨附着处断裂,有时包含一撕脱骨片。

1.诊断

(1)临床检查:在两掌骨头之间的指蹼可见轻微肿胀。局部压痛可证实损伤的部位。掌指关节轻柔的应力试验,在伸直或屈曲位时可诱发疼痛或表现出不稳。

(2)影像学检查:X 线片可显示从掌骨头部撕脱的小骨块。

2.治疗

(1)非手术治疗:大多数手指侧副韧带损伤可用非手术治疗处理。推荐使用手指粘贴胶带保护 MCP 关节的副韧带,对不稳定损伤可间断使用夹板固定掌指关节在屈曲 50°以上位置。预期 3 个月以上可以缓慢改善症状。

(2)手术治疗:手术治疗适用于撕脱骨折涉及关节面的 20%或移位>2mm 的患者。手术修复的相对适应证包括示指或小指的桡侧副韧带损伤。

3.并发症

包括不稳、松弛、无力或疼痛。比起不稳定,慢性疼痛和继发粘连是更常见的后遗症,因此建议应用静态夹板固定应不超过 3 周。伸直挛缩也可发生。

(四)MCP 关节背侧脱位

MCP 关节脱位最常发生向背侧脱位,最常见于示指、拇指和小指;背侧脱位可能简单(可复位)或复杂(不可复位)。

1.评估

(1)单纯脱位:可见掌指关节处于过伸位且有明显畸形。X 线片显示近端指骨位于掌骨头的背侧过伸 60°~90°位置。

(2)复杂脱位:畸形并不明显,关节仅稍微过伸。一个常见的发现是在远端掌横纹处有皮肤凹陷(皱褶)。X 线片显示出近节指骨和掌骨近平行排列。若在增宽的掌指关节间隙中出现籽骨,表明其已卡入关节中。

2.治疗

(1)简单脱位:应进行轻柔闭合复位,先过掌指关节,然后将近节指骨推入掌骨头前方。应避免直接纵向牵引,因为这样可能会使简单脱位变成复杂脱位。

(2)复杂脱位:闭合复位可以尝试一次,但最复杂的脱位需要在手术室切开复位。开放复位可以通过背侧入路或掌侧入路来实现,并且需要拉出嵌入的掌板。掌侧入路时可见桡侧指神经跨在示指掌骨头上,或尺侧指神经跨在小指掌骨头上。如有需要,可将掌板纵行劈开来协助关节复位。背侧入路可免除损伤指神经的风险,并可处理任何相关的掌骨头骨折。复位后,该 MCP 关节通常是稳定的,并允许在粘贴胶带保护下主动屈伸锻炼。

3.并发症

可包括指神经损伤、关节僵硬和关节炎(如果合并掌骨头骨折)。

五、腕掌(CMC)关节损伤

腕掌关节脱位和骨折脱位:第二、第三、第四腕掌关节是稳定的关节,仅允许轻微滑移运动,被归类为微动关节。第五腕掌关节有更大的活动度,它类似于第一腕掌关节。作为鞍状关节,第五掌腕关节不仅可滑移,而且还可旋转运动,以允许其可以对拇指活动。腕掌关节靠很强的掌骨间韧带和腕掌韧带维持关节背侧和掌侧面的稳定。腕掌关节骨折脱位需严重的暴力。脱位一般向背侧(除非暴力从背侧直接作用,使腕掌关节向掌侧脱位)。掌侧脱位较背侧脱位罕见,但由于第五腕掌关节活动度增加,所以在第五腕掌关节掌侧脱位相对常见一些。

1.评估

由于腕掌关节骨结构的重叠,X 线片评估损伤非常困难,倘若要准确了解损伤则需要各种角度的 X 线片。X 线片可显示腕掌关节半脱位或脱位(伴或不伴涉及 CMC 关节面的骨折块)。计算机断层扫描(CT)可显示更难诊断的问题。手的 30°旋前位片可能是必要的,以评估关节表面的对位情况。

2.治疗

闭合复位一般在纵向牵引下较容易,但不能单纯用管型石膏来维持复位。除了用石膏固定外,联合经皮克氏针内固定很有必要。再脱位或不完全复位常发生于第二和第五腕掌关节,是桡侧伸腕长肌腱和尺侧腕伸肌腱牵拉掌骨的结果。因为这些损伤合并不稳和明显的肿胀,所以闭合复位后用石膏固定往往会造成复发。

3.并发症

包括再脱位、疼痛、无力和关节炎。CMC 关节创伤性关节炎可用关节融合术得到有效的治疗。

手指骨和掌骨骨折是常见的,约占所有骨折的 10%。

第六节 手部肌腱损伤

手部外伤时,常伴有肌腱损伤,可与手部多种组织损伤同时存在。有时仅有很小的皮肤伤口,也有肌腱损伤的潜在可能性。肌腱是关节活动的传动装置,是手部功能正常发挥的重要环节。即使手部各关节的功能均正常,肌腱损伤后,手部功能也会完全丧失。因此,肌腱损伤的治疗十分重要。然而,手部肌腱的结构复杂,其修复方法多样,治疗效果有时也难以令人满意,必须予以高度重视。

一、肌腱修复的前提条件

(1)手部任何部位的肌腱损伤,只要局部条件良好,如切割伤或伤口清洁,清创后估计伤口不会发生感染,或肌腱损伤范围较小,肌腱残端容易寻找,或肌腱无缺损和张力,均应在清创后立即行肌腱一期修复。

(2)为保证肌腱愈合和防止术后粘连,肌腱修复对无创技术和显微外科技术要求很高。因此,肌腱修复手术最好由专职手外科医师进行,即使是兼职手外科医师,也应经过适当训练,熟练掌握肌腱外科的基本技术。

(3)肌腱正常功能的发挥特别需要良好的滑动功能。因此,肌腱修复处应有完整、柔软而健康的皮肤覆盖。

(4)肌腱修复的最终目的是恢复手部各个关节的正常功能,如有关节活动障碍,术前必须经过适当的功能锻炼,使关节的被动活动达到正常范围。

(5)肌腱修复时,近端的动力肌必须具有正常的神经支配,并且具有足够的肌力。

(6)要求患者具有功能锻炼的能力,并适当考虑年龄对功能锻炼的影响,以便术后能更好地恢复手的功能。

二、肌腱修复的方法及其选择的原则

肌腱损伤修复的方法有多种,应根据其损伤的情况和程度而适当加以选择。

1. 不予治疗

肌腱部分损伤,损伤范围小于肌腱的50%,修复后由于固定而可能发生的粘连影响功能者;损伤肌腱的功能可被其他肌腱所替代者,如单纯指浅屈肌腱损伤,其功能可被指深屈肌腱所替代,均可不予以修复。

2. 肌腱端端缝合

肌腱损伤时断端比较整齐,又无明显缺损,可行端端缝合。这是肌腱修复最常用的方法,也是用得最多的方法。

3. 肌腱前移

肌腱损伤的部位位于距止点1.0~1.5cm处,可将近端的肌腱残端向远端牵拉,将其重新固定于肌腱止点,称为肌腱前移。主要用于近止点处的指深屈肌腱损伤。

4. 肌腱移植

肌腱损伤伴有一定的肌腱缺损,不能直接缝合者,以及陈旧性屈肌腱鞘内的指深、浅屈肌腱损伤者,常需行游离肌腱移植予修复。通常采用来源于掌长肌、跖肌和趾长伸肌的自体肌腱移植,也有应用异体肌腱移植或人工肌腱者。

5. 肌腱移位

肌腱损伤的范围较大,不宜进行肌腱移植者,以及肌腹完全破坏或麻痹而无法进行自身修复者,可将邻近功能正常的肌腱移位于损伤的肌腱,与损伤的肌腱远端缝接予以修复。此时,除了上述肌腱修复的前提条件外,还要求移位的肌腱是损伤肌腱的功能相同或功能协同肌,而且移位后该肌原有的功能能被其他肌肉所替代或对其原有功能无明显影响。

6.肌腱固定或关节固定

肌腱损伤难以采用上述各种肌腱修复方法予以治疗者,可采用简单的肌腱固定或关节固定,以改善手指的功能。如单纯的指深屈肌腱损伤,可采用远端肌腱固定或远侧指间关节固定,以改善远侧指间关节在用力捏物时的稳定性。

7.截指

手指的肌腱、神经、血管、骨与关节和皮肤等组织中,已有多种组织损伤无法修复者;手指严重损伤,即使肌腱修复也难以恢复功能,而且患者付出极大的生理、心理和经济代价而又效果不佳者,可考虑截指。

三、肌腱的缝合方法

肌腱的缝合方法很多,如 Bunnell 钢丝抽出缝合法、Kessler 肌腱缝合法、Kleinert 肌腱缝合法、Tajima 肌腱缝合法、Tsuge 单套和双套肌腱缝合法、Beker 肌腱缝合法(图 3-6-1),以及编织缝合法和鱼口状缝合法。

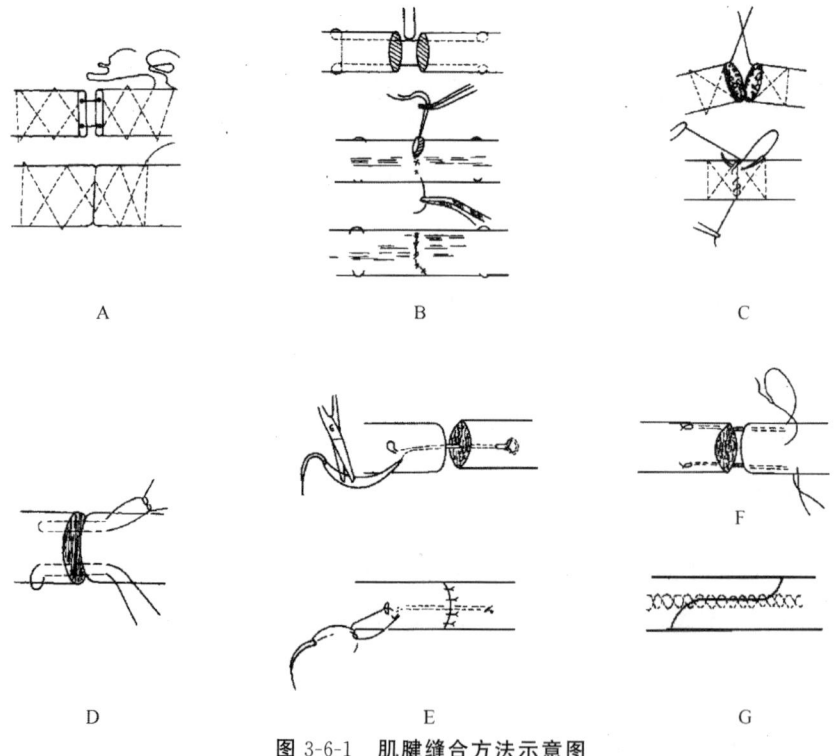

图 3-6-1 肌腱缝合方法示意图

A.Bunnell 钢丝抽出缝合法;B.Kessler 肌腱缝合法;C.Kleinert 肌腱缝合法;D.Tajima 肌腱缝合法;E.Tsuge 单套和双套肌腱缝合法;F.Beker 肌腱缝合法;G.编织缝合法

缝合方法的选择应根据肌腱损伤的情况和所采用的修复方法而定,既要求缝合牢固,又要有利于肌腱愈合。肌腱手术后的主要问题是粘连,为尽量减少粘连的可能性,肌腱缝合时应特别强调无创技术。

四、指屈肌腱损伤

指屈肌腱损伤是手外科临床的常见损伤。熟练掌握其治疗原则、修复技术和康复锻炼方案是获得良好疗效的基本条件。根据研究资料和临床实践经验,结合当今指屈肌腱治疗的进展,叙述指屈肌腱修复的相关知识。

(一)指屈肌腱的分区及治疗原则

1.指屈肌腱的分区

(1)Verdan 在解剖上将指屈肌腱分为 5 个区,便于对不同区域指屈肌腱损伤的治疗。

示指、中指、环指、小指的分区:Ⅰ区为指深屈肌腱止点至指浅屈肌腱止点;Ⅱ区为指浅屈肌腱止点至指屈肌腱滑膜鞘的反折处,即腱鞘起始部;Ⅲ区为手指滑膜鞘的反折处至腕横韧带远侧缘;Ⅳ区为腕横韧带覆盖部分,即腕管内;Ⅴ区为腕横韧带近侧缘至前臂中下 1/3 的肌腱肌腹交界处。

拇长屈肌腱的分区:Ⅰ区为指间关节以远部分;Ⅱ区为指间关节到 A1 滑车近侧缘;Ⅲ区为大鱼际肌下部分;Ⅳ区为腕横韧带覆盖部分,即腕管内;Ⅴ区为腕横韧带近侧缘至前臂中下 1/3 的肌腱肌腹交界处。

(2)Moiemen 和 Elliot 将Ⅰ区又分为 3 个亚区:ⅠA 区为指深屈肌腱的最远端(<1cm);ⅠB 区为ⅠA 区近端至 A4 滑车的远侧缘;ⅠC 区为 A4 滑车处的指深屈肌腱。

(3)Tang 等根据指屈肌腱系统的解剖和功能特点将Ⅱ区分又成 4 个亚区。ⅡA 区为指浅屈肌腱止点区域;ⅡB 区为指浅屈肌腱止点近侧缘到 A2 滑车的远侧缘;ⅡC 区为 A2 滑车覆盖区域;ⅡD 区为 A2 滑车近侧缘至手指滑膜鞘反折处。

2.指屈肌腱的治疗原则

(1)修复时机的选择:

①早期修复(伤后 24 小时内):伤口污染较轻,能一期闭合,同时术者具有较好的肌腱修复技术时,只要病情允许,手术条件具备,均应进行早期修复。

②延迟早期修复(伤后 24 小时至 3 周):适用于伴有可能危及治疗结果等复杂因素的肌腱损伤。a.术者不具有熟练的肌腱修复技术或手术室条件不完备;b.合并有危及生命的损伤;c.伤口污染严重有感染可能或不能一期闭合;d.肌腱损伤部位皮肤缺损需行皮瓣覆盖;e.肌腱损伤部位有严重的骨与关节损伤而需要较长时间固定等。延迟早期修复也应尽早进行,待条件适宜时立即手术,以免时间过久,肌腱断端回缩过多或肌肉挛缩导致直接端端缝合困难。

③二期修复:伤后 1 个月还未修复的肌腱,断端通常回缩较远,不易拉拢直接缝合,且腱鞘已经塌陷和瘢痕化,应在受伤 3 个月后做二期肌腱移植等其他手术。

(2)指浅屈肌腱的处理:指浅屈肌腱的修复,可根据肌腱不同损伤部位指浅屈肌腱的结构特点和损伤程度来决定。条件允许时要尽量同时修复指深、指浅屈肌腱。肌腱断端条件差时

(如断端参差不齐、损伤节段较长、损伤严重伴污染等),可不缝合或切除指浅屈肌腱而仅修复指深屈肌腱,以减少术后肌腱粘连。ⅡC区的指浅深屈肌腱同时断裂时,指浅屈肌腱可不予修复或切除,仅修复指深屈肌腱,减少指深屈肌腱通过鞘管的体积。手指骨-纤维鞘区的肌腱断裂,必要时也可切除一束指浅屈肌腱,而修复另一束,利于肌腱滑行和简化修复过程。在只能修复指浅屈肌腱时,可行指深屈肌腱残端固定或远侧指间关节融合术。

(3)肌腱部分断裂的处理:肌腱部分断裂如不进行处理可能会发展为迟发性肌腱断裂、肌腱嵌顿或扳机指。单独的指浅屈肌腱部分断裂通常无须手术修复。指深屈肌腱的横断面50%及以上发生断裂时,处理方法与完全断裂相同;肌腱小于50%断裂时,应修剪撕裂处或修复肌腱使之平滑,或加周边缝合,以防止肌腱嵌顿或扳机指的形成。

(4)腱鞘的处理:仅在损伤腱鞘影响修复肌腱的滑动且容易修复时才给予修复。当其他腱鞘完整时,为保证肌腱的滑动也可部分打开腱鞘(小于2.0cm)。

(5)肌腱修复时的注意事项:①手术切口应精心设计,避免垂直跨越关节或导致皮肤坏死;②尽量在手术放大镜下无创操作,避免腱外膜的损伤;③彻底清创,杜绝感染,但要注意保留重要滑车结构(A2和A4),防止指屈肌腱呈弓弦畸形和影响滑动幅度;④肌腱挫伤严重且断端不整时,应修整肌腱断端,但应避免切除整段或太多肌腱组织;⑤如果指深屈肌腱缺损超过1.5~2.0cm,切忌强行直接缝合而造成Quadriga效应;⑥合并骨、神经和血管损伤时,应首先固定骨折和复位关节,再处理血管、神经、肌腱的损伤;⑦肌腱修复处的局部组织缺损不应行皮片移植,而应使用血供良好的皮瓣覆盖;⑧肌腱损伤处有瘢痕时应切除瘢痕再行肌腱修复。

(二)指屈肌腱损伤一期缝合术

1.适应证

指屈肌腱损伤可行端端缝合的早期修复和延迟早期修复者(指屈肌腱损伤的远端残端长度应>1cm)。

2.禁忌证

(1)肌腱损伤超过1~2个月,断端回缩无法直接端端缝合者。

(2)肌腱有较长段(超过1cm)缺损者。

(3)肌腱损伤伴广泛腱周组织挫压、污染,解剖学结构难以修复者。

3.术前准备

(1)询问病史;体格检查;评估皮肤、骨骼、韧带、神经、血管、肌腱的损伤情况。

(2)X线检查排除骨、关节损伤。

(3)麻醉:臂丛神经阻滞麻醉。

4.手术要点

(1)体位与切口:

①体位:患者取仰卧位,患肢肩关节外展90°,平放于手术台旁的手术桌上。

②切口:伤口彻底清创清洗后,延长原创口。手指掌侧做Bruner的"zig-zag"切口;手掌侧沿掌纹切口;腕部纵行切口。避免切口垂直指横纹、掌横纹和腕横纹。

(2)肌腱断端的暴露:在手指掌侧切口,分离皮肤和皮下组织并掀起,向两侧牵开,注意保护手指两侧的血管神经束。显露屈肌腱鞘及其伤口,探查肌腱远侧断端。必要时屈曲伤口远侧指间关节,使肌腱远侧断端滑入伤口内,获得肌腱缝合所需的断端长度,以便进行肌腱修复。如果仍无法显露远侧肌腱断端或获得合适长度的肌腱断端,特别是在伤口远端,在其他滑车完整时,可将A4滑车完全切开。如肌腱损伤在手指近节,同样在其他滑车完整时,可以将A2滑车切开2/3长的一段。将肌腱远侧断端行中心缝合固定肌腱,使用缝线引导肌腱穿过滑车,使肌腱两断端对合予以缝合,完成修复。

Ⅲ、Ⅳ或Ⅴ区为寻找肌腱断端或修复肌腱可能需切开部分或全部腕横韧带。通常采用"Z"形延长切口松解和修复腕横韧带,以防发生指屈肌腱弓弦畸形。在Ⅳ区腕管内应注意避免压迫正中神经。

肌腱近侧断端回缩者,可采取屈曲伤口近侧的指间关节并附加挤压的方法,通常可将回缩的肌腱近侧断端显露于伤口内,还可使用无创镊子夹紧近侧断端的腱膜并向远端牵出(指深浅屈肌腱一般可同时牵出)。并在肌腱断端的近侧暂时用注射针头(25号)穿过,将肌腱固定于周围软组织,便于与肌腱远侧断端对合,并在无张力状态下缝合。在延迟早期肌腱修复时,肌腱近侧断端回缩较远或与周围组织粘连,屈曲关节仍不能显露断端者,需在伤口以近另做切口探寻近端肌腱。

如在指屈肌腱手指伸指位断裂时,伸直手指时肌腱远端保持在伤口内,肌腱近端则回缩至手掌部。此时需在手掌中部(A1滑车近端)另做一切口寻找回缩的肌腱,再通过腱鞘伤口由远及近插入一细塑胶管至手掌部切口内,并将肌腱近侧断端暂时固定在塑胶管上,向远侧牵拉出塑胶管,将肌腱近侧断端引入手指近端的术野内,再将肌腱两断端缝合。

拇指部拇长屈肌腱断裂常回缩至鱼际深面和腕管处,需延长切口或在腕横纹处另做切口。肌腱近端通常位于桡侧腕屈肌腱和桡动脉的下方。探寻肌腱断端时,避免用止血钳等器械反复钳夹并牵拉肌腱断端,以免加重损伤,增加术后肌腱粘连的机会。

(3)指屈肌腱的缝合:必要时修整肌腱残端,并使用3-0或4-0的肌腱缝线遵循肌腱的缝合原则,采用中心缝合法缝合肌腱。缝合的方法较多,但现在应该采用多组(4或6束中心缝合)、抗张力强的缝合方法(Kessler法、Cruciate法、双津下方法和Tang法)。

学者单位最常应用的方法为M-Tang法,此方法使用两根4-0圈套缝线完成6束中心缝合,抗张力强(Ⅲ、Ⅳ、Ⅴ区肌腱可使用4束缝合)。重要的是中心缝合一定要保持边距为0.7~1.0cm,并要有一定张力。中心缝合完成后,使用6-0缝线再环绕肌腱一周加用简单的周边缝合。缝合完成后确保肌腱有足够的强度、光滑的肌腱滑动表面、在一定的张力下无间隙形成。儿童指屈肌腱细小,术中可采用2束或4束中心缝合法,并不影响手术效果。

指浅屈肌腱的修复根据其直径选择是否行中心缝合。Camper交叉近端的指浅屈肌腱多采用中心缝合(双津下方法、Cruciate法、双Kessler法等);Camper交叉远端的指浅屈肌腱完全分成2束包绕指深屈肌腱(ⅡB或ⅡC区的远侧半),肌腱单薄、扁平、修复困难,可采用褥式或单股津下式缝合法腱内缝合修复。修复时要防止指浅屈肌腱的桡、尺束在旋转位缝合。Ⅲ区指屈肌腱断裂,同时断裂的蚓状肌一般不予修复,以防止蚓状肌张力过大而形成蚓状肌阳性指畸形。

(4)手指伸屈试验:臂丛神经阻滞麻醉下指屈肌腱修复完成后,被动全幅度伸和屈手指以检查:①修复的指屈肌腱断端处是否产生间隙;②修复的肌腱在骨-纤维鞘管内是否能通畅滑行。如果滑行阻碍或卡压,应将阻挡滑动的腱鞘及滑车适当切开。要注意在其他滑车完整情况下,A4 滑车可以完全切开,或 A2 滑车可切开 1/2 到 2/3 长度;连续切开的腱鞘和滑车的总长度应小于 2cm。拇长屈肌腱修复后也可切开 1 个或 2 个滑车。伸屈试验还要检查肌腱的修复断端是否有足够的强度可行早期功能锻炼。术中手指屈伸试验,如果肌腱断端产生间隙应该重新进行缝合,直到屈伸试验时无间隙形成和肌腱滑行通畅。应用无止血麻醉清醒状态下手术,手指能主动伸屈,对肌腱修复强度和滑动性判断更为有利。

(5)仔细止血,如果出血较多,则应放置引流片,最后缝合皮肤。

5.术后监测与处理

术后早期康复锻炼对指屈肌腱的功能恢复十分重要。目前术后患肢的固定方式和锻炼方案有多种,通常选择较为成熟的南通方案进行康复功能锻炼,并得到了较好的效果。

术后 3 周内用支具固定腕关节于屈曲 20°~30°,掌指关节屈曲 50°左右,指间关节完全伸直位。术后 3~5 天开始活动。每天早、中、晚和临睡前共 4~6 组活动,但可根据情况做适当增减。每组手指活动 30 次左右,前 10 多次仅做手指全幅被动活动,后 20~30 次做有控制的主动活动。主动屈指仅在手指不需要较大主动屈曲力量的状态下进行(舒适为宜,可 1/3、1/2、2/3 弧度),阻力较大时仅主动屈曲至中度屈曲位,从中度屈曲位至完全屈曲位可由健侧手协助做被动屈指。并不鼓励全幅主动屈曲,除非患者较轻易地完成。在进行锻炼时,要保证较大的鞘内肌腱滑动幅度,而不强调活动频率和强度。在整个活动过程中,对于手肿胀明显、原来损伤较严重、肌腱修复张力较大者,要减少主动屈曲幅度,增加被动活动的比重,不要过于要求全幅主动屈曲而导致肌腱断裂。

术后 5 周可继续于腕关节功能位固定 1~2 周,进行全幅度主动屈曲锻炼。术后 6~8 周后去除外固定锻炼,在此期间夜间仍需要佩戴外固定。术后 7~8 周后恢复正常使用患指。

对于儿童病例,可将腕关节和手制动固定 4 周。腕关节中立,掌指关节屈曲 50°,指间关节伸直位。4 周后开始活动关节。小儿术后固定还是早期活动,其功能恢复没有差异,可以无须早期活动。

6.术后常见并发症的预防与处理

(1)肌腱断裂:肌腱愈合不良,肌腱缝合欠牢固,术后功能锻炼不当等,均会引起肌腱断裂。无创操作,尽量保护腱周组织;彻底清创避免感染;采用肌腱多束中心缝合;术后高质量的早期康复可预防肌腱断裂。及时发现肌腱断裂者可尝试进行再次缝合(通常术后 3 周内),如发现较晚且无法直接断端缝合者,应考虑行肌腱移植术。

(2)肌腱粘连:术后肌腱粘连与肌腱的损伤程度、修复方式、术后是否早期康复功能锻炼及锻炼的方式有明显关系。如果发生肌腱粘连,应及时进行正规的术后功能锻炼或辅以其他康复治疗措施,多数患者尚能恢复较好的手指功能。如果康复治疗 3~6 个月后,手指主动活动仍然受限且不再进一步恢复,则需行肌腱粘连松解手术。因此,严格遵守指屈肌腱的修复原则,早期进行正规的康复锻炼,可最大限度地减少肌腱粘连的发生概率。

(3)指间关节僵硬:常发生于术后指间关节长时间固定的患者。术后将指间关节于伸直位固定和早期的被动手指活动,可预防指间关节僵硬的发生。如早期无法功能锻炼,而后期行功能锻炼又无法取得满意的指间关节活动度时,可行指间关节松解术。

(4)创口感染:常由于清创不彻底所致,特别是伤口污染较重时,应在保护血管神经、保留重要腱鞘和滑车的情况下,彻底清创是预防感染的重要措施。

(5)皮肤坏死:彻底清创、正确选择手术切口和术中注意保护双侧指动脉可避免术后皮肤的坏死。

(三)肌腱固定术

1.适应证

指深屈肌腱止点撕脱或指深屈肌腱ⅠA区损伤远端残端长度≤1cm的早期修复和延迟早期修复。

2.禁忌证

肌腱缺损超过1cm。

3.术前准备

(1)评估皮肤、骨骼、韧带、神经、血管、肌腱的损伤情况。

(2)X线检查排除或评估骨折与关节损伤,必要时MRI检查评估近端肌腱的回缩程度。

(3)麻醉:臂丛神经阻滞麻醉。

4.手术要点

(1)体位与切口:

①体位:患者取仰卧位,患肢外展平放于手术台旁的手术桌上。

②切口:手指掌侧"Z"形切口或手指侧正中切口(有伤口时在原伤口上延长),避免损伤双侧指动脉和指神经。

(2)指屈肌腱止点和断端的显露:将皮肤和皮下组织同时掀起并牵拉向两侧,显露指深屈肌腱止点及近端部分腱鞘(A4滑车水平)。根据指屈肌腱止点的损伤情况初步评估肌腱损伤类型。屈曲切口近端的指间关节,探寻近端肌腱。如果肌腱近侧断端回缩较少即可见近端的肌腱(ⅠA区损伤;Leddy和Packer分型的Ⅲ型和部分Ⅱ、Ⅳ型损伤),可使用精细组织镊将其牵出,并使用25号注射器针尖将其固定于滑车或周围软组织上。

如果肌腱近侧断端回缩较远(Leddy和Packer分型的Ⅰ型和部分Ⅱ、Ⅳ型损伤),首先在A2滑车远侧缘水平切开皮肤,横行切开腱鞘,探查指深屈肌腱的回缩程度。肌腱回缩至A2滑车以远,可在此切口内牵出,并临时缝合于腱鞘下由远及近导入的橡皮管。向远端牵拉橡皮管引导肌腱通过腱鞘和指浅屈肌腱的交叉至止点处,并给予针尖固定。肌腱回缩至A2滑车下或以近者,则需在A1滑车的近侧缘水平切开皮肤和腱鞘,探寻指深屈肌腱并将其牵出,同样使用橡皮管腱鞘下牵引指屈肌腱至止点处并使用针尖临时固定。有时肌腱较难通过A4滑车,可修剪断端以缩小体积或打开A4滑车。

(3)指屈肌腱止点重建:对于ⅠA区损伤,由于残端较短无法直接端端缝合。近端肌腱可使用Bunnell或改良Becker法3-0缝线缝合固定。近端肌腱在腱鞘切口处通过远端完整腱鞘后与肌腱残端行鱼嘴状切开缝合;对于ⅠA区损伤或Leddy和Packer分型的Ⅰ、Ⅱ型损伤还可利用微型骨锚钉直接将肌腱固定在远节指骨的屈肌腱止点上。首先使用5-0Prolene线将肌腱断端和末节指骨两侧缘的骨膜缝合,再将锚钉导入指屈肌腱止点处,使用锚钉尾线行改良Becker法缝合固定近端肌腱;对于指屈肌腱止点撕脱伤Leddy和Packer分型的Ⅲ型损伤,骨块较大时首先直视下复位骨块,过关节的骨块要解剖复位关节面,然后使用克氏针、小螺钉或门型钉等将骨块固定。小的骨块无法固定时需先行骨折块去除,再使用微型骨锚钉固定肌腱;Leddy 和 Packer 分型Ⅳ型损伤需要同时行骨折块的固定或切除加微型骨锚钉肌腱固定术。

(4)仔细止血,如果出血较多,则需放置引流皮片,最后缝合皮肤包扎伤口。

5.术后监测与处理

采用支具固定腕关节于微屈,掌指关节屈曲 60°~70°,指间关节伸直位。无骨折固定时,术后第 2 天起每天做主动伸指、被动屈指活动(早、中、晚各半小时),3 周后去除外固定开始主动功能锻炼。伴有骨折固定时,术后根据骨折愈合情况在 3~4 周内去除外固定,开始被动手指屈伸活动,骨折愈合后才能开始主动屈伸手指锻炼。术后 4~6 个月均能完全恢复手指活动。

6.术后常见并发症的预防与处理

(1)如果肌腱前移过多,可能会发生手指屈曲挛缩和 Quadriga 效应,可考虑行腕部肌腱延长术,过度缩短可行肌腱移植术。因此术中要精确定位重建的指屈肌腱止点和评估肌腱的前移距离。

(2)肌腱可能在止点处发生断裂,需要再次手术重新修复。术中应采用合适的缝合方法牢固固定肌腱并在术中采用手指屈伸实验评估肌腱固定的稳定性。术后应根据肌腱固定的稳定程度进行固定和功能锻炼。

(3)肌腱可能和周围产生瘢痕粘连,滑动受阻,使远侧指间关节成为固定关节。牢固固定和早期功能锻炼可减少术后肌腱粘连。

(四)游离肌腱移植术

基于对肌腱修复机制的认识及康复技术的进步,肌腱移植成为指屈肌腱功能重建的常用方法。包括一期肌腱移植和两期肌腱移植。

1.一期游离肌腱移植术

(1)适应证:

①指深、浅屈肌腱均断裂,因肌腱缺损、早期未及时修复或修复失败等原因引起指深屈肌腱断端无法直接缝合的患者。

②仅指深屈肌腱断裂但无法直接缝合,对远侧指间关节屈曲有要求(年轻人、技术工人、音乐家)、远侧指间关节过伸或近侧指间关节主动屈曲功能(指浅屈肌腱不能正常滑动)受限的患者。

③术前患者伤口应完全愈合,创面获得皮瓣修复,骨折得到愈合,畸形得到矫正,关节被动活动功能良好。

(2)禁忌证:局部皮肤或肌腱基床有广泛瘢痕;手指关节被动活动障碍;滑车广泛损伤;小于 3 岁的幼儿及老年人;手指血供差者。

(3)术前准备:询问病史;术前常规检查和体格检查;评估皮肤、骨骼、关节、韧带、神经、血管、肌腱的损伤情况;X 线检查评估骨折与关节损伤。麻醉采用臂丛神经阻滞或无止血带局部止血麻醉技术。

(4)手术要点:Ⅲ、Ⅳ、Ⅴ区肌腱游离移植常采用嵌入移植法,即调节手指处于休息位后评估所需移植肌腱的长度。动力肌腱采用 Bunnell 十字交叉缝合,缝线直接将移植的桥接肌腱穿过。对合远端肌腱断端,通过修剪其长度调整肌腱张力。远端断端肌腱同样采用 Bunnell 十字交叉缝合固定肌腱。Ⅰ、Ⅱ区肌腱游离移植常采用掌指肌腱移植法,每个手指移植一条肌腱,对其具体操作步骤详细介绍如下几点。

①体位与切口:

体位:患者取仰卧位,患肢外展平放于手术台旁的手术桌上。

切口:在手指的掌侧做"Z"形切口(Bruner 切口)或侧正中线切口。手掌部切口选择视修复的肌腱而定,示指由其根部连至鱼际部斜纹,中指与环指连至掌横纹,小指连至小鱼际斜纹。

②肌腱及瘢痕切除、腱鞘修整:将皮肤和皮下组织同时掀起并牵拉向两侧,显露腱鞘及其瘢痕。将瘢痕和损伤的肌腱切除,避免与游离肌腱接触而产生粘连,影响肌腱滑动。切除肌腱时,应保留指深屈肌腱远端残端约 1cm,剩余损伤肌腱于蚓状肌起点远端锐性切断;保留指浅屈肌腱远端残端 1~2cm,以防止近侧指间关节产生过伸畸形。向远端牵拉近侧断端并切除其余肌腱,使近侧断端回缩。切除损伤腱鞘时,应保留未损伤的腱鞘,A2 和 A4 滑车或其他环形滑车要尽量保留。

③移植肌腱的选择:生理盐水湿纱布覆盖伤口,等待移植肌腱的切取。可选择的移植肌腱有:掌长肌腱、跖肌腱、趾长伸肌腱、同种异体肌腱等。手掌区到指端的肌腱移植或单个手指的肌腱移植通常选择掌长肌腱,前臂到指端的肌腱移植或多个手指的肌腱移植选择跖肌腱或趾长伸肌腱。

④移植肌腱止点重建:游离肌腱取出后,在生理盐水湿纱布的保护下,将游离肌腱的一端缝合固定于指深屈肌腱止点处,并给予加强缝合。如果指深屈肌腱残端条件良好,长度足够,可将移植物直接与之缝合;如果指深屈肌腱残端不适宜做直接修复可使用鱼嘴状缝合或微型骨锚钉固定移植肌腱;也可在远节指骨横行钻孔,将移植肌腱自孔道穿出绕一周与移植肌腱自身缝合,但要求移植肌腱要足够细可穿出骨隧道;如果指深屈肌腱止点处无残端,可使用微型骨锚钉或骨隧道自身环绕固定移植肌腱。对于儿童患者为了不伤及骺板,倾向于选择肌腱鱼嘴状缝合,无残端时在骺板远端植入锚钉或钻孔固定。

⑤移植肌腱植入和动力肌腱选择:使用橡胶管由远及近导引移植肌腱穿过腱鞘到达 A1 滑车以近,使移植肌腱的近端与掌部的动力肌腱相吻合。通常使用指深屈肌腱近端作为动力肌腱,但如果指深屈肌腱近端质量不佳也可选用指浅屈肌腱,如果患指的两根肌腱均不能采用,则可选择健指的指浅屈肌腱。

⑥近端缝合和张力调整:指深屈肌腱的近端缝合点位于蚓状肌起点的远端。蚓状肌应给予保留,仅在明显瘢痕时予以切除,如果存在大量瘢痕组织应进行两期分期肌腱重建术。移植肌腱和动力肌腱的吻合常使用改良 Pulvertaft 编织缝合法,因为端端缝合不利于调节肌腱张力,且有时两肌腱吻合端不匹配。

将移植肌腱穿插临时缝合后,固定腕关节于中立位,完全放松手指后,评估所需移植肌腱的长度。手指应置于半屈曲位,自尺侧向桡侧较临近手指屈曲度依次减小。调整肌腱张力满意后,肌腱结合处加强缝合。拇指的移植肌腱张力调整为腕关节中立位时,拇指掌侧外展位于示指掌骨的前方,拇指指间关节屈曲30°时,张力恰好。近侧端缝合避免将蚓状肌缝入,引起蚓状肌阳性指。使用清醒状态无止血带局部止血麻醉技术时,可通过手指主动全幅度伸屈试验调整移植肌腱张力。

⑦仔细止血,缝合皮肤,包扎伤口。

(5)术后监测与处理:术后使用背侧支具固定腕关节于屈曲30°~40°,掌指关节屈曲50°~60°和指间关节放松呈近伸直位。可以做和早期修复相同的早期活动锻炼,也可以从3周起开始做保护性的康复功能锻炼,4~5周去除外固定加强有效的康复锻炼,6周开始抗阻力练习。

(6)术后常见并发症的预防与处理:

①肌腱粘连:严格把握手术指征,术中使用精细器械轻柔操作,完善术后治疗计划可减少粘连的发生。康复锻炼后关节活动度达到平台期,无明显改善,可行肌腱粘连松解术,肌腱粘连松解术应在手术后3个月后才考虑进行。

②移植肌腱断裂:牢固的固定、缝合和正规的术后康复锻炼可避免移植肌腱断裂。如果发生移植肌腱断裂应尽早重新修复。发生于远端结合处且难以拉至原始止点重新修复时,可固定于中节指骨,重建指浅屈肌腱。

③Quadriga效应或蚓状肌阳性指:移植肌腱过短,引起相邻手指的屈曲幅度降低为Quadriga效应。移植肌腱过长使其张力不足,当肌腱向近侧滑动时,过度牵拉蚓状肌起点同向运动,引起近侧指间关节反常过伸为蚓状肌阳性指。术中应精确调整肌腱张力,使移植肌腱的长度适合所需肌腱的长度。Quadriga效应或蚓状肌阳性指的处理可采用肌腱延长术和切断受累蚓状肌。

④近侧指间关节过伸:如果掌板损伤则易形成近侧指间关节过伸,术中应予以注意。

⑤手指屈曲畸形:术后出现手指屈曲畸形与制动不佳、切口形成牵缩等因素有关。康复锻炼间期和夜间佩戴伸直位支具,同时辅助牵拉练习有助于矫正畸形,必要可行关节囊或屈肌腱松解术。

⑥滑膜炎:表现为皮温高、摩擦音及滑液在腱鞘内积聚形成肿胀。一旦发生应行关节制动,限制功能锻炼。

2.分期指屈肌腱重建术

指屈肌腱重建分两次完成,首次手术先植入指屈肌腱假体,第二次手术进行游离肌腱移植。

(1)适应证:指屈肌腱系统损伤严重,肌腱基床瘢痕过多或滑车系统广泛损伤,估计直接做游离肌腱移植术预后不良者。

(2)禁忌证:伤口愈合不良、手指或掌部皮肤瘢痕牵缩者;手指关节被动活动不良,预计关节松解和康复锻炼不能达到满意效果;患者不易接受艰苦的康复锻炼,依从性较差;小于3岁的幼儿及老年人。

(3)术前准备:术前常规检查和体格检查;评估皮肤、骨骼、关节、韧带、神经、血管、肌腱的损伤情况;X线检查评估骨折与关节损伤;患者知晓术后康复锻炼的复杂与辛苦;术前关节活动练习和瘢痕软化治疗,以获得最大术前活动范围。麻醉采用臂丛神经阻滞麻醉。

(4)手术要点：

①一期手术：

a.体位与切口

体位：患者取仰卧位，患肢外展平放于手术台旁的手术桌上。

切口：手指掌侧"Z"形切口显露指屈肌腱系统，切口延至蚓状肌起点；前臂远端切口（腕横纹近侧 5cm）。

b.指深屈肌腱远端保留残端 1cm，将其近端于蚓状肌起点处切断。如果蚓状肌瘢痕形成，可一并切除。

c.指浅屈肌腱远端保留残端使之附于近节指骨（还可用来重建滑车），在前臂远端切口内，于肌腱与肌腹联合处切断指浅屈肌腱。关节仍有屈曲畸形者需松解掌板和侧副韧带予以矫正。仔细解剖保留重要滑车，切除瘢痕组织。滑车损伤严重时应使用切除的指浅屈肌腱重建关键滑车（A2 和 A4）。

d.用硅胶假体试模测量出所需肌腱的硅胶假体型号，使假体与腱鞘相适应并平滑通过滑车。将假体通过滑车，远端缝合于指深屈肌腱残端下方，再重叠缝合于局部骨膜加强固定。假体远端也可使用特制的金属终端固定。牵拉假体近端观察假体是否顺利通过滑车及手指的活动范围。如果出现弓弦畸形，则需重建更多滑车；如果滑车过紧，则需用弯钳扩张或切除后重建。假体近端与指深屈肌腱缝合。

e.仔细止血，缝合皮肤。

②二期手术：

a.一期手术后约 3 个月后。手指远端原切口显露假体与指深屈肌腱残端结合处（远侧指间关节水平），不要打开远侧指间关节以近的腱鞘，以免损伤 A4 滑车。

b.前臂原切口，切开前臂筋膜，显露假体周围形成的假鞘，选择并切取合适长度的移植肌腱（掌长肌腱、跖肌腱等）。

c.将移植肌腱一端与假体近端临时缝合固定。从手指远端切口内牵拉假体远端，将移植肌腱从手指远端切口拉出腱鞘。

d.将移植肌腱远端固定于原肌腱止点处，并将移植肌腱近端于前臂切口内，调整好张力，采用 Pulvertaft 交叉编织法缝于指屈肌腱上。中指、环指、小指肌腱移植选择指深屈肌腱为动力肌腱，示指选择指深屈肌腱或指浅屈肌腱，拇指可选择拇长屈肌腱或指浅屈肌腱为动力肌腱。在前臂移植肌腱近端与动力肌腱行编织缝合时，既要保证腕和手指同时完全伸直，又要避免与屈肌支持带撞击。手掌部无损伤和瘢痕时，移植肌腱应尽可能在手掌部蚓状肌起点处，采用 Pulvertaft 编织法与动力肌腱，即指深屈肌腱或指浅屈肌腱近端缝合。

(5)术后监测与处理：一期手术后将腕关节于屈曲 30°～40°，掌指关节屈曲 50°～60°，指间关节伸直位固定。术后 7 天开始手指和腕部的被动活动，术后 8 周开始主动活动，术后 12 周再开始用力主动活动。进行滑车重建者，必须佩戴支具加以保护。

二期手术后使用背侧支具固定腕关节于屈曲 30°～40°，掌指关节屈曲 50°～60° 和指间关节放松呈近伸直位。3 周后开始保护性的康复功能锻炼，4～5 周去除外固定加强有效的康复锻炼，6 周开始抗阻力练习。

五、伸肌腱损伤

腕部、手部及手指的伸肌系统非常复杂。腕部的 6 个伸肌间隙和手内肌由 23 个肌腱单元组成,这些结构的开放性及闭合性损伤比屈肌腱更常见。受伤程度从轻微的创伤到伴有多种组织毁损和(或)缺损的复杂损伤不等。以上这些损伤,即使表面看上去是很轻微的类型,如果误诊、误治,也会导致运动和功能的明显丧失。

伸肌腱损伤分区从指端开始,奇数区位于远指间关节(DIP)、近指间关节(PIP)、掌指关节(MCP)、腕关节,偶数区位于骨干。

在评估患者伸肌装置潜在损伤时,知道一些常规的解剖要点很重要。

(1)伸肌腱的解剖变异很普遍,如两束小指固有伸肌腱(EDM),小指的指总伸肌腱(EDC)阙如。

(2)腱联合连接示、中、环、小指,中、环、小指间腱联合更常见,呈腱性而较牢固。发生在掌指关节近端的伸肌装置断裂,邻指伸肌腱可通过腱联合带动伤指伸直,检查时易被漏诊。

(3)由于伸肌腱位置表浅,即使微小的伤口也很可能有伸肌腱部分或完全断裂。

(4)虽然损伤早期伸肌装置可以被重复肌腱及腱联合所代偿,但随着时间推移,有临床意义的畸形会逐渐加重。

(5)绝大多数此类损伤同时伴有皮肤或骨关节损伤。

有保护的早期活动是肌腱损伤康复治疗的一个重要环节。虽然存在例外,但目前绝大多数屈肌腱损伤都采用早期运动来治疗。在伸肌系统,修复的生物力学特性不允许常规做相同程度的早期运动。一般来说,修复的生物力学强度取决于损伤部位的解剖学分区。因此,决定伸肌腱损伤治疗方式的最重要因素包括解剖学分区、致伤原因、相邻组织(主要是皮肤、骨和关节)的病变。

(一)Ⅰ区—DIP 关节

由于终腱是伸 DIP 关节的唯一结构,相对于伸肌腱帽复杂的解剖结构,伸肌腱末端变得简单得多。然而,在外科治疗中,尤其是创伤后,终腱则是一个非常精细的结构。由于其损伤后独特的屈曲畸形,在此区的终腱断裂通常被称为"槌状指"。闭合性损伤是最常见的一种情况,受伤机制很多,大到运动时球撞击指尖,小到掖床单时的轻微损伤。尺侧手指更容易受伤,这种损伤的男性往往比女性年轻。

损伤可发生在任何指尖受暴力屈曲活动的情况下。包括闭合性、开放性(伴或不伴组织缺损)以及骨性槌状指;在受伤后一段时间才出现槌状指畸形的情况并不少见。骨性槌状指若累及大部分关节面时可导致关节半脱位。损伤超过 4 周即为"慢性"。

由此产生畸形的范围从小的欠伸到 DIP 关节完全被动屈曲畸形不等。有些患者的畸形似乎在几个小时或几天后加重,提示局部损伤可因进一步创伤或日常使用而变得更糟。由于伸肌腱对 PIP 关节的过度牵拉,槌状指损伤可能会导致鹅颈畸形(DIP 关节屈曲,PIP 关节过伸)。这种情况在 PIP 关节掌板松弛的个体更普遍,这说明,一个指间关节的肌腱失衡,可能会导致相邻指间关节相反的畸形。

槌状指损伤的诊断和分类基于手指的姿势，通常比较简单。推荐行伤指 X 线检查来评估骨折和关节半脱位。损伤的治疗基于损伤的分类（即闭合与开放、急性与慢性等）。

没有骨折的闭合性槌状指损伤，治疗包括观察、制动或者手术。非手术治疗最常用于闭合性槌状指损伤的治疗，也用于对大多数骨折累及小于等于 1/3 关节面的损伤。而 DIP 关节半脱位通常见于累及关节面 50% 以上的损伤。关于制动方式、制动时限以及 PIP 关节是否也需要制动存在争议。制动的原理是维持 DIP 关节于背伸位，以使损伤的结构靠近而易于愈合。持续制动维持 6～8 周，但要非常小心指背皮肤受损，尤其是 DIP 关节位于过伸位时。最近的一项随机试验表明，手指管型石膏外固定治疗能降低皮肤损害的发生率，提高患者依从性。有些作者主张如果 DIP 关节在治疗周期任何节点变得弯曲，都要重新开始计算固定时间。该治疗方案建议亚急性患者受伤后至少制动 8 周以上。

一些残余畸形（欠伸）会暂时或长期存在，但很少有功能受限。此外，明显的欠伸可能需要较长一段时间甚至 1 年才能改善。

骨性槌状指通常采用类似的闭合治疗方案。最广为接受的手术指征是关节半脱位；在没有半脱位但骨折碎片较大时，也提倡手术治疗。方法包括切开复位小螺钉、克氏针、可抽出缝线或可抽出钢丝内固定。常用的方法是 DIP 关节伸直阻滞钢针法：先将 DIP 关节置于最大屈曲位，以 45°角在中节指骨远端背侧缘穿入一枚克氏针，然后将 DIP 关节伸直穿入另一枚克氏针至中节指骨，先前穿入的克氏针可阻止骨折块向近端移位，但允许末节指骨其余部分背伸，使骨折复位，并能加压固定骨折。约 6 周后骨折临床愈合，可拔出克氏针。

开放性槌状指损伤常同时伴有皮肤或肌腱缺损以及关节开放损伤，需行清创术。即使没有组织缺损，开放性损伤时的软组织损伤也比闭合性损伤时严重。虽然多数开放性伸肌腱损伤都采用肌腱缝合的方法修复，但缝合平面的肌腱生物力学强度不高仍是一大挑战。许多外科医师选择外加克氏针固定术或肌腱皮肤固定术修复。肌腱皮肤固定术是将指背皮肤与伸肌腱作为一层结构缝合在一起。肌腱皮肤固定术的缝线需留置 6 周，因此相对于普通皮肤缝线而言，需要用一种反应更轻的非吸收性材料如聚丙烯缝线。

对伴有皮肤肌腱缺损的开放性损伤，要重视创面的修复。局部推进皮瓣可以修复小的缺损，在条件允许的情况下也可用皮片移植术。大面积皮肤缺损也可用异指皮瓣修复。偶尔也需要游离肌腱移植重建伸肌装置。这些更严重的损伤可能会导致 DIP 关节活动度更大的缺失，因此维持 PIP 关节灵活性就显得很重要，以使对手指总活动度的影响降到最低。

无论采取何种治疗方式，所有槌状指损伤康复的重点在于 DIP 关节在伤后 6 周内保持完全伸直位。在此期间，要积极活动 PIP 关节、MCP 关节和相邻手指，并可使用一些预防皮肤并发症的方法。如果使用夹板固定，要每天检查皮肤的情况；当矫形器移除后，可利用拇指和台面或其他外部辅助工具来维持 DIP 关节伸直位。如果用石膏外固定治疗，只有在更换石膏时需要检查皮肤。大多数文献建议，在绝对制动期过后，夜间需佩戴伸直位夹板。

（二）Ⅱ区—中节指骨

与Ⅰ区损伤不同，Ⅱ区损伤多见于割裂伤。在此解剖平面的损伤多数较为局限，甚至伸肌腱完好无损，手指可以主动背伸。尽管从解剖学上讲，Ⅱ区距Ⅰ区只有几毫米，但损伤却少见得多。在只有一条外侧束断裂的情况下（50% 以上的肌腱是完整的），可以用短期制动治疗。

有明显欠伸或 DIP 关节背伸无力的损伤,需要长期制动或一期手术修复。一期修复是Ⅱ区伸肌腱完全断裂的首选治疗方式。由于Ⅱ区损伤不太常见,因此也没有针对性的比较不同术式的研究报告。术式的选择从简单缝合(8 字缝合或水平褥式缝合)到复杂的如 Silfverskiold 缝合法或交锁水平褥式缝合法。此区也可用肌腱皮肤固定术。许多作者加用 DIP 关节伸直位纵穿克氏针来保护修复的肌腱,尤其是在伴有皮肤或肌腱缺损的情况下。

制动和康复与更常见的Ⅰ区损伤基本相似。DIP 关节伸直位固定 6 周,PIP 关节可以活动。最典型的固定方法是夹板或石膏。6 周后可以主动屈曲,但夜间需继续用夹板固定 4~6 周。

(三)Ⅲ区—PIP 关节

Ⅲ区损伤可以为开放性损伤,也可以是闭合性损伤。然而,闭合性损伤常被患者和医务人员忽视。

在多数病例中,纽孔畸形引起的功能障碍比被忽视的槌状指畸形更严重。因此,提高警惕,预防这种损伤的后遗症很有必要。在闭合性损伤中,患者表现为 PIP 关节肿胀,PIP 关节抗阻力伸展能力减弱和轻微的 PIP 关节欠伸。Elson 试验被认为是早期闭合性中央腱损伤最具特异性的体格检查方法。PIP 关节屈曲 90°,让患者抵抗阻力伸 DIP 关节。DIP 关节较对侧或邻指过伸则为阳性。

急诊病例的治疗取决于损伤是开放性的还是闭合性的。开放性损伤,需行关节切开、冲洗、清创术。这些损伤发生的机制各种各样,尽管咬伤更常见于 MCP 关节,但在 PIP 关节也可发生,必须警惕。在没有流脓或明显感染迹象的情况下,要修复中央腱。若断端以远没有足够的肌腱直接缝合,可以用带线锚钉。生物力学带线锚钉修复效果与直接缝合类似。

急性闭合性单纯中央腱损伤采用非手术治疗。PIP 关节置于伸直位用夹板或石膏固定,PIP 关节要充分背伸,DIP 关节不固定或能够完全屈曲。持续固定 6 周,之后仅夜间用夹板继续固定 6 周。DIP 关节的主被动屈曲贯穿治疗全程,这样可以锻炼外侧束或者至少可以预防向掌侧半脱位。治疗的目的是阻止继发畸形(外侧束向掌侧半脱位和 DIP 关节过伸)的发展。

对于撕脱骨折移位或 PIP 关节脱位半脱位的闭合性损伤,需要手术治疗。将中央腱插入中节指骨基底背侧来重建。根据骨折块的大小和强度,可用螺钉、克氏针、带线锚钉或张力带钢丝来复位固定。关节不稳定可能需要 PIP 关节伸直位穿针固定。

亚急性发作是一个常见问题。由于中央腱变得薄弱,经过数周才逐渐发展为纽孔畸形,因此常被忽视。此种情况下,治疗的目的是预防畸形发展或恶化。当怀疑中央腱有损伤时,可将 PIP 关节用伸直位夹板固定,DIP 关节自由活动。对早期中央腱损伤纽孔畸形仍在进展的治疗有争议,许多作者认为,亚急性期可以用夹板固定治疗,但若非手术治疗失败,就必须用手术重建的方法治疗。推荐的修复重建技术要比回缩的中央腱止点重建复杂得多,比如侧束松解或者一束指浅屈肌腱移植。

中央腱损伤后的康复传统上包括 PIP 关节制动 6 周同时 DIP 关节活动。PIP 关节弯曲损耗一直是人们关注的问题,尤其是在开放性损伤中,一些学者主张早期活动度(ROM)。Pratt 等描述了一个治疗方案:术后固定 3 周,之后佩戴伸直位动力支具做保护运动 3 周。在她采用此方案治疗的患者中,没有一例欠伸超过 15°。

(四) Ⅳ区—近节指骨

尽管Ⅳ区解剖结构更复杂,Ⅳ区损伤在许多方面与Ⅱ区损伤类似。大多数Ⅳ区损伤是开放性的部分撕裂伤。Ⅳ区损伤患者的体格检查包括评价PIP关节伸肌滞后或主动背伸无力。在没有伸肌滞后,能够对抗阻力背伸的情况下,推荐非手术治疗。非手术治疗包括PIP关节伸直位夹板固定和有保护下活动。此区许多损伤发生于开放性骨折复位术中。相关的骨骼损伤情况决定是选择闭合治疗还是开放治疗,并且影响康复治疗。"背侧复合伤"是一种特殊的损伤,包括不稳定开放性骨折和肌腱断裂。骨折的牢固内固定通常要求修复伸肌腱。较大的伸肌装置缺损可以通过肌腱移植来桥接。修复或移植重建时要非常小心,确保中央腱与外侧束保持适当长度平衡,因为长度的不平衡会导致伸指功能障碍。伸肌腱会与近节指骨粘连,这会导致手指屈曲受限,可能需要后期行肌腱和关节松解术。

伸肌滞后或抗阻力伸指无力的患者,有行探查修复术的指征。肌腱修复方法很多。作为后续治疗,通常术后要制动4~5周。最近的生物力学数据表明,采用Becker缝合法和交锁水平褥式缝合法要比其他传统缝合法强度更大。这已经导致一些作者提倡术后3周就开始适度活动。

(五) Ⅴ区—MCP关节

伸肌装置的Ⅴ区损伤发生在MCP关节,通常为开放性损伤。这种开放伤的高发病率源于人类的牙齿;至关重要的是,确诊患者为"打架咬伤",积极行MCP关节冲洗清创术,同时行肌腱修复术。由于受伤时手指通常位于屈曲位,而临床检查伤口时手指位于伸直位,由于肌腱损伤的部位向近端移位,延伸至关节的损伤容易被漏诊。在评价此区开放性损伤时,应该高度怀疑。此处咬伤的伤口要冲洗、清创、保持开放。

修复此区肌腱时,不存在近端肌腱回缩的问题,因为完整的矢状束和腱联合可阻止伸肌腱发生明显移动。常用的缝合方法有改良Kessler缝合、改良Bunnell缝合、褥式缝合和8字缝合。应注意避免修复时肌腱过度缩短,从而导致屈指受限。此区有多种康复方案,包括腕关节背伸45°、MCP关节屈曲约15°~20°制动3~4周,然后活动。交替进行有保护的早期功能康复方案,如术后立即进行受保护的主动运动(ICAM),效果很好,对中指和环指而言,由于有腱联合的支持,效果更好。

矢状束开放性损伤需要修复,以免伸肌腱从受伤侧向对侧滑脱。伸肌腱从其中心位置滑脱可能会导致伸指滞后,甚至在极端情况下,手指在最大屈曲位时,MCP不能背伸。如果不治疗,可导致手内肌挛缩。闭合性矢状束损伤常由全身炎症反应引起或与钝性创伤有关。矢状束断裂最常发生在中指的桡侧,向尺侧滑脱。急性闭合性矢状束损伤的处理包括伸直位固定4周,然后行一系列功能锻炼。如果闭合治疗失败,只要软组织条件允许,则行手术修复撕裂的矢状束。这种损伤的一个变种是"拳击手关节",通过对MCP关节处伸肌装置的直接打击,导致伸肌装置和深面的关节囊都损伤。用一束腱联合或一束伸肌腱缠绕一条侧束重建,如果患者要求,还可以用桡侧副韧带加固矢状束。慢性桡侧矢状束损伤可能需要松解尺侧矢状束以使伸肌腱复位于中央。

(六) Ⅵ区—手背

手背部的Ⅵ区损伤更常见,但常伴有严重创伤,如骨折和主要软组织损伤。此区伸肌腱横截面更接近于椭圆形甚至圆形,更适合于用 3-0 或 4-0 不可吸收缝线行中心缝合修补(类似指屈肌腱损伤的修复)。早期的动态夹板或 ICAM 通常是适合这些患者的;然而,也可以手术修复后固定 4 周再行标准的功能锻炼。复杂的损伤,由于受其他组织(如骨和皮肤)的影响,可能需要延长康复时间。急诊肌腱重建结合游离组织瓣移植可能会让患者受益。伸肌腱与周围组织粘连会导致伸肌滞后或屈曲受限、关节挛缩。由于关节挛缩和肌腱粘连,患手未受伤的手指也会受影响。Evans 和 Burkhalter 描述了针对此区损伤用动态伸展夹板行早期功能锻炼。他们报道超过 90% 的患者能完全伸直并且没有肌腱断裂发生。Newport 和他的同事们分析研究对 V 区至 Ⅷ 区不严重伸肌腱损伤行静态固定和早期保护下活动进行比较,发现静态固定优良率为 54%~95%,早期保护下活动优良率至少 90%。修复后的伸肌腱滑动 5mm 就足以避免肌腱粘连,并能改善各关节的活动度。

(七) Ⅶ、Ⅷ、Ⅸ 区—腕、前臂远端、前臂近端

Ⅶ 区及更近端的伸肌损伤不常见。正确识别此区伸肌腱近断端比较困难。局部解剖学知识如肌间隔、肌腹位置、肌腱横径可以辅助鉴别。由于肌肉收缩,近断端会回缩,需要向近端延长切口。远断端相对容易确定,因为轻拉肌腱残端可引起相对应的远端活动。肌腱断端用结实的不可吸收缝线行中心缝合修复。

如果肌腱修复位于伸肌支持带区域,保留一小部分伸肌支持带可防止出现弓弦畸形。通常腕关节背伸 40°,掌指关节中立位至微屈曲固定 3~4 周。因对修复的肌腱无过大拉力,指间关节可以早期活动。

腕部最常见的闭合性肌腱损伤是拇长伸肌腱(EPL)断裂。最常继发于桡骨远端微小或无移位骨折的闭合性治疗,病因与该处肌腱继发性缺血有关。肌腱断端明显磨损,不易行端端修复,经典术式是用示指固有伸肌腱(EIP)转位或游离肌腱移植。

前臂开放性损伤可能同时有肌腱和神经损伤。修复肌腱的同时需要修复神经。多根肌腱损伤时,尽量修复所有肌腱。如果不能一期修复全部肌腱,腕关节和拇指独立背伸功能的修复最重要,其余手指伸肌腱则合起来一起修复。因肌肉缝合的强度差,腱腹移行处的损伤修复很有难度。往往腱性部分会延伸至肌腹很近的位置,可以将其一起缝合增加修复强度。Ⅷ 区的术后康复与 Ⅶ 区类似,但需要根据修复强度做适当调整。

Ⅸ 区损伤位于前臂更近端,多为锐器割伤。肌肉、肌腱和(或)神经,尤其是骨间背侧神经(PIN)往往同时受伤。任何神经损伤都需在术中修复。肌腹多用 8 字缝合。可以用筋膜来增强肌肉修复强度。受伤的肌肉来源于肱骨髁上时,需要固定至肘上。

(八) 总结

伸肌腱损伤是手部最常见损伤之一。注意损伤分区的解剖细节和伸肌系统复杂的力学平衡将决定是行手术治疗还是非手术治疗。因为手指伸肌腱每一组成部分都不能允许太多的肌腱缺失,因此,在修复伸肌腱时,要特别注意尽量少短缩肌腱,以维持伸肌装置复杂的力学平衡。虽然伸肌腱修复的强度没有屈肌腱那么重要,但是也要求选择一种力学可靠的修复方法。手指远端伸肌腱损伤,如 DIP 或 PIP 关节区域损伤,很容易发展为关节畸形,导致陈旧性槌状指畸形或纽孔畸形。急性期正确的夹板或手术治疗对防止发展为这些畸形非常重要。许多外科病例,术后早期活动有助于手指活动度的恢复,有助于患者尽早参加日常活动和正常工作。

伸肌腱修复后也可能会发生肌腱粘连,尤其在手指和伸肌支持带处,可能需要二期行肌腱松解术。

六、肌腱损伤患者的康复指导

(一)伸肌腱修复术后的康复指导

肌腱损伤后,控制炎性肿胀和正确使用支具制动是确保修复效果及缩短康复时间的重要因素。肌腱修复术后康复目的是在整个愈合阶段按照所需的移动距离确定应用张力,重建肌腱的差异性滑动。

手背伸肌腱表浅,损伤率高,并且容易与骨发生粘连。与屈肌腱相比,伸肌腱较弱,开始主动活动时,容易过分牵伸。因此,在活动第1周必须注意保护。伸肌腱结构扁、薄、阔,更容易断裂。伸肌腱滑动范围小于屈肌腱,因而在长度方面的代偿能力小。伸肌腱长度的改变或粘连会影响力的传递,从而改变关节运动范围。传统上,伸肌腱术后采用石膏固定治疗,但近来研究证明,伸肌腱修复术后早期在控制范围内进行屈曲活动,有助于瘢痕组织重新塑形,使得肌腱有较大活动度,也可以防止粘连。

1. 术后早期

伸肌腱修复术后使用掌侧夹板,将腕关节固定在30°～40°伸直位,同时用橡皮筋牵拉伸直所有指间关节。另外,用掌侧夹板防止掌指关节屈曲。患肢未制动关节可做主动屈伸活动。以不引起疲劳为宜。

2. 术后1～3周

此期可嘱咐患者,在夹板范围内主动屈曲手指,依靠弹力牵引被动伸指,禁止被动屈指和主动伸指。活动过程中,若出现突发疼痛,应立即停止,并及时告知医务人员。

3. 术后第3周

患者可在医务人员的帮助下,去除掌侧夹板,嘱咐患者继续主动屈指训练,继续依靠弹力牵引被动伸指训练。加强未制动关节的屈伸活动及肌肉的静力收缩训练。

4. 术后第6周

患者可去除夹板,在医务人员指导下,开始主动伸指训练,包括各条肌腱滑动训练。应循序渐进,不可用力过猛,以免造成肌腱再次断裂。

5. 术后第7周

开始抗阻训练。同样应逐渐增加阻力,不可过于粗暴,以免造成再次损伤。

(二)屈肌腱修复术后的康复指导

手功能是建立在伸肌腱、屈肌腱,以及内在肌的生物力学平衡基础上的,任何一个肌腱损伤都会打破这种平衡,从而导致手功能障碍。一般而言,手部Ⅱ区屈肌腱损伤最难处理,原因在于此区指屈浅、深肌腱在同一腱鞘内,外伤及术后极易粘连从而影响手部活动。为预防肌腱粘连,屈肌腱修复的理论是早期活动,特别强调在Ⅱ区修复后的早期活动的重要性。

1. 术后早期

手术后用石膏托或支具固定伤手,维持腕关节屈曲20°～30°,掌指关节屈曲45°～60°;指间关节伸直位。将橡皮筋一端固定于指甲,其另一端通过掌心的滑车后用别针固定在前臂屈侧的敷料上。

2. 术后 1~2 天

此时,可在医务人员的指导下进行早期康复训练,具体如下:患指在橡皮筋的牵引下,可进行指间关节的被动屈曲活动,同时在夹板允许的范围内,可指导患者主动伸指间关节。严禁主动屈曲指间关节及被动伸指间关节。

为了防止近侧指间关节屈曲挛缩,应维持近侧指间关节充分伸直位。因此,在训练间隙及夜间可固定近侧指间关节,使其在夹板内保持伸直位。从手术后开始至术后第 4 周,在夹板内进行单个手指的被动屈曲/伸直训练。

3. 术后第 4 周

伤指可进行主动屈曲训练。若屈肌腱滑动好(关节屈曲活动范围＞正常值的 75%),则提示修复后瘢痕粘连程度低,可继续使用夹板保护 1~5 周。若肌腱滑动范围明显变小,则说明术后瘢痕粘连程度高,此时应立即去除夹板,进行指间关节的主动运动,包括单个手指指浅屈肌腱和深肌腱的训练,勾指、握拳等。

(1) 单独指浅屈肌腱的训练方法:维持掌指关节伸直位,固定近侧指间关节的近端,嘱患者主动屈曲近侧指间关节,同时保持远侧指间关节伸直位。

(2) 单独指深屈肌腱的训练方法:维持掌指关节、近侧指间关节伸直位,固定远侧指间关节的近端,嘱患者主动屈曲远侧指间关节。

(3) 勾拳训练方法:近侧指间关节和远侧指间关节屈曲,同时掌指关节伸直,从而保证指屈浅肌腱和深肌腱的最大范围活动。

(4) 直角握拳训练方法:掌指关节和近侧指间关节屈曲,同时保持远侧指间关节伸直。该训练可使指浅屈肌腱做最大范围滑动。

(5) 复合握拳训练方法:屈曲掌指关节、近侧指间关节、远侧指间关节,使指屈浅、深肌腱做最大滑动。

4. 术后 6~12 周

术后第 6 周,做轻度功能性活动。如近侧指间关节屈曲挛缩,可使用手指牵引夹板。术后第 7 周,做抗阻训练,如使用强度各异的握力球、塑料治疗泥进行训练,以维持手的抓握能力。术后第 8 周,强化抗阻训练,增强肌力、耐力。在进行各项康复训练时,应循序渐进,不可过于粗暴,以免造成肌腱再次断裂。若活动时突然发生剧烈疼痛,应立即停止活动,告知医务人员。术后第 12 周,针对将要从事的工作进行手功能强化训练,以便重返工作岗位。

(三) 肌腱松解术后的康复指导

肌腱损伤或手术后,易并发肌腱粘连,肌腱粘连后会导致手部程度不一的功能障碍,常需做肌腱松解术,因此,肌腱松解术前、术后的康复训练治疗是配合减少粘连的有力措施。

为了使肌腱松解达到预期的目标,术前首先应尽可能使关节被动活动达最大范围。术后因在肌腱的表面留下大面积创面,极易再次粘连,故松解术后应不失时机地进行康复治疗,防止再次粘连。具体如下:

1. 术前康复

长时间的肌腱粘连,多伴有手指关节僵化,根据病情对僵硬的关节做被动活动和牵伸有关粘连肌腱,用手法推拿作用于粘连部位,可放松局部组织,使僵硬部位得到改善,还可以用中频电疗机和蜡疗机配合进行一段时间康复治疗后,能使僵硬关节增加一定的活动范围,有助于松解手术,取得较好疗效。

2. 术后康复

(1)松解术后24小时:术后24小时可为患者去除敷料,要求患者主动屈伸训练。训练内容有指屈浅、深肌腱单独滑动,包括勾指,握拳,直角握拳等。主动+助动活动掌指关节、近侧和远侧指间关节,使其屈伸达最大范围。疼痛与水肿是妨碍训练的最主要原因,必须给予对症处理。可采用如下方式进行消肿止痛。①水肿处理:抬高、主动活动、压力治疗、物理因子如超短波、超声波等。②疼痛处理:经皮神经电刺激、冷疗、热疗、主动运动、被动运动等。

(2)术后2周:术后2周,若伤口愈合良好,可为患者拆线。此期可采用手法按摩、超声波、音频电疗、蜡疗等康复治疗方式软化松解瘢痕。

(3)术后2~3周:此期患者可进行轻微的日常生活功能性活动练习,如吃饭、洗漱、穿脱衣服、整理房间等,以逐步锻炼手部功能,促进患者生活自理能力的恢复。

(4)术后4~6周:可开始抓握力量训练,如使用各种强度的海绵球、橡皮泥和轻木工作业等,6周后可开始抗阻训练,如握力球、弹力橡皮等,以增加手部力量,促进患者手功能的康复。

第七节　手外伤的康复

一、概述

手是人的第二张脸,又是劳动的器官;因此手是一件艺术品,又是一部活动机械。而手外伤的修复需要一名艺术家——手外科医生,又需要一名保养顾问——手康复的理疗师和治疗师,即在手部创伤后需要恢复令患者满意外形的同时,要最大限度地使手的感觉和功能得以康复。我国的手外科出现于20世纪50年代,断指再植、手指再造与组织移植技术的发展使手的修复与重建技术到达了一个新高度,尤其是手指再造技术可达到以假乱真,恢复手的完美外形。手外科康复专业发展时间较短,且还不普及。

欧美从20世纪60年代后期开始强调手康复的重要性,并有专门从事手治疗的理疗师和作业疗法师,其地位也是逐步被承认。直到1977年,美国才从法律上规定了手治疗师的职责;1978年成立了手治疗师协会,规定正式会员必须是从事手康复工作3年以上的理疗师和作业治疗师。从此,手外科康复专业才有了进一步的发展。

手外科康复专业是在手外科诊治的基础上研究手功能障碍原因、防治及如何恢复或补偿手功能的学科,其任务是从患者的整体出发,针对临床各期的不同致残因素进行综合评价分析,应用物理疗法、作业疗法和心理治疗等手段制定康复方案,消除或减轻功能障碍,帮助患者尽可能恢复生活和劳动能力。因此手外科康复专业贯穿于整个手外科临床,从受伤因素到手术方案制定,从手术后的组织愈合到功能恢复,从职业训练到重返社会,都需要康复治疗。

(一)影响手康复的原因

1.创伤性质

创伤暴力的类型、程度以及损伤部位的不同,则预后不同。

2.手术修复情况

手术修复方法的不同,修复时间的早晚,则预后不同。

3.感染情况

感染会加重组织破坏,延长组织愈合时间,是致残的主要因素。

4.患肢肿胀情况

肿胀是创伤和手术后的组织反应,长期肿胀可使组织变厚、粘连和挛缩,影响手的功能。

5.长期制动

可引起骨质疏松、肌肉萎缩、结缔组织致密、关节囊及韧带僵硬等一系列病理变化,从而导致手的功能障碍。

(二)手康复治疗中常用的治疗方法

1.理疗

理疗是应用电疗、光疗、磁疗、热疗、冷疗、水疗以及超声波疗法等人工物理因子,减轻手部炎症、疼痛、水肿、痉挛和改善局部血液循环。在手外科手术前后,综合应用理疗,对控制感染、促进创面修复、软化瘢痕、改善功能和减轻后遗症等方面有明显作用。

2.作业治疗(OT)

又称运动疗法,是针对伤手的功能障碍,从日常生活活动(ADL)、手工操作劳动或文体活动中选出一些针对性强、能恢复伤手功能和技巧的作业,让伤者参与"适应性活动",并按指定的要求进行训练,逐步恢复伤手最大的功能。

3.手部支具

手部支具是手外科治疗的重要组成部分,被广泛应用于临床,其主要用于保持不稳定的肢体于功能位,提供牵引力以防止挛缩,预防或矫正肢体畸形以及补偿失去的肌力,帮助无力的肢体运动等,从而达到减少残疾程度,增进功能的目的。按其功能可分为固定性(静止性)和功能性(动力性)两类。固定性支具没有可动的组成部分,主要用于固定肢体于功能位,限制异常运动,故常用于治疗手部骨折脱位、关节炎、手术后暂时性制动等。功能性支具允许肢体有一定程度的活动,从而达到康复治疗目的。

4.感觉训练

术后康复中感觉训练已引起人们的重视。修复的神经如经耐心地训练,可缩短恢复时间。训练内容根据患者损伤程度分防御感觉训练和识别感觉训练两大类。针对一切感觉消失的患者,需进行防御功能训练,训练目的是补充防御感觉的信息,避开冷、热、尖锐的刺激。针对轻度神经损伤或正在恢复的神经损伤,按照感觉恢复的程度进行识别感觉训练。先进行触觉、振动觉等训练,当触觉恢复到指尖时,可进行复合感觉训练,如二点觉、粗滑辨别觉训练等,最后再行物体形状,质地辨别觉训练及结合运动功能训练的拾物训练。

5.心理治疗

手外伤多为意外伤害,患者毫无心理准备,加之伤处的疼痛、出血、功能障碍及对住院环境和医务人员的陌生感,均可使患者产生恐惧、焦虑、紧张心理。手外伤患者临床治愈后,手功能的恢复仍是一个艰苦而漫长的过程,是继手外伤后对患者身心的又一较持续的负性刺激,有调查表明在康复过程中88.3%的手外伤患者有轻中度抑郁,并存在焦虑情绪。因此有必要对手外伤患者进行全程的心理疏导和治疗,促进患者适应现实情况,增强和维护患者的自尊心和自我价值。

二、手部功能康复评定

客观、准确地评定手功能障碍的性质、部位、范围、严重程度、预后和转归,是康复治疗的基础。评定至少应在治疗的前、中、后各进行一次,根据评定结果,制定、修改治疗计划,并对康复治疗效果做出客观的评价。手部功能评定包括器官水平评定和整体水平评定。

(一)器官水平评定

1.外观形态

通过视诊、触诊及患者的动作,凭借检查者的知识和经验,评定手的总体感觉,包括上肢及手的完整性、运动和感觉情况、有无瘢痕、畸形,骨关节需借助X线片评定骨折愈合情况。

2.运动功能评定

(1)肌力:包括握力、捏力评定及各指屈伸肌、手内在肌的徒手评定。

①握力指数:握力的正常值一般用握力指数来表示:握力指数=健手握力(kg)/体重(kg)×100。握力的大小用握力计测定。正常握力指数应大于50,反映屈指肌肌力,优势手握力常比非优势手大5%~10%;女性握力常只有男性的1/3~1/2;男性在50岁以后,女性在40岁以后常比年轻时的握力减10%~20%。

②捏力测定:用拇指与其他手指相对捏压握力计或捏力计,测定捏力。该测试反映拇对掌肌及屈曲肌肌力,其正常值约为握力的30%。

③手部肌力的徒手评定(表3-7-1)。

表3-7-1 手部肌力徒手评定方法

关节	运动	主动肌	神经支配	操作方法及评定法
掌指关节	屈	蚓状肌、骨间掌侧、背侧肌	正中神经C_7~T_1,尺神经C_8	固定腕关节部,屈掌指关节同时伸指间关节,扪及蚓状肌和骨间肌收缩为1级;稍有屈曲动作为2级;不能抵抗施加于近节指腹的阻力为3级,能则为4、5级

续表

关节	运动	主动肌	神经支配	操作方法及评定法
	伸	指总伸肌 示指、小指同有伸肌	桡神经 C_5, C_7	固定腕关节,伸掌指关节同时维持指间关节屈曲,扪及掌背肌腱活动为1级;稍有伸指动作为2级;不能抵抗施加于近节指背的阻力为3级,能则为4、5级
	内收	骨间掌侧肌	尺神经 C_8~T_1	做内收动作,在手指基底部扪及肌腱活动为1级;稍有内收动作为2级;不能抵抗施加于第2、4、5指内侧的阻力为3级,能则为4、5级
	外展	骨间背侧肌 小指展肌	尺神经 C_8 尺神经 C_8~T_1	做外展动作,在手指基底部扪及肌腱活动为1级;稍有外展动作为2级;不能抵抗施加于第2、4、5指外侧的阻力为3级,能则为4、5级
近侧指间关节	屈	指浅屈肌	正中神经 C_7~T_1	固定关节近端,扪及肌腱活动为1级;有一定屈指活动为2级;不能抵抗施加于关节远端的阻力为3级,能则为4、5级
远侧指间关节	屈	指深屈肌	尺、骨间前神经 C_7~T_1	
拇指腕掌关节	内收	拇收肌	尺神经 C_8	固定腕关节,拇指伸直位做内收动作,扪及肌肉收缩为1级;有内收动作为2级;不能抵抗施加于拇指尺侧的阻力为3级,能则为4、5级
	外展	拇长、短展肌	桡神经 C_7	固定腕关节,拇指伸直位做外展动作,扪及肌肉收缩为1级;有外展动作为2级;不能抵抗施加于拇指桡侧的阻力为3级,能则为4、5级
	对掌	拇指对掌肌 小指对掌肌	正中神经 $C_{6\sim8}$, T_1 尺神经 C_8, T_1	拇指与小指对指,扪及肌肉收缩为1级;有对掌动作为2级;不能抵抗施加于拇指与小指掌骨头掌侧的阻力为3级,能则为4、5级
拇指掌指指间关节	屈	拇短屈肌 拇长屈肌	正中神经 $C_{6,7}$ 正中神经 $C_{7,8}$	屈拇指,扪及肌腱活动为1级;有屈拇动作为2级;不能抵抗施加于拇指近节、远节掌侧的阻力为3级,能则为4、5级

续表

关节	运动	主动肌	神经支配	操作方法及评定法
	伸	拇短伸肌	桡神经 C_7	伸拇指,扪及肌腱活动为 1 级;有伸拇指动作为 2 级;不能抵抗施加于拇指近节、远节背侧的阻力为 3 级,能则为 4、5 级
		拇长伸肌	桡神经 C_7	

(2)关节活动度:使用量角器分别测量手指的掌指关节(MP)、近侧指间关节(PIP)和远侧指间关节(DIP)的主动及被动活动范围,即掌指关节和指间关节屈伸检查。

(3)手指肌腱总活动度测定(TAM):TAM=(MP 关节屈曲度数+PIP 关节屈曲度数+DIP 关节屈曲度数)-(MP 关节伸直受限度数+PIP 关节伸直受限度数+DIP 关节伸直受限度数)

正常 TAM=(80°+110°+70°)-(0°+0°+0°)≈260°

功能的优、良、中、差可按以下标准:①优:正常,TAM 约 260°;②良:TAM>健侧的 75%;③中:TAM>健侧的 50%;④差:TAM<健侧的 50%。

3.感觉检查

测手的各种感觉功能,浅感觉(痛觉、触觉、温度觉)、深感觉(震动觉、位置觉、运动觉)、复合感觉(两点辨别觉,粗、滑、质地、形状、轻重的辨别觉);正常人手指末节掌侧皮肤的两点区分试验距离为 2~3mm,中节 4~5mm,近节为 5~6mm。本试验是神经修复后,常采用的检查方法。两点辨别试验的距离越小,越接近正常值范围,说明该神经的感觉恢复越好。

4.肢体体积测量

测量仪包括有一个排水口的大容器及量杯。测量时,使肢体进入容器中的一定位置,水会从排水口流出,用量杯测出排水的体积,此即为肢体的体积。可测量双侧肢体,以便对比。

5.电生理功能检查

包括电诊断、肌电图等。

(二)整体水平评定

1.手灵巧性及协调性/功能性测验

手活动的灵巧性和协调性有赖于感觉和运动功能的健全,也与视觉等其他感觉的灵活性有关。应用 9 孔插板试验测验和 Mober 拾物测验。

(1)9 孔插板试验:9 孔插板为一块 13cm×13cm 的木板,上有 9 个孔,孔深 1.3cm,孔与孔之间间隔 3.2cm,每孔直径 0.71cm,插棒为长 3.2cm、直径 0.64cm 的圆柱形棒,共 9 根。试验方法:在板旁测试手的一侧放一浅皿,将 9 根插棒放入其中,让患者用测试手一次一根地将木棒放入洞中,插完 9 根再每次一根地拔出放回浅皿内,计算共需的时间,测定时先利手后非利手。

(2)Mober 拾物测验:检查用具有木盒,5 种常用日常小物件,如钥匙、硬币、火柴盒、茶杯、纽扣和秒表。让患者在睁眼下,用手拣拾物品,并放入木盒内,每次只能拣拾一件,用秒表记录患者完成操作所花费的时间。然后,让患者在闭眼下重复上述动作,并记录时间。假如患者的拇指、示指、中指感觉减退或正中神经分布区皮肤感觉障碍,在闭目下,很难完成该试验。

2.日常生活活动能力(ADL)

可利用 Bathel 指数法,手臂动作调查测试量表(ARAT)等对手部具有代表性的日常活动进行综合评分。

三、手部损伤的康复

(一)手与上肢功能

手的基本功能分为三个方面：

(1)抓握功能，包括捏、握物体，握拳等。

(2)非抓握功能，包括手指的钩子作用如提箱子，敲击功能如打字、弹钢琴等。

(3)感觉功能，如手分辨物体的实质感、触、温感等。

手要完成有目的的动作，也离不开上肢肩、肘关节及前臂的活动，故稳定无痛而灵活的上肢，是完成手功能所必需的。

(二)手部损伤的康复

手部损伤的康复主要是一些手部慢性病变状态的康复治疗。

1.急慢性水肿

许多创伤、感染及疾患使手部组织水肿，是手部功能障碍的重要原因。水肿使手部重要组织肿胀增厚、活动困难，且渗出物机化很快，使各组织互相粘连、僵硬，僵硬的组织可变得疼痛，影响活动。手部创伤或手术后，常将手固定制动，而固定又增加僵硬，两者互为影响，形成恶性循环。早期控制水肿及练习活动，是打破恶性循环的重要方法。

康复治疗：应用夹板或石膏托，将腕关节保持在功能位，而掌指关节与指间关节不能固定，使各指处于屈曲位做伸直与屈曲活动。敷料包扎勿过紧，一般不应包扎手指，各手指间用一层细网眼纱布隔开，鼓励患者活动未固定的手指。为了活动上肢，每日应经常将手举过头顶数次。抬高患肢及活动上肢与手，是防治水肿的基本方法。

慢性水肿，以至瘢痕期发生了粘连，其康复较为困难，需要物理治疗、职业治疗及特殊支具治疗。开始治疗仍为抬高患肢、主动活动手指，可间断穿戴弹性手套、袖套，利用练习工具练习更易引起锻炼的兴趣。

2.疼痛及过敏

手部创伤与疾患常伴有明显疼痛。此乃因手部神经末梢丰富，感觉神经末端的位置表浅，特别是在桡侧与尺侧。疼痛有不同的表现：灼性神经痛主要见于战伤，主要神经如正中神经枪伤后，可发生灼性神经痛；神经痛见于手指神经损伤及桡、尺神经在腕部的损伤。还可发生反射性交感性营养不良(RSD)。RSD综合征可分为3期：Ⅰ期为伤后数日至数周，其表现为表浅血流增加、手水肿、潮红、温热，指甲及毛发生长加快，肌肉无力，活动时疼痛加重，骨质稀疏。Ⅱ期，发病后3个月转入第Ⅱ期，其特点为皮肤凉白，有时青紫，水肿变结实，脱毛，指甲发脆，关节活动受限。第Ⅲ期表现为皮肤萎缩、手指软组织萎缩、不可忍受的疼痛、关节僵硬、严重骨质疏松。在3个月之内认识本症是重要的。一旦病程演变到晚期，出现固定性疼痛则预后较差，一般认为60%可以自行恢复，40%须进一步治疗。

3.关节活动丧失

手部水肿及手指关节的固定，可以导致关节挛缩。当关节的韧带处于松弛位置，水肿、纤维蛋白沉积则使韧带缩短,掌指关节韧带挛缩则掌指关节过伸而不能屈曲,指间关节屈曲不能伸直。预防的办法是伤后将腕关节固定在背屈功能位,而掌指关节保持屈曲、指间关节伸直或在 10°～15°屈曲位。

一旦关节僵硬,治疗方法有非手术治疗,包括:①患者主动活动手指各关节,对轻度及中度挛缩有效;②应用动力性支具协助锻炼;③佩戴弹性带支具,定期更换以牵开挛缩。非手术治疗无效者,可行手术治疗,如掌指关节侧副韧带切除。

(三)锻炼方法

1.腕关节的功能锻炼

正常活动度为背伸 50°～80°,掌屈 40°～70°,尺偏 20°～40°,桡偏 10°～30°。

锻炼方法有:用健手帮助患手腕做背伸、掌屈、尺偏和桡偏活动。用两手背相对推压以练习掌屈,两手掌相对推压则练习背伸。将手掌平放桌面上使前臂垂直于桌面则练习了背伸。锻炼应注意循序渐进。

2.掌指关节和指间关节功能锻炼

第 2～5 指各关节的屈曲以指尖达掌横纹为正常。指间关节伸直为 0°,掌指关节多有过伸。

锻炼方法最简单者为用力握拳与伸指。用一系列不同粗细的圆棍,最细如铅笔,从抓握粗棍开始,逐渐达到握住最细的。

练习对掌捏物可用一组大小不同的物体,例如橡皮、钮扣、铜钱、曲别针等,练习捏起上述物体,从大到小等。

3.肌力的锻炼

除抓握物体、伸指等锻炼外可利用提拉重锤、抓哑铃、弹簧拉力计等进行。每日将手举过头顶 25～50 次可预防肩僵硬。

第八节 髋关节脱位

一、概述

外伤性髋关节脱位和骨折脱位是一种严重损伤,患者大多为活动力很强的青壮年。脱位的同时,软组织损伤通常亦较严重,且往往合并其他部位或多发损伤。

一般可分为三种类型:后脱位、前脱位及中心脱位。考虑到中心脱位的主要损伤部位为髋臼骨折,其病理改变、治疗方法及预后均与前两种不同,而且其骨折范围常涉及髂骨或骨盆的其他部位。

髋关节后脱位与前脱位的区分用髂前上棘与坐骨结节的连线为标准,脱位后的股骨头位于该线后方者,为后脱位;位于该线前方者,为前脱位。对这种损伤均应按急症处理,复位越早疗效越好。

二、髋关节脱位

(一)概况

髋关节脱位通常由中、重度创伤所致。大多数(42%~84%)因机动车事故引起。其他可见于从高处坠落、运动损伤和工伤事故。其中髋关节后脱位(89%~92%)较前脱位更常见。30%的髋关节脱位患者不合并髋臼骨折,约80%髋关节后脱位的患者没有骨折。髋臼骨折或股骨骨折合并脱位几乎总是向后的(约90%)。历史上关于后脱位的理论假设是仪表板撞击。新近报道显示此类损伤多见于右侧髋关节,其损伤机制与驾驶员在刹车过程中足部踩制动踏板时髋关节位于屈曲、内收及内旋位相关。前向脱位常伴有股骨头骨折和(或)嵌入骨折。髋关节脱位可能导致显著的长期残疾。早期的文献提示常发生早期关节炎和缺血性坏死。这些早期报道促成了现代显像模式和股骨头血供的现代理解。随着综合治疗的进步,此类损伤患者的治疗结果有望改进。

历史概况:1869年,Henry Jacob Bigelow出版的关于髋关节脱位数据的处理,其所描述的临床表现和复位手法与现在无异。20世纪50年代,Thompson和Epstein与Stewart和Milford提出了新的分类系统。Trueta关于股骨头血供的论文也同时发表。直到20世纪70年代计算机断层摄影技术(CT)来临,髋关节脱位的治疗水平才得以发展至当今水平。

(二)评价

必须彻底检查患者伴发的损伤,尤其是患者无法配合检查时。均应注意任何骨盆、股骨或膝关节的损伤都有引起髋关节损伤的可能。伤后腿的位置可提示髋关节脱位,但这种体征可能因同侧的股骨颈或股骨干骨折不存在。

1.临床检查

(1)望诊:冲击所致受损可集中于股骨周围软组织。因仪表板撞击可导致髋关节脱位,医师应观察膝部的擦伤。腿的休息体位通常提示有脱位的可能。后脱位时,腿部短缩,保持屈髋、内收和内旋。然而,不能复位的脱位中,腿部可能位于中立位。前脱位时,腿部保持外旋、外展、轻微屈曲或后伸。屈曲/伸展的程度取决于脱位是位于上方(耻骨)或下方(闭孔)。

(2)触诊:股骨头脱位的位置可触及软组织肿胀。

(3)神经血管检查:后脱位中坐骨神经损伤发生率为8%~19%,一般要求记录神经功能的表现。坐骨神经腓侧的损伤较胫侧更常见,也更严重。

2.放射学评价

复位前必须经X线片证实是否伴有骨折。如时间允许,难复性脱位在进行手术前及复位后均应行CT扫描。

(1)X线片:前后位骨盆X线片用于初筛可疑脱位。当评价X线片时,临床医师应先排除合并伤的可能,尤其应注意股骨颈、股骨干和髋臼。然后,对比双侧髋关节的活动是否一致。髋关节前脱位时,X线片中股骨头比正常侧髋臼显得更大,后脱位则变得更小。如果怀疑有脱位,必须对包括膝关节在内的股骨进行全长片检查。应仔细阅片以排除同侧的骨折,尤其是股骨头、股骨颈或髋臼的无移位骨折。股骨头前内侧骨折最常见,可由斜位X线片证实。复位后的X线片至少应包括两个平面(正侧位或正斜位)以评价关节复位及观察伴随的骨折情况。复位后仍需进行CT检查,因细小的嵌入碎片可能在X线片中遗漏。

(2)计算机X射线断层造影(CT):复位后应进行CT扫描。CT在近端的切面可更好地评估髋关节半脱位的趋势,在远端的切面则可发现伤侧关节间隙的改变与正常侧有何不同。复位后CT扫描可更好地发现关节内游离骨软骨碎片。髋臼窝内小的骨碎片可能被遗漏,但头臼之间的嵌入骨碎片需进行处理。切开复位后,即使已行术前CT检查,如术后对髋关节的同心性有疑问,同样需再次行CT扫描。如果髋关节不能闭合复位,且时间允许,推荐行急诊术前CT扫描,以检查是否存在关节内骨碎片而需行切开复位。

(3)磁共振成像(MRI):MRI可发现闭孔外肌的损伤,其损伤提示有损伤旋股内侧动脉的可能(其损伤会进一步增加缺血坏死的风险)。MRI可更好地评估盂唇、肌肉及关节囊是否有关节内嵌顿。MRI可用于评估髋关节脱位后发生早期缺血坏死、骨挫伤、软骨损伤。闭合复位后,CT扫描未见镶嵌的软组织而又发现髋关节同心性不一致,可行磁共振扫描检查。

(三)分类

分类系统有利于指导治疗和评估预后。现代的综合分类系统和Brumback分类系统对临床医师在治疗方面的指导多于预后。应用CT扫前采用的是Thompson-Epstein系统和Stewart-Milford系统。如伴随需要治疗的骨折,损伤的预后通常取决于相关骨折的性质。单纯脱位的预后取决于缺血坏死、软骨损伤的发生率,然而两者在复位后早期均很难判断。

1.Thompson-Epstein分类系统

Thompson-Epstein分类系统基于髋臼和(或)股骨头骨折的严重性(表3-8-1)。

表3-8-1 Thompson-Epstein髋关节后脱位分型

类型	描述
Ⅰ	有或无髋臼微小骨折
Ⅱ	髋臼后缘的大块、独立骨折块
Ⅲ	髋臼边缘粉碎骨折(有或无大骨折块)
Ⅳ	髋臼边缘及壁骨折
Ⅴ	股骨颈骨折

2.Stewart-Milford分类系统

Stewart-Milford分类系统基于复位后髋关节的稳定性及股骨头的情况(表3-8-2)。

表3-8-2 Stewart-Milford髋关节脱位分型

类型	描述
Ⅰ	无髋臼骨折或仅有小碎片
Ⅱ	复位后后缘稳定骨折
Ⅲ	复位后后缘不稳定骨折
Ⅳ	合并股骨头、股骨颈骨折

3.综合分类系统

综合分类系统基于髋关节可复性、是否存在镶嵌骨折、复位后髋关节稳定性、伴随骨折(表3-8-3)。

表3-8-3 髋关节脱位综合分型

类型	描述
Ⅰ	无明显伴随骨折,同心性复位后无临床不稳
Ⅱ	不可复位的脱位,不伴有明确股骨颈或髋臼骨折(复位必须在全身麻醉下实施)
Ⅲ	复位后髋关节不稳或软骨、盂唇、骨块嵌顿
Ⅳ	合并需要复位的髋臼骨折以恢复髋关节的稳定性和关节的一致性
Ⅴ	合并股骨头或股骨颈损伤(骨折或镶嵌骨折)

4.Brumback分类

Brumback分类基于脱位的方向及伴随骨折(表3-8-4)。

表3-8-4 Brumback髋关节脱位分型

类型	描述
1	髋关节后脱位合并累及股骨头内下缘非负重区骨折
1A	髋臼缘无或微细骨折,复位后髋关节稳定
1B	有明显髋臼骨折且髋关节不稳
2	髋关节后脱位合并累及股骨头内上缘负重区骨折
2A	髋臼缘微细或无骨折,复位后髋关节稳定
2B	有明显髋臼骨折且髋关节不稳
3	髋关节脱位(脱位方向未明确)合并股骨颈骨折
3A	股骨头无骨折
3B	股骨头骨折
4	髋关节前脱位合并股骨头骨折
4A	镶嵌类型;股骨头外上缘负重区压缩骨折
4B	经软骨类型;股骨头负重区骨软骨剪切骨折
5	股骨干骨折脱位伴股骨头骨折

(四)相关损伤

相关损伤可以分为两类:一类为合并脱位;另一类为合并外伤。95%的继发于机动车事故的创伤性髋关节脱位患者合并有其他器官系统损伤,33%的患者合并其他骨科损伤,15%的患者合并腹部损伤,24%的患者合并闭合性颅脑损伤,21%的患者合并胸部损伤以及21%的患者合并头面部损伤。

1.合并于脱位的损伤

髋关节的损伤由创伤负荷的矢量、荷载传递的速度、荷载传递点以及撞击时下肢的位置决定。正中直接的冲击可导致骨盆、髋臼、股骨的骨折或三者混合骨折。如果力量冲击的方向更靠后,下肢内收、屈曲的话,会形成后脱位骨折。如果下肢内收更多的话,可以仅导致单纯脱位。当外展的下肢遭遇向后的力量或撞击时,导致前脱位。当载荷传递的速度较慢时,骨盆会发生旋转,更有可能发生单纯脱位。相反,当载荷传递的速度较快时,骨盆来不及旋转,更有可能发生髋臼或股骨头的骨折。前脱位时股骨头骨折的发生率更高,这是因为坚强的前韧带限制了髋关节的半脱位;髋臼前壁坚固,相对于后壁更能抗骨折,因此股骨头成为薄弱点,剪切力造成骨折。

(1)原位骨损伤:

①髋臼骨折:一项研究报道70%的髋关节脱位的患者合并髋臼骨折。后壁骨折最为常见,如果应力更集中于中间,任何类型的骨折均有可能。

②股骨头骨折:大部分股骨头骨折(90%)合并后脱位,同时后脱位比前脱位更常见。然而,前脱位发生股骨头骨折的概率(68%)相对于后脱位的概率(7%)更高。

③股骨颈骨折:在髋关节脱位的患者中,股骨颈骨折并不常见。对移位骨折和非移位骨折应仔细评估影像学检查。

④股骨干骨折:在髋关节脱位的患者,股骨干骨折也不常见。这种骨折使得患肢的体位无法用于判断脱位的类型,并且手法复位时也不能将腿当为支点。

⑤髌骨骨折和膝关节脱位:髌骨骨折和膝关节脱位强调X线片需包括上下邻近关节的重要性。如果确认关节存在病变,而损伤机制是交通事故的话,合并同侧髋关节损伤的发生概率增高。

(2)软组织损伤:

①股骨头的血供:股骨头存在多重血供,而旋股内侧动脉(MFCA)是最重要的血管。MFCA与臀下动脉的分支在梨状肌的下部相吻合,穿过梨状肌的深部。MFCA血液供应区域不用其他血管提供血供,且可以为整个股骨头提供血供。由于撕裂、横断损伤、血栓形成或血管痉挛导致该血管的损伤,可导致股骨头缺血性坏死。后脱位可能损伤这条血管,而前脱位不影响这条血管,也可以解释后脱位存在2%~17%的股骨头缺血性坏死(AVN),而前脱位很少发生股骨头缺血性坏死。同时,MCFA起自股动脉或更有可能来自股深动脉。当MCFA起自股动脉,后脱位可导致股骨头血供下降得更多。这理论上解释了脱位后AVN发生率较高的原因。

②坐骨神经损伤:据报道,坐骨神经损伤的发生率为7%~27%,在儿童中约为5%。这仅在后脱位中可见,且后向骨折-脱位的发生率更高,后壁的骨折块移位方向可预知。虽然坐骨神经腓侧支损伤可能牵拉更明显,但腓侧支较胫侧支损伤更常见的原因却仍不明朗。推测损伤的机械原理可能是由于直接的钝击伤和(或)后脱位的股骨头所造成的牵拉。坐骨神经的变异可能导致腓侧支在穿越梨状肌时受到过度牵拉而增加损伤的概率。60%~70%坐骨神经损伤的患者部分功能恢复,而此与损伤或治疗无明确关联。

③圆韧带损伤:在脱位时,圆韧带发生撕裂;它可以撕裂十字韧带,更常见的是从关节窝内撕脱一小块骨头。如果复位时,撕脱的小骨头在关节面中间,需要取出。如果留在关节窝内,没有侵犯股骨头,则可以保留。

④髋臼上唇损伤:髋臼上唇可以从髋臼的骨性边缘撕脱,既可以是脱位侧,也可以是脱位方向的对侧,并且可以在复位过程形成嵌插。即使成功复位后,上唇损伤也可是症状的病因。

⑤关节囊损伤:在所有脱位中,关节囊都有可能损伤。当股骨头纽扣-洞样通过关节囊时,很难进行复位。关节囊也可以在复位过程形成嵌插。

⑥肌肉损伤:外旋短肌在后脱位时经常发生撕裂,也可能在复位过程形成嵌插。在闭孔脱位过程中,臀中肌可能从它的股骨附着点部分撕脱。

⑦血管损伤:体格检查应评估血流情况,因为股动脉可能在前脱位受压。

2.创伤合并的损伤

明确创伤的机制非常重要,有利于提供可能合并损伤的线索。

(1)负荷转移:必须从撞击点到髋关节仔细检查患肢。足、踝关节、小腿、膝关节和大腿损伤都有记录。如果冲击来自后方,骨盆和腰椎也应该检查。

(2)远处的损伤:髋关节脱位通常是高能量创伤造成的。85%的患者不只合并一种损伤(所以全身均需要检查)。这些患者通常会受到减速性损伤,导致胸腔或腹部的损伤。安全带损伤也可能发生。

(五)治疗

这里仅叙述髋关节脱位(图 3-8-1)的治疗。髋关节脱位的治疗是一个循序渐进的过程。这些损伤是骨科急诊疾病,需要迅速的对髋关节进行复位,以保护股骨头的血供。另外,紧急复位可以减少将来坐骨神经的拉伸。复位的时间对于相关神经损伤的严重性直接相关。在髋关节仍然脱位的患者中,发生坐骨神经损伤的概率更高,合并神经损伤的患者需要更长的时间来复位。髋关节脱位是一种比开放骨折更加紧急的骨科急诊。如果髋关节脱位超过 6 小时,股骨头缺血性坏死的发生率和早期关节炎发生率增加。

1.相关损伤的治疗

如果患者已经得到整体的评估,在治疗了危及生命的损伤或其他需要处理的损伤后,才能进行髋关节的复位。股骨干骨折时需要注意,股骨颈骨折时需要先固定后再进行髋关节复位。当需要切开复位时,股骨近端的骨折需要先进行固定,然后再进行髋关节的复位。

2.闭合复位

除非合并股骨颈骨折的脱位,所有类型的髋关节脱位均可以进行闭合复位。合并股骨头骨折和(或)小块后壁撕脱时,可以形成机械性的阻塞,影响闭合复位。复位的髋关节对于保存血供更好。理想条件下,只需一次尝试,就可以复位髋关节,这同很多因素有关:患者镇静、患者的体位、复位者的经验、助手的数量,这些都应该做到最佳以达到最大可能的成功。急诊科髋关节复位应限制在 1 次。据报道,在进行强力复位时,可出现医源性股骨颈骨折。自从 Biglow 后,对于髋关节后脱位的两种技术没有什么变化。

(1)后脱位复位技术:

①Allis 技术和 Bigelow 技术:患者取仰卧位,通过同侧髂前上棘(ASIS)进行对抗牵引。膝关节屈曲并抬起下肢,使髋关节保持内收,缓慢将下肢屈曲、内旋,然后外展。放松前韧带有时需要髋关节屈曲>90°,膝关节直接指向对侧髋关节。在下肢内收、外展、旋转的最大牵引下,复位髋关节并不轻微,可以轻易感知并且能够听见。复位的髋关节保持在外旋、外展的体位。一个逐渐增加力量的牵引力量比突然大力牵引更有效。

②Stimson 技术:患者取俯卧位,髋关节与担架边缘屈曲达到 90°。同侧膝关节屈曲 90°,

力量加持在小腿后部。复位的过程与仰卧位使用的技术相同。当患者合并多种创伤时,禁用俯卧位复位技术。但是当无法完全镇静的单独创伤时,可以使用。因为俯卧位,患者在重力作用下更容易放松下肢。

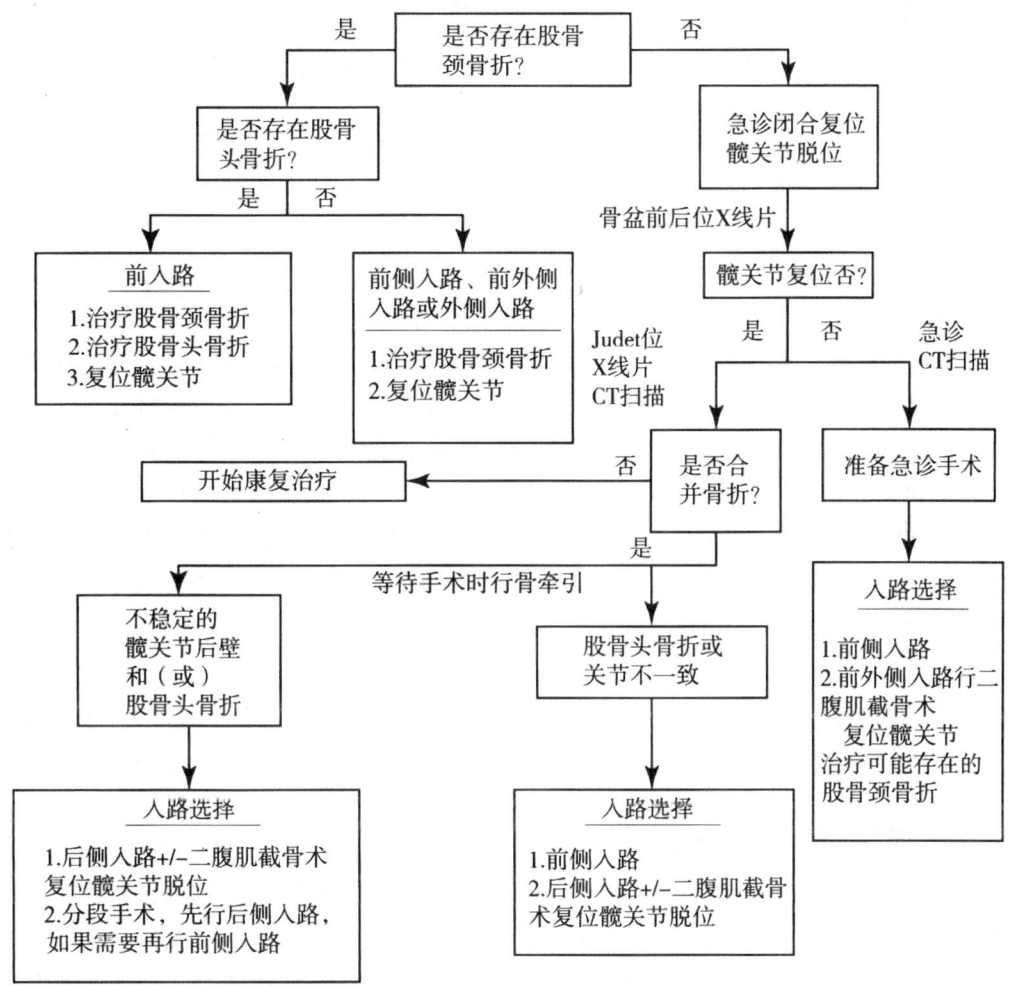

图 3-8-1　髋关节脱位治疗流程

(2)前脱位复位技术:前脱位比后脱位更难复位,如果尝试1~2次复位没有成功,患者应被送去手术室复位。前脱位复位的方法与先前叙述的(后脱位)不同,下肢的位置是相反的。下肢处于外旋、外展及屈曲位时,实行牵引。当股骨头经过髋臼前部边缘时,下肢从外旋变成内旋时十分僵硬。对股骨近端施加一个侧面的力量可能有助于复位,可以直接加压位于腹股沟区的股骨头,或者在手术室时,可以直接在股骨近端置入斯氏针。前关节囊通常会阻碍复位。

3.评估稳定性

传统的教学认为应该在关节复位后立即评估髋关节的稳定性。如果存在髋臼后部的巨大骨折,使用CT扫描来进行评估稳定性存在的问题。临床上,轻微的不稳定很难查出。如果复位的髋关节非常不稳定,应放置骨牵引。如果复位的髋关节能保持位置,行复位后CT扫描可以用来评价髋关节是否存在不稳(如涉及<50%的后壁),稳定性的评估应在手术室进行,患者全身应完全放松,应用放射学检查来确认是否存在小角度的半脱位。

(1)后部稳定性:将髋关节摆为旋转和外展中立位,将髋关节屈曲90°,给予下肢一个后方的直接作用力。如果髋关节出现半脱位,则意味着髋关节不稳定。

(2)前部稳定性:髋关节应处于外展、屈曲及外旋位。如果重力导致髋关节脱位,则髋关节不稳定。

(3)髋关节的失稳:如果髋关节不稳定,导致不稳定的骨性损伤应通过切开复位内固定来进行处理。骨性髋臼约覆盖股骨头40%的范围,而上唇将这个范围扩展,使其刚刚超过50%。如果没有骨折,不太可能发生失稳。

4.评价的一致性

所有髋关节的复位均应该在复位后立即进行影像学检查。如果髋关节没有复位,可以进行另一次复位,这最好在手术室进行。如果髋关节已复位,应进行CT扫描来保证一致性,并可以寻找碎片。受累的髋关节的关节空隙应与健康的髋关节一致。后脱位的髋关节可能在大转子下需要一个支撑,以消除重力的影响。如果两侧的髋关节不一致,应寻找原因。如果没有在CT片上找到骨性原因,应进行MRI检查来辨别是否涉及软组织因素。必须去除影响复位的软组织。手术入路由嵌入软组织的位置和它原来的位置决定。最近已有使用髋关节关节镜来去除这些碎片的成功例子。髋关节里存在骨折碎片或软组织阻挡的患者在等待手术去除或固定时,应实施骨牵引。

5.切开复位

闭合复位失败的原因通常是由于不充分的放松或麻醉,髋关节囊和(或)短外旋肌的阻挡,或股骨骨折使得控制髋关节变得困难。尝试闭合复位的失败意味着需要进行急诊手术和立即切开复位。在开放手术时,最重要的是保护血供。无法闭合复位的髋关节,复位后仍不稳定的合并骨折的髋关节脱位以及复位后两侧髋关节不一致的髋关节脱位,这些均需要进行切开复位。如果脱位,或不稳定,或阻挡的骨折碎片在后方,应选择后侧入路。然而,在那些罕见的合并股骨颈骨折和(或)股骨头骨折的难复性后脱位,可以使用前侧入路。如果脱位,或不稳定,或阻挡的骨折碎片在前方,则应选择前侧入路。当合并股骨头骨折时,选择入路需要考虑更多细节。

6.复位后的治疗

术后负重情况由是否合并任何骨折决定。单纯脱位者,只要腿部已经恢复控制,就可以使用拐杖来进行适当负重。早期负重并不会导致像以前认为的那样引起缺血性股骨头坏死。建议在髋关节脱位6周后,应注意适当的髋关节运动。

(六)解剖与外科技术的相关性

髋关节是一个球窝结构。关节被结实的纤维软骨构成的盂唇、髋臼横韧带和关节囊高度限制。一个无骨折的后脱位是后关节囊从盂唇附着点撕脱,股骨头通过上孖肌或通过梨状肌和闭孔内肌之间被挤出。

1.解剖

最基本的标志是位于MFSA的坐骨神经和盂唇及关节囊的结构。

(1)坐骨神经：坐骨神经在骨盆分开两束（腓束和胫束）。它们共同出口于坐骨大切迹的神经鞘。85%的情况下整束神经在梨状肌下分出，15%的概率从梨状肌穿出或上缘分出。然后，神经走行至回旋肌浅表（孖肌和闭孔内肌）和坐骨结节外侧。

(2)股骨头的血液供应：股骨头的血液供应已经论述过了。也有可能在前侧入路或后侧入路进行髋关节手术时损伤。旋股内动脉在其走行过程中的几个点都有损伤的风险。血管沿着闭孔外肌的下缘进入术野，然后绕外旋肌群及其距离粗隆间嵴附着近端约1cm走行。臀下动脉的分支走行于梨状肌的下缘。脉管的远端走向梨状肌的深部，在梨状肌水平穿入关节囊。然后血管在滑膜里面走行（这些血管有不同的命名，但这里没有根据它的命名进行描述，而是通过它的位置进行描述），在股骨颈的外上缘分出，止于关节缘。MFCA的解剖位置在股骨颈的后方，其损伤常见于打开关节囊切断回旋肌或在股骨颈外侧周围放置牵引器时。

(3)盂唇：盂唇位于髋臼缘，除了下方，那里附着着横韧带。盂唇内表面充满软骨，在其外表面与关节囊之间有一凹槽。盂唇可以增加髋臼50%的覆盖面积，但不参与传递髋关节的静态载荷。作为髋臼的附件，盂唇的深层纤维是环形的，非常强壮。目前尚不清楚当上盂唇损伤时是适合修复还是切除。

(4)关节囊：关节囊由两层组成。两层之间没有间隙，但两层的功能不一样。内层的纤维是纵向走行的，从髋臼出发，平行股骨颈插入股骨近端，起着限制横向脱位的作用。外层由三束组成，包括两个前束和一个后束。前束（Y形Bigelow韧带）更加坚强，这包括髂股韧带和耻骨韧带，后束是坐骨韧带。外层起着限制屈伸的作用。关节囊的前方有腹直肌加强，上方有臀小肌加强。

2.手术入路

手术入路的选择取决于损伤的位置。Kocher-Langenbeck入路用于后方显露，前方显露可通过一个真正的前侧入路、前外侧入路或直接外侧入路。

(1)后侧入路：大部分重点文献已经描述。坐骨神经必须保护，只能使用钝性撑开器。保护MFCA要求不去切闭孔外肌的远端，因为血管经过它的上缘。如果必须切断旋外肌群，入路应该离它们1.5~2cm。如果要切开关节囊，为了避免损伤血管和盂唇，关节内的操作应直视下在髋臼内进行。牵引器不应放置在股骨颈的外侧缘，因为在关节置换术中，这很容易损伤在滑膜内走行的动脉。

(2)前外侧入路（Watson-Jones入路、Hardinge入路、Dall入路或Trochanteric Slide入路）：因为手术切口位于外侧，当需要同时显露髋关节前后方时，前外侧入路是很好的选择。首先要打开关节囊，撑开器不应放置在股骨颈的后方。旋股外侧动脉的血管分支有可能在经过前内侧股骨颈的地方遭受损伤。

(3)前侧入路：前侧入路提倡用于前脱位或股骨颈前方骨折的病例，由于更接近内侧的切口，更容易在骨折端放置加压螺钉。这个入路相对损伤更小。在内侧分离阔筋膜张肌和缝匠肌时要小心保护股外侧皮神经。可以在旋髂浅动脉的水平定位找到股外侧皮神经，旋髂浅动脉在神经前方穿出筋膜层或在筋膜层里面。更深入分离时可以看到旋股外侧动脉走行于股直肌上方，很容易遭受伤害。

(七)损伤后并发症

并发症可以是局部的,也可以是全身的。全身的并发症通常是由全身的创伤引起,局部的并发症包括坐骨神经损伤、AVN、关节炎和术后脱位。

1. 坐骨神经损伤

髋关节后脱位的坐骨神经损伤概率是 7%~27%。比起单纯脱位,更常见于骨折移位。正如之前提及,神经损伤后恢复与否难以预测。神经损伤不是开放手术的适应证。3 个月时的肌电图可以用于诊断,但对治疗没有太大的意义,18~24 个月时的肌电图可以用来描述并发症的严重程度。足背伸无力的患者早期应使用足踝矫形器,避免跟腱挛缩导致马蹄足。针对解决无力症状的外科手术,至少应在损伤 1 年后进行。

2. 缺血性股骨头坏死

在后脱位中,缺血性股骨头坏死的发生率是 2%~17%(前脱位后更容易发生)。发生率的不同可能与脱位后是否手术复位、单纯脱位或复合损伤有关。持续脱位 6~12 小时,缺血性股骨头坏死的发生率显著增高。这表明更多的损伤不是因为血管的撕脱或横断,而是血管挛缩、扭转及痉挛等。脱位后 6 小时内复位缺血性股骨头坏死发生率为 4.8%,6 小时后则为 52.9%。最近的研究表明,闭合复位导致创伤性股骨头坏死的发生率远低于开放复位的患者,因为开放手术容易损伤供应血管,倘若小心操作,发生率也不会显著增高。

3. 骨性关节炎

所有关节损伤常见的最终结局都是骨性关节炎。很多因素都可引起关节软骨破坏。骨性关节炎的发展主要受损伤范围、关节机械力学和生物力学的影响。同时,骨折复位不良或骨不连都是导致骨折移位患者远期残疾的主要因素。前脱位要比中心压缩损伤更容易发生骨性关节炎。

(1)异常磨损:在髋关节里面,骨(股骨颈或髋臼)、软骨(盂唇或软骨表面)或软组织(肌肉、肌腱或关节囊)之间产生的异常应力可导致早期的骨性关节炎。

(2)直接压力:如果软骨遭受一个大于自身受压应力阈值的瞬间压力时,可直接引起软骨坏死。这些都可能发生在关节直接撞击或脱位的股骨颈与髂骨直接的异常应力。

(3)剪切:当髋关节脱位时,在撞击髋臼边缘时可能剪切出一部分关节软骨。

(4)营养缺乏:关节软骨从关节液里获得营养,但脱位时关节软骨没有关节液滋养。

4. 再脱位

再脱位极其罕见。常见的是后脱位。原因包括脱位复合股骨颈旋转、髋臼旋转、软组织撞击、盂唇撕脱和关节囊松弛。治疗方式主要是直接针对受损部位。

5. 异位骨化

异位骨化发生在髋关节周围软组织,与是否开放手术治疗无明确关系,伴或不伴关节活动度受限。

6. 持续性疼痛

除前述的所有原因之外,导致持续性疼痛的主要原因包括盂唇损伤、髋臼缘的撕脱骨折和动态不稳。上述种种原因导致间断的疼痛和偶发弹响。撞击试验阳性联合磁共振表现可以诊断盂唇损伤和撕脱骨折。治疗前首先要找出引起症状的病理因素。关节镜可以发现并治疗很多这种损伤。

(八)治疗的并发症

1. 感染

外科手术治疗导致感染的发生率为3%~5%。由于关节囊损伤,如果发生深部的感染,化脓性关节炎必须得到充分评估和合适的治疗。

2. 坐骨神经损伤

作为治疗关节脱位的并发症,坐骨神经损伤的发生率尚不清楚,但采用Kocher-Langenbeck入路进行髋臼骨折复位固定手术而导致的坐骨神经损伤发生率为11%(范围为2%~17%)。坐骨神经有可能被包绕在异位骨化的地方并出现迟缓性神经麻痹。

3. 缺血性股骨头坏死

髋关节脱位引起的缺血性股骨头坏死的发生率亦不明确,但延迟复位和术中损伤旋股内动脉会增加它的发生率。

4. 血栓形成

髋关节脱位的患者普遍需要预防抗凝血。

(九)预后

单纯脱位的预后取决于缺血性股骨头坏死、骨性关节炎和异位骨化的进展。系列报道显示,48%~95%的患者可以获得很好的预后。复合骨折脱位患者的预后主要取决于骨折的处理是否得当。影响预后最重要的因素是及时的复位(<6小时),可以避免对股骨颈血供的进行性损害。一份报告显示,在6小时内复位可以使88%的患者取得很好的预后。而>6小时则仅为42%。第二个主要因素是合适确切的复位可以避免关节软骨遭受进行性损伤。

第九节 膝关节脱位与髌骨脱位

一、膝关节脱位

膝关节脱位是比较少见的,只有在强大的暴力作用下,膝关节周围的软组织几乎完全被破坏时,才能造成膝关节骨端分离脱位。膝关节脱位的严重性,不仅是因为关节及周围软组织损伤广泛和严重,还常合并血管和神经的损伤,如不早期治疗或处理不当,容易造成不良后果。

(一)病因

(1)直接暴力。

(2)间接暴力、旋转力、杠杆力作用。

(二)机制

根据外力作用和胫骨在股骨下移动的方向,膝关节脱位可分为五种类型。

1. 前脱位

多为膝关节强烈的过伸性扣伤所致,屈膝时,外力向后作用于股骨下端或外力向前作用于胫骨上端,使胫骨向前移位,较多见。

2.后脱位

向后的外力作用于胫骨上端,造成胫骨向后脱位,多合并动脉损伤。

3.外侧脱位

为强大外翻力或外力直接作用在股骨下端使胫骨向外侧移位。

4.内侧脱位

强大外翻压力使胫骨向内移位,较少见。

5.旋转脱位

由于强大旋转外力的作用,胫骨向两侧旋转脱位少见,特点是移动幅度小,很少合并血管与神经的损伤。

另外,根据膝关节股骨髁与胫骨髁完全分离或部分分离,可将膝关节脱位分为完全脱位或部分脱位。

(三)临床表现与诊断

(1)严重的膝部外伤史。

(2)伤后膝关节剧烈疼痛,膝部畸形、肿胀,关节活动受限。

(3)检查时膝关节有明显的异常活动。

(4)若合并有神经、血管损伤时,则可出现远端的神经、血管症状。

(四)治疗

1.初步治疗

通过轴向牵引及手法推挤多可直接复位。关节复位后,需要重复神经血管检查。膝关节用夹板制动并行冷敷。避免残留半脱位,特别是在需要延期手术治疗的情况下。绝大多数病例需要通过测量踝臂指数(ABI)及系列查体排除动脉损伤。

2.最终治疗

(1)手术时机:膝关节脱位的急性期(损伤后14天内)关节镜检查是禁忌,因为破损的关节囊易造成液体外渗。随着自体韧带移植等韧带修复及重建技术的发展,建议延至膝关节恢复功能性活动度后再考虑手术。术者的经验及习惯也要考虑,但伤后早期重建前交叉韧带(ACL)会增加关节粘连的风险。ACL撕脱是例外情况,早期重建能够增加膝关节稳定性而不增加手术的复杂性或延长手术时间。合并后外侧角(PLC)损伤同样需要早期(伤后1个月内)重建或修复。修复侧副韧带能够提高关节稳定性,对治疗PLC损伤特别有用。

尚无明确数据支持膝关节脱位时修复还是重建侧副韧带及后外侧角更为有利。除合并撕脱骨折外,均应重建交叉韧带。存在合并损伤(软组织损伤、多发伤、感染)时,偶尔采取保守治疗。

保守治疗指在麻醉下用外固定器将膝关节固定于伸直位7~8周,随后手法锻炼、关节镜下松解及活动度锻炼。这一时间确保后交叉韧带(PCL)获得充分愈合。常需要在硬膜外麻醉下手法恢复最大活动范围。佩戴支具后膝关节如能维持复位,也可选择支具治疗。

(2)手术治疗:膝关节脱位时PCL或ACL可保持完整。其意义在于有功能的PCL可指导术中对ACL的处理。相反,前后交叉韧带均撕裂是更复杂、更不稳定的类型,需要同时处理两条韧带。

同样,膝关节脱位可造成一侧或双侧侧副韧带撕裂。侧副韧带撕裂提示相应的关节内结构损伤,有助于指导韧带修复或韧带重建(更多采用)。

手术治疗的基本技术及原则如下:尽量采用中线切口,减少将来进行其他膝关节手术时出现切口并发症的风险。采用 Krachow(1988)报道的提拉锁定方法固定撕脱的韧带。缝合或用螺钉固定骨性撕脱。不提倡直接修复,而应重建前交叉韧带,但当侧副韧带撕裂及后外侧角撕裂时,修复还是重建取决于残留的组织多少。自起止点撕脱的韧带,用螺钉或带垫圈的长钉固定,或手术重建。通过股骨及胫骨的隧道固定自体或异位韧带。膝关节脱位重建韧带的关键是 PCL。同时重建多条韧带时,最好选择异体材料,优点是材料来源充分,避免自体取材时的进一步创伤。

术后用特制的支具制动。以活动度为核心的功能锻炼非常重要。足下垂时使用踝足矫形器。

二、髌骨脱位

(一)创伤机制

髌脱位和半脱位在成人和青少年中有较高的发病率,特别是女性青少年。髌骨脱位的绝大多数是向外侧脱位,极少有因髌骨重排手术导致的医源性内侧脱位的报道。但真正的创伤性髌骨脱位并不常见,发生脱位或半脱位的病例多数伴有股骨髁的发育不良、髌骨位置不称或存在异常的 Q 角。造成脱位的暴力往往是伸直位的胫骨突然的外旋,导致不稳定的髌骨向髌骨外侧移位。髌骨内侧的由内向外的直接暴力也可以造成髌骨的脱位。髌骨脱位时髌骨关节面和股骨外髁关节面的撞击可能导致骨软骨骨折。

(二)分类

髌骨脱位通常可分为急性创伤性髌骨脱位、复发性髌骨脱位和髌骨半脱位。复发性髌骨脱位可由于急性髌骨脱位后未获得正确处理和没有纠正先天性的髌骨不稳定因素造成。而髌骨半脱位可以是创伤性脱位的结果,也可能并无创伤因素,而仅由发育异常导致。

(三)急性髌骨脱位

1. 非手术处理

髌骨脱位一旦发生常常可用手法整复,通过膝关节过伸位时,在髌骨外侧边缘挤压即能把脱位的髌骨复位。然后给予大腿石膏固定 4～6 周。并须经 X 线片仔细地检查排除有无骨软骨碎片残留在关节内。尽可能避免以后发生复发性髌骨半脱位或者全脱位。但应该注意的是,保守的治疗方法往往忽视了髌骨内侧支持带的损伤,也无法纠正发育性的髌骨位置不称或髌股对线不良。

2. 手术处理

如果在膝关节内有骨软骨碎片,则应该手术切除或修复,并对被撕裂的膝内侧的软组织,包括股四头肌的内侧扩张部,均须在手术时给予修复。必要时可以做外侧支持带松解和内侧支持带紧缩,以降低对髌骨向外侧的牵张力。如果髌骨脱位未能用手法整复,也应施行手术切开整复,同时修复被撕裂的软组织。对创伤后复发性的髌股脱位,只有手术才可能有效。通过外侧松解、内侧紧缩以及髌骨重排手术以纠正髌股关节的关系。髌骨不稳定需要手术的指征有:

(1)急性脱位合并内侧支持带撕裂或股骨或髌骨的骨软骨骨折。

(2)复发性脱位或半脱位或合并关节内损伤,包括半月板损伤及骨软骨骨折。

3.手术方法

如患者的膝关节骨性结构及股四头肌角(Q角)发育正常,通过简单的内侧修复或紧缩,加上外侧支持带切开松解即可获得理想的效果。而对于有先天性Q角异常等情况的病例,应按照复发性髌骨脱位处理,以避免术后再发髌骨脱位。

(四)复发性髌骨脱位

1.原因与脱位机制

髌骨复发性脱位常由急性脱位后一个或几个因素共同导致。这些因素包括:髌骨内侧支持带松弛或无力;髌骨外侧支持带挛缩;膝外翻畸形;膝反屈畸形;股骨颈前倾增大或股骨内旋;胫骨外旋;髌腱在胫骨结节部向外嵌入;以及翼状髌骨或高位——骑跨式髌骨。附加因素包括股内侧肌萎缩,以及全关节松弛等。

2.临床和X线片表现

患者常有膝关节不稳定症状,偶可见膝关节呈摇摆步态。体检可有下述现象:髌后内侧疼痛、髌骨有摩擦音、膝关节肿胀。患者在运动时很容易发现髌骨有半脱位现象发生,在膝关节部能触及渗液感及摩擦音,还可发现膝关节内其他损伤的症状。

Q角的测量对复发性髌骨脱位的评价具有重要意义。理论上是股四头肌的轴线和髌骨中心到髌腱中线的交角,临床上测量这个角度是从髂前上棘到胫骨结节的连线与髌骨-髌腱正中线的交角。

男性Q角正常是$8°\sim10°$,女性是$15°\pm5°$。Insali等认为超过$20°$时为不正常。胫骨结节内移可使Q角减小,因此可利用移位胫骨结节来调整Q角的大小。另外还须拍摄双膝关节的正位片、侧位片和$30°$位髌骨轴位X线片,有利于显露髌骨和股骨滑车之间的半脱位倾向。

3.手术治疗

手术方法分为软组织手术与胫骨结节移位手术两大类。软组织手术的目的是通过改变对髌骨两侧牵拉力的平衡,而胫骨结节移位则是力线的重排手术。但胫骨结节移位术要在胫骨近端骨骺完全停止生长后才能进行。选择手术方案的原则应根据术前对髌股对应关系的准确评价作出。软组织手术虽可纠正髌骨外侧倾斜或外侧移位,但不能真正改变髌骨的对线。因此,对于有明显Q角异常的病例,可能需要采取髌骨的重排手术。

(1)髌骨内侧紧缩术及外侧松解术:前内侧入路,向外侧掀开皮瓣,切开髌骨内/外侧支持带,外侧松解的范围应包括上、中、下3部分。对关节内无特殊病变的病例,可仅切开支持带和关节囊,不必切开滑膜进入关节腔,可减少对关节的干扰。内侧支持带紧缩缝合,外侧不予缝合。

(2)Campbell髌骨内侧紧缩术:沿股四头肌、髌骨和髌腱的前内侧做一个切口,长12cm,

分别向内、外侧牵开皮肤,至深部组织,显露关节囊。由胫骨近端前内侧起向上,在关节囊上切1条与切口等长,宽13mm的关节囊组织条,并在其远端切断,将关节囊游离向近端翻上。然后切开滑膜,检查膝关节各个部位,关节软骨面磨损的,用手术刀修平,如有游离体,将其摘除,缝合滑膜。内侧关节囊紧缩缝合。在髌骨上方用手术刀将股四头肌腱由额状面一侧刺破到对面,用止血钳将肌腱张开,随后将准备好的关节囊条束的游离端经股四头肌腱的通道自外侧切口拉出,再由股四头肌腱前面返折到内侧,在适当的紧张度情况下,将其缝合在内收肌腱止点处。分层缝合伤口。术后石膏托固定,2周后去除石膏托。锻炼股四头肌,3~4周可做伸屈活动,并可开始负重但需扶拐。6~8周可去拐充分活动。

(3)半髌腱移位术:从髌骨下缘到胫骨结节下做一个2.5cm的正中切口,纵形切开髌腱,分成两半,于胫骨结节处的外侧一半切断,将其从内侧一半的后方拉紧,与内侧软组织及缝匠肌止点拉紧缝合。

(4)胫骨结节移位手术:对于胫骨结节移位手术,不同的学者曾经报道了不同的方法。

①Hauser手术:对于较年轻的成人,当他们的股四头肌起外翻作用时,Hauser或改良的Hauser手术是合适的手术方法,特别是还未有明显退行性变化的病例。

a.手术方法(改良Hauser):膝关节前内侧切口,起于髌骨近侧,止于胫骨结节中线的远侧13mm。游离髌腱内外侧,自胫骨结节髌腱附着处,切除1片正方形骨片,其边长13mm,然后切开髌骨外侧关节囊深达滑膜,解剖分离股四头肌肌腱外侧及股直肌外侧。切开滑膜,探查关节,特别是髌骨和股骨关节面。缝合滑膜,将髌腱向下向内移位,使髌骨位于股骨髁间的正常位置,并使伸膝装置与股骨长轴一致。注意避免髌腱移位太远,造成股四头肌紧张,否则可导致严重的髌骨软化症。髌骨向下移位的最合适水平是:当膝关节伸直和股四头肌放松时,髌骨下极位于胫骨棘尖端水平。选择1个新的位置作"H"形切开,向胫骨内外掀起筋膜和骨膜,将髌腱缝至该处,然后将股内侧肌止点移向外侧及远侧,并缝合。把膝关节屈曲到90°,核实伸膝装置的排列,此时屈曲应不损坏髌腱和内侧肌的缝合部。如果发生缝线断裂,说明移植太远。若已确定韧带的附着点,用"U"形钉固定,用筋膜和骨膜瓣覆盖"U"形钉,并进行缝合。

如果需要,可把与髌腱止点相连的胫骨结节骨片一起移位。

b.术后治疗:长腿石膏固定,自腹股沟至足趾。术后4周开始轻微活动,做股四头肌锻炼,膝关节伸直位行走,术后6周去除石膏并允许膝关节开始自由活动。加强股四头肌和绳肌操练,有助于功能恢复。

②Hughston手术:

a.手术方法:屈膝位时做平行于髌骨的外侧切口,伸直膝关节拉开皮瓣,显露髌前囊,解剖内侧皮瓣,注意不要损伤髌前腱性组织。保持伸膝位,用测角仪测定Q角。如Q角在10°以内,髌腱不必移位,假使Q角异常(通常大于20°),则常须移位髌腱。

屈曲膝关节,松解髌骨外侧、髌腱外侧和股四头肌腱外侧的支持组织。应避免损伤髂胫束。一般松解到髌骨上端近侧3.5~5cm。外侧支持组织不应修补。反转内侧皮瓣,在髌骨内侧,切开关节囊,沿髌骨内侧缘和髌腱内侧解剖,直至髌腱在胫骨结节止点。彻底探查膝关节,摘除骨软骨游离体,若有指征时,摘除破裂的半月软骨,修复髌骨关节面的软骨软化部分。如果髌骨和股骨髁的软骨下骨暴露,可钻数个小孔,直达软骨下骨。用锐利的骨凿掀起1条胫骨,并连同髌腱止点,操作时最好把骨凿置于胫骨结节近端,髌腱深面,由近向远侧撬起胫骨结节,再剥离在结节内侧的胫骨内髁骨膜,内移胫骨结节,附着于扁平的骨面,用粗缝线固定胫骨结节在新的位置上。屈伸膝关节,估计新附着点是否适当,然后用"U"形钉固定。被动屈伸膝关节,确定髌骨是否在股骨滑车内,且无向外侧移位。假使髌骨滑动轨迹未纠正,拔出"U"形钉,重新选择位置固定胫骨结节。一般新的止点位置极少向内移位大于1cm。偶然需同时向近侧移位,但极少需要向远侧移位。再次屈伸膝关节,观察髌骨和股骨外髁的关系,髌骨外侧缘应与股骨外髁的外缘一致。假使股骨外髁关节面暴露,说明髌腱止点过分向内,应修改固定位置。如果髌骨向外倾斜,应纠正股内侧肌止点。屈曲膝关节,核实髌骨向远侧移位程度,髌骨下极此时至少距胫骨平台2~3cm。将股内侧肌下端缝回髌骨、屈伸膝关节,核实缝线张力。将股内侧肌缝到髌骨和股四头肌肌腱处,不一定缝合内侧支持组织。放松空气止血带,彻底止血。

b.术后治疗:术后用后侧石膏或金属夹板固定5~7天,以后改用长腿石膏。术后第1天即可开始股四头肌操练,并可持拐行走。6周去除石膏。拐杖使用到患者有控制力量为止。

③改良Elmslie-Trillat手术:Elmslie-Trillat手术也是一种经典的胫骨结节移位手术。与其他手术有以下几点区别:近侧为外侧切口,远端为内侧切口,在髌骨远端两切口相连;Cox改良切口为外侧切口;不常规切开滑膜;移位的胫骨结节的远侧有骨膜骨桥相连,而且移植骨片用螺丝钉固定。

第十节　膝关节韧带损伤

一、创伤机制

战士的训练伤、车祸尤其是摩托车意外事故、对抗性运动,例如足球、滑雪、体操和其他运动,能够产生突然的应力或遭受某个方向强大的暴力,是膝关节韧带损伤的普遍原因。产生膝关节周围韧带撕裂的创伤机制包括:

1. 外展、屈曲以及股骨在胫骨上内旋

当运动员负重的小腿遭受来自外侧暴力的撞击,使膝关节受到外展屈曲的暴力,造成膝关节内侧结构损伤。其严重性取决于外界暴力的大小。

2. 内收、屈曲,股骨在胫骨上外旋

内收、屈曲和股骨在胫骨上外旋是不常见的,易产生外侧韧带的破裂,破裂的程度取决于外力的大小。

3. 过伸

伸直膝关节时,暴力直接作用于膝前面,使膝关节过伸,可损伤前交叉韧带。假如这个暴力异常强大并持续作用,后关节囊过度紧张并可发生破裂,后交叉韧带也可能撕裂。

4.前后移位

前方暴力作用于股骨,可产生前交叉韧带的损伤,作用于胫骨,则容易造成后交叉韧带的损伤,撕裂程度取决于胫骨移位的程度。轻微扭伤引起的损害,其严重性可能不同,从没有韧带的破裂到单一韧带的完全破裂,或者韧带的复合损伤。

应该注意的是,关节稳定结构的撕裂常常是复合性的。当外展、屈曲及股骨在胫骨上内旋,可发生内侧支持结构、内侧副韧带、内侧关节囊韧带的损伤。遭遇强大的暴力时,前交叉韧带也可撕裂,内侧半月板可能被挤压在股骨髁和胫骨平台之间,产生半月板周围的撕裂和内侧结构的撕裂,产生所谓的"膝关节损伤三联征"。相反,当内收、屈曲及股骨在胫骨上外旋,首先是外侧副韧带撕裂,但取决于创伤和移位力量的大小,随即发生关节囊韧带、弓状韧带复合体、腘肌、髂胫束、股二头肌的损伤。韧带结构的撕裂将导致关节的不稳定,而对膝关节的稳定性判断不仅涉及孤立性结构损伤,而且涉及复合结构的损伤。

二、分类

1968年,美国运动医学委员会联合发表的《运动损伤标准化命名法》手册指出,扭伤指损伤只局限于韧带(附着于骨与骨之间的连接组织),而应力损伤是指肌肉或肌肉附着到骨组织上的腱性组织损伤。

根据其标准化命名的分类方法,扭伤可分为3种不同程度损伤:Ⅰ度韧带的扭伤,是限于极少韧带纤维的撕裂,伴有局部疼痛,无不稳定;Ⅱ度扭伤是指有较多的韧带纤维的撕裂,伴有较多的功能丧失和较明显的关节反应,但没有不稳定;Ⅲ度扭伤是韧带的完全破裂,伴有明显的不稳定。通常将Ⅰ、Ⅱ和Ⅲ度扭伤分别称为轻度、中度和重度,而Ⅲ度扭伤有明显的不稳定。

进一步分度将取决于应力试验时的不稳定程度。如关节面分离5mm或少于5mm为不稳定(+);关节面分离5~10mm为不稳定(++);关节面分离10mm或超过10mm,为不稳定(+++)。此分类法对治疗方案的选择具有一定的指导意义。Ⅰ度扭伤仅是对症治疗,几天后即可恢复充分的活动;Ⅲ度扭伤是韧带的完全破裂,除非有特别的禁忌证,常需要手术修补,韧带修补的目的是恢复解剖结构和正常张力。Ⅲ度扭伤中,常规的手术结果远远胜过保守治疗的结果。Ⅱ度扭伤伴有中等度的局部损伤和关节反应,但没有明显的不稳定,可应用保守治疗,而且韧带需要保护。恢复各种活动必须推迟到急性期反应消退,并完全康复。最好的保护是应用长腿石膏固定应用膝关节支具,因为在韧带的愈合过程中,未成熟的胶原至少在6周内要保持最小的张力。

三、病史和临床表现

仔细询问病史和局部检查,通常能够明确膝关节韧带急性损伤的部位、分类和损伤的严重程度。损伤时膝关节的位置、负重情况,直接暴力或间接暴力,以及肢体损伤的部位等了解都是重要的。

损伤后应尽早地进行全面、正确、系统的物理检查,以便减少因严重的肿胀、疼痛保护以及有关受累肌肉痉挛所带来的体检上的困难。两侧下肢应完全裸露,诊查肢体有无畸形,包括髋骨位置有无异常。关节血肿提示关节内结构的损伤,但关节无血肿并不表示关节韧带损伤不严重。关节周围软组织的出血斑对损伤的定位有帮助。当膝关节有显著紊乱时,股四头肌很快出现废用性萎缩。当韧带损伤时,膝关节侧副韧带和它们的附着部位常有局限性压痛。偶然经侧副韧带在胫骨部位上的止点撕裂,或外侧副韧带撕裂时,可摸到缺陷区域。

四、关节稳定性的操作检查和评价

急性损伤后的操作检查应该在麻醉下进行。健侧肢体应先检查,以便对关节的正常松弛度有一定认识。

1. 外翻应力试验

患者仰卧位先检查健侧肢体,以便获得正常韧带张力程度,然后检查患侧,检查者将一手放置在膝关节外侧面,另一手放置在踝关节内侧,对膝关节施加外翻应力,而同时踝关节的手使小腿处于轻微的外旋位,注意膝关节屈曲30°位时的关节稳定性,将膝关节完全伸直并重复轻微的摇动,或者在外翻应力下伴有轻柔的摇摆运动,以评价关节的内侧稳定结构的损伤。

2. 内翻应力试验

与外翻应力试验的操作大致相同,不同的是将手放在膝关节内侧,并施加内翻应力。完全伸直位和屈曲30°两个位置均应检查,以评价外侧结构的损伤程度。

不稳定的程度取决于结构的撕裂和撕裂的严重性,以及膝关节在屈曲或伸直位时所受的应力。当侧副韧带撕裂时,膝关节伸直位试验,完整的交叉韧带和后关节囊紧张,易察觉轻微的外翻或内翻不稳定,当屈膝试验时,后关节囊与交叉韧带也松弛,将出现明显的不稳定。在膝伸直位,应力试验的明显阳性,显示出明显的内翻和外翻不稳定,这表明除了侧副韧带破裂外,还可能同时存在交叉韧带的破裂。

3. Lachman试验

对于肿胀而疼痛的膝关节,Lachman试验是非常有用的。患者仰卧检查台上,检查者在患侧;患肢轻度外旋,膝关节轻度屈曲,在完全伸直到15°屈曲之间,用一手稳定股骨,另一手放在胫骨近端的后面,而检查者拇指放在前面内侧关节缘,用手掌和4个手指直接向前用力提起胫骨,此时胫骨与股骨的关系被拇指感觉到,若胫骨前移说明阳性。若从侧面观察时,髌骨下极、髌韧带和胫骨的近端有1个轻微凹陷。前交叉韧带破裂时,胫骨前移,髌韧带倾斜消失。

4. 抽屉试验

患者仰卧于检查台一侧,髋关节屈曲45°,屈膝90°,足放在台上,检查者坐于患者足背上以固定足,双手放在膝关节的后面,以观察腓肠肌是否完全松弛。轻柔地并重复将小腿的近侧部分前拉后推,注意胫骨在股骨上的移动。本试验要在3个位置进行:开始胫骨在中立位,以后在30°外旋位和内旋位试验。内旋30°位能使后交叉韧带足够的紧张而使阳性前交叉韧带试验消失。记录每个旋转位置的移位程度,并与正常膝关节比较。

与对侧膝关节比较,胫骨前移6~8mm的前抽屉症提示前交叉韧带撕裂。前交叉韧带测试前,必须肯定胫骨不是因后交叉韧带松弛而引起的向后移位。对缺乏经验的检查者而言,后抽屉试验阳性被误认为是前抽屉试验阳性者并不少见,克服的方法是根据对侧胫骨结节的高度确定受伤一侧的胫骨相对于股骨的前后位移。注意韧带稳定测试时，胫骨平台有无异常旋转。

5.Slocum 试验

Slocum 旋转轴移试验是前抽屉试验的一种改良。用胫骨在股骨上的不同旋转位置进行前抽屉试验，来评价膝关节的旋转不稳定。在15°内旋位、30°外旋位及中立位进行试验观察，并记录胫骨在股骨上向前移位的程度。胫骨中立位前抽屉试验阳性，如将胫骨外旋30°，前抽屉试验增强，而当胫骨15°内旋时测试，位移程度减少，这表明膝关节前内旋转不稳定。相反，则表示膝前外侧旋转不稳定。

6.其他操作检查

许多用于诊断韧带损伤和膝关节不稳的操作检查，对某些特定的关节不稳的诊断能提供更多的帮助。

五、影像学检查

常规及应力位X线片、关节造影、MR、CT和B超都对诊断有所帮助。X线片应视为常规，MR 能明确反映韧带损伤情况，有条件者可以作为诊断的补充。而其他检查的意义则相对较小。

1.X 线检查

常规拍摄膝关节的标准前后位和侧位X线片，以及髌骨轴位。如在麻醉下或疼痛较轻时可允许拍摄应力位X线片。儿童的髁间隆起部位骨软骨的撕脱比交叉韧带破裂更常见；而成人也可见到交叉韧带或侧副韧带止点的骨片撕脱。在急性损伤中，成人膝关节常规X线片经常是正常的。

2.MR 检查

MR 对交叉韧带撕裂几乎具有100%的敏感率。对交叉韧带的部分撕裂的诊断则更显优越性。但在进行MR检查时，为获得矢状位上完整的ACL影像，应将下肢外旋15°～20°。

3.其他

造影、CT、B 超等手段的诊断价值尚难以肯定。

六、治疗

韧带损伤除运动员、舞蹈演员、杂技演员等易发生外，其他工作者以及非运动原因造成者也不少见。而且一旦形成不稳定后，其影响或给患者带来的困难往往与日俱增。Kennedy 等曾将一组 ACL 急性损伤的患者保守治疗与早期手术修复治疗的结果进行了对比。在伤后44个月时，二者差别不大；而在伤后88个月时再复查的结果表明，保守治疗的严重合并症远比手术治疗者为多。Anderson 对156例新鲜 ACL 断裂患者进行了41～80个月的随访后，发现修复加移植组最好，其次为单纯修复组，而非手术者2/3均遗留膝关节不稳。时间愈久，治疗愈困难，效果也愈不理想。因此，积极而合理的早期治疗极为重要。既往除诊断方面的认识欠缺以外，往往对预后也过于乐观，对问题的严重性估计不足，治疗多偏于保守。

急性韧带损伤的治疗包括早期不稳定及潜在不稳定的治疗。它的前提是：①任何晚期不稳定的修复都要比急性期修复困难得多,而且疗效也远不及后者肯定;②任何在早期尚未引起明显不稳定的韧带损伤都极可能发展成为晚期的不稳定;③成功的治疗最重要的基础是准确的诊断,早期损伤的创伤解剖远较晚期者易于识别。

因此,韧带损伤的治疗原则可概括为:确切诊断、早期处理、全面修复。

不能及时做出确切诊断,则无法早期处理,更做不到全面修复。遗留的损伤也必然是潜在的不稳定因素,可导致继发的松弛,甚至进一步的损伤。

只有少数韧带损伤的患者可行保守治疗,主要指韧带的不完全断裂,不引起急性不稳定者。完全断裂而又暂时未出现不稳定者,如 ACL 的单独损伤,或一组韧带中的某束断裂,如 ACL 的前内束、McapsL 的后斜韧带断裂等,都不应该以保守治疗作为首选。在诊断已明确排除了韧带的完全断裂后,作为韧带损伤仍需以外固定保护,长腿石膏固定于屈膝 30°～60°。其间,应尽早开始锻炼股四头肌和腘绳肌。韧带损伤可行保守治疗者主要是 MCL 或 McapsL 的损伤。

(一)周缘韧带及关节囊韧带修复

以内侧结构损伤最为多见,其修复有一定难度,尤其是在后斜韧带(POL)及其与 MCL 之间往往撕裂严重,甚至难以修复。

1.内侧结构修复

最常见的类型是 MCL 自胫骨附着区横断,McapsL 的中 1/3 及后 1/3 斜向撕裂,其次为二者均自股骨内上髁撕裂(图 3-10-1)。

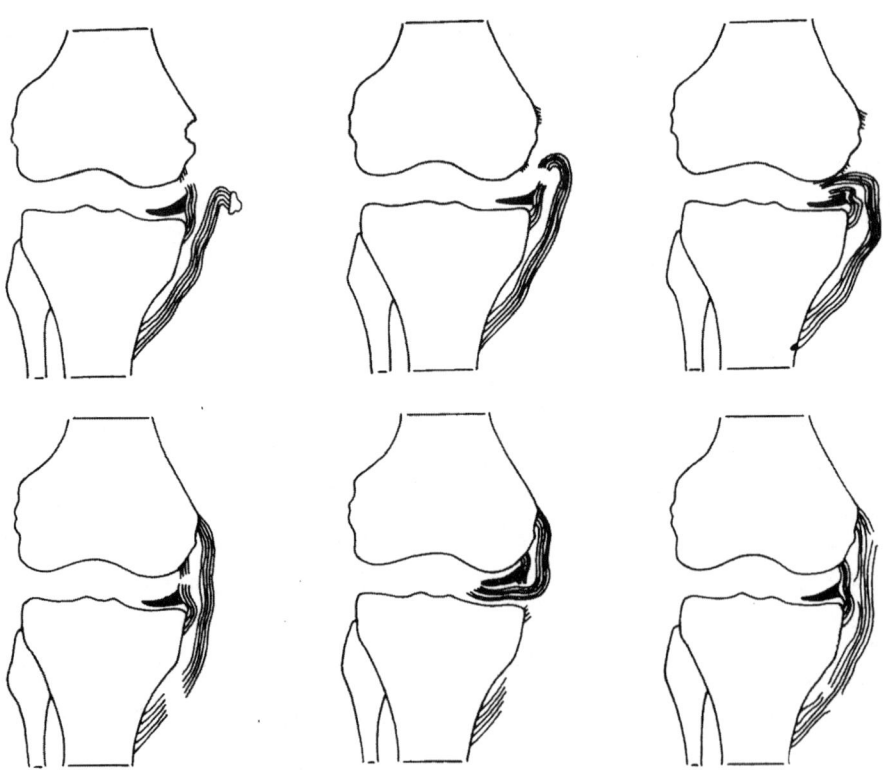

图 3-10-1　内侧结构撕裂的分型

(1)McapsL 断裂处应行间断缝合,然后修复 MCL。如 MCL 断裂接近胫骨附着区,则可用齿状钉板将断端固定于胫骨上。若断裂在关节间隙区,则应间断缝合(图 3-10-2)。自股骨附着区撕脱者也可用齿状钉板固定,或用 AO 螺钉加垫圈固定。

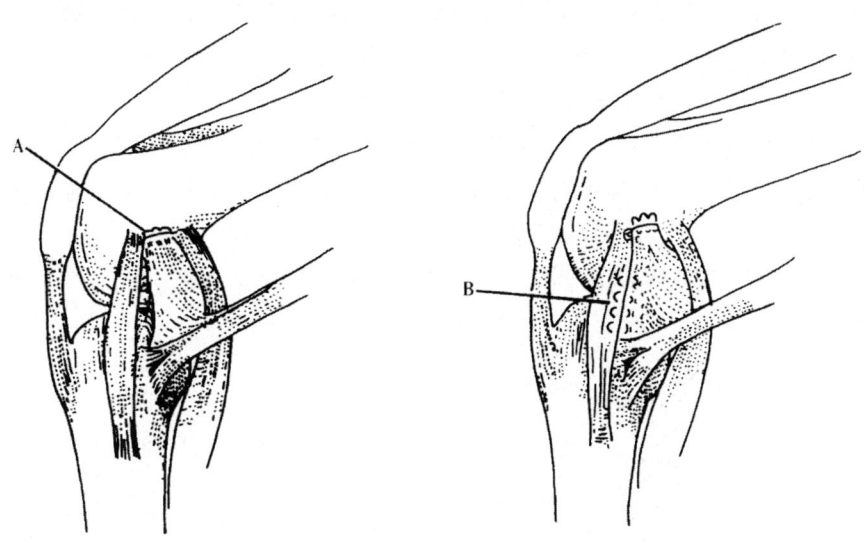

图 3-10-2 MCL 联合缝合 POL
A.自股骨附着区撕脱之内侧结构原位修复;B.将 MCL 与 POL 联合修复

(2)移位缝合:当韧带损伤严重而难以原位修复或缝合时,则需借助邻近的健康组织移位修补,其方式不一而足,只能根据具体情况而定。取邻近较健康的组织必须全面考虑,不应由于移用健康组织而造成另一种不稳定,或带来其他性质的功能紊乱。如腓肠肌内侧头、半膜肌前移以修复内侧结构撕脱后造成的缺损。

(3)内侧结构的严重损伤往往合并有交叉韧带损伤,以及半月板撕裂,故在行内侧结构修复前,必须掌握关节内损伤之情况,以考虑如何全面修复以及修复的程序。

2.外侧结构修复

(1)LCL 可自股骨附着区、体部或腓骨头附着区断裂或撕脱。如近股骨附着区,可自股骨外髁斜向内上钻孔至股骨内髁穿出,利用尼龙线将断端引入骨隧道口,在对侧固定。如与腘肌腱同时撕脱,则应将该腱同时引入固定。

(2)LCL 在体部断裂时,可按 Bunnell 缝合法缝合。

(3)如为腓骨头附着区撕脱,Bunnell 缝合或利用撕脱骨片以尼龙线固定于腓骨头上。

(二)交叉韧带修复

根据断裂的部位不同,以及是否带有撕脱骨折块,选择不同的修复方式。

1.ACL 修复

ACL 修复有三种主要的断裂方式:①自胫骨附着区撕脱,往往带有较大的骨块。既往对向上方移位较少者,有人采用以伸直位石膏固定,使骨块接近的方法。此法实不可取,因伸直位石膏极不舒适,甚至会引起腓总神经牵拉而出现麻痹;而且将来会因骨折位置不良而造成伸膝障碍。因此,解剖复位实属必要。②自股骨髁附着区撕脱,未见有骨块被撕脱者。撕脱之断端多呈斜向,即至少有部分是从根部断裂者。此断端有时因外周之滑膜完整而被掩盖。如注意检查,可隐约见滑膜下有血迹。当切开滑膜后即可一目了然。③自体部断裂多参差不齐。

(1)自胫骨附着区撕脱带有骨块者:应解剖复位。自胫骨结节内侧斜向外上,以粗克氏针钻通两个孔道直达撕脱之骨床穿出,再经 ACL 之根部以尼龙线或钢丝贯穿后将骨块引向骨床,并分别自两个钻孔将线引出,于胫骨前方拉紧结扎牢固。如无骨块者则可在同样方法拉紧缝合后,游离脂肪垫覆盖缝合于 ACL 之表面(图 3-10-3)。

(2)自股骨附着区撕脱者:当 ACL 存在残端的情况时,应将其断端与残端吻合。如无残端可利用,则需先在附着区以锐刮匙或粗钻开出一骨床备用。再以多根 0 号尼龙线自近端约 0.5cm 处入针,自断端穿出,均匀分散在韧带径之各点。再将其分为两束集钻。自骨床向股骨外髁外侧面钻通两个通道(或以定位器反向钻通),将两束缝合线分别引出,拉紧后在骨外侧面结扎(图 3-10-4)。

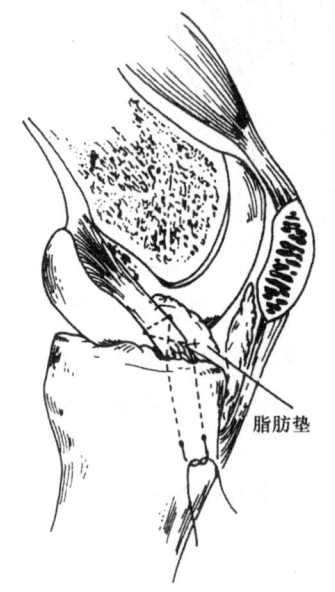
脂肪垫

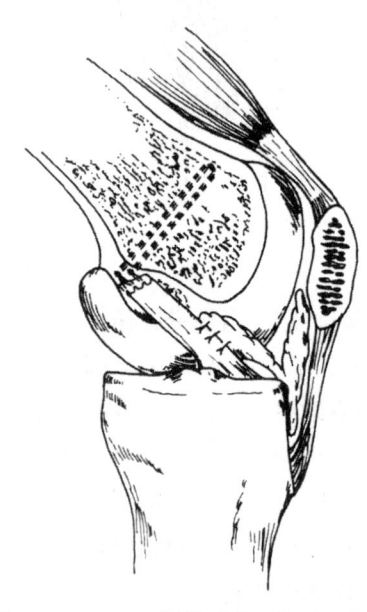

图 3-10-3　ACL 胫骨附着区撕脱之修复　　图 3-10-4　ACL 股骨附着区撕脱之修复

(3)MacIntosh 过顶术:将自股骨附着区撕脱之断端以前述方法缝合后,丝线束不经骨孔穿出,而是引向后方,在后关节囊上穿孔,引出后自股骨外髁顶部绕过,固定于股骨外髁部坚厚的软组织上(图 3-10-5)。如此可避免在附着区钻孔等一系列困难。

(4)端-端缝合术:对体部断裂者,如有可能直接缝合,可将两断端按照肌腱吻合方式分别以缝线缝合并经断端穿出后,再自对侧之骨钻孔引出骨外,反向拉紧对合(图 3-10-6)。此法实际上可行机会很少,而且必须以其他组织,如髂胫束、股薄肌、半腱肌等增强修复。

(5)半月板代 ACL:当 ACL 断裂严重,而无法行任何术式的自体修复时,有人乐于用内侧半月板替代。必须充分认识到半月板在膝关节功能中的重要作用,决不可任意切除。因此,只有在半月板同时受到损伤,既不能保留,而其存留部分又有条件代替交叉韧带时,才能用作移位修复。这种机会十分难得。

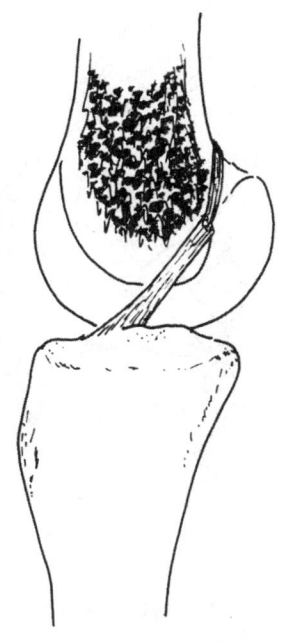

图 3-10-5　MacIntosh 过顶术

2.PCL 修复

PCL 修复与 ACL 断端相似，自胫骨附着区撕脱者，有时带有较大的骨块，而自股骨附着区撕脱者，骨块极罕见。自股骨撕脱之断端，如被拖向后方，则仅见股骨内髁附着区呈现的骨床，需将 PCL 自后方牵出才能修复。而自胫骨附着区撕脱者有时会拥聚于髁间窝前方，需从膝前方进入关节才能探查到。

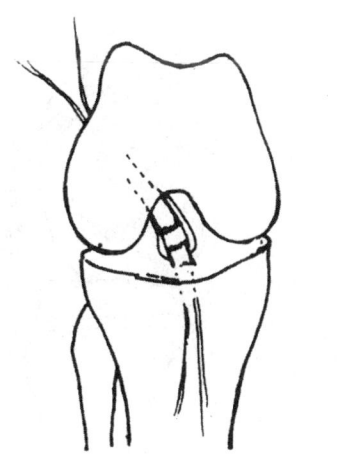 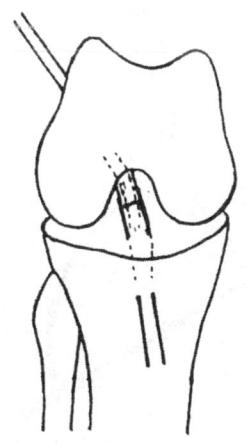

图 3-10-6　ACL 断裂端-端修补术

(1) 自胫骨附着区撕脱带有骨块者，骨块往往较大，多可用松质骨拉力螺钉固定。经 X 线片证实确有骨块者，不必自前方探查，而应直接采取后侧入路。将骨块复位后以一枚松质骨螺钉固定（图 3-10-7），或以钢丝通过钻孔牵拉骨块使之紧贴骨床。

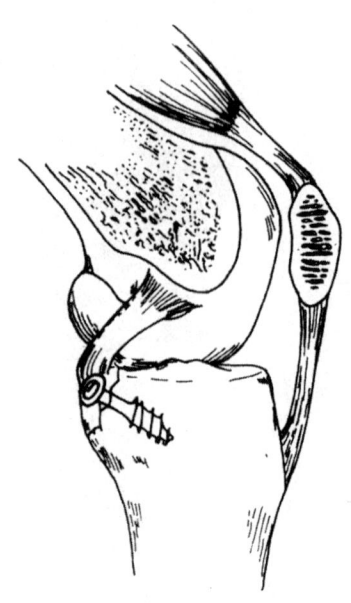

图 3-10-7　PCL 胫骨附着区撕脱之骨块固定

(2)PCL 自胫骨附着区撕脱不带有骨块者,先自前内侧入路显露关节,或在关节镜下进行探查,再行后内切口,屈膝 90°,将腓肠肌内侧头牵向后方以充分显露胫骨附着区,将撕脱之 PCL 断端拉紧,以尼龙线贯穿缝合备用。从前方插入导钻(图 3-10-8),自前向后平行钻孔直达后方胫骨附着区,其高度宜在关节面以下 0.5cm 处。将 PCL 之贯穿缝线分别由导引器经两平行孔道牵向胫骨前方拉紧结扎(图 3-10-9)。导钻之后放护板可防止钻孔时误伤腘部血管,如无导钻,则必须在后方切口置入一宽拉钩以保护之。

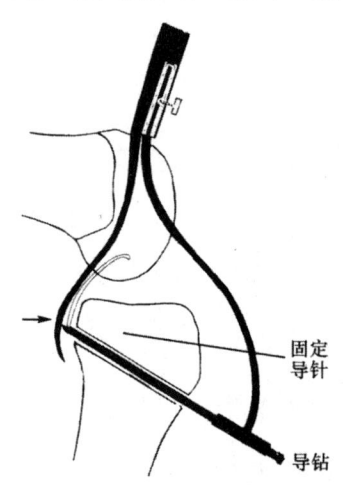

图 3-10-8　PCL 导钻为导钻防护之危险区

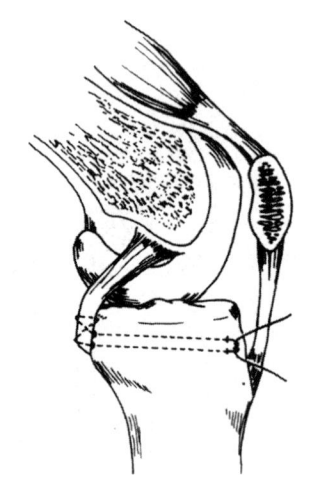

图 3-10-9　PCL 自胫骨附着区撕脱之修复

(三)增强术式

为强化修复或晚期重建的韧带性能,近年来日益强调增强术式的应用。Kipfer 等在 10 年间共进行了 ACL 的一期修复 241 例,有 156 例平均随诊 5.5 年。其中 23% 于修复同时附加髂胫束(过顶或经骨隧道)以增强之。该作者发现附加增强术者,其膝关节稳定性明显强于未加者,如轴移试验在前组为0%,而在后组则为50%。从而认为急性 ACL 损伤加以增强术,可有效地保护二级韧带的控制作用,以及半月板。

增强术式可有三种形式:①原位 ACL 修复,加一种组织的移位增强;②两种自体组织同时移位,相互增强;③一种自体组织移位加入工韧带重建 ACL。可用做增强之组织为髌韧带中1/3、髂胫束、半腱肌及股薄肌等。带有骨块之 ACL 损伤一般不需增强。

1.髂胫束增强 ACL 术

20 世纪 20 年代,Hey Groves 即开始应用髂胫束来重建 ACL,至今仍不失为一种可采用的组织,但术式则有所不同。近年多用其行 Marshall-MacIntosh 过顶术式重建 ACL。作为增强术,仍可沿用 Insall-Nichola 移位法。即自 Gerdy 结节处始,切断髂胫束中 1/3,宽度约1.5~2cm,长 15cm,卷筒缝成圆柱形,借助导钻瞄准 ACL 在股骨外髁及胫骨平台之附着区,分别钻骨髓道。再将圆柱状之髂胫束引入隧道,穿出胫骨后,固定于前方之骨膜上(图 3-10-10)。另一方式则将 Gerdy 结节端附着保留,而在其上约 15cm 处切断髂胫束之中间部分。同样卷成柱状,自 LCL 深部穿过,拉紧后用齿状钉板固定于股骨外髁上端,以形成悬吊。也有人主张行过顶术以增强之。

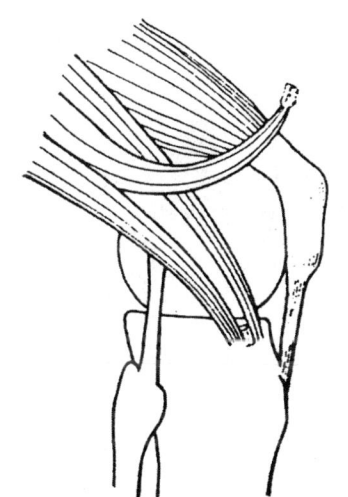 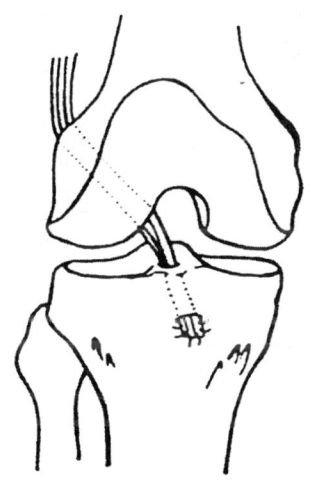

图 3-10-10　髂胫束增强 ACL

2.半腱肌增强 ACL

将半腱肌自肌腱交界处切断翻向下方备用。在胫骨附着区的后方钻孔,再将半腱肌引入或经股骨隧道,或过顶拉紧固定之(图 3-10-11)。

3.人工韧带增强 ACL

人工韧带种类众多,特点各异,Kennedy 所设计的 LAD 是专门用以增强自体组织的移植物(图 3-10-12)。

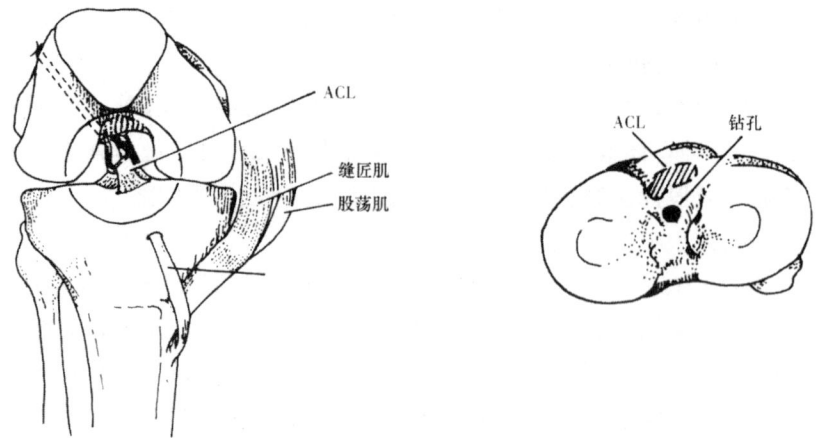

图 3-10-11　半腱肌增强 ACL

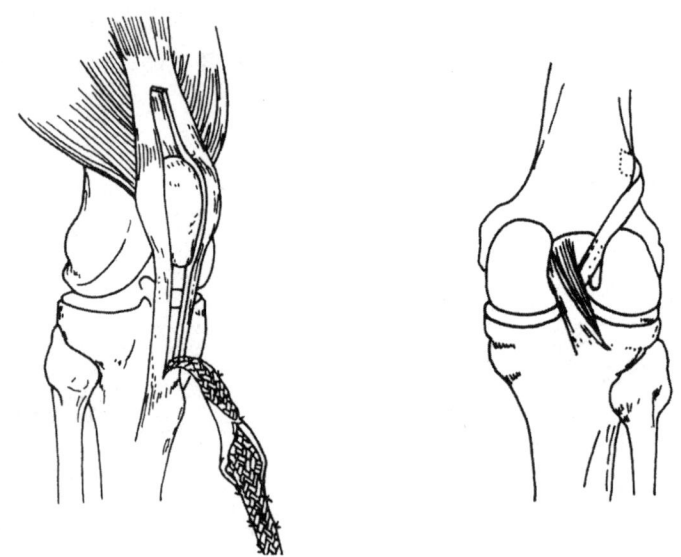

图 3-10-12　LAD 增强 ACL

第十一节　踝关节韧带损伤与跟腱断裂

踝关节韧带主要包括外踝韧带、三角韧带和下胫腓韧带三组韧带，是维持踝关节稳定的重要结构。韧带受到牵拉或部分断裂为扭伤，对踝关节的稳定无明显影响，当韧带完全断裂（或为踝部顶端的小撕脱骨折片）时，距骨在踝穴内可以发生倾斜，亦即出现半脱位。三角韧带、下胫腓全部韧带与部分骨间膜同时损伤时，可以出现下胫腓分离，距骨向外侧脱位。临床上踝关节韧带损伤并不少见，约占所有肌肉骨骼系统损伤的 25%，其中多系单一韧带的扭伤，尤以前距腓韧带与下胫腓前韧带的损伤多见。三角韧带损伤多合并踝关节骨折脱位。而跟腓韧带损伤与单纯由于韧带损伤而引起的下胫腓分离，在临床上容易忽视而漏诊。

目前对踝关节韧带损伤的重视程度远远不够。由于大多患者没有得到及时有效的治疗，往往关节不稳或反复扭伤。

一、外踝韧带损伤

(一)前距腓韧带损伤

足正常承重时,前距腓韧带与距骨的长轴走行方向一致,而当踝跖屈时,其走行方向与胫骨之纵轴一致,且变得更紧张,在踝跖屈位受到内翻应力则首先发生前距腓韧带的损伤,肿胀与疼痛局限于外踝的前下方,可出现皮下瘀斑,将足被动跖屈并内翻时疼痛加重,外翻时则减轻,外踝前下方局限性压痛。当前距腓韧带完全断裂时,踝跖屈位距骨可以移位,如施以向前的应力拍摄踝关节侧位 X 线片,可显示距骨向前半脱位,如跟腓韧带同时损伤,则距骨向前移位更为明显。治疗可行足外翻、背屈位 8 字绷带加压包扎,或辅以石膏固定,1～2 周解除绷带固定。

(二)跟腓韧带损伤

踝关节于 90°位受到内翻应力,可单纯发生跟腓韧带损伤,以继发前距腓韧带损伤更为常见,有时表现为外踝顶端的撕脱骨折。其肿胀、皮下淤血和压痛波及外踝前下方及下方,常以外踝顶端为中心肿胀最明显,完全断裂时在外踝顶端下方可触及沟状凹陷。与健侧对比,足被动内翻活动加大并引起疼痛,踝关节向前的抽屉试验可以为阳性,在内翻应力下摄踝关节正位 X 线片,显示距骨体滑车外侧降低、内侧升高的倾斜。正常人在内翻应力下拍踝关节正位 X 线片时,距骨可以倾斜 5°～15°,因此,在诊断外踝韧带断裂时,应以健侧应力下 X 线片作对比,不应单纯依赖患侧应力下 X 线片做出诊断。

跟腓韧带部分断裂,可用胶布将足外翻位固定 10～12 天,去除固定后可用弹力绷带或护踝增加踝关节的稳定性 2 周;跟腓韧带完全断裂,则应将踝关节置于 90°位,足外翻位以 U 形石膏或短腿石膏托固定 4～6 周,亦可行手术缝合修复断裂的韧带,术后以石膏固定 6 周,解除固定后应加强足外翻肌之功能锻炼,行走时可将鞋后跟外侧垫高 0.5cm 左右以保持踝关节处于轻度外翻位,防止再次损伤。

跟腓韧带完全断裂在早期未经适当的治疗,造成跟腓韧带松弛,在日常活动或体育运动中极易内翻位扭伤患足,反复多次的损伤系由于踝关节外侧失去稳定性,距骨在踝穴内经常发生向内侧倾斜的半脱位所致,临床上称之为复发性踝关节半脱位,检查时可以发现跟腓韧带部位凹陷,足被动内翻范围较健侧增加,足内翻位应力下 X 线片可显示距骨向内倾斜半脱位,严重者可合并踝关节创伤性关节炎。复发性踝关节半脱位可行手术治疗,常用方法为取全部或半侧腓骨短肌腱重建跟腓及前距腓韧带,如 Watson-Jones 法、Chrisman 法、Me Laughlin 法以及 Evans 法等。术后以短腿石膏托或 U 形石膏足外翻位固定 6 周。

(三)后距腓韧带损伤

在外踝三组韧带中后距腓韧带较为坚强,极少单独损伤,仅于踝关节极度背伸而又受到内翻应力时始发生损伤。可用 U 形石膏将踝关节于中立位固定 4～6 周。

二、三角韧带损伤

由外翻或外旋应力引起的单纯三角韧带损伤多为前束断裂,于内踝前下方肿胀、压痛,足被动外翻时疼痛加重。三角韧带完全断裂多合并有外踝或腓骨下端骨折,并可同时有下胫腓韧带、骨间膜的损伤,出现下胫腓分离。

三角韧带部分断裂可用石膏将足固定于内翻位4～6周,完全断裂可用U形石膏或短腿石膏托内翻位固定4～6周。仅在三角韧带断端或胫后肌腱嵌入关节间隙而阻碍距骨复位时,始考虑手术治疗。

三、下胫腓韧带损伤

下胫腓联合包括下胫腓前、后韧带、下胫腓横韧带和骨间韧带。常见的损伤机制是外力使距骨在踝穴内外展或外旋,导致联合韧带断裂。

联合韧带断裂是否均需进行手术治疗目前尚有争议,临床上广泛认同固定下胫腓联合的指征是:①内踝三角韧带损伤未修复,腓骨骨折线高于踝关节水平间隙上方3cm以上;②不行固定的腓骨近端骨折合并下胫腓联合损伤;③陈旧性的下胫腓分离;④下胫腓联合复位不稳定。在术中如何判断下胫腓联合不稳定,目前尚有不同看法。AO组织主张在固定内外踝骨折以后,用钩拉试验来判断下胫腓联合的稳定性,如不稳定则需将其固定。AO推荐1～2枚直径3.5～4.5mm的皮质骨螺钉紧靠下胫腓联合上方,平行胫距关节面且从后向前倾斜25°～30°,固定三层皮质(腓骨双侧,胫骨外侧皮质),目的是在踝关节活动中适应下胫腓联合的正常微动。

术后需要制动,负重过早可能引起横穿钉断裂,一般在术后8～12周取出内固定。取出时间过早会引起下胫腓再次分离,过晚将影响踝关节功能恢复。

四、踝关节韧带损伤的诊断

需要熟悉各韧带的功能解剖,主要根据受伤详细病史、局部压痛、空虚感、异常活动、松弛不稳以及影像学上的间隙增宽等。

对踝关节韧带的新鲜损伤以往采用充气或碘水造影方法以协助诊断。Quigley于踝关节内注入空气20mL,如在内踝与皮肤之间出现气体影像,可诊断三角韧带断裂。Mehrez和Geneidy以碘水造影,如造影剂自内、外踝下方向皮下溢出并扩散,则可诊断相应的韧带断裂。Wilson指出注入造影剂前应抽净积血,然后注入造影剂5mL。距腓前韧带断裂则外踝前方显影;跟腓韧带断裂于外踝侧后方显影。造影剂可进入腓骨肌腱鞘,三角韧带断裂则内踝部位造影剂外溢;下胫腓前韧带断裂,造影剂可于外踝前上方显影;下胫腓韧带断裂,造影剂于下胫腓联合处显影并向上方扩散。

五、跟腱断裂

(一)诊断标准

(1)患者在损伤发生时,随着一声明显的响声,即感觉行走困难,跖屈无力。

(2)检查时,经常可看到并摸到肌腱缺损形成的凹陷。

(3)检查Thompson征或腓肠肌挤压实验。

(4)影像检查包括侧位X线片,超声波检查。MRI对软组织断裂很敏感。

(二)治疗原则

1.保守治疗

保守治疗的基础是可通过足的跖屈使跟腱的断端有足够的对合。可用于由于年龄或其他内科原因无法手术的患者,但易发生再断裂。可跖屈位石膏固定8~10周。

2.手术治疗

可采用端端吻合。辫式缝合通常在污染或感染情况下应用,单丝缝合。强度差可用跖肌腱加强。可吸收缝线缝合腱鞘。严格跖屈位管型石膏固定3周,中立位固定3周,防背屈支具保护下负重6周。

3.陈旧损伤

跟腱损伤可能由于腓骨肌或屈趾肌的跖屈而被忽略,成为陈旧损伤。手术修补由于近断端滑动很难进行,端端吻合也因肌肉挛缩而无法进行。常采用Bosworth法,用近断端中1/3腱腹反复穿插连接断端,随后,长腿石膏屈膝30°,跖屈20°固定6~8周。

第四章　人工关节置换术

第一节　人工肩关节置换术

一、肩关节解剖概要

(一)解剖概述

肩关节为人体活动范围最大的关节,这得益于胸锁关节、肩锁关节、盂肱关节、锁骨、肩胛骨、肱骨以及肩胛骨与胸壁形成的假关节等诸结构的共同作用。

1.骨性结构

(1)锁骨:为一"S"形长管状骨,内侧端与胸骨相连,外侧端与肩峰相连外侧 1/3 上下扁平,内侧 1/3 较粗,呈三棱形,中 1/3 较细。

(2)肩胛骨:形似底朝上的三角形扁平骨,盖于胸廓后外侧第 2 肋至第 7 肋骨之间。它有上、内、外 3 个缘,上、下、外 3 个角和前后 2 个面。内侧缘薄长,与脊柱平行,又名脊柱缘。上缘的外侧有一切迹,名肩胛切迹,其外侧有一向前弯曲的指状突起,名喙突。肩胛骨上、下角较薄,外侧角肥厚,末端有一个面向外的梨形关节面,称为肩胛盂,与肱骨形成盂肱关节。肩胛骨前面朝向肋骨,与胸壁形成可活动的假关节。肩胛骨后面的上 1/3 有一横行的骨嵴,即肩胛冈。其将肩胛骨后面分为上部的冈上窝及下部的冈下窝,肩胛冈的外端为肩峰与锁骨连成的肩锁关节。

(3)肱骨近端:可分为头、颈及大、小结节 4 个部分。肱骨头呈半球形,与肩胛盂相关节。肱骨头以下略缩窄,为解剖颈。颈的外方及前方各有一骨性隆起,分别为大结节和小结节,均为肌肉附着点。两者之间为结节间沟,有肱二头肌长头通过。肱骨头关节面边缘与大小结节间有一较宽的沟,称为外科颈,为肱骨近端最薄弱处。

2.主要关节

(1)盂肱关节:为肩关节置换中最为重要的关节,由肱骨头与肩胛盂构成,呈球窝状,为多轴关节,可做各向运动。肱骨头大,肩胛盂小,仅以肱骨头部分关节面与肩胛盂保持接触,关节囊较松弛,故容易发生脱位。肩胛盂周围有纤维软骨构成的盂唇围绕,连同喙肱韧带、盂肱韧带和周围肌肉共同增强其稳定性。

(2)肩锁关节:由肩峰内侧缘和锁骨的肩峰端构成的一个凹面微动关节,相对于肩胛骨可做三个方向的运动。

(3)胸锁关节:由锁骨的胸骨端与胸骨的锁骨切迹构成,关节囊坚韧,并有胸锁前后韧带和肋锁韧带加强。锁骨以其自身的长轴为轴作少许旋转运动,可围绕水平轴、垂直轴及前后轴做六个方向的运动。

(二)与肩关节置换术相关的解剖特点

肩关节置换的目的是恢复其正常的生物力学,随着第三代解剖型假体、第四代三维型假体的出现,其解剖特点的研究已成为关节假体设计及重建手术中的重点。

1.颈干角

是肱骨解剖颈与肱骨干的成角,一般为120°~140°,其与肩关节外展功能密切相关。

2.肱骨头后倾角

肱骨头中心与肱骨干中心并不一致,为肱骨头中心轴与肘关节髁间轴的夹角,即25°~40°。

3.肱骨头偏心距

颈干角及后倾角的存在,导致肱骨头相对于肱骨干中心存在内侧和后侧偏心距,分别为2~4mm及7~9mm。

4.肩胛盂后倾角

是肩胛盂与肩胛骨平面垂线的夹角,在2°~7°,其关系到肩胛盂关节面与肱骨头的接触角度及面积,与假体磨损关系密切。

5.肱骨头扭转角

为肱骨头轴线与肱骨远端内外上髁连线(滑车轴线)的夹角,随着人工肩关节置换技术的发展以及第四代假体的出现,其与后倾角、偏心距一样,已经成为肩关节置换的核心指标之一。该值个体差异较大,测量方法对其影响也较大,目前认为三维CT测量较为准确。

二、基本概念

(一)人工关节置换的进展

肩关节置换术最早由法国外科医师 Juls Pean 于 1892 年用铂和橡胶假体植入替代因感染而损坏的肱盂关节,改善了患者的肩关节疼痛和功能,但因结核感染复发而不得不将假体取出。近代人工肩关节发展始于 20 世纪 50 年代。1951 年,Neer 首先采用钴铬钼合金成功研制出 Neer Ⅰ 型肩关节假体,为第一代假体,由于单一固定的假体柄,肱骨头不能调整,现很少应用。20 世纪 70 年代初期,Neer 在其人工肱骨头原有的基础上,用高分子聚乙烯制成肩盂假体,设计了 Neer 型全肩关节假体(Neer Ⅱ 型),此后以 Neer Ⅱ 型假体为代表的一些非限制性和半限制性全肩关节假体问世并用于临床,属于第 Ⅱ 代假体,其假体柄和肱骨头是组配式,满足不同的需要。20 世纪 90 年代初,在 Neer Ⅰ、Ⅱ 型的基础上,综合考虑了肱骨颈干角、肱骨头的偏心距等因素,设计了解剖型的第 Ⅲ 代肩关节假体,如 Aequalis 假体。近年来,文献报道了"三维型"肩关节假体能更好地满足不同的解剖需求。因此,随着假体的设计和制造工艺的不断提高,使用最为普遍的非制约型全肩关节假体已由早期的肱骨头假体和肩盂假体,发展成肱骨柄、肱骨头、肩盂假体多元组合的可调节式系统,可通过分别调节不同部件的尺寸,保证肱骨头中心位于肩袖和肩关节囊组成的软组织窝的中央,有利于术后肩关节周围软组织张力的平衡而减少肩关节的不稳定,使肩盂假体的偏心性负荷可降至最低以延长假体使用寿命。固定方式也由单一的骨水泥固定发展成骨水泥、紧密压配、骨组织长入等多种方式。

(二)假体的类型

1.分型

分为非制约型、半制约型和制约型。

非制约型包括人工肱骨头和人工全肩关节两种置换技术。

制约式人工全肩关节假体头位于肱骨侧为顺置式,位于肩盂侧称为逆置式,制约型假体只有在肩袖失去功能无法重建时才应用,如破坏范围广的肱骨肿瘤。

2.基本要求

肩关节是全身活动范围最大的一个关节,因为肱骨头并不包容于关节盂内,它不是一个真正的一个球窝关节,肩关节的稳定性主要取决于其周围的肌肉,其中肩袖是最重要的结构,由三角肌内层的冈上肌、冈下肌、肩胛下肌和小圆肌四个短肌的肌腱组成联合肌腱,联合肌腱与关节囊紧密相连,附着于肱骨上端如袖套状,故称为肩袖。肩袖不仅能稳定盂肱关节并允许关节有极大的活动范围,还能固定上肢的活动支点。当假体不能依靠肩袖的作用而获得稳定时,即使三角肌功能正常,患侧上肢仍不能完成肩外展和上举动作。因此,设计了制约型或半制约型假体,以提供机械方式来弥补肩袖功能丧失,防止半脱位或脱位,使患肢获得稳定的外旋、外展、前屈等功能,但存在假体与骨界面应力过高的缺点,易导致松动、脱落或断裂。

三、人工肱骨头(半肩关节)置换术

(一)手术病例选择

1.手术适应证

(1)老年人新鲜的肱骨近端三部分以上骨折。

(2)肱骨头坏死,包括特发性缺血性坏死、镰状细胞梗死、放射性坏死等。

(3)肱骨骨折畸形愈合和陈旧性骨折骨不连,伴有严重的骨关节疼痛的功能障碍。

(4)肱骨近端肿瘤。

2.手术禁忌证

(1)感染。

(2)肩袖和三角肌功能缺失或严重障碍。

(3)肩盂存在严重病变。

(4)神经性关节病。

(二)手术实施

国内进行人工肱骨头置换手术的大多数原因是肱骨近端粉碎性骨折和肱骨近端肿瘤,以骨折为例讲述手术方法如下。

1.体位与麻醉

(1)体位:平卧或30°~40°半卧位。为保证良好地暴露肩关节上方区域,可在肩下垫一小枕。

(2)麻醉:全身麻醉。

2.手术入路

采用肩关节前入路,切口起自肩锁关节上方,越过喙突,向下沿着三角肌胸大肌间沟的方向,延伸到三角肌的止点,长约14cm,注意保护胸大肌和二头肌之间的头静脉。必要时可部分游离二头肌在肱骨干的止点或分离三角肌在锁骨的起点。外展外旋上肢,将二头肌拉向外侧,联合肌腱拉向内侧。肱骨头脱向联合肌腱的前方或后方时,可以作联合肌腱松解。

3.肩关节前方的显露

在肩胛下肌的下后方可以找到旋肱前动脉,予切断结扎。在联合肌腱内侧可找到肌皮神经,于喙突下4~5cm进入肌肉,该神经有时会穿入联合肌-肌腱复合体,注意不要损伤。然后沿肩胛下肌找到并保护腋神经。在松解和切除关节囊前下部时同样也要注意神经的保护。在肩胛下肌背面分离关节囊,前方关节囊从肩盂处切开。处理病变肱骨头将肱骨头脱出肩盂,充分暴露肱骨头,如果脱位困难,说明下方的关节囊松解不够。

4.截骨平面

最好位于肱骨解剖颈,应根据所用假体的头部基底进行相应角度的截骨。打开肱骨髓腔,逐步扩髓,最后的尺寸即为假体的大小。

5.注意事项

进行肱骨假体植入必须注意以下三个方面。

(1)恢复肱骨的长度:对解剖标志缺失的骨折患者更要注意,以二头肌腱为解剖标志,识别、分离大小结节骨折块,大小结节必须修复,可以采用可吸收缝线缝合。如果假体放置太低,可能导致永久性的半脱位;位置太高可能导致修补的大结节和肩袖因张力过高而失败。

(2)确保肱骨头正确的后倾角度:如果大小结节骨折,可参照前臂,后倾25°~30°。

(3)规格要求:合适的肱骨头大小和偏心距。

6.骨水泥固定

安装假体时注意将患肩外展外旋后伸在手术床一侧。彻底清理髓腔,然后用骨水泥枪将骨水泥缓缓注入髓腔,将选择好的假体插入髓腔,注意按标记调整假体的旋转位置及假体露出肱骨近端的距离。

7.复位并固定大小结节

骨水泥固化后,将关节复位,将先前取出的松质骨填入到骨干和假体的颈领之间,以促进大小结节之间和结节与肱骨干之间的愈合。将原已穿过大小结节和肱骨近端钻孔的缝线打结,将大小结节骨折块牢固地连接在肱骨干近端。打结前将部分缝线穿过假体上的小孔,使骨折块可更好地包绕在假体上。然后用不可吸收缝线修补撕裂的肩袖,固定肱二头肌长头腱。

8.关闭伤口

冲洗伤口,逐层缝合,留置负压引流。

(三)术后处理

1.术后早期

术后第二天,无异常可拔除引流。在医师指导下用健肢帮助患肩进行康复锻炼,也可以采用床架上的滑轮吊绳装置进行训练。患者能够站立后即应弯腰进行术肢钟摆式锻炼,进行关节屈曲、外展、后伸、旋转,每个动作持续 5 秒,每天锻炼 4~6 次,锻炼间隙应用肩关节吊带保护。手术 4 天后开始主动活动锻炼,鼓励患者在术后尽早恢复生活自理,如自己进食、刷牙、喝水等。

2.术后 3 周

术后 3 周渐进性加强三角肌和肩袖力量的训练。同时加强稳定关节肌群的训练,如耸肩运动锻炼斜方肌,推墙运动锻炼前锯肌和菱形肌等。

3.术后 6 周

在术后的初始 6 周内,患者应注意避免主动屈曲和外展肩关节。

四、全肩关节置换术

以非制约式顺置型全肩关节置换术为例。一般采用全身麻醉。体位为 30°~40°半卧位。患侧肩胛骨垫高,使患肩前突。用 McConnell 头架代替原来手术床的头架。使患者上臂能够外展、外旋,方便手术者扩髓和安装假体。将头部固定在头架上,避免过伸和侧弯,以免对颈神经根造成压迫。

1.入路

三角肌胸大肌入路为肩成形术的标准入路。于肩外展 30°时做直切口,切口起自锁骨上方,越过喙突一直到上臂的前方。切开皮肤,找到头静脉加以保护,以减少手术后上肢的肿胀疼痛。头静脉和三角肌的关系比较密切,许多营养支从三角肌出来进入头静脉,可将头静脉和三角肌拉向外侧。来自胸大肌的分支可以分离结扎,以便于向外侧拉开。

向上将三角肌从深面钝性分离同时从锁骨处锐性切开。必要时可松解部分胸大肌起点。Neer 认为有时可以部分剥离三头肌在肱骨干的止点。通过肩关节内旋和外展向外分离三角肌深层。向内分离联合肌腱并用 Richardson 牵拉器将其拉向内侧。在肩胛下肌的下后方可以找到旋肱前动脉,将血管切断后结扎。该区域的血供很丰富。仔细分离腋神经和肌皮神经。用示指沿着肩胛下肌滑行可以找到腋神经。示指指腹向前并旋转钩住腋神经。有时瘢痕或粘连会导致神经和肩胛下肌粘连,在这种情况下,尤其需要仔细辨别腋神经,小心牵开。在松解和切除前方下关节囊的时候同样也要注意神经的保护。用 Scoggield 拉钩可以比较好地起到保护作用。

2.肩胛下肌的处理

将肩关节外旋,评估肩胛下肌腱松解程度。从肌腱在小结节的止点处开始松解,并用粗的不可吸收缝线编织该肌腱(改良 Kessler 法或 W 缝合法)。以此缝线作为将肌腱和下面的关节囊与瘢痕分离时的牵引线。在关闭伤口时,将肌腱缝回原处。如果患者肩关节有明显外旋受限,可以做冠状位 Z 形肌腱延长术。每延长 1cm,大约增加外旋 20°。在缝合肌腱时,可以用 1mm 的不可吸收线。

松解肩胛下肌腱后,使其与关节囊和前方盂唇分开,成为一个动力性肌肉-肌腱复合体。围绕着这个复合体做 360°的松解。在此过程中要沿着肩胛颈前方切除足够的软组织。同时要注意分离、保护腋神经。游离出具有动力功能的肩胛下肌-肌腱复合体,这对于术毕时的软组织修复很重要(图 4-1-1A、B)。

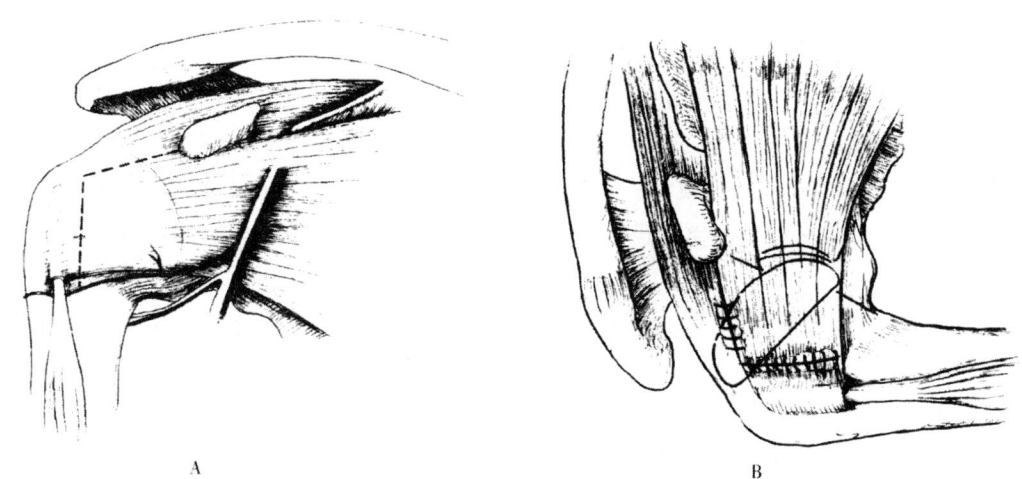

图 4-1-1　肩胛下肌腱的切开(A)和修复(B)

3.关节囊松解

松解肩胛下肌的时候,同时松解关节囊。在肩胛下肌背面将关节囊与之分离,切除前方关节囊,避免残留的关节囊在盂和肱骨头处形成瘢痕而限制外旋。松解前下方的关节囊,从肱骨头向下至少到 6 点钟的位置(图 4-1-2)。如果下方松解不彻底,可使肱骨头脱位十分困难。将前下方关节囊从肩盂处切除。然后使用骨橇和拉钩并配合手法将肱骨头脱出盂窝。如果脱位困难,说明下方的关节囊仍松解不够。在切除肱骨头之前,应将肩部伸展于手术台一侧并外旋,以利于充分显露。

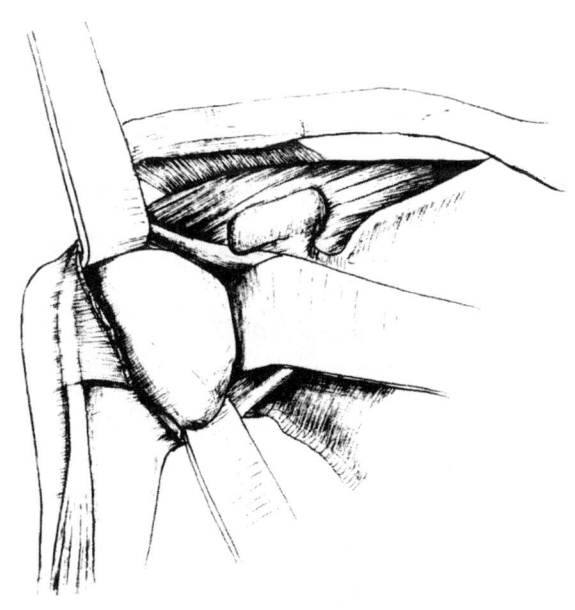

图 4-1-2　充分松解暴露肱骨头

4.肱骨头截骨

肱骨头切除是一个重要步骤。截骨前须先切除骨赘,暴露肱骨解剖颈。在解剖颈上外侧标出关节面和大结节界限即解剖颈上界,下内界位于关节面与肱骨内侧皮质交界,常有较大骨赘。上臂内旋时定出解剖颈前界。截骨时必须保证在正常的解剖颈边界进行。使用截骨板来决定截骨时的内外翻角,可以保证假体安放的位置正确。将截骨板平行于肱骨干放置,上外侧截骨位点位于大结节肩袖附着处和关节面的交界处,下方截骨点位于肱骨头下方骨赘的内侧。常见错误是截骨量太多或太少,或截骨角度错误,尤其是在骨赘未充分切除时。

截骨时要注意保护二头肌腱,此外,肱骨近侧冈上肌、冈下肌、小圆肌的止点也应小心保护。在 Darrach 骨撬保护下用电锯按预先设计的方向进行截骨。

5. 肱骨髓腔准备

肱骨头截除后,在截面外侧用 6mm 扩髓器开口。髓腔入口点应当位于截骨面最高点、二头肌腱沟后方,即 12 点位置。由小到大依次用扩髓器扩髓,直到锉及骨皮质为止,最后的扩髓器尺寸就是假体尺寸。手动扩髓优于电动。注意勿使用过大的扩孔钻,同时术侧上臂必须保持在外旋位。过度扩髓会损伤骨皮质,导致局部应力增加,引起骨折。

选择和最后的扩髓器尺寸一样的骨凿进行凿骨。必须注意控制假体的前倾角和内外翻。用髓内棒穿过骨凿再插入髓腔可防止骨凿在凿骨时内翻。可以利用骨凿的领来决定骨凿的旋转位置。当骨凿的外侧缘碰到大结节后,将骨凿的领部向下滑并接触松质骨,转动骨凿,直到领部完全和截骨面紧贴。轻击骨凿,使之插入到松质骨,以决定需要去除的骨量,以利于插入锥形的假体锉,同时确保假体的旋转方向正确。在用假体锉前先用小的骨凿去除松质骨。

选择与扩髓器和骨凿相同大小的假体锉,假体锉边缘必须和先前骨凿凿骨的边缘相符合。按先前骨凿的方向插入假体锉,如果肱骨近端髓腔很大,则使用肱骨头柄不同号的假体。真正的假体应比相应的假体锉大 1mm,因此,如果假体锉体部很紧,则假体和髓腔的压配很好。有些类风湿关节炎患者,肱骨近端松质骨较少,则须骨水泥固定。在安放骨水泥时,一般不用骨水泥注射器或骨水泥加压器,应注意假体的旋转度。

假体锉插入到合适位置后,用骨凿或骨刀去除下方的骨赘。在处理肩胛盂时,假体锉可留存在肱骨髓腔内,以防止肱骨近端骨折。

在假体锉到位后,用肱骨头拉钩将肱骨牵往后方,切除盂唇和前下方增厚的关节囊,使用拉钩保护腋神经。如果关节囊没有切除干净,术后可能会和盂唇粘连,限制肩关节的外旋。

6. 关节盂处理及假体安装

肱骨侧处理后,以拉钩置入关节盂后方暴露关节盂。对于关节挛缩病例,必须充分松解前关节囊以获得良好暴露,并减少术后脱位风险。在松解下关节囊时上臂必须保持在内收内旋位,避免损伤腋神经。去除关节盂骨赘,刮除软骨,评估关节盂的骨结构、骨量(图 4-1-3)。通过手指进入盂颈前方判断倾斜角度及关节盂中心轴,引导关节盂中心钻孔。如关节盂有骨质缺损,宜做植骨,尽量避免用骨水泥充填。测量假体大小,置入合适的关节盂假体。

7. 肱骨和肱骨头的安装

在安装肱骨假体前,应先将肩胛下肌肌腱缝回肱骨近端。选择合适大小和长度的肱骨头假体以恢复关节旋转中心和偏心距。

短头只用于 6mm 或 8mm 的肱骨假体柄。

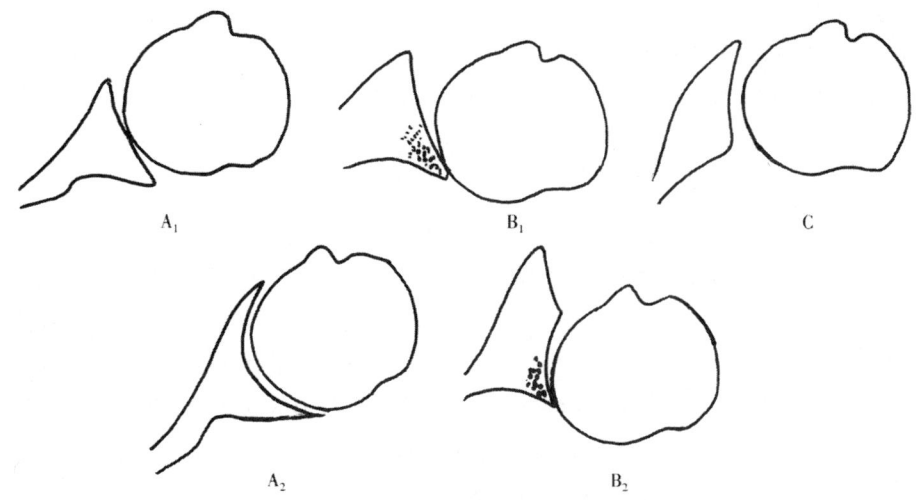

图 4-1-3 关节盂的 Walch 分型

A 型为凹形（A_1 位轻度；A_2 为重度）；B 型为双凹形（B_1 为轻度；B_2 为重度）；C 型为发育不良（后倾>25°）

根据盂假体尺寸决定肱骨头的大小。选择合适长度的肱骨头有利于保持肩关节周围软组织的张力。选择合适大小的肱骨头，可以避免关节前方或后方的不稳定。肱骨头假体应该可以向后移位达到盂窝的 50%。肩胛下肌肌腱应该在保持足够的张力下进行修复，并保证使肩关节至少有 30°～50°外旋。患者应能在张力不大的情况下将患侧的手搭到健侧肩上。如果肱骨头太紧，内、外旋不满意，则必须松解后方关节囊或使用短头。短头只能用在 6mm 或 8mm 的假体柄上，如果用短头配 10mm 或者更大的柄，肱骨假体的领比肱骨头大，会损坏盂面。如果有明显的前、后方的不稳定，可以考虑去除更多的肱骨颈和关节囊，使用长颈的肱骨头。

轻柔牵引，内旋，用手指压住肱骨假体，将头复入盂窝内，冲洗关节后，用先前穿过的带襻线将编织肩胛下肌肌腱的 Dacron 线导引穿过肱骨近端小孔，将肌腱缝到骨组织上。

如果做肩胛下肌肌腱的 Z 形延长，用 1mm Dacron 线缝合，这样可以保证在术后有足够的强度以耐受立刻开始的功能锻炼。

8.关闭伤口

在关闭伤口前，再次检查腋神经，确保其未受损伤。用抗生素溶液冲洗伤口。0.25%丁哌卡因做皮下组织和肌肉的封闭，以减少术后疼痛。留置 1～2 根负压引流。

第二节 人工肘关节及腕关节置换术

一、人工肘关节置换术

全肘关节置换术在过去的 20 年中有了较大发展，其临床疗效已接近髋关节置换术，这归功于假体设计的改进、手术技术的提高，及人们对肘关节生物力学的进一步认识。今后的研究将着重于假体固定设计与固定技术的开发、减少并发症、关节置换失败后的补救治疗。

(一)相关解剖和生物力学

肘关节正常的活动范围为屈伸 0°～140°,旋前 75°,旋后 70°。绝大多数日常活动可在屈伸 30°～130°、旋前和旋后各 50°内完成。保持在上述活动范围内肘关节的稳定性,是肘关节参与完成上肢各项功能的前提。

1.静态稳定结构

(1)骨性结构:肘关节由肱尺关节、肱桡关节和上尺桡关节组成,其关节表面形态高度相称,使肘关节有一定的内在稳定性。肱尺关节是铰链关节,主要运动为屈伸活动,其旋转中心与肱骨滑车的轴线一致。近侧尺桡关节和肱桡关节是轮状关节,允许旋转活动。肱骨远端肱骨髁部分相对于肱骨干有 30°前倾角、5°内旋角、6°外翻角。研究发现,随着尺骨鹰嘴被逐段切除,肘关节稳定性呈直线下降,若同时伴桡骨小头切除,稳定性下降更快。尺骨滑车切迹的近侧半承受屈伸活动中 75%～85%的外翻应力,远侧半(即冠状突)承受屈曲时 60%、伸直时 67%的内翻应力。肘关节伸直或轴向负重时,40%的应力通过肱尺关节传导,60%通过肱桡关节传导。

(2)软组织结构:软组织结构包括内侧副韧带、外侧副韧带复合体及前部关节囊。外侧副韧带复合体包括尺骨外侧副韧带、桡侧副韧带及环状韧带。内侧副韧带包括前束、后束和横束。前束是内侧副韧带的主要组成部分,临床作用也最重要。后束为后侧关节囊增厚的部分,屈曲 90°时最为明显。横束对关节稳定性的作用最小。外侧副韧带复合体中的尺骨外侧副韧带是维持肱尺关节外方稳定的主要结构,它的破坏会导致后外侧旋转不稳定。

骨性结构和软组织结构相互配合,共同维持着肘关节的静力性稳定。在对抗外翻活动中,肘关节屈曲 90°时,内侧副韧带起主要作用;而伸直时,内侧副韧带、关节表面形态、前部关节囊共同起着相似的作用。在对抗内翻活动中,关节表面形态在屈、伸活动中均起主要作用。Morrey 等发现,桡骨小头切除后,保留内侧副韧带的外翻不稳定率是切除内侧副韧带时的 1/4。因此,对抗外翻活动的主要结构为内侧副韧带,其次为桡骨小头。

2.动态稳定结构

动态稳定结构主要为肌肉组织。肘部主要屈肌是肱肌,其重要作用之一是在肘屈曲和前臂旋后时延缓前臂的伸直。主要伸肌是肘肌和肱三头肌内侧头,而肱三头肌外侧头和长头主要在伸肘的最后阶段起作用。肌肉的最大作用力发生在屈肘 90°时,而最大的关节反应力发生在屈肘 30°～60°时。Morrey 等认为当提携重物时,肱尺关节的负荷相当于体重的 1～3 倍,这说明上肢关节属"非负重关节"的看法是不恰当的。

(二)假体类型

肘关节假体可分为完全限制型、半限制型和非限制型。各型假体都有各自的优缺点,下面分别进行介绍。

1.完全限制型假体

完全限制型假体如 Dee 假体、Stanmore 假体、McKee 假体、GSB Ⅰ型假体、Swanson 假体等。此类假体的结构特点是具有金属-金属铰链结构,用骨水泥进行固定。由于金属铰链结构的固定性和缺乏缓冲活动,关节在冠状面和旋转活动中产生的强大剪切力直接传递到骨-骨水泥界面或骨水泥-假体界面。在长时间反复作用下不可避免地会发生假体的松动或断裂。完全限制型假体现在很少使用,只有当肘关节骨性结构遭广泛破坏、骨丢失严重或软组织的制约作用严重损坏时才考虑使用此类假体。

2.半限制型假体

半限制型假体如 GSB Ⅲ 型假体、Coonrad-Morrey 假体、Trispherical 假体、Arizona 假体、Pritchard-Mark 假体。此类假体的结构特点是由 2~3 部分组成,具有通过锁钉或咬合匹配装置连接的金属-超高分子质量聚乙烯关节。这些假体具有一定的内、外翻松弛度,有利于应力分散而减少骨-骨水泥界面间的剪切力,提高假体稳定性。此外,GSB Ⅲ 型和 Coonrad-Morrey 假体设计有凸缘装置,可以更好地分散应力,减少松动,防止肱骨部件向后脱位。由于肌肉的动力稳定效果,术后关节的功能性松弛度应小于假体设计所允许的最大松弛度,这有利于减少骨水泥-假体界面的应力。所以,如果软组织过度松弛,使关节的活动度大于假体所允许的最大松弛度,此时的假体就像限制型假体一样,应力将会集中于假体柄,增加假体柄-骨界面的剪切应力,导致假体松动。

(1)Coonrad-Morrey 假体:Coonrad-Morrey 假体采用松散的铰链结构,其前方中部有一个凸缘装置,与肱骨前方皮质形成一个空隙,手术时向内植骨,有利于防止肱骨部件向后上方脱位。为了加强与骨组织的整合,曾在肱骨及尺骨侧假体柄的基底部设计珍珠样颗粒,后又改进为甲基丙烯酸甲酯涂层。为了加强铰链强度和耐磨性能,铰链锁钉使用钴铬材料代替钛金属。

(2)GSBⅢ假体:GSBⅢ假体出现于 1978 年,沿用至今。此型假体前外侧有一个较宽的凸缘装置,可以骑跨在肱骨髁上,将应力分散到肱骨髁上,有效减少了假体柄的应力。有研究报道 10 年随访结果,48 例患者中仅 4 例出现松动。

3.非限制型假体

非限制型假体有 Kudo 假体、肱骨小头-肱骨髁假体、London 假体、Lowe Miller 假体、Wadsworth 假体、Roper-Tuke 假体、Souter-Strathclyde 假体等。此类假体常由金属及超高分子质量聚乙烯假体两部分组成,假体间没有固定装置,而是通过对解剖结构的模仿、重建肱尺关节正常关节面形态而使假体具有一定的限制,并具有自然的单旋转中心。由于非限制型假体几乎没有自身的稳定结构,其稳定性几乎完全依靠周围的软组织。所以,此型假体不适用于骨量丢失严重或关节囊、韧带损坏广泛的病例。

(1)表面置换假体:较早的非限制型假体是无柄的表面置换假体,但这类假体早期即可出现肱骨侧假体的下沉(可高达 70%)及继发脱位。所以,表面置换假体也需要假体柄。此外,这类假体术后易出现肘关节不稳定。

(2)Kudo 假体:针对上述问题,KudoⅢ假体的肱骨侧假体安装了假体柄。但此假体柄易出现疲劳断裂,特别是当使用非骨水泥固定的钛制假体时。Kudo 等报道 32 例假体中,10 例出现了断裂,断裂常出现在假体与假体柄交界处和肱骨髁骨质吸收明显的患者。对 Kudo Ⅴ 假体进行改进,假体材料使用钴铬合金,而且加强了易断裂部位的强度。由于此型假体出现较晚,目前还没有长期随访的报告。

(3)肱骨小头-肱骨髁假体:此型假体设计于 20 世纪 70 年代早期,是美国现在使用最多的非限制型假体,术后疗效满意。该假体是钴铬材料的表面置换假体,有较短的假体柄,用骨水泥固定。

(4) Souter-Strathclyde 假体：此型假体的优点是肱骨侧部分设计了凸缘装置，这样可以有效抵抗扭力。缺点是对骨结构及韧带质量要求高，否则易出现肘关节早期不稳定。通过应用尺骨侧的咬合装置可以提高术后稳定性。最近的一项研究表明，此型假体术后12年的生存率为87%。

(三)适应证以及假体的选择

1.类风湿关节炎

类风湿关节炎是最常见的手术指征，主要目的是减轻肘关节疼痛及改善关节活动，其次是解决肘关节不稳定。依据病变进展，肘部类风湿关节炎可分为5期：Ⅰ期，仅有滑膜炎表现，X线接近正常，常行滑膜切除治疗；Ⅱ期，关节间隙变窄，关节结构完整，若患者小于40岁多主张行滑膜切除，若年龄大于40岁可选择关节置换术；Ⅲ期，关节结构轻至中度改变；Ⅳ期，关节结构严重改变；Ⅴ期，关节强直。Ⅲ~Ⅴ期应行关节置换术。

2.骨关节炎

只有在其他手术或非手术治疗无效后才考虑关节置换手术。以往和现在的观念都认为骨关节炎的治疗是一个逐步的过程，治疗方法取决于疾病所处的阶段、症状、关节应力状况及患者的年龄。骨关节炎早期治疗采用非手术方法，如减少活动和抗炎药物治疗。疾病进一步发展，可选择关节镜清理术、游离体去除术、滑膜切除术、肱尺关节成形术、关节切开清理术及关节成形术。只有当患者年龄大于65岁，经过上述治疗症状有所改善，但肘关节活动时仍然有严重的疼痛时，才考虑关节置换手术。

骨关节炎患者多出现关节僵硬而不是关节不稳，所以，肘关节周围软组织条件及关节的静态稳定性较好，这就为假体选择留下较大余地。

3.急性肘关节创伤

对于老年人肱骨远端粉碎骨折，切开复位内固定治疗的结果并不令人满意，可考虑行肘关节置换术。Helfet和Schmeling回顾分析老年人肱骨远端骨折切开复位内固定的效果，发现术后疗效较满意的仅25%，异位骨化3%~30%，感染3%~7%，尺神经瘫痪7%~15%，内固定失败5%~15%。Cobb和Morrey对20例肱骨远端骨折患者行半限制型肘关节置换术，非骨水泥固定，2年多的随访表明术后功能恢复满意率达100%，说明尽管老年患者存在比较严重的骨质疏松，半限制型假体置换仍能取得较满意的效果。

由于骨折的同时常伴软组织损伤，若选择非限制型假体则易出现术后关节不稳，所以，此类患者只能选择半限制型假体。

4.创伤后关节炎或功能恢复不良

对于创伤后出现肘关节结构破坏、关节间隙狭窄或消失、年龄在60岁以上老年患者可行关节置换手术。对于年轻患者，如果骨及韧带条件允许的话，主张首先行关节间隔成形术或牵引成形术，这样可以延缓行关节置换的时间，若以上治疗结果不满意，可行全肘关节置换术。Schneeberger等对41例平均年龄在57岁(32~82岁)的肘关节创伤后患者行Coonrad-Morrey半限制型肘关节置换术，手术指征有关节疼痛、强直、连枷肘、骨缺损、畸形、脱位或半脱位，平均手术时间为骨折后第16年。结果表明，术后6年时总体满意率为83%，患者满意率为95%,76%的患者疼痛减轻,肘关节总体活动度为屈131°、伸27°、旋前66°、旋后66°。

由于创伤后肘关节存在不同程度的骨缺损、畸形、半脱位或脱位,所以,半限制型假体最为常用。如果软组织条件较好、骨缺损和畸形程度较轻,也可以考虑使用表面置换假体。术前还应充分考虑以往骨折手术对关节置换术的影响,如皮肤瘢痕、内固定物、易感染、韧带缺损及神经损伤等。

当上、下肢均有病变时,应首先考虑恢复下肢功能,以避免因使用助行器而加重肘关节假体的负担,导致假体松动或断裂。当肩、肘同时病变时,一般应先重建肘部功能。但若肩关节僵直不能旋转,肘部必将承担较大的内、外翻及旋转负荷,易导致肘关节置换早期失败,所以,应先进行肩部手术。若肘、手同时受损,应先重建手部功能。

(四)禁忌证

肘关节活动性化脓性炎症是绝对禁忌证。对已行假体置换的化脓性感染,应进行分期翻修术,包括取出已发生感染的假体和骨水泥,关节冲洗,局部或全身抗生素的应用等。肘关节神经性病变或瘫痪也不适宜关节置换术。

由于人工假体毕竟不同于正常的关节,若患者有较高功能要求及体力活动,或有精神疾病不能遵循医师的指导,关节置换属相对禁忌。对已有异位骨化者行关节置换术可因手术刺激加重异位骨化,最终妨碍关节运动,影响关节功能。肱二头肌或三头肌麻痹者,应在进行肌肉重建术后再考虑关节置换术。

(五)手术步骤

Coonrad-Morrey半限制型假体是美国目前最常用的假体之一,下面以Coonrad-Morrey假体置换术为例,介绍全肘关节置换的手术步骤。

1. 手术入路及肘关节的暴露

患者仰卧位,患侧肩胛下垫置沙袋,或手术床向健侧倾斜约10°,患肢置于胸前。采用后内侧直切口,切口位于肱骨内上髁与尺骨鹰嘴之间,长约15cm。

仔细辨认、游离尺神经及其第一运动支并加以保护,术毕时将尺神经前置。于尺骨近端内侧面切开骨膜及筋膜,从尺骨剥离。切断肘关节囊后方的Sharpey纤维(图4-2-1),使肱三头肌与尺骨近端完全分离。肱三头肌在尺骨鹰嘴的附着部分十分薄弱,提拉肱三头肌和尺骨筋膜时要非常小心,防止肱三头肌的连续性被破坏。沿肘肌向上将伸肌装置在肱骨外上髁后方的附着点松解,向下将肘肌在尺骨的附着点行骨膜下剥离。经以上步骤,就可将包括肘肌在内的伸肌装置向外侧反折,充分显露肱骨远端、尺骨近端及桡骨头(图4-2-1)。截掉鹰嘴尖部,将内、外侧副韧带在肱骨的附着处松解(图4-2-2)。屈曲肘关节,旋转前臂,使肘关节脱位、分离。

2. 肱骨侧的准备

用咬骨嵌或摆锯截去肱骨滑车的中间部分,以利于肱骨髓腔入口的显露。用磨钻或咬骨嵌去除鹰嘴窝顶部的小部分皮质,显露髓腔入口。用锥形髓腔锉探出髓腔。在肱骨侧假体的安装过程中,应始终以肱骨髁上柱的内、外侧部分为参照,以保证假体植入的方向正确。将T形手柄与肱骨定位导针连接,插入髓腔。选择、组装合适的肱骨截骨定位器,安装时应注意侧臂安装的左、右位置。卸掉定位导针的T形手柄,沿导针滑入肱骨截骨定位器。截骨定位器的侧臂应紧靠肱骨小头,以保证正确的截骨深度(图4-2-3)。肱骨内、外上髁的后侧皮质形成一个平面,肱骨截骨时参照此平面判断肱骨的旋转方向,截骨定位器的平面应与此平面平行(图 4-2-3)。

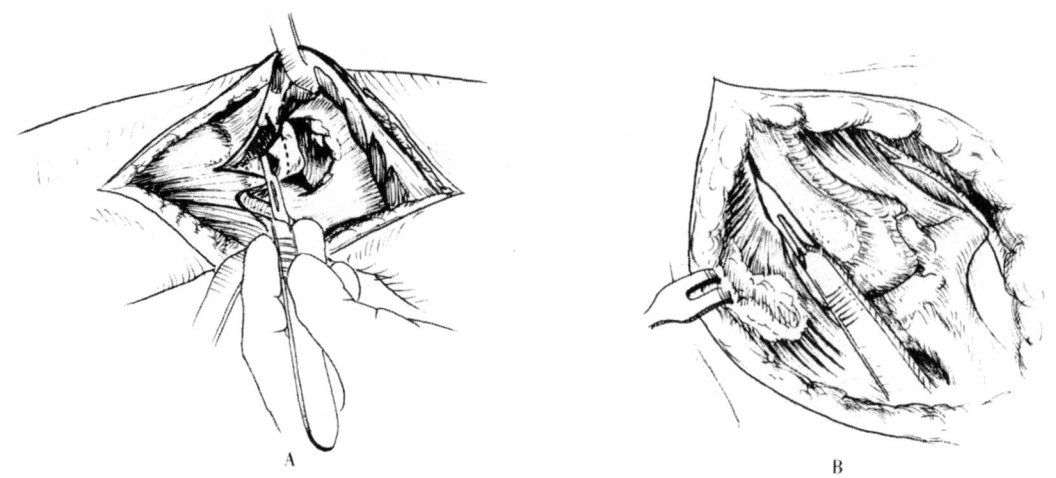

图 4-2-1　切断肘后关节囊 Sharpey 纤维(A),分离、翻转伸肌装置(B)

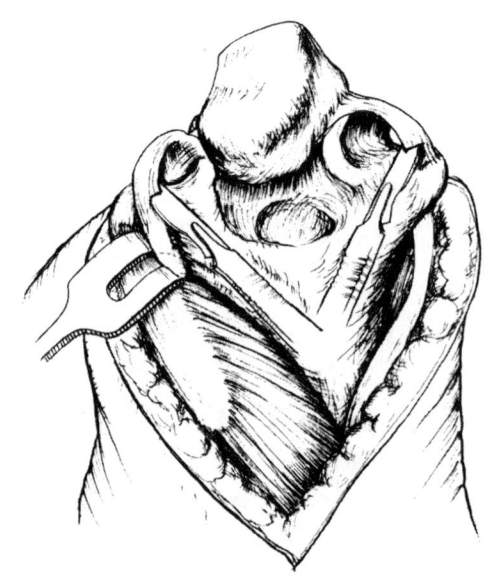

图 4-2-2　松解内外侧副韧带

　　肱骨截骨定位器的宽度与相应假体的宽度一致,所以,通过截骨定位器可以准确地截去肱骨远端多余的关节面。首先沿截骨定位器的内侧面及外侧面,然后沿近侧面使用摆锯截骨。截骨时注意不要损伤肱骨髁上骨柱,否则易导致此部位术中或术后骨折。截骨完成后,拆除导针及截骨定位器,清理碎骨片。插入适当的假体模件,检验截骨是否准确。选择适当的髓腔锉扩充髓腔。扩髓完成后,鹰嘴窝顶部髓腔入口的直径应小于肱骨髓腔的直径。将前方关节囊及肱二头肌与肱骨分离,此间隙供肱骨侧假体下植骨。

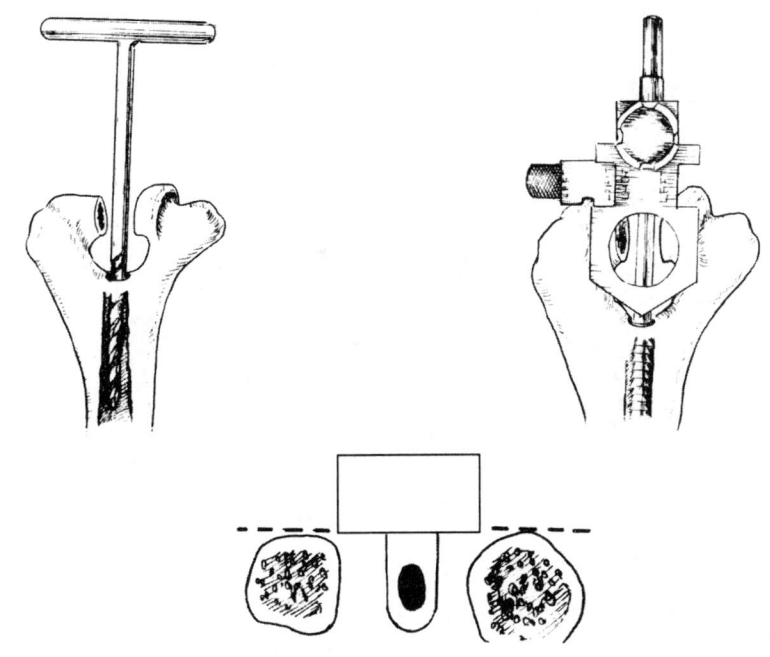

图 4-2-3 截骨定位器安放

3.尺骨侧的准备

用高速电钻在尺骨冠状突基底部钻孔,去除软骨下骨质,显露髓腔入口。选择合适大小的髓腔锉(注意区分左、右),沿尺骨骨髓腔轴线方向插入并扩髓。使用较大的髓腔锉时可能遇到尺骨鹰嘴的阻挡,此时可用咬骨钳咬去部分鹰嘴骨质形成一个切迹,以便髓腔锉插入。将髓腔锉的T形手柄摆放在垂直于鹰嘴平面的方向,以确定假体最终安装的方向。于肱骨及尺骨侧分别安装适当的试模,插入临时锁钉,复位并屈伸肘关节判断假体是否合适。

4.骨水泥固定

可同时植入或分别植入两侧假体。分别植入时首先植入尺骨侧假体。用脉冲冲洗装置彻底冲洗骨髓腔,擦干髓腔。用剪刀修整骨水泥枪枪管,使之与假体柄的长度一致,注入骨水泥。

安装时将尺骨假体尽量远离尺骨冠状突,使假体中心与尺骨滑车切迹的中心在一条直线上,并使假体平面与鹰嘴平面平行(图 4-2-4)。去除假体周围溢出的骨水泥,等待骨水泥变硬。

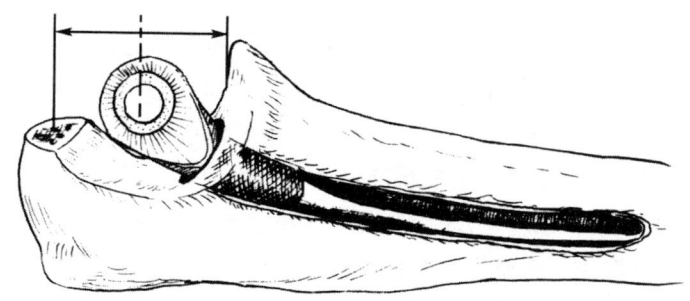

图 4-2-4 尺骨假体安装平面

用同样的方法向肱骨髓腔内注入骨水泥。可用特殊的塞子或骨块填塞髓腔近端,阻止骨水泥向近侧流动。应事先准备一植骨块。植骨块可来自术中截下的肱骨滑车,也可使用自体髂骨或异体骨。植骨块厚 2～3mm,长 1.5cm,宽 1cm。摆放时,植骨块的一半贴于肱骨前侧皮质,另一半暴露在已截掉的肱骨滑车的部位(图 4-2-5)。插入肱侧假体,此时植骨块会被假体的凸缘装置卡紧。

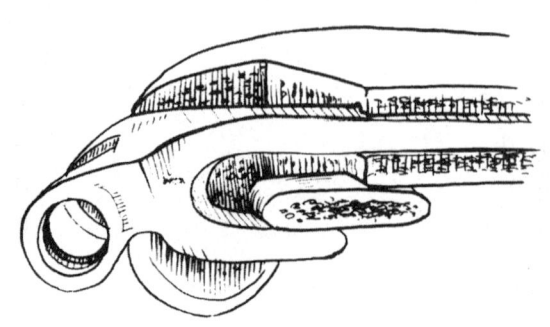

图 4-2-5　肱骨前方植骨块安放

将两侧假体匹配,先插入中空的外环锁钉,再插入内环锁钉,两锁钉正常咬合时会感觉并听到"咔嗒"声。如果两锁钉不能锁紧,可能有软组织嵌入,或假体摆放不当。

当双侧假体完全合拢匹配后,用肱骨冲击器将肱骨假体完全击入髓腔。正常时,假体的旋转中心应和解剖旋转中心一致。屈伸肘关节,用骨刀去除任何引起撞击的骨质。

5.闭合伤口

在尺骨近端钻横行及斜形交叉骨道,将肱三头肌装置回复到原解剖部位,先用 5 号不可吸收缝线行"十字"缝合,再横行缝合,于肘关节屈曲 90°时打结(图 4-2-6)。副韧带可以不修复。用可吸收缝线修复肱三头肌其他部分。放松止血带,止血,放置引流管,逐层关闭伤口,于肘关节完全伸直位加压包扎。

6.术后处理

抬高患肢至肩水平以上 2～4 天,24～36 小时后拔除引流管。术后第 2 天更换敷料,变加压包扎为普通包扎,使患者在能忍受的范围内有一定的屈伸肘活动。使用颈腕吊带,指导患者日常活动,避免提拿较重的物品。

(六)主要并发症及处理

1.感染

全肘关节置换术后感染的发生率报道不一,但总体上高于其他主要关节的置换手术,这可能是由于肘关节位置较浅,表面软组织覆盖薄弱所致。20 世纪 80 年代早期,Morrey 和 Bryan 曾报道全肘关节置换术后感染率高达 9%,最近的报道显示感染率显著下降,为 1.5%～3%。这得益于手术切口的改进、预防性抗生素和抗生素骨水泥的使用,以及减少止血带的应用等。对于行非限制型假体置换术的患者,术后肘关节固定于相对伸直位 2 周有利于伤口的愈合。良好的伤口护理及引流对防止感染也很有帮助。易发生术后感染的患者包括有肘关节手术史(特别是有金属内植物存在)、感染史、同侧肩关节炎症等。

2.尺神经损伤

术后尺神经压迫症状较为常见。发生原因可能有术中过分牵拉、神经周围血肿、压迫、骨水泥产热等。采用外侧入路,尺神经损伤的发生率可高达28%,但通过术中不断使肘关节复位可以避免持续牵拉尺神经造成的损伤,通过增加内侧切口对尺神经进行预防性松解没有显著作用。Gschwend等报道采用横断肱三头肌入路可有效清除尺骨近端关节前下方的骨赘,使尺神经瘫痪发生率降至1.7%。应用铰链型假体时尺神经麻痹发生较少,这可能与假体的稳定性较高,及术中尺神经前置方式有关。若术后即出现尺神经运动功能减退,应立即进行神经探查。若神经支配区感觉减退,特别是不完全感觉减退,可进行观察,一般都能在数天至1年内自行恢复,不需手术探查。

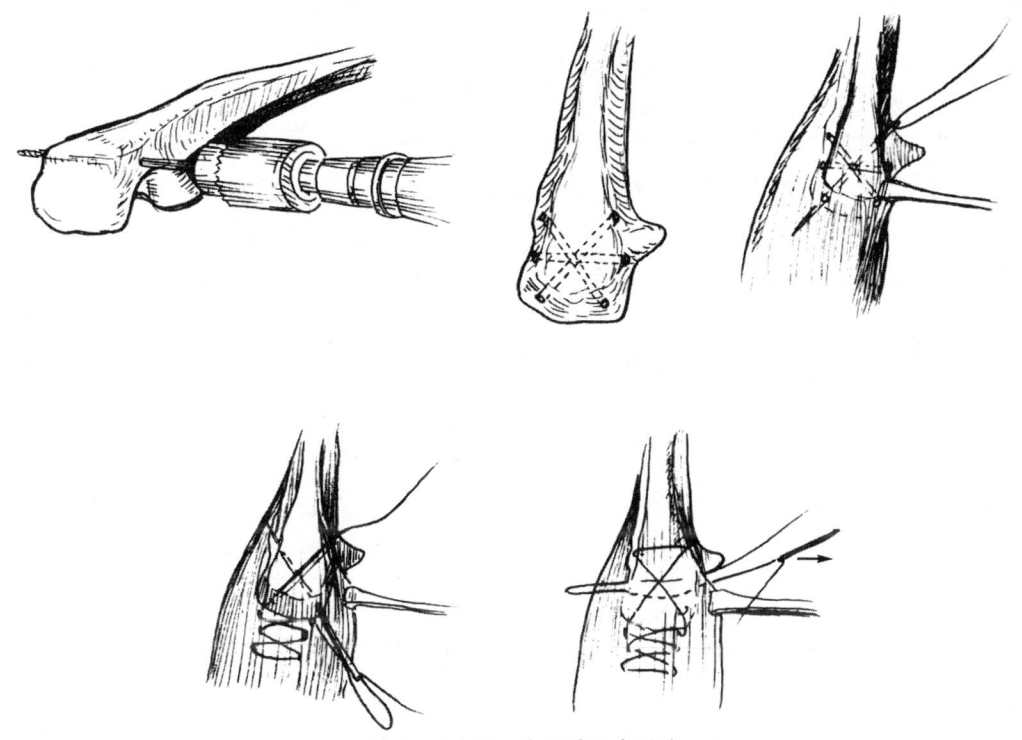

图 4-2-6　肱三头肌腱止点重建

3.肱三头肌肌力减弱

关节置换术后疼痛会减轻,关节稳定性也得到提高,所以,肱三头肌肌力通常会明显增加。一般认为术后早期的肌力减弱是由于疼痛引起,但肱三头肌附着处分离也可导致肌力减弱。如果发生肌肉撕裂或分离,应立即行修补或重建。全肘置换的各种入路都需要不同程度地移动三头肌,但采用不损害三头肌入路以及在三头肌尺骨止点骨膜下剥离的方法可保留三头肌的连续性,能够明显降低术后三头肌力量减弱的发生率。Gschwend入路将尺骨骨膜连同鹰嘴部分皮质骨骨瓣从尺骨鹰嘴分离,可获得良好的术中显露和术后立即活动。与内侧及外侧入路相比,后侧入路能够减小皮神经瘤和感觉异常发生的可能。

4.肘关节不稳

应用非铰链型假体获得术后肘关节稳定的先决条件是充足的骨量、完整的前关节囊和侧副韧带以及术中假体的正确安装。如果肘关节有手术史,特别是滑膜切除和桡骨头切除手术,关节周围软组织的张力会受到影响,增加了假体不稳定的发生率。若术中应用非铰链假体不能获得满意的稳定,应考虑使用半限制型假体。半限制型假体具有一定的内在稳定性,可以在关节解剖结构不良如严重类风湿畸形的病例和翻修术中使用。对于易发生术后不稳定的病例,行尺侧副韧带或肱三头肌紧缩术有利于提高稳定性,否则,术后肘部制动的时间应延长至3～4周。

5.假体周围骨折

初次关节置换术后假体周围骨折的发生率约为5%。依据骨折发生部位,分为:Ⅰ型,累及肱骨上髁的骨折;Ⅱ型,发生在假体柄周围的骨干骨折;Ⅲ型,肱骨柄尖部的近端肱骨骨折或尺骨柄尖部的远端尺骨骨折。处理原则类似于股骨假体周围骨折。

6.假体松动、断裂

诊断主要依据X线检查,可表现为假体移位、下沉、断裂,以及骨溶解、吸收等。半限制型假体松动率较非限制型假体高,上肢活动多、负荷大的患者假体易于松动。术中假体的正确安装对防治术后无菌性松动非常重要,但这在关节退变严重、骨溶解或骨质丢失严重的情况下很难做到。Schuind等报告如果Coonrad-Morrey假体的肱骨假体旋转畸形超过10°,肘关节屈伸活动时的内翻或外翻幅度将超出假体所允许的松弛度,使骨水泥-骨界面压力提高,增加松动的危险。如果尺骨假体存在旋转畸形,肘关节伸展度数将受限制,假体位置安装不正确还会改变关节周围肌肉的生物力学结构,影响术后功能恢复。有些患者可有明显的放射性透光线,但没有假体松动的临床表现。所有带柄假体均会出现因金属疲劳而导致的假体柄断裂,Kudo Ⅲ型假体由于在设计上使应力集中于假体柄基底部而使假体柄易发生断裂。术后指导患者正确功能锻炼,避免剧烈活动及提携重物有利于预防松动和断裂的发生。

二、人工腕关节置换术

尽管腕关节置换术出现的时间与髋、膝关节置换术一样早,但发展却明显滞后。究其原因在于:①腕关节小而结构复杂,对工程学和制造学方面的要求高,设计出的人工腕关节很难模拟腕关节的生理结构和功能,容易出现假体不稳、松动或断裂;②腕关节发病率不及髋、膝关节高,而且部分或全部融合后对功能的影响也不及髋、膝关节融合大。因此,在腕关节假体制作、设计尚不完善的情况下,更多的人选择了融合术。

尽管腕关节融合有效地解决了各种关节疾病引起的疼痛或畸形,但却以关节活动功能的丧失为代价。特别是当同侧肩、肘关节或对侧腕关节同时受累时,腕关节活动功能的保留显得更为可贵。因此,全腕关节置换术仍然值得研究和发展。

(一)相关解剖

腕是一个复杂的关节,由8块腕骨、桡骨和尺骨组成。腕骨可分成两排,近排由舟骨、月骨、三角骨和豌豆骨组成,远排由大多角骨、小多角骨、头状骨和钩状骨组成。桡骨远端与舟骨、月骨、三角骨形成桡腕关节,是腕关节的主要组成部分,尺骨远端通过三角纤维软骨复合体与腕骨形成连接。桡骨与尺骨远端也形成关节,主要负责腕的旋转。腕关节所有组成部分均由韧带连接,关节掌侧为屈肌,背侧为伸肌。

腕关节的主要活动关节为桡腕关节和腕中关节(近排与远排腕骨间关节),主要的运动方式是屈伸和尺桡偏。两种运动的中心点位于头状骨。旋转运动主要发生在桡尺远端关节，桡腕关节也有部分旋转运动。这些运动的组合，即完成腕的环转运动。

腕关节的正常运动范围为屈76°，伸75°，桡偏22°，尺偏36°。实际生活中很少达到这样的运动范围，Palmer和Brumfield等人调查发现，日常生活中腕关节的活动范围通常是屈10°，伸35°，桡偏10°，尺偏15°。过去认为，桡腕关节没有旋转运动，实际上，桡腕关节存在2°~12°的旋转，因此，腕关节是有3个自由度的关节。另外，腕关节虽为非负重关节，但周围肌肉的收缩仍能产生较大的应力，当腕关节处于紧张状态时，关节所承受的应力甚至大于人体重量。

(二) 腕关节置换术的发展

Swanson于20世纪60年代设计了第一个腕关节假体，它实际是一个放大版的指关节假体，主要由硅胶构成。屈伸运动依靠硅胶的弹性和硅胶在桡骨和掌骨髓腔内的移动实现。早期缓解疼痛，改善活动的效果良好，但长期随访发现，假体下沉和破裂的发生率高达52%，而且容易引发硅胶滑膜炎，尽管后来提高了硅胶质量并增加硅胶密封圈，但仍未解决下沉和破裂问题。

Meuli和Volz于20世纪70年代早期设计了第一个摩擦副假体，即由远近两个假体组件形成关节。假体由金属和聚乙烯构成一个球-臼关节，可作屈伸、尺桡偏和旋转三种方式的运动。两端通过骨水泥固定于桡骨和第二、三掌骨髓腔内。理论上这种固定较硅胶假体减少了因局部应力集中造成假体松动的可能性。实际上术后仍可见到伸腕时应力过度集中，进而造成假体松动的现象，表现为远端（掌骨侧）假体柄向背侧突出，而臼杯向掌侧倾斜，突向腕管，造成类似腕管综合征样症状。近端（桡骨侧）假体也有松动情况发生，但相对较少。另外，由于假体的非限制性设计，容易导致腕关节不平衡，出现尺偏畸形。尽管随后对这种假体进行的改良，包括偏心安置掌骨侧假体，以使其与腕关节生理运动更吻合等，但并没有彻底解决假体松动和关节不平衡的问题。同期出现的另一种假体——Volz假体，其结构与Meuli假体大体相似，只是近端由双柄改为单柄，并对关节运动轨迹做了部分限制，使其能够大范围地屈伸，一定程度地尺桡偏，但是基本不能旋转。尽管假体松动率较Meuli假体有所降低，但由于同样属于球臼设计，因此仍存在关节不平衡的问题。

为了解决非限制型假体造成的关节不平衡，1977年，Figgie和Ranawat设计了限制型Tripherical假体，远近两端假体通过中间的螺栓结合起来。尽管这种设计一定程度上纠正了无限制假体因关节不平衡而导致的尺偏问题，但过多的应力转嫁到骨水泥-骨界面，增加了应力性松动的可能。

到了20世纪80年代，出现了更接近生理腕关节结构的假体——Biaxial假体，它是一种横向椭圆形关节，桡骨侧假体柄偏向桡背侧，以使腕关节面位置与生理腕关节面位置相近，柄制作成多孔状以利骨水泥咬合或骨长入。远侧假体柄为一大一小两个，大的插入第三掌骨骨髓腔，起固定作用，小的插入第二掌骨基底部，起防旋作用。表面也为多孔状，但只能用骨水泥固定。这种设计也面临着假体松动的困扰，其中大部分松动发生在远端假体。

针对远端假体容易发生松动这一问题，Menon设计了Universal假体，并于20世纪90年代应用于临床。Universal假体远端部分扁平，有一短柄插入头状骨，两侧用松质骨螺钉固定在桡侧和尺侧腕骨上，同时辅助腕骨间骨融合，这为假体提供了牢固的骨床。远端假体关节面与近端假体关节面紧密贴合。软组织平衡通过选用不同厚度的聚乙烯垫来调整。这种假体除了远端固定牢固外，另一个明显优势在于保留了大量骨质，如果假体置换失败，还可改行关节融合术。

（三）假体类型及临床疗效

根据设计，腕关节假体大致可分为以下几类：

1. 间隔物型假体

典型代表为 Swanson 假体，后经改进，增加了钛金属密封圈，命名为 Flexspan 假体。Swanson 假体主要的术后并发症是假体下沉，2 年随访下沉率达 40%～100%。另一常见并发症是假体破裂，有报道高达 26%～52%。目前，Swanson 假体在临床上不作为标准腕关节置换假体。

2. 非限制型假体

所谓非限制即允许关节做屈伸、尺桡偏、旋转运动且对活动度未作制约。球-臼关节假体均属此类，包括 Meuli、MWP Ⅲ、Universal 假体等。Meuli 假体的效果并不令人满意，早期并发症主要与手术技术有关，包括神经受压、血肿形成、假体位置不良、肌腱断裂等，中晚期并发症主要为脱位、松动、软组织挛缩等。Cooney 对 140 例随访发现，术后并发症发生率为 33%。MWP Ⅲ 假体是 Meuli 假体的改进产品，但结果仍不满意，Meuli 对 38 例关节随访 5.5 年，10 例需要翻修，其中 6 例为假体松动。其他研究也报道了 22%～30% 的并发症发生率和 16%～30% 的翻修率。

Universal 与 Meuli、MWP Ⅲ 假体不同，远端假体不是通过插入第三掌骨的柄固定，而是通过拧入腕骨中的螺钉固定，关节平衡通过调整假体中间的聚乙烯垫实现。目前来看其临床效果优于上述两种假体。Menon 对 37 例 6.7 年的随访显示，3 例因感染和持续脱位需要翻修，剩余 34 例中 12 例出现并发症，但这些并发症中 75% 可通过保守治疗得到解决，值得注意的是，没有发现假体松动。其他学者 1～4 年的随访结果中也未发现假体松动，这无疑是一个令人鼓舞的结果。

3. 半限制型假体

所谓半限制是指保留关节屈伸和尺桡偏功能但不保留旋转功能。半球关节假体即属此类，包括 Volz、CFV、Biaxial、解剖型生理假体等。1974 年出现的 Volz 假体、1988 年出现的 CFV 假体和 1982 年出现的 Biaxial 假体临床结果均不令人满意。Volz 等对 100 例接受 Volz 假体置换的患者随访发现假体翻修率达 33%，并发症发生率 18%～44%。其中最常见的并发症是关节掌屈、尺偏畸形，10 年内掌屈畸形为 2°，10 年后发展至 15°，其发生与肌腱磨损及腕关节高度丢失有关。其他研究报道了松动率为 16.7%～24%，软组织失衡率为 27.7%～40%。以 Volz 假体为基础设计的 CFV 假体，植入体内后 2 年的松动率为 24%，软组织失衡率为 28%。而 Biaxial 假体 6.5 年的假体失败率为 20%～24%，失败的主要原因同样是假体松动。解剖型生理假体的临床随访结果似乎略好，Radmer 报道的 30 例腕置换随访 18 个月，未发现假体松动或下沉。但由于病例数少，随访时间短，尚不足以下定论。

4. 限制型假体

所谓限制是指仅保留关节的屈伸功能而无尺桡偏和旋转功能，铰链式假体即属此类，典型代表是 Trispherical 假体。也有人认为它是半限制型假体,因为形成关节的两个组件结合较松,除了屈伸活动外,还有15°左右的尺桡偏活动。该类假体的临床随访结果基本令人满意。

(四)适应证与禁忌证

很难明确界定全腕关节置换术的适应证,因为置换术后虽然可以在一定程度上增加关节活动度,但长期并发症的发生率明显高于腕关节融合术。

1. 腕关节置换术的适应证

(1)双侧腕关节同时受累的类风湿患者,一侧行关节融合术。

(2)上肢多关节同时受累,临床研究发现此类患者大多对手术效果满意。

(3)对腕关节活动功能有较高要求。

(4)老年患者,全身多处类风湿或骨性关节炎,老年患者活动量较少,对腕关节施加的应力也小,失败率也较低。

2. 腕关节置换术的禁忌证

(1)类风湿关节炎处于明显活动期,有骨侵蚀或关节过度松弛。

(2)对腕关节受力要求高,如从事搬运工作等。

(3)腕关节骨量缺失明显或骨质量差,这对 Universal 假体的影响更大。

(4)全身或关节周围有活动性感染。

(5)畸形严重或关节周围软组织功能条件差,无法重建。

3. 腕关节置换术相对禁忌证

(1)掌指或指间关节置换术后假体失败。

(2)系统性红斑狼疮(易导致关节松弛)。

(3)年纪轻。虽不属于禁忌证,但不鼓励年轻人接受这类手术。

(五)手术程序

以 Universal 假体为例简要介绍手术过程。

(1)腕背侧沿第三掌骨纵轴延长线纵行切开皮肤、皮下组织,至伸肌支持带。

(2)切开腕背侧支持带,向桡侧翻开,显露腕背侧伸肌腱,牵开拇长伸肌腱和指总伸肌腱暴露腕背侧关节囊(图 4-2-7)。

(3)将关节囊 U 形切开,向远端翻开,暴露关节。尽量屈腕以显露关节面。如果远端尺桡关节罹患关节炎,可将尺骨头切除。

(4)从 Lister 结节桡侧缘距桡骨背侧缘 5mm 处插入导向杆(图 4-2-8)。

(5)切除 Lister 结节,安装切模,截除桡骨远端关节面(图 4-2-9)。

(6)安装扩髓器扩髓,放置桡骨侧假体试模(图 4-2-10)。

(7)如果舟骨、三角骨和月骨因活动而妨碍腕骨截骨,可用克氏针将舟骨、三角骨固定,月骨可锐性切除。在头状骨中央打孔。

(8)安装切模,行腕骨侧截骨(图 4-2-11)。

(9)安装腕骨侧试模,桡侧钻孔,钻孔深度 30～35mm。尺侧钻孔,钻孔深度 15～20mm。检查关节稳定性和活动度,如果关节过紧,可增加截骨厚度,如果过松可增加聚乙烯垫的厚度。

(10)拆除试模,安装假体。

(11)修复伸肌支持带,关闭切口。

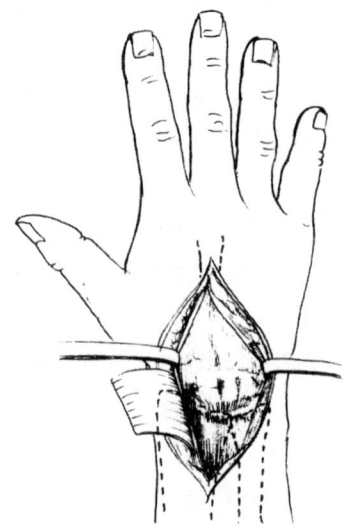

图 4-2-7 腕关节 Universal 假体置换术切开腕背侧支持带,向桡侧翻开,显露并牵开腕背侧伸肌腱

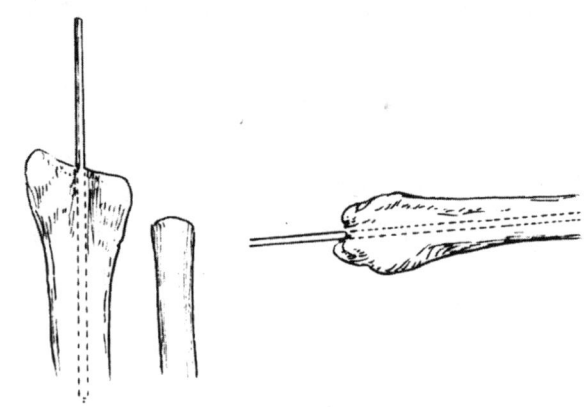

图 4-2-8 安装桡骨导向杆

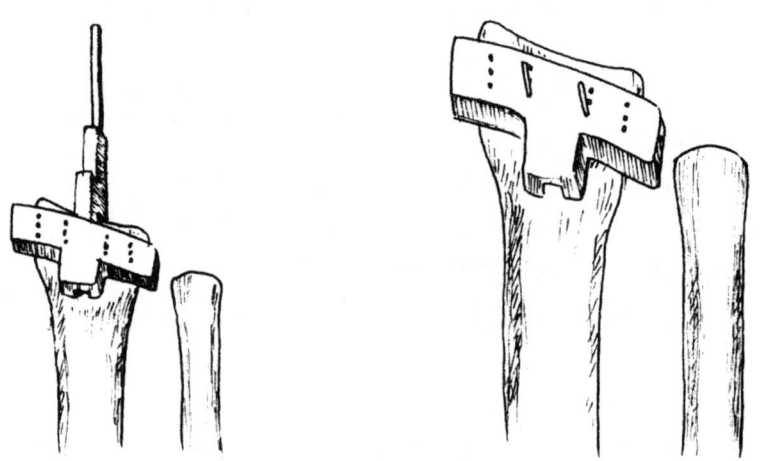

图 4-2-9 安装切模,截除桡骨远端关节面

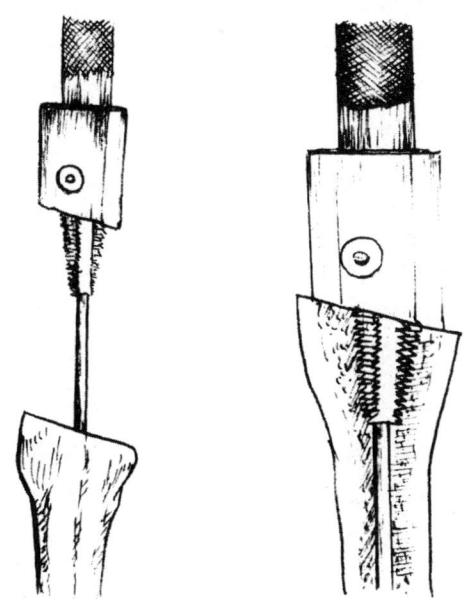

图 4-2-10 桡骨端扩髓

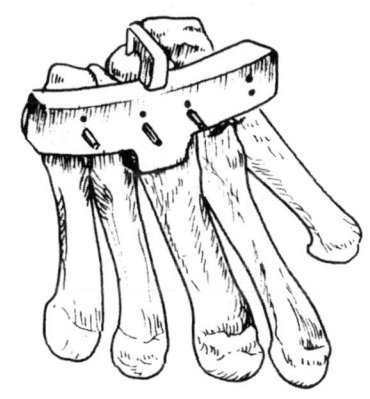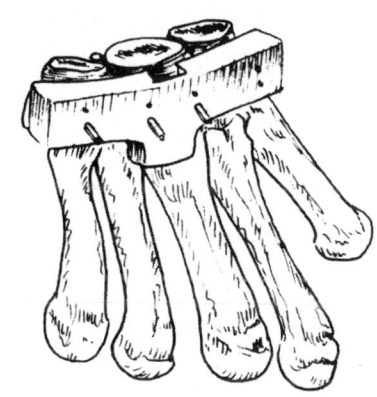

图 4-2-11 腕骨侧截骨

（六）手术技术要点

术前选择合适的假体、术中旋转轴定位、恢复腕关节丢失的高度以及建立软组织平衡，为腕关节置换术的几项重要技术关键。

1. 选择合适的假体

在髋、膝关节置换术中，不同假体类型有较明确的适用范围，但在腕关节置换术中，由于关节融合术仍为较实用的手术方式，因此，缩小了限制型假体的适用范围。一般来说，对假体活动的限制越多，骨-假体界面所承受的各种应力越大，越容易发生骨吸收和假体松动、下沉。因此，原则上讲如果关节周围软组织平衡较好，假体限制越低越好。

2. 旋转轴定位

假体的旋转轴定位是手术最困难的部分，特别对于球-臼关节更是如此。假体旋转轴位置不当就会改变周围肌腱的力臂，进而导致关节周围畸形和不稳定。首先要明确生理腕关节的旋转轴,Youm 等人形容该轴沿第三掌骨纵轴延伸至头状骨近极。但此轴在腕关节屈伸过程中会发生移动。在行关节置换时,假体远侧应与第三掌骨纵轴对线,近侧应与桡骨尺侧缘对线。有些假体进行偏心设计以利于更好地定位,但尚无一种假体其旋转轴能像腕关节生理性旋转轴一样,在屈伸过程中发生变化。

3.恢复腕关节丢失的高度

腕关节高度丢失通常会导致手握力和掌指关节背伸能力降低,术中不恢复丢失的高度,可能导致术后关节不稳定。判断腕关节高度是否丢失通常是与对侧(正常侧)比较,即测定并比较第三掌骨长度与腕关节高度(第三掌骨基底到桡骨远端关节面之间的距离)的比例。若对侧也非正常关节,则不适用。

4.建立软组织平衡

需要置换的腕关节本身常存在高度丢失、肌腱不平衡、关节囊挛缩等情况,如果术中没能很好地建立软组织的平衡,术后则容易发生关节假体脱位、不稳,最终发展为畸形。但是对于严重畸形者,即使术中松解关节囊、延长肌腱也很难建立软组织平衡,因此,最好还是施行关节融合术。

术前很难判断肌腱是否平衡,肌电图对于判断关节周围肌肉功能活动可能有所帮助。前臂旋前和旋后位时观察腕关节休息位位置有助于在术中判断软组织是否平衡。另外,由于伸、屈肌力本身即有不同,因此,术中更难确定使屈伸肌腱获得最佳力臂的假体位置。

第三节 人工髋关节置换术

自 20 世纪 60 年代以来,全髋关节置换术(THA)的发展是现代关节外科手术中最成功的范例之一。尽管其面临的问题还远没有解决,但全髋关节置换术仍然是改善病废髋关节功能的最重要手段之一。

一、适应证

早期的观点认为全髋关节置换术仅适用于 65 岁以上的髋关节病废。随着人工关节假体的材料学、生物工程学及设计方面的改进和手术技术的成熟,以及大量 THA 手术后长期随访获得的优良临床结果,尤其是髋关节病患者对生活质量要求的提高,使得全髋关节置换术的适应证得到了扩展。但这并不意味着可以滥用全髋置换来替代其他有效的治疗方法,包括其他的手术方式。原则上说,THA 手术适用于难以用其他相对简单的手段获得更好疗效的髋关节不可逆病废。包括:

(一)股骨头缺血坏死

股骨头缺血坏死包括因创伤、股骨颈骨折、股骨头骨折等因素导致的股骨头坏死,以及因激素、酒精、红斑狼疮、减压病等因素和各种原因不明的所谓特发性股骨头坏死。当 X 线片显示股骨头已出现严重囊性变或塌陷变形即 3～4 期的股骨头坏死时,一般认为其病变已不可逆,此时多伴有髋臼的改变,则可行 THA。而对上述病例中髋臼仍基本正常的病例,多数作者仍推荐做全髋置换而较少使用人工股骨头,以避免金属假体磨损髋臼软骨而导致翻修。

(二)髋关节骨关节炎

髋关节骨关节炎包括老年性退变性骨关节炎和因创伤、股骨头坏死、先天性或后天性髋关节脱位、扁平髋等因素导致的继发性骨关节炎。当关节软骨面严重破坏、关节间隙明显减小或消失而导致疼痛和功能障碍时,应首选 THA。

(三)类风湿和强直性脊柱炎

在类风湿和强直性脊柱炎的晚期,病变累及髋关节导致疼痛和髋关节的活动受限甚至强直,且往往是双侧发病,虽然患者年龄可能较轻,但关节功能却因疾病受到极大的限制,THA(可能还包括全膝关节置换)是改善患者关节功能、提高患者的生活质量的有效手段。但应该注意的是,THA 并不是针对类风湿或强直性脊柱炎本身的治疗措施,而是对其晚期病废的功能重建手段。

(四)髋关节发育不良或脱位的晚期病变

髋关节发育不良、先天性髋关节脱位和半脱位及创伤性髋关节脱位的晚期,均可导致髋关节骨关节炎,出现明显的疼痛和功能障碍,这在我国相当多见。当病程发展至重度的骨关节炎时,病变已不可逆,对此类患者采用 THA 手术不仅可以重建具有较正常功能的髋关节,还可以借此手术恢复肢体长度,改善跛行步态。

(五)髋关节创伤

高龄患者的头下型股骨颈骨折伴有移位或伴有股骨头骨折、髋臼骨折和(或)中央型脱位,预计内固定手术难以奏效,以及股骨颈骨折不愈合等,可作为 THA 手术的相对适应证。

(六)股骨头颈部及股骨近端的骨肿瘤截除术后

可进行常规的或特制的人工假体全髋关节置换术。

(七)髋关节感染已获得临床治愈而遗留关节功能障碍的病例

此类患者可作为 THA 手术的相对适应证。但术前务必经过临床和实验室检查评价,确认无活动感染情况,并在术前(或)术中采用合理的预防感染措施(包括应用抗生素或抗结核药物、术中应用抗生素骨水泥固定假体等)。

(八)对病废髋关节的其他手术失败的病例

对病废髋关节的其他手术失败的病例包括各种钻孔植骨、血管植入、截骨手术及其他髋关节成形术,如人工股骨头、双杯成形等手术失败的病例。初次全髋关节置换术后失败和长期使用后的松动、磨损导致明显的临床症状者可接受全髋关节翻修手术。

在 THA 适应证的选择上,应充分考虑对病变髋关节的评价、患者的全身情况、患者年龄、患者的功能要求、手术者的技术条件与假体的供应,以及对可能的预后的估计等综合因素。

二、禁忌证

(1)全身或手术局部有明显的活动性感染存在。
(2)全身情况极差,不能耐受手术者。

(3)未控制的糖尿病、血友病等可能导致术后严重并发症的病例。

(4)髋关节肌肉瘫痪或预计术后肌力不能恢复者。

(5)无法配合术后功能康复,如帕金森病、智力障碍等为相对禁忌证。

三、手术前准备

(一)术前评价和评分

仔细地了解病史,全面地进行全身和专科检查。选用一种较通用的方法进行术前评分。除一般的常规术前检查外,特别要注意糖尿病、下肢深静脉状况,以及有无全身感染情况。

(二)术前谈话

对受术者的术前谈话与指导是使患者消除心理恐惧、配合手术和术后康复的重要环节。指导患者术前训练及术后训练方法,包括床上大小便、康复过程及注意事项。

(三)X线摄片

拍摄具有恒定放大率的骨盆平片和髋关节正侧位片,对术前了解髋关节情况和选择假体及确定手术方案都是至关重要的。对髋臼结构明显异常的病例,CT扫描和三维重建技术是非常有用的手段。

(四)假体准备

根据患者的关节病变情况、年龄及术者的操作经验选择合适的髋关节假体。各人工关节供应商都提供相应的透明模板,根据术前估计所使用的假体型号以及测量的结果,至少准备相邻的3组型号的假体以供术中选择,对有较大的骨缺损的病例,还要准备植骨的内固定材料。术前熟悉假体的安装程序和专用手术器械对保证手术的顺利进行是非常重要的。

(五)术前预防性抗生素的应用

手术开始前即麻醉诱导期使用抗生素。

四、手术方式

(一)手术入路

在过去的几十年间,文献中有大量的髋关节手术入路被采用。人工髋关节最常用的手术入路包括前外侧、外侧、后外侧和经大转子入路。由于不同入路切开、剥离软组织的不同,术后早期软组织愈合所需要的保护不同。康复医师及治疗师应了解其间差异,在软组织修复期予以保护,愈合后针对受到手术影响的软组织强化练习。

1.前外侧入路

前外侧入路经阔筋膜张肌和臀中肌间隙进入。保护位于大转子顶点上4.5cm处的支配阔筋膜张肌的臀上神经下侧分支。在髋臼前侧放置牵开器,分离前侧关节囊与髂腰肌和臀小肌。前外侧入路可良好地显露髋臼、髋臼前柱、股骨近端和股骨髓腔。

操作时,切口始于髂前上棘远侧和外侧2.5cm处,弧形向远侧和后侧经过大转子,然后确定阔筋膜张肌和臀中肌间隙。沿股骨颈基底部将一个钝的Hohmann牵开器放在髂腰肌附着点的上面,同时将另一个Hohmann牵开器经上面沿股骨颈放置,用于牵开外展肌,用电刀剥离臀中肌和臀小肌腱部分前侧附着点肌纤维,用骨膜剥离器去除覆盖于关节囊上的脂肪,必要时可于止点处切断髂腰肌腱。为了改善显露,也可将附着于关节囊的股直肌的反折头松解。放置髋臼前侧牵开器时应小心避免损伤股神经和血管。T形或H形切开关节囊,根据情况决定是否完全切除关节囊。

2.外侧入路

这种入路通过臀中肌和臀小肌于转子附着处前部的松解而达到外展肌群的松解,对髋臼和股骨近端的显露要优于前外侧入路,因此,此入路可用于通过前外侧入路而难以完成的翻修手术。

操作时,切口于距大转子5cm处开始,沿股骨干纵轴向上,经股骨大转子,然后稍弧形向后。于臀中肌和阔筋膜张肌间隙,切开阔筋膜,显露支配阔筋膜张肌的臀上神经下侧分支,向前、后牵开阔筋膜。用牵开器将臀中肌向近端和外侧牵开,显露前侧关节囊。外旋髋关节,松解股外侧肌的起点。用骨膜剥离子游离前侧关节囊。然后,用电刀游离臀中肌在大转子前部的止点并用不吸收线标记,也可采用相对较小的前侧转子截骨术来替代,这种方法可以保护臀中肌的附着点并利于术后再附着,然后再用电刀从大转子前方逐渐将臀小肌前部止点松解并用不吸收线标记。肌腱的松解程度以允许在髋臼的上方放一个牵开器而达到良好的显露为宜。将股直肌从关节囊上剥离开,并将一个锐利的Honvmum牵开器放在髋臼嵴的后缘。以髋臼嵴为基准T形切开关节囊。通过进一步的外旋和外展,可将髋关节脱位。显露可向下延伸至股部,通过向远侧扩大切开阔筋膜和劈开股外侧肌筋膜,然后用骨膜剥离子劈开股外侧肌纤维,并用牵开器将股外侧肌从股骨表面游离。外侧入路在闭合伤口时,通过钻孔将臀小肌缝合到大转子上,同时应将分离的臀小肌前侧部分与保留于大转子的后侧部分尽可能的完整缝合,然后修补臀中肌和股外侧肌。修复肌腱时应尽可能地将臀小肌和臀中肌缝于原解剖位附着点。

外侧入路另有一由Hardinge描述的改良方法,试图保留臀中肌和股外侧肌功能的完整性。通过此入路,将阔筋膜全长分离后向前、后反褶,切除大转子滑囊,向前方牵开阔筋膜,向后方牵开臀大肌,显露臀中肌的止点和股外侧肌的起点。用电刀顺纤维方向将臀中肌腱部分的中后1/3切开,向远端经臀中肌的止点和股外侧肌的起点,沿肌纤维方向进入股外侧肌,这种方法保留臀中肌后侧部分的肌腱仍附着于大转子。自臀中肌腱止点及股外侧肌起点顺纤维方向向上、下分离长度分别约6cm。用牵开器将臀中肌牵开,然后用电刀从大转子前方逐渐将臀小肌松解,用骨膜剥离子显露前侧关节囊,接着外旋髋关节行关节囊切开术,继续屈曲、内收、外旋髋关节将股骨头脱位,然后施行股骨颈截骨术。在髋臼前侧和后侧放牵开器显露髋臼,臀中肌劈开入路的危险是如果向近侧分离太远,可能损伤横过臀中肌的臀上神经,切断其前侧部分的神经支配。

3.后外侧入路

后外侧入路经臀中肌后方和臀大肌间隙进入,是人工髋关节手术最常采用的手术入路。它最大限度地保留了外展肌的功能,可允许最小限制的早期康复,同时它又可最大限度地显露股骨近端,该入路最大的危险是在切断短外旋肌群和放置后侧牵开器时可能损伤坐骨神经。

操作时,切口以大转子为中心,近端弧形向后,而远端沿股骨干纵轴。顺切口方向劈开阔筋膜,在切口的近端钝性分离臀大肌纤维,向下经臀大肌前缘分离至臀大肌在股骨附着处的上部,为了显露更加清楚,有时可在距股骨附着 0.5~1cm 处,切断臀大肌近端止点,手术完成关闭伤口时再将其吻合。将臀大肌及其坐骨神经推向后方,将臀中肌向前侧和近侧拉开,最大限度的外旋患肢,通过钝性分离显露梨状肌,用电刀尽可能靠近止点切断梨状肌、上孖肌、下孖肌和闭孔内肌,股方肌的内侧部分也用电刀切断,梨状肌和联合腱用不可吸收线标记,于手术最后再附着。T 形切开关节囊,内收、屈曲、内旋患肢将股骨头脱位。在髋臼横韧带的上面和髋臼切迹外侧的骨皮质处,放一个宽的弧形带齿的骨挺,牵开髋臼下方的软组织。接着将另一个尖的弯曲的 Hohmann 牵开器先放到后侧关节囊与髋臼盂唇之间,然后再轻轻插到坐骨里。再将另外一个牵开器放到髋臼前侧关节囊与髋臼盂唇之间。用 1~2 根粗的斯氏针在髋臼上方或后上方插到髂骨中,完成上方的牵引。这时髋臼将被充分显露。

4. 经大转子入路

经大转子入路最早由 Charrdey 采用并描述。

优点:①髋臼显露较好;②容易确定股骨假体方向,特别是在翻修手术时;③转子前移能改进髋关节的生物力学和稳定性;④在患肢延长或缩短时,通过截骨可帮助维持适当的外展肌张力。

缺点:①手术时间较长,术中出血较多;②大转子固定有一定困难;③骨折不愈合;④局部形成滑囊炎。

目前经大转子入路较少被采用,以下情况可考虑此入路:①髋关节解剖显著异常;②先天性髋臼发育不良,大转子偏后,需行大转子前移和(或)远移,增加外展肌力矩,避免髋关节后伸和外展时撞击髋臼后缘和外缘;③翻修手术,改善显露,便于股骨假体和骨水泥的取出。

操作时,侧方皮肤切口以大转子为中心,切口近端向前,远端可弧向后方。软组织牵引可利用 ChamLey 牵开器,转子滑囊要么切除要么向后方反折。对于表面置换和需要较广泛显露者,最好切断臀大肌,同时横行切断股外侧肌,保留起点 1cm 附于股骨的腱袖。外旋下肢先切开关节囊前方,然后内旋。行转子截骨。闭合伤口时,修补股外侧肌,常规闭合浅筋膜、皮下组织和皮肤。术后用一个人字形弹力绷带固定伤口,用于提供加压和帮助术后早期止血。术后允许患者不负重行走,通常需要 2 个月方可开始负重行走,通常在转子愈合以前不要主动外展或不加限制的负重。

(二)假体的固定

1. 骨水泥型假体

(1)髋臼的置入:利用软钻在髋臼上钻 4~6 个直径为 6~8mm 的锚固孔,锚固孔穿过软骨下骨达骨松质。脉冲加压冲洗髋臼,去除所有的碎骨片,用干纱布尽力擦净渗血并干燥髋臼面,在进行这一过程的同时,搅拌骨水泥。骨水泥至面糊期时,用骨水泥枪首先将骨水泥注入锚固孔,用加压装置填紧。然后向髋臼窝内注入骨水泥,用髋臼加压器加压。利用置入器将已准备好的髋臼假体置入髋臼内,去除置入器。选择和髋臼假体直径相配的加压定位器安装在髋臼假体上,调节髋臼假体的位置,保持置入髋臼假体的方向与髋臼锉的方向一致,即髋臼假体应外翻 45°,前倾 25°。中到重度敲打加压定位器 5~10 次后把持加压定位器不动,将髋臼假体维持在正确位置直至骨水泥完全固化。骨水泥开始发热后,向髋臼周围注入生理盐水以达到降温的目的,防止周围组织的热损伤。

(2)股骨假体的安装:显露股骨近端后,髓腔扩大器通过梨状窝插入股骨髓腔,沿股骨纵轴转入。髓腔扩大器要始终保持与股骨纵轴对线良好。髓腔扩大器插入的深度必须达到最后使用的髓腔锉的深度加上骨水泥栓的高度再加上 1~2cm。髓腔扩大器的尺寸按型号逐渐增大,一般最后使用的髓腔扩大器正好与术前测量的假体远端尺寸一致。与非骨水泥固定的股骨假体不同,骨水泥固定股骨假体应用髓腔扩大器扩髓时应保留一定的致密骨松质,以利于骨水泥的"微内锁"固定,因此应避免过度扩髓。髓腔扩大器主要用于准备股骨近端的外侧,而髓腔锉用来准备股骨近端的内侧、前侧和后侧。髓腔扩大器可以扩大骨皮质髓腔,而髓腔锉基本上通过刮擦和挤压来使近端骨松质压缩成形。假体试模后清洗髓腔,根据最后一个髓腔扩大器远端的直径可大致确定骨水泥栓的直径,然后利用骨水泥栓测试件确定骨水泥栓的直径。放入体腔测试前将骨水泥栓测试件杆与最后使用的髓腔锉长度相比较,以确定骨水泥栓放入股骨髓腔的深度。将骨水泥栓安装到栓子置入器上,然后将骨水泥栓放到股骨髓腔远端,可根据栓子置入器上标记的尺寸判断骨水泥栓的插入深度。栓子插入到接近于安放的位置时,应在髓腔内遇到一定的阻力,这时可轻轻敲击栓子置入器直至需要的深度,然后拔除栓子置入器杆。搅拌骨水泥,利用骨水泥枪向髓腔内注入,在股骨髓腔充填骨水泥后安装假体时,应能轻松将假体插入到股骨,假体肩部距股骨距约 0.5cm 处,然后利用股骨假体打入器轻轻敲击,直至股骨假体完全进入髓腔。去掉多余骨水泥,向假体与股骨距交界处注入生理盐水以帮助降温。待骨水泥完全固化后,去掉打入器,将所选的股骨头放到股骨柄的轴上并轻轻旋入,然后用股骨头打入器以中等力量敲打 2~3 次。

2.非骨水泥型假体

(1)髋臼置入:充分显露髋臼四周后,用一系列直径逐渐增大的髋臼锉锉磨髋臼。选择适当大小的髋臼假体试模,将髋臼假体的金属杯安装在打入器上,然后在控制外倾角及前倾角即金属杯口在垂直方面向外侧倾斜约 40°,前倾约 25°,用力将金属杯打入髋臼窝内,去掉打入器。如果术中认为有必要附加固定,可以选择带螺钉孔或带凸尖的髋臼假体,在导钻保护下钻孔,并用手指在髋臼壁外缘,指导钻孔方向,将螺钉缓慢拧入骨内,并固定髋臼金属杯。

(2)股骨假体的安装:先用盒式截骨刀在股骨近端沿大小转子方向开一骨槽,然后确定合适的股骨髓腔导向孔。扩髓钻的直径逐渐增大时,不应让其接触导向孔。当扩髓钻的直径逐渐增大时,它咬住髓腔的距离也逐渐增大。应最少将 3cm 以上的髓腔进行圆柱形扩髓,使之与股骨假体的多孔表面相对应。试模复位后,取出试模和锉,将最终的聚乙烯内衬打入髋臼杯。假体插入股骨时,必须保持适当的方向和前倾,插入的深度取决于假体的设计,多数使用无领假体,因而可增加插入深度以获得牢固的固定,最后,安装股骨头并复位髋关节。

五、并发症

神经血管损伤是全髋关节置换术不常见的并发症,然而一旦发生却相当难处理。为了避免神经血管结构损伤,需要全面了解有关解剖和损伤机制。术前设计、改进术中技术及术后密切的随访是减少神经血管损伤的先决条件。在全髋关节置换术手术中随时可发生神经血管损伤。在给患者摆体位、手术解剖、组织松解、复位和脱位操作、取出旧的假体、假体安放前骨的准备、假体放置、用骨水泥和螺钉固定、用钢丝加固股骨大转子过程中，以及因术中操作不当等引起的术后迟发性血管损伤已有报道。为了避免全髋关节置换术中神经血管损伤，需要全面了解手术野周围有关解剖结构和位置。

（一）血管损伤

1. 髂外动静脉

髂外动脉是髂总动脉在 $L_5 \sim S_1$ 椎间盘水平分支后的前分支，它斜向下沿腰大肌的内侧缘，在髂外静脉的前外侧伴行，腰大肌位于髂外动脉与前柱的内面之间沿着弓形线从近侧开始下降，肌纤维逐渐减少至远处于髂耻隆突处变成腱性结构，此处正对髋臼前上部分。

髂外静脉与髂外动脉相伴行，在近端，静脉走行于动脉的内后方；在远侧，相对于髋臼前上部分，静脉沿着腰大肌内缘走行动脉的内下方，只有少量肌肉和筋膜介于静脉和骨盆边缘间，它位于骨盆前柱及壁层腹膜之间，沿骨盆边缘相对固定。

在全髋置换术的全过程，髂外静脉损伤已有报道，所报道的髂外静脉损伤不如髂外动脉损伤常见。给患有动脉粥样硬化的患者放置体位可能因血栓形成导致肢体局部缺血或因斑块栓塞致远侧肢体坏死，这种情况在翻修术中可能发生，因为血管已挛缩或受瘢痕束缚。如果踝部多普勒测压低于 50mmHg 或存在临床缺血症状，为了避免这种潜在并发症，在全髋关节置换术前，应进行血管外科会诊。

手术入路中，血管位于骨盆内，在用牵开器置于前柱上暴露髋臼时可被损伤，特别是有粥样硬化性血管疾病时更易发生血管损伤。目前尚不清楚的是血管损伤是因牵开器，还是因使髋关节脱位所采用的操作手法，因为反复脱位造成髂外动脉栓塞或假性动脉瘤形成。当牵开器置于髋臼横韧带近侧髋臼前缘上太靠内侧时，极有可能导致损伤，这种危险当沿着前柱在近侧放置牵开器时而减少，因前柱处血管被介入腰肌所保护。

使用骨水泥髋臼假体在准备好髋臼后，为了固定，需要在髂骨、坐骨及耻骨上支扩孔及钻孔，在髋臼内面从内侧过度扩孔可导致髂外静脉损伤，钻孔时突破到骨盆内，从髋臼前壁缺损挤入过量骨水泥，因聚合物热量或直接压迫均可引起闭塞性髂外动脉损伤。

血栓形成通常需要行血栓切除、搭桥、结扎或修补，有人建议用骨水泥限制物或骨移植来避免髋臼假体置入时过度挤入骨水泥。

生物型髋臼假体通常需要使用螺钉固定，在螺钉固定中，髂外静脉被划破导致大的腹膜后血肿，从而需要清除血肿及血管修补，在髋臼后壁使用螺钉固定能避免损伤。

髂外血管迟发损伤的发生是由于髋臼假体移动，骨水泥刺可导致压迫性闭塞、动脉瘤形成、假动脉瘤形成及血管腐蚀，这些迟发损伤通常是可避免的，细致的骨水泥技术能避免骨水泥挤出。当从前面牵开组织暴露髋臼时，牵开器应置于前柱的近侧骨组织，避免过度靠内侧放置。

在髋臼翻修术中，骨水泥通过髋臼前上壁穿透到髂外血管周围，攀住这些血管，当拔出髋臼假体时造成骨水泥撕裂髂外血管，甚至髂内血管也相似地被挤出的骨水泥损伤。在翻修手术前，需要进行术前评价，采用标准斜位放射照相，动脉造影术或造影剂增强 CT 扫描来评估在除去髋臼假体时血管损伤的可能性，在取出髋臼假体前可和血管外科医师协作，预先从腹膜后暴露髂外血管系统。

2.股血管

股动脉是髂外动脉经过腹股沟韧带后的延伸，它从髋关节囊前内侧经过，二者之间被髂腰肌腱分开，股静脉在接受股深静脉及大隐静脉的属支后经过腹股沟韧带深面成为髂外静脉，股动脉在关节囊处位于股静脉外侧，因此更易受损伤。

全髋关节置换术盆外血管损伤报道最多的是股血管损伤。侧卧位时，为患有动脉粥样硬化血管疾患的患者摆体位，在耻骨联合和后方的骶骨间用设备固定骨盆时，必须仔细操作以免压迫股血管，可膨胀的袋状体位器也能导致腹股沟压力过大，体位放好及充气前后应触摸足背动脉以确保不压迫腹股沟内的股血管。

手术入路中，最常引发股血管损伤的机制是牵开器放置不当，这种情况可发生于前外侧入路，此时牵开器太靠内远离髋臼缘前下部，用杠杆操纵牵开器可导致股动脉内膜损伤，切除髋臼前下骨赘及瘢痕化关节囊也可导致股动脉损伤。

在髋臼假体固定中，从前内侧挤出过多的骨水泥导致假性动脉瘤形成、血栓形成及股动脉的周围动脉栓塞，骨水泥聚合产生的热量是内膜损伤的最可能原因，延长的骨水泥刺压导致术后血管腐蚀及假动脉瘤形成、动静脉瘘形成。用骨水泥固定期间，可以通过在该区域放置叠垫或者在聚合作用前除去髋臼前侧多余的骨水泥来避免损伤。术中没有什么出血的全髋关节置换术术后会出现局部缺血，究其原因，一是患有动脉粥样硬化，二是反复牵拉即脱位及复位手法操作，导致术中出血少，术后肢体部分缺血。Stamatakis等已证明，在脱位操作中可发生股静脉的完全闭塞。当行短缩肢体延长纠正明显的髋挛缩时，可由于在被瘢痕束缚的粥样硬化的股血管上进行牵引而致血管损伤，比较术前术后动脉造影照片可显示以前扭曲的粥样硬化血管变直，在患有动脉粥样硬化血管疾患的患者中，完全恢复长度或纠正屈曲挛缩必须谨慎，在患有动脉硬化的患者中，于先前的髋关节手术后又行全髋置换后腿长度恢复时，因牵引所致的血管损伤已有报道。当怀疑有明显的血管疾病时，需要术中体积扫描监护或血管科会诊。

3.股深血管

股深动脉起源于腹股沟韧带下约3.5cm的股动脉外侧面，它在股动脉后方耻骨肌和长收肌之间经过，然后行于长收肌和短收肌之间，旋股外侧动脉起源于股深动脉近端外侧，它在缝匠肌和股直肌深面行向外侧，在股外侧肌上段表面分成升支和降支，旋股内侧动脉通常起源于股深动脉后内侧，但也可能起源于股动脉，它在耻骨肌髂腰肌之间，从内侧环绕股骨，并从后侧沿着转子间线出现于股方肌上缘。

在全髋关节置换术中，股深血管极少受损伤，而在髋臼前下缘牵开器放置太靠内侧会导致旋股内侧动脉假性动脉瘤形成，在该区域挤出的骨水泥也可导致旋股内侧动脉损伤，该动脉经常在股方肌上缘受损伤，但除非损伤比较靠近起点，一般极少导致大出血。翻修术中，切去瘢痕和关节囊也会导致旋股外侧动脉损伤。

4.闭孔血管

闭孔动静脉通常一起横跨骨盆外侧壁，表面被壁层腹膜覆盖，静脉在最下侧，闭孔内肌及筋膜位于这些结构外侧，闭孔动静脉在闭孔上外侧部相接近，在此处它们经闭膜管出骨盆，这些结构在闭孔膜处相对固定,包绕腹膜并相对不变。

有1例报道在翻修术中,假体头运动时因骨赘或骨水泥刺划破血管所致闭孔动脉损伤。如果髋臼前下部分被触及或在髋臼横韧带之下将牵开器放入闭孔外上区域也可发生损伤。

5.臀上血管

臀上动脉是髂内动脉的后分支,从坐骨切迹上部经过时最接近后柱,经梨状肌上孔出骨盆时相对固定,腹膜外脂肪组织囊在这些结构和髋臼后柱间,从而提供了组织空位。

由于在坐骨切迹范围内固定螺钉发生臀上动脉破裂,当末端尖锐的牵开器插向切迹方向时也可发生损伤,在该点臀上血管距骨2mm。为了减少经髋臼拧入螺钉时臀上血管损伤,应用手指轻轻触到切迹,而不用器械伸入该区。

6.臀下和阴部内血管

臀下和阴部内血管是髂内动脉前支的终末支,这些血管在梨状肌和尾骨肌之间出骨盆进入臀区,它们在坐骨棘水平离后柱最近。阴部内血管环绕坐骨棘从坐骨小切迹再入骨盆时,稍稍离开后柱,臀血管在坐骨大孔较低部分的梨状肌下通过,如果使用过长螺钉行髋臼假体固定,这些血管也可发生损伤,这些螺钉露出后柱的长度必须在5mm以下,因这些结构与骨相距至多5mm。

7.象限系统

很多有关解剖和手术的报道及教科书展示了环绕髋臼和股骨近端的神经和血管,使用髋臼象限系统可很容易地理解髋臼解剖及周围神经和血管,该系统用髋臼内一个固定点(一般为髋臼中心点)作参考来确定骨盆内结构的位置。从髂前上棘画一条线来将髋臼等分成两部分,如果这条线在中点被其垂直线二等分,即形成4个象限。象限可用于为经髋臼置放螺钉划分安全区和危险区,也可作为牵开器放置向导,为行移植物固定的髋臼固定孔钻孔作向导,或评估某一特定髋臼区的骨厚度。

在前象限使用固定螺钉、固定孔或辅助安全牵开器可能会危及闭孔神经、动静脉。闭孔神经血管位于前下象限,这些结构附带少量软组织或肌肉,这些保护性填充物位于骨盆骨附近,因前象限缺乏骨,损伤的危险更大。每当可能时,应避免以骨水泥或经髋臼螺钉接触相对于前象限的内侧髋臼骨,牵开器放在前柱之上时应仔细操作。在过度扩大、安放骨水泥固定孔或经髋臼螺钉安放中,髋臼的边缘区经常被累及。髋臼假体偶尔由于移植失败发生内移,该髋臼内区与沿上四边形表面的闭孔神经、动静脉相对。由于相对于这些结构的比较小的闭孔内肌老化和较浅的髋臼骨厚度,损伤的危险增加。

后象限则不同,坐骨神经和臀上神经血管路径与后上象限相对,臀下和阴部内结构与后象限相对,与前象限的薄骨相比,后象限中心区的骨厚度在25mm以上,在这些区域可相对安全地置放螺钉和固定孔。另外,在用牵开器和螺钉固定时,坐骨神经可轻轻地牵开以减少损伤的可能性,坐骨切迹易于触及,从而有利于神经血管的保护。臀下和阴部内神经血管在坐骨棘水平触不到,如果牵开器沿后柱骨放置,因神经血管可相对活动从而被保护。象限系统为定位髋臼周围神经和血管结构提供了有益的指导,神经血管损伤机制的知识及利用解剖标志确定解剖结构的能力有助于外科医师减少全髋关节置换术中的神经血管损伤。

(二)神经损伤

1.概述

全髋关节置换术伴随神经麻痹的发生率为0～3%,翻修术伴随的发生率为2.9%～7.6%,坐骨神经麻痹(腓总神经麻痹或无胫神经麻痹)占这些损伤的大多数,这些患者中的一部分表现出功能恢复且恢复得很好,很多人则遗留严重损害和伤残。Weber等报道2012例连续性全髋关节置换术周围神经损伤的发生率为0.7%。在一组术前术后行肌电扫描研究的28例患者(30个全髋关节置换术)的前瞻性研究中,同是这些研究人员,他们报道神经损伤的发生率为70%。尽管这些患者中多数没有损伤的体征,且一年随访中都正常,但对潜在的神经损害仍不可低估。

2.病理

Sundar Land对神经损伤的病因学做了广泛研究,全髋关节置换术似乎与三个发病因素相关:

(1)压迫。

(2)牵引。

(3)局部缺血。

虽然已知的神经损害的原因很明显,仍有必要意识到有两种以上的因素在最终临床表现上有相加作用。肢体延长2.5cm可能是术后腓总神经麻痹的原因,但牵开器压迫或广泛的周同神经分离可能会降低神经耐受随后的延长(牵引)阈,由于各种因素的相关作用依患者而异,尚难以提出如何预防这些并发症。

压迫性神经损伤可能继发于牵开器放置或血肿形成,最终临床表现可从短间隔的暂时传导阻滞发展为继发于神经内膜鞘内轴索破裂的不可逆性神经损伤,损害程度取决于作用力,力的作用时间及周围软组织对力消散的数量。神经牵拉伤伴随着术中操作即肢休延长和侧移位,或两者兼有发生,神经束周围结缔组织的数量及有问题的神经的相对移动可减缓牵引力和牵引时间。仅占神经长度6%的快速延长可致明显的神经损伤。缺血性神经损伤因压迫和牵拉器械而发生,由于神经营养血管直接损害导致的原发损伤也有报道。

3.坐骨神经和阴部神经

(1)概述:坐骨神经包括胫神经和腓总神经,是起源于L_4～S_3的骶丛上根的延续,坐骨神经在坐骨大切迹出盆处近侧位于梨状肌的前内侧,它从梨状肌之下(下梨状凹)发出,经过髋白后柱的后外侧面之上,然后从股骨大转子和坐骨结节间越过闭孔内肌、子肌和股四头肌下降。

当坐骨神经从坐骨切迹出来时,神经纤维已立体定向,腓总神经更靠外侧,在10%的个体中,两个分支(胫神经和腓总神经)分别起自骶丛,腓总神经下降倾斜度比胫神经大,使得腓总神经纤维更靠表面而易受到损伤。Edwmds等分析了12例疑有牵拉所致腓总神经麻痹患者的肌电和神经传导研究数据,神经经胫骨前肌和趾伸肌纤维颤动电位及神经传导速度的明显减慢被认为可证实原发神经损伤该点。然而,微弱的异常纤维颤动潜能在接受腓总神经两个分支的二头肌短头时可记录到(膝关节水平之上150mm～260处)。正常的腓肠肌功能伴发的研究结果证实神经损伤发生在坐骨神经腓侧部,坐骨神经的这两种解剖特点解释了该观察,腓侧部有两个相对的固定点——坐骨切迹和腓骨小头,同样注意到腓总神经的神经束结构含有被疏松结缔组织包裹的大神经束,而胫侧部具有较小的神经束及较多的结缔组织,这使得坐骨神经的胫侧部在表现出神经损伤征象前能承受很大比例的拉长。

(2)坐骨神经和腓总神经损伤机制:坐骨神经和腓总神经麻痹是全髋关节置换术伴随的最常见的周围神经损伤形式,报道的发生率为0.5%~20%,这些百分比的意义被仅严重神经损伤时才表现出临床并发症的情况所掩盖,并发神经损伤(坐骨神经-股神经、坐骨神经-闭孔神经)发生比例多达20%,仅有明显临床损害的才被注意到。

Edwands等报道了三种危险因素:翻修术、带或不带有肢体侧移位的延长术、女性,甚至在把先天性髋关节脱位排除在研究对象之外时,女性仍为更显著的危险因素,缩减的肌肉量及坐骨神经血供的变异被假定为可解释这种观察。肥胖、年龄、手术入路及术前活动范围未列为坐骨神经和腓总神经麻痹发生的危险因素。

坐骨神经和腓总神经麻痹的病因不明。在一些实例中,手术步骤的回顾有利于损伤原因的确定,下面总结了从这些研究中得出的结果。

个别病例报道证明因在转子上环绕金属丝致坐骨神经损伤,神经压在骨水泥刺上及断裂的转子金属丝移动致神经损伤,后两种机制被报道为延迟的坐骨神经麻痹,22%的坐骨神经麻痹起因于直接损伤。

坐骨神经的解剖行径使它在髋关节置换术中易受损伤,相对容易遭受损伤的坐骨神经易受后髋臼牵开器和强力扩孔器致伤,未引起注意的髋臼及股缺损可导致神经被挤出的骨水泥及热量或相关压力损伤。在穿过转子金属线时股骨的内旋转或环扎丝线增加了后外侧结构的暴露,从而减少坐骨神经误扎的机会。在后象限用髋臼螺钉固定是比较安全的,而手指触摸钻孔,特别是在坐骨切迹,是谨慎的且易于完成的,然而先前的手术使正常的解剖标志混乱。对解剖知识、神经损伤潜在性的理解,以及清楚直接损伤的机制可减少这种损伤。

术后脱位占已知的坐骨神经和腓总神经麻痹原因的10%,一旦有脱位表现,必须充分意识到在复位前的神经学检查,髋关节已稳定复位后,再次仔细检查神经功能仍是必要的。Swdalamd指出,受压所致神经损伤程度与压力大小及持续时间呈正相关,全髋关节置换术后若发生脱位,迅速复位是极度推荐的做法。

出血并发症占术后坐骨神经和腓总神经麻痹病因的20%,急诊手术减压可减轻压力的大小及持续时间,并有希望减轻神经损伤的程度从而有利于恢复。

(3)结局及预后:Edwands等通过比较分析坐骨神经麻痹与腓总神经麻痹、牵拉所致麻痹与直接损伤所致麻痹的结果得出结论:患腓总神经损伤的患者比患坐骨神经麻痹的患者恢复得好。12名腓总神经麻痹患者中11名是源于牵拉,仅3例显示完全恢复;11例坐骨神经麻痹中,4例被认为继发于牵拉,这4例患者生活质量不如因牵拉所致腓总神经麻痹的11例,11例坐骨神经麻痹患者中的4例是由于直接损伤(牵开器、电烙器烧伤、缝合及术中股骨骨折),这些患者比牵拉所致麻痹患者生活质量高,3名无法辨别损伤原因患者的临床病程与有直接损伤者相似。

Schmalzreic等回顾了53例患有坐骨神经和腓总神经麻痹的随访1~16.5年的记录发现,患坐骨神经和腓总神经麻痹患者功能恢复差别较小,而且预后直接与神经损害程度相关,所有术后遗留某些运动功能的患者或在住院期间恢复某些功能的患者均有较好的恢复,不患有严重感觉迟钝的患者生活得很好。给这些患者评分使用的测定参数分别为疼痛、行走功能及活动度,所有患神经损伤的患者显示了行走能力的减退。有意义的是,尽管这组研究中的患者结局与早期报道无显著差异,但 Schmalzreid 等认为神经麻痹是全髋关节置换术最难处理的并发症。虽然在髋积分中通常使用的客观评价表现出很好的结局,但患者仍不满意。

4.股神经麻痹

(1)概况:与坐骨神经和腓总神经麻痹相比,全髋关节置换术并发股神经麻痹的发生率一直未做过很好的统计,在最近发表的一系列全髋关节置换术股神经麻痹中,Simmons 等报道 440 例连续操作中的发生率为 2.3%。股神经麻痹也可能与坐骨神经麻痹共同发生,其临床表现可能被术后使用辅助性行走装置所掩盖。股神经由 $L_2 \sim L_4$ 神经根分支所构成,它在骨盆内位于髂腰肌之上并通过股三角进入大腿分布于髂肌、耻骨肌、缝匠肌及股四头肌群。

股三角直接位于髋关节前内侧,而且在该区股神经易受损伤。该三角上界为腹股沟韧带,外侧为缝匠肌,内侧为长收肌,三角底由髂腰肌和耻骨肌构成,其顶为阔筋膜,股神经及股动静脉在近端彼此经过该区,该部位相当坚硬,为水肿及血肿提供的减压空间较小。

(2)股神经损伤机制:多数坐骨神经损伤机制也可导致股神经损伤,包括骨水泥外渗、牵拉或张力、血肿及牵开器放置,股神经病的独特性在于损害可继发于股动脉的假性动脉瘤。

继发于骨水泥的股神经损害已有报道,Press 等报道了 2 例因骨水泥的股神经麻痹,并进一步确定损伤是继发于髋臼骨水泥的挤压。此外,因聚合物热量所致损害及骨水泥所致神经完全束缚已有报道,髋臼置换术中生物固定材料的使用可减少该并发症,然而经前上及前下象限固定可导致这些损伤。正如 Wasielewski 等所说的,这些象限不安全,一般不作螺钉固定。全髋关节置换术伴发的股神经麻痹及显著屈曲挛缩表现已有报道,全髋关节置换术后患者髋轻微屈曲位可使股神经免受术后牵拉伤。

出血及血肿形成已被文献证明可导致股神经症状,两者都伴随全髋关节置换术及在有出血疾患的患者中自发发生。Goodfeuow 等已证明,制动对血友病患者的股神经病有很好的治疗作用,同时手术减压是必要的。

牵开器放置似乎是股神经损害的主要原因,Simmon 等报道了 10 例全髋关节置换术并发的股神经麻痹并得出结论:10 例均系因牵开器放置所致。这些研究者作的解剖研究证明 Hohmann 牵开器的尖端极接近股神经,虽然理论上被髂腰肌的肌肉组织所保护,实际肌质较少,特别是当它逐渐变细为键性附着时,因此当放置前髋臼牵开器时,必须非常小心谨慎。

由于股动脉损伤所致的股神经损伤要经常考虑到,虽然在股动脉损伤节段股神经完全被遮盖,但外科医师应警惕继发于血肿形成的早期术后神经麻痹。全髋关节置换术后晚期的股神经麻痹可能是与股动脉有关的假动脉瘤形成的迹象,必须考虑血管外科会诊及动脉造影术。

(3)预后及结局:全髋关节置换术后发生的股神经损伤的预后与坐骨神经、腓总神经损伤一样,是建立在损伤机制的基础上,股神经完全被骨水泥束缚与较差预后有关,然而由于骨水泥刺激物的侵犯所致损伤可通过手术除去刺激物及神经松解来改善。

前牵拉器放置并发的股神经损伤患者生活较好,特别提到继发于牵开器放置的 10 例股神经麻痹患者在一年内的完全恢复,像坐骨神经及腓总神经麻痹一样,由于牵开器放置的股神经直接损伤似乎与股神经功能恢复至最好预后有关。

5.闭孔神经麻痹

(1)概述:闭孔神经麻痹是全髋关节置换术罕见的并发症。Weber 等在 2021 例全髋关节置换术中记录到 1 例闭孔神经麻痹;Eftekhar 及其同事们在 800 例手术中见到 1 例;Siliski 及 Slou 报道了 4 例闭孔神经麻痹,所有 4 例都是由于挤出的骨水泥所致。

闭孔神经麻痹的诊断较难做出,全髋关节置换术伴发的腹股沟持续疼痛,骨盆放射显像骨水泥挤出的证据,闭孔肌力的临床检查,积极的肌电扫描检查结果对证实该诊断是必要的。

(2)闭孔神经解剖:闭孔神经、动静脉经过髋臼四边形表面,闭孔神经血管经过闭孔上外侧部的闭膜管出骨盆,神经血管结构在该位置比较固定。

(3)闭孔神经麻痹机制:在多数报道中,闭孔神经麻痹是继发于钻、骨水泥或两者都侵害盆内结构。已注意到髋臼内壁的侵害、耻骨支的缺陷及金属网不足以使骨盆内结构免受骨水泥侵害,对所有怀疑骨缺损进行骨移植是必要的。螺钉固定作为闭孔神经损伤的原因尚无报道,如果要避免该并发症,考虑闭孔神经与髋臼四边形表面极靠近,螺钉放置避开髋臼前下象限是必要的。

(4)预后及结局:Weber 等报道了闭孔神经麻痹患者有良好的恢复,这种损伤原因不明,怀疑由牵开器放置所致。Siliski 及 Scot 报道了 3 例闭孔神经麻痹的手术治疗,1 例因骨水泥块致神经移位而术中神经传导未受损的患者,除去骨水泥症状缓解,其他 2 例麻痹与骨水泥完全束缚神经有关,其中 1 例患者在保护神经情况下除去骨水泥未缓解疼痛,另 1 例患者在骨水泥遗留之处行闭孔神经部分切除术,两个月后,患者自诉腹股沟痛缓解。一旦诊断确立,这些准则可用于治疗继发于骨水泥的闭孔神经麻痹。

(三)体感诱发电位

在脊柱手术中,体感诱发电位(SEP)已被广泛使用,这种非侵入性手段能用于监护从周围神经至感觉皮质的神经系统的生理功能,同一原理已被用于全髋关节置换术中坐骨神经损害的探测。

如果要避免全髋关节置换术并发神经血管损伤,需要完全清楚骨盆及股骨近端的解剖。避免在前象限使用髋臼螺钉固定是关键。骨水泥技术很重要,所有髋臼及股骨缺损应行骨移植,以避免粗心大意所致骨水泥移动。应用有关神经血管结构位置的知识指导牵开器放置。比较困难的翻修操作及复杂的首次全髋关节置换术,应行术前血管神经评价及体感诱发电位监护。在发生术后神经麻痹的情况下,应仔细的回顾手术过程以判定损伤原因,这样外科医师能较好地在神经恢复的可能性方面为患者提供恰当的咨询。

第四节 人工膝关节置换术

一、适应证与禁忌证

膝关节置换术根据以人工假体置换不同的病变关节部位可分为单髁置换、全膝关节置换(可包括或不包括髌骨置换)、股骨髁或胫骨髁大块切除后的带干的特制假体置换。单髁置换术多用于重度的单腔室关节病变而另一侧关节间隙及髌股关节基本正常的病例。其目的是尽可能地保留正常的关节结构，减少手术创伤，以期获得更好的功能恢复，并为今后的全关节置换留有余地。但单髁置换的技术要求较全关节置换术更高，且文献报道的远期疗效的优劣差距较大。带干的膝关节假体主要应用于肿瘤的瘤段切除后的关节功能重建和严重骨缺损的膝关节翻修，由于个体差异的因素，此类假体往往需要特殊定制。在膝关节置换外科中，全膝关节置换术是最典型和最基本的手术，其原理同样适用于其他类型的假体置换手术。因此，本节将以全膝关节置换（TKA/TKR）为主要描述对象。

膝关节置换术的目标是解除关节疼痛、改善关节功能、纠正关节畸形和获得长期稳定。

（一）主要适应证

1.退变性膝关节骨关节炎（OA）

老年性膝关节 OA 占全膝置换术的比例最大。对于站立位 X 线片上膝关节间隙已明显狭窄和（或）伴有膝关节内、外翻，屈曲挛缩畸形，其症状已明显影响关节活动和生活能力的病例，经保守治疗不能改善症状者，可考虑施行全膝关节置换术，对单腔室 OA 可考虑进行单髁置换术。经胫骨高位截骨术后仍不能改善症状的单腔室 OA 也可施行全膝关节置换术。

2.类风湿关节炎（RA）和强直性脊柱炎（AS）的膝关节晚期病变

RA 或 AS 常可累及双侧膝关节，对出现关节畸形的晚期病例，在关节融合之前，可有明显的关节疼痛症状，由于患者的平均年龄较 OA 患者轻，选择全膝关节置换可以避免关节的强直性融合，明显地改善关节功能，提高患者的生存质量。但由于 RA/AS 患者的关节周围结构的挛缩及多关节的病变，对此类患者的疗效期望值不应过高。

3.其他非感染性关节炎引起的膝关节病损并伴有疼痛和功能障碍

如大骨节病、血友病性关节炎等。

4.创伤性骨关节炎

严重的涉及关节面的创伤后的骨关节炎，如粉碎性平台骨折后关节面未能修复而严重影响功能的病例，以及因半月板损伤或切除后导致的继发性骨关节炎。

5.大面积的膝关节骨软骨坏死

指病情严重，已不能通过常规手术方法修复的病例。

6.感染性关节炎后遗的关节破坏

在确认无活动性感染的情况下，可作为 TKA 的相对适应证。

7.涉及膝关节面的肿瘤

对肿瘤切除后无法获得良好的关节功能重建的病例。此类病例可能需要特殊定制的假体。

总之，全膝关节置换术的适应证是广泛的，但并不意味着可以滥用这一术式。尽管全膝关节置换术可以获得较为理想的功能恢复效果，但由于全膝关节假体在机械磨损及多次翻修等方面的问题并未彻底解决，因此，严格地掌握手术适应证和考虑接受 TKA 患者的年龄依然是十分重要的。但由于翻修手术在假体设计和技术上的可行性，年龄不再是选择全膝关节置换术的绝对指征，但对年轻患者的全膝手术仍应考虑到二次手术的条件。

(二)手术禁忌证

(1)膝关节周围或全身存在活动性感染病灶应视为手术的绝对禁忌证。

(2)膝关节肌肉瘫痪或神经性关节病变包括肌性膝反张等。

(3)全身情况差或伴有未纠正的糖尿病应在正规的内科治疗使疾病得到控制后方可考虑手术。

(4)其他可预见的导致手术危险和术后功能不良的病理情况,应在纠正这些因素以后才能考虑手术。

(5)对无痛且长期功能位融合的病例不应作为人工关节的适应证。

二、膝关节假体设计、分类和假体选择

(一)膝关节假体的设计

现代的膝关节假体设计虽然种类繁多,但大多基于同一个原则,即以植入的关节假体提供类似于正常膝关节的伸屈和旋转模式,并借假体本身与膝关节的韧带及软组织平衡获得静态与动态的稳定性。尽管今天的假体设计尚不可能达到如正常膝关节相同的功能,但上述原则仍是假体设计者和临床医师所共同追求的目标。虽然各种设计类型的全膝关节假体的形态不一,但设计原理却大致相似。

借鉴了人工全髋的成功经验,目前膝关节假体的材料选择以金属的股骨髁假体和超高分子聚乙烯的胫骨及髌骨假体为主。各种不同膝关节假体所使用的材料可能会有区别,但仍然以高强度的钴-铬合金(Co-Cr)和高分子质量的聚乙烯(PE)为主。而在胫骨托的材质使用上也有采用弹性模量更接近骨质的钛合金。

在胫骨假体的设计上,有全聚乙烯假体和由金属托和聚乙烯组合的两种设计,带有金属托的假体使载荷通过金属托均匀地传导至胫骨,减少了聚乙烯蠕变导致的应力不均,并更多地考虑了翻修手术时的方便且可设计成非骨水泥固定假体,因而更多的医师愿意接受这一设计而使之成为现代膝关节假体的主流选择。髌骨假体的设计同样有全聚乙烯和带金属背的两种设计,但由于带金属背的假体势必要减少聚乙烯的厚度或过多切骨,从而容易导致髌骨假体的磨损、断裂及髌骨的骨折,因此,其应用较少。此外,以 LCS 假体为代表的活动衬垫型膝关节将胫骨假体的聚乙烯垫设计成可在金属托上滑动的所谓 Mobilbearing 假体,使得股骨髁可以与胫骨垫得到最大的匹配度从而减少聚乙烯磨损,也更接近正常膝关节的运动模式,有作者称此类假体可能成为未来膝关节假体的设计方向,但对其疗效的评价还有待观察。

(二)膝关节假体的分类

根据膝关节假体使用的部位可分为单髁假体或称单间隔假体、不包括髌股关节置换的双间隔假体及全关节假体或称三间隔假体。根据假体设计中提供的机械限制程度可分为非限制型假体、部分限制型假体、高限制型假体和全限制型假体(铰链式假体)。根据假体的固定方式还可将其分为骨水泥固定型假体和非骨水泥固定型假体。

(三)膝关节假体的选择

1.固定方式的选择

对膝关节假体而言,由于骨水泥固定型假体具有较好的长期随访结果,使得这一类型的假体被广泛接受。在膝关节置换手术中，骨水泥的作用已不仅仅是固定假体，而更重要的作用是加强骨床的承载强度，尤其是在胫骨侧。近年来发展起来的非水泥固定型假体，如各种微孔型或 HA 涂层假体在近期获得了较好的随访结果，但由于缺乏远期随访，尚无法与骨水泥型假体相比较。参照全髋关节置换术的经验，对 60 岁以上的患者，可使用骨水泥固定，对年龄较轻的患者可选择非骨水泥固定股骨侧假体。但目前绝大多数医师仍推荐使用骨水泥固定胫骨侧假体。

2.单髁假体的选择

单髁假体属于非限制型假体。对于单纯的内侧或外侧间隔的病变，理论上可以选择单髁置换，成功的单髁置换手术可以最大限度地保存关节的组织结构和运动功能，并为二次 TKA 手术留有余地。但单髁手术对手术操作技术的要求较高，不准确的手术可能会导致失败。此外，单间隔的病变往往伴有膝关节的力线改变，有时截骨手术也能达到较好的效果。而施行单髁置换术时如不能纠正膝关节的负重力线和获得良好的平衡状态，手术仍可能导致失败。因而，单髁假体置换在膝关节置换外科中所占的比例较小。

3.不同限制程度的全膝假体的选择

膝关节假体的机械限制提供了假体的机械稳定性，但同时与关节的活动度形成了一对矛盾。一般来说，较少限制的假体可以获得更好的关节运动功能，而对关节稳定结构的完整及操作技术有更高的要求。较多限制的假体在设计上提供了假体关节额外的机械稳定性，但因此可能会导致切骨较多和损失部分关节活动度，并且可能由于其限制性导致假体与骨界面的机械松动。

(1)非限制型假体：非限制性全膝假体以保留后交叉韧带(CR)假体为代表，保留的 PCL 维持了假体植入后的后方稳定性，因而允许胫骨关节面趋向于大曲率的低限制设计而获得更大的关节活动度，但同时由于股骨髁部件与胫骨关节面的接触面变小，易致磨损，PCL 的保留还可能使屈曲挛缩畸形难以纠正。因此，新的设计摒弃了胫骨垫的近似平面的设计而增加了股骨与胫骨的匹配度，以减少磨损但也获得了一定的限制度。事实上，全膝关节假体都存在不同程度的机械制约，包括保留后交叉韧带的假体，只是限制较少而已。此类假体的设计较多地考虑到关节的活动度而使得假体本身具有较少的机械制约。其置换术后的稳定性更多地依赖于维持膝关节稳定的韧带结构的完整性和膝关节周围软组织的平衡。对于年轻、关节稳定结构完好的患者可选择此类保留交叉韧带的假体，可望获得更大的关节活动度。但保留的 PCL 在膝关节活动过程中可能与假体产生生物力学紊乱，尤其在有屈曲挛缩畸形和 PCL 紧张的病例中，这一紊乱更为突出。因此，CR 假体在目前临床应用的比例与 20 世纪 80 年代相比呈现下降趋势。

(2)部分限制型假体：部分限制型膝关节假体以后稳定型(PS)或称后交叉韧带替代型(CS)为代表，是指界于非限制性和高限制性之间的假体。它是通过胫骨垫中央的凸起和相应的股骨髁间凹槽替代 PCL 的功能。其优点是适应证广，对于 PCL 功能不全或因膝关节屈曲挛缩无法保留 PCL 的病例无疑是最好的选择。其缺点是比 CR 假体具有更多的切骨量，以及过屈时可能导致股骨髁与胫骨假体后缘的撞击而使关节活动度减小。但最新的设计考虑到早期设计的缺点而进行了一系列改良，使后交叉韧带替代型假体的临床应用比例出现增加。

是否保留 PCL 在理论上仍然存在争论,在假体的选择上应根据患者的膝关节条件和术者的手术经验选择合适的假体。早期胫骨部件的平面设计由于点状接触导致高磨损率,应避免使用。事实上,上述各类假体虽品牌繁多,但设计思想相似,疗效的优劣并不仅仅取决于假体选择,而更多地取决于手术者对手术的精确设计和熟练的操作技术,以及术后的正确康复措施。

(3)高限制型膝关节假体:此类假体如 CCK、TC3 等针对膝关节不稳定采用了更高大的胫骨凸和更匹配的股骨设计,以获得侧向和后方的稳定性。主要用于侧副韧带功能不全、伴有较大骨缺损或严重畸形的初次置换病例,以及使用非限制型或部分限制型假体初次置换失败后的翻修手术。

(4)全限制型膝关节假体:全限制型假体以铰链式膝关节为代表,此类假体的铰链设计提供了足够的机械稳定性,因而可应用于膝关节肿瘤截除术后及膝关节稳定性丧失的全膝翻修术。单纯铰链膝关节假体的长期随访结果显示有较高的松动率,一般已不再应用于初期的全膝置换术。但近年来,各种可旋转铰链膝关节假体的设计已能获得与非限制膝关节接近的伸屈/旋转活动度,因此对膝关节稳定性丧失的病例而言,仍不失为一种较好的选择。

(5)其他:此外,各类假体还可与各种垫片与可调式加强物及髓内固定杆相配合,以适应修复骨缺损和重建对线及翻修术和肿瘤切除后保肢手术的需要。

三、术前准备

(一)理论与技术准备

膝关节置换是一项需要理论基础和技术经验的专业工作。只有经过充分的理论和技术准备才可能获得满意的临床结果。对初次开展全膝关节置换手术的医师而言,单纯参观一例 TKA 手术不可能了解这一手术的全部内涵。我们建议初学者应该阅读并理解有关膝关节置换的著作,接受正规的膝关节置换训练班的培训,在模型上操作以熟悉工具的使用,并在有经验的医师指导下开展膝关节置换手术。

(二)术前准备

1.病例选择

严格掌握适应证与禁忌证。

2.全身检查

全身检查包括一般的常规术前检查,特别要注意糖尿病、下肢深静脉状况及有无全身感染情况。

3.膝关节检查

(1)一般检查:通过视(望)、触、动、量等常规手段对膝关节的外形、肿胀或关节积液、皮温、肌肉萎缩、触压痛、股四头肌与腘绳肌肌力、关节活动度及肢体对线(膝关节内、外翻)等做出初步评价。

(2)膝关节的测量检查:测量在膝关节的评价方面具有非常重要的意义。对从事关节外科的医师而言,一根软尺及一把骨科专用角度尺如同内科医师的听诊器一样重要。膝关节的测量应包括肢体对线、Q 角、关节活动度(ROM)、髌上 10cm(最好包括经关节线及髌下 10cm 的)关节周径、髌骨位置与内外侧活动度等多参数的双膝对照测量,左、右膝关节的测量值的差异往往是有意义的。

(3)韧带稳定性检查:Lachman 试验和抽屉试验是检查交叉韧带功能的最重要检查,利用 KT-1000 或 KT-2000 等专用测量工具还可以精确地测出关节的松动情况,对于评价交叉韧带的功能是十分有意义的。侧方加压试验则是检查侧副韧带功能的主要手段。通过上述检查,应该能够做出膝关节稳定性的判断,提出膝关节不稳的类型,并对韧带的稳定功能做出合乎逻辑的推理。

(4)膝关节的 X 线检查:膝关节的常规 X 线检查在对膝关节置换术前评价中具有特别重要的意义。最有意义的标准 X 线片应该是包括站立位的下肢全长的前后位片,也可通过拼接法获得全长片,以及膝关节的侧位及 30°/45°的髌骨轴位片,这些 X 线片不仅可获得一般性的诊断资料,而且对肢体对线、关节间隙、髌-股相称性(髌骨外位、髌骨倾斜等)的测量有重要意义。

(5)排除不宜施术病例:为排除某些不适合施行 TKA 手术的疾病,关节穿刺以及关节液的常规和细菌学检查、CT、MR、放射性核素骨扫描等都有一定的参考价值。此外,膝关节镜检查虽然并非是膝关节置换术前的必要检查手段,但关节镜检查是评价膝关节病变情况最有价值的方法之一。

4.实验室检查

除常规实验室检查外,血沉和 C 反应蛋白检查对排除感染性关节炎和为术后随访提供参照具有重要意义。

5.术前评价

采用通用的膝关节评分体系对患者术前状况做出客观和量化的评价,以了解患者的术前状况和为术后随访提供资料。

6.准备假体

根据患者的关节病变情况、年龄及术者的操作经验选择合适的可获得的膝关节假体。各人工关节供应商都提供相应的透明模板,根据术前估计所使用的假体型号以及测量的结果,至少准备相邻的 3 组型号的假体以供术中选择,尤其是要准备足够的不同厚度的胫骨垫以适应术中需要。对有较大的骨缺损的病例,还要准备垫片或植骨的内固定材料。术前熟悉假体的安装程序和专用手术器械对保证手术的顺利进行也是非常重要的。

7.受术者的术前指导

对受术者的术前谈话与指导是使患者消除心理恐惧、配合手术和术后康复的重要环节。指导患者术前的股四头肌肌力训练及 ROM 训练方法,停用某些可能对手术有影响的药物,治疗如足癣等容易导致感染的疾病。

8.麻醉

根据患者情况可选择全麻、硬膜外阻滞、腰麻。原则是能够获得足够的肌肉松弛并能够允许使用止血带。

9.术前抗生素应用

预防手术感染在 TKA 手术中具有重要的意义。在麻醉诱导期使用抗生素静脉滴注是预防性使用抗生素的最佳时间。

四、基本技术

膝关节置换技术对手术的成功是至关重要的环节。而对操作技术的掌握并不仅仅是手技的熟练,更重要的是对假体设计思想和安装要求的理解,以及对重建下肢对线与软组织平衡等必要因素的认识。

(一)膝关节置换技术的基本要求

全膝关节置换的手术操作技术对不同的假体而言有不同的要求,不同的操作器械系统也有不同的操作方法,但在手术暴露、软组织松解与平衡、纠正畸形等方面的外科处理上则应遵循相同的原则。

1.精确的假体对线

根据术前和术中测量,准确地使用配套的导向器械进行精确的对线和切骨,在适当外翻位行股骨远端切骨,与胫骨长轴垂直在胫骨近端切骨,重建正确的下肢对线,包括建立正确的下肢力线和关节线,将误差限制在最小的范围内。

2.良好的软组织平衡

通过软组织松解获得软组织在伸屈状态的平衡,纠正膝关节内外翻或屈曲挛缩畸形(图 4-4-1)。对内翻畸形,松解内侧限制因素,外翻畸形逐步地松解外侧结构。假体置入后的内外侧张力保持平衡一致,不存在过度紧张和松弛现象。

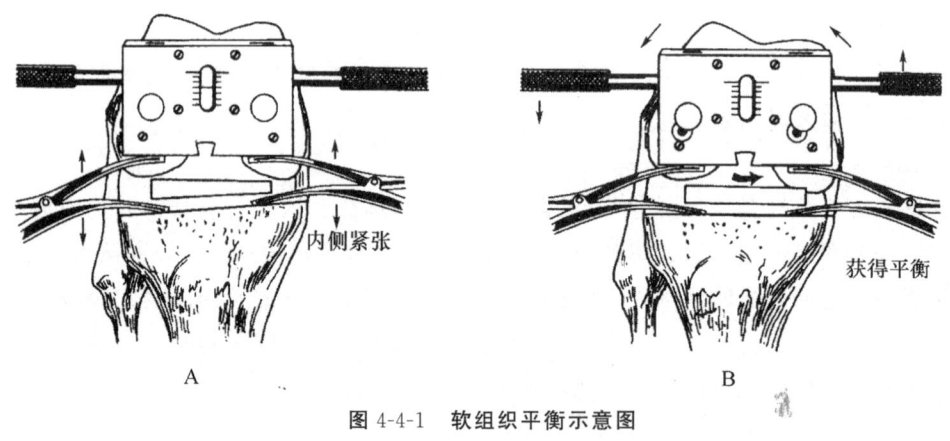

图 4-4-1 软组织平衡示意图

3.相等的伸屈位间隙

通过测试及必要时调整切骨获得伸直位和屈曲位相等的关节间隙和稳定(图 4-4-2)。

4.正确的髌骨轨迹

可通过股骨及胫骨假体准确定位,髌骨的等量截骨、髌骨假体内置(图 4-4-3,图 4-4-4),必要时支持带松解建立正确的髌骨-股骨滑车运动轨迹,以最大限度地减少髌骨并发症。

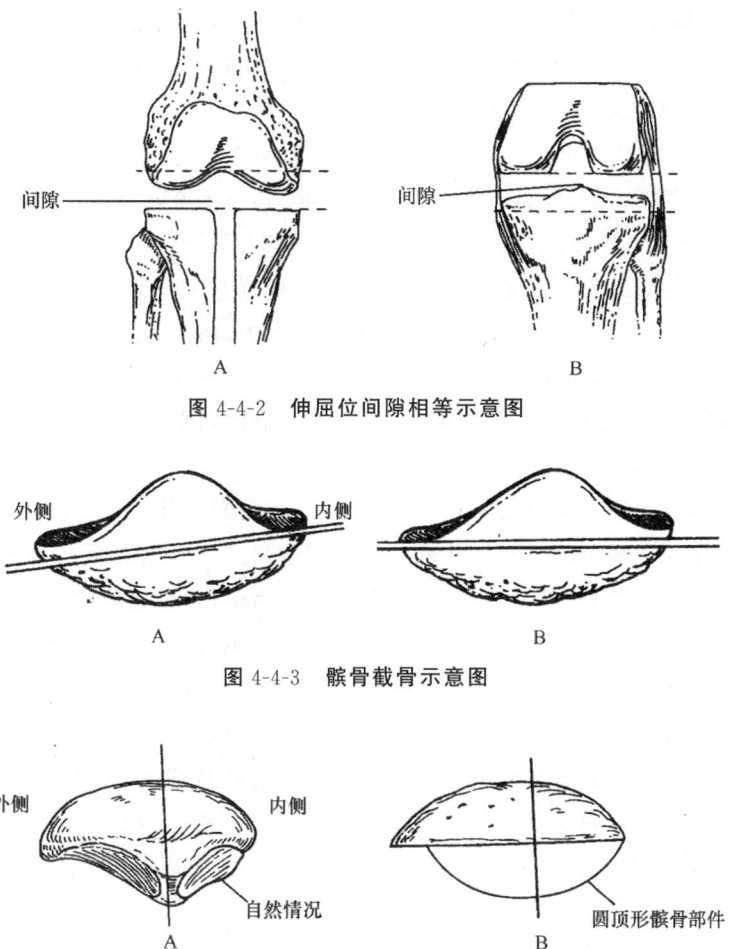

图 4-4-2 伸屈位间隙相等示意图

图 4-4-3 髌骨截骨示意图

图 4-4-4 髌骨假体内置示意图

5.合适的假体型号

于股骨侧位像评估前后位假体型号,若选择型号偏小,则会在屈膝时造成松动、在股骨皮质上可能产生凹痕;型号偏大则在屈膝时过紧,加大股四头肌移动范围。胫骨假体应获得最合适的覆盖率。

6.可靠的骨水泥固定

通过可控制技术,精确安装假体,避免骨水泥过厚或不均造成假体安装误差。保证建立全面的骨-骨水泥-假体交锁来实现可靠的固定。

(二)膝关节置换的技术要点

1.入路

最常用的是 Insall 倡导的膝关节前正中入路,在髌骨上极 5～10cm 经髌骨前方向胫骨结节内侧缘作长 15～20cm 的纵行皮肤切口,向内侧游离皮瓣,经髌骨的内侧缘作关节囊的前内侧切口止于胫骨结节内侧缘 1cm 处。此入路使得皮肤切口与关节囊切口移位,从而减少了术后切口裂开导致假体外露的可能性。切开关节囊后,屈膝,向外侧将髌骨脱位,必要时将胫骨结节的内侧缘连同骨膜向外侧稍作剥离,在胫骨近端向内、外侧作锐性剥离。切除前交叉韧带,将胫骨拉向前方,切除半月板,完全显露膝关节的三个腔室并去除关节缘的明显骨赘。选用后稳定型假体者,切除后交叉韧带后,可获得更好的暴露。对屈曲受限的膝关节或某些翻修病例,有时需采用股四头肌 V-Y 成形或胫骨结节截骨术。

2.软组织平衡与畸形矫正

当病变膝关节存在内翻、外翻或屈曲挛缩畸形时,必须尽可能地矫正畸形并通过相应的内侧松解、外侧松解及后方松解以达到软组织和韧带的张力平衡。

(1)内翻畸形:是膝关节 OA 中最常见的畸形,术中通过彻底切除胫骨和股骨内髁缘的骨赘,在胫骨侧剥离和松解内侧副韧带结构获得内外侧平衡,通过掌握剥离的范围调整松解的程度。靠紧缩外侧副韧带或切断内侧副韧带是有害无益的。内翻畸形往往伴有胫骨内侧髁的骨缺损,少量的骨缺损在切骨时可获得平衡,但大量的骨缺损则需要通过植骨或实用矫形垫片纠正,以免过度切除胫骨。

(2)外翻畸形:外翻畸形较内翻少见,但处理方法较内侧复杂。主要是松解外侧结构,但松解术主要在股骨外髁一侧完成。根据外侧挛缩的程度可采取松解外侧关节囊、松解和切断髂胫束 Gerdy 结节和胫骨附着部、松解外侧支持带和外侧副韧带,必要时采用松解或切断股二头肌腱等方法获得内外侧平衡。但应尽可能保留外侧副韧带,以维持外侧的稳定性。注意松解过程中应妥善保护腓总神经避免损伤,必要时暴露和游离腓总神经。

(3)屈曲挛缩畸形:屈曲挛缩畸形常见于类风湿晚期和重度的膝关节骨关节炎。轻度的屈曲挛缩畸形可通过对股骨后髁及胫骨后缘的后方关节囊松解纠正,而重度的屈曲挛缩必须进行彻底的后方软组织松解和较多的股骨远端截骨来加以纠正。包括松解或切除后交叉韧带、后关节囊广泛松解、松解腓肠肌腱等步骤,后方松解可以在完成截骨术以后进行,此时可以获得更好的显露。

(4)膝反屈畸形:严格地讲,膝反屈是膝关节置换的禁忌证,其常出现在儿麻后遗症的患者,是由于股四头肌肌力缺陷导致的畸形。必须进行膝关节置换的病例,可以通过相对较厚的胫骨垫使其维持较大的紧张度,从而保持关节的稳定。

3.全膝置换的切骨与安装技术

(1)对线:人工全膝置换术中膝关节对线理念建立在反复检测和平衡基础上,以重建外翻 5°～6°正常下肢解剖轴线(允许范围为 3°～9°)。手术器件提供冠状面股骨轴线、胫骨轴线与最终下肢轴线的检测工具,从而帮助医生建立正常、稳定的膝关节运动学与对线。外翻轴线的建立通过胫骨侧截骨在冠状面垂直于解剖轴、股骨截骨与其解剖轴成 5°～6°来达到。通常胫骨侧对位通过髓外对线杆完成,股骨对位通过髓内对线杆完成。

(2)胫骨准备:

①胫骨截骨对线:髓内对线时,于前交叉韧带胫骨止点处钻一超过 8mm 直径的开口,用于插入胫骨髓内杆。开口直径应略大于髓内杆直径,有利于降低胫骨髓内的压力。髓外对线时,对线杆应与胫骨结节内、中 1/3 交界处,踝关节前方胫前肌腱或内踝外缘保持一线。胫骨髓内导块可有或没有 3°～7°后倾。无论用髓内或髓外杆对线,多数系统均提供内、外对线相互确证的工具。

②胫骨截骨量选择:为正常选择胫骨切骨平面,将锯片导块及探子装配到胫骨髓内或髓外

对线杆上端,用 7mm 单极探子对病损较少侧胫骨平台作参照。探子头放在平台最低点。2mm 探子用于对病损较多侧胫骨平台作参照,或用于有解剖变异的病侧。此外,胫骨切骨导块中点应于胫骨结节内 1/3 处(而非内缘)。

一旦切骨导块位置确定,经钻孔参考线钻两个固定孔,用两枚固定钉固定。旋松连接螺帽,去除探子并拔除髓内或髓外杆。这样,切骨导块留置于原位,以备切骨用。此时,在胫骨近端的＋2mm、＋4mm 或－2mm 切骨变化均可完成。操作方法是:将带槽切骨导块从位于钻孔线水平的固定钉上移下,选择标有＋2mm、＋4mm 或－2mm 的所需孔位孔腔,套入固定钉上,这样就可使切骨导块下移 2mm、4mm 或上移 2mm。

③胫骨截骨与测量:用锯片经切骨导块槽做胫骨上端切骨,注意保护周围软组织。胫骨近段切骨后做近段切面测量。膝关节极度屈曲,用大号屈膝拉钩(后方)及两个小号拉钩(侧方)牵开暴露胫骨,使胫骨表面完全显示。正常情况下,可根据股骨大小选择正确胫骨尺寸(如 2 号股骨多选用 2 号胫骨)。较少情况下选用比股骨大或小一号的胫骨尺寸。

④胫骨髓腔扩锉:扩锉导块和测量导块常设计成一体。为获得正确的胫骨假体内外旋位置及最佳的髌骨轨迹,导块的手柄应位于胫骨结节内 1/3 处,同时,用一对线杆插入测量、扩锉器手柄,进一步确定胫骨对线正确。当大小与位置已建立,用固定钉固定。选用中心钻插入胫骨平台,将适当大小的扩挫器沿扩锉导块打入,直至扩锉器完全进入。若存在硬化骨,用钻头预钻中央孔,随后缓慢击打扩锉器,以防胫骨平面骨折。必要时,可用电动工具或骨刀处理硬化骨。去除所有胫骨器械,准备安装试件。

(3)股骨准备:

①股骨髓腔开口:股骨髓腔进入点位于髌骨沟远端中央、滑车与股骨髁连接线处,该处常可见一隆起嵴。用直径 8mm 的钻头打开髓腔,钻头方向调至在冠状面与侧面均与股骨干保持一直线。钻孔时应略增大钻孔口有利于开口引流、预防髓腔内高压。用手慢慢插入股骨髓内杆,以确保髓内腔隙良好。若杆不易插入,调整进口位置,以便插入杆与股骨髓成一直线。

②股骨远端截骨:将带槽股骨远端锯骨导块固定于股骨髓内对线导块,调整股骨远端锯骨导块与髓内对线杆的角度,使切骨面轴线与股骨解剖轴线成 5°～6°外翻。T 形柄髓内对线杆经导块中央孔慢慢滑入股骨髓腔,股骨髓内对线导块连同股骨远端锯骨导块沿髓内对线杆推进至股骨髁远端最突出处。此时,可将髓外对线塔及一根髓外对线长杆连接于远端股骨髓内对线导块上,术中证实髓内对线杆(代表股骨解剖轴)与指向股骨头中心(位于髂前上棘内侧二指处)的髓外对线长杆(代表力学轴)的相对位置关系是否正确。确定导块切骨方向正确后,用细钻头在带槽远端股骨切骨导块标准孔位钻两个小孔,并用固定钉将切骨导块固定于股骨前方。去除长轴对线柄及对线塔、髓内对线杆以及对线导块。股骨远端锯骨导块仍保持原位。采用标准孔位处的小孔切除 9～10mm 厚骨量(与置换假体厚度一致),若须切除更多或更少远端股骨,可通过保留原来锯骨导块固定钉,将导块移至标有"＋2mm""＋4mm"(多切 2mm、4mm)或"－2mm"(少切 2mm)的小孔位置。一旦切骨厚度与方向确定后即可用锯片经切骨导块槽做股骨远端切骨。注意切骨时避免过分推压锯片,导致切骨面上移。

③股骨测量和旋转对线:测量远端切骨面的大小。股骨测量器用作前后切骨、斜面切骨及髁间窝切骨参考。膝关节放置最大屈曲位,将测量器放置远端切骨面中央,测量器后爪放置于

股骨后髁，调整测量器滑动尺使前方探针刚好与股骨前皮质接触。用测量器手柄上的标记确定测量器内外方向的中心点。通过股骨髁上联线调节测量引导器的旋转方向，使测量器左右向轴线与髁上联线平行，测量器相对股骨后髁联线外旋3°。注意避免股骨假体的内旋安装，后者可导致髌股关节面及胫股关节面活动轨迹的脱轨。确定中心位置和旋转对线方向后，在测量器左右两参考孔位钻孔，参考孔连线与旋转轴线平行。以股骨测量滑动尺上的尺寸确定所需股骨假体大小。合适的股骨假体选择应能使前方切骨刚好达到股骨前方皮质，后方切骨量与股骨远端切骨量相同。

④股骨前后、斜面截骨：依据上述测量，选用合适的"4合1"股骨前后切骨导块，导块两固定脚分别插入两参考孔，以保持股骨前后切骨的外旋3°旋转方向。用固定钉固定将"4合1"切骨导块固定于股骨远端，做股骨前方、后方及前斜、后斜面切骨。

⑤髁间窝截骨：选用后稳定型假体，尚需进一步做股骨髁间窝切骨。将选用的后稳定型髁间窝切骨架放入远端股骨参考孔中，钻孔后将固定钉固定于切骨架前方孔中。将适当大小的骨刀或电锯髁间窝插入切骨架槽隙，切除髁间骨块。应用骨刀时注意防止后方骨皮质破裂。

(4)髌骨准备：髌骨精确的切骨可获得一个自然的椭圆形骨面，并保证切骨后植入假体时髌骨总厚度与术前一致。髌骨准备有以下5步：

①用卡尺测量髌骨以了解原先髌骨的厚度。髌骨假体一般有椭圆形和圆形两种，厚度为7mm及8.5mm，多为高分子聚乙烯制作。

②髌骨放置于一个带开槽间隙的髌骨切骨导块中，导块上的探针指数是理想切骨量（常为7mm），若髌骨已有磨损，应切除较少的骨量。导块放置时将其钳爪固定于髌骨内外软骨联合部，导块钳爪与髌骨背面平行，导块探针放置在髌骨关节面最高点。在髌骨切骨导块引导下做均匀而且平整的髌骨切骨。为避免软组织并发症或髌骨切骨过多，髌骨切骨不应低于股四头肌腱和髌腱在髌骨的附着点水平，切骨后剩余髌骨厚度应大于12mm。

③测量髌骨切骨完成后切骨后骨面的大小，确定选用髌骨假体的尺寸。

④锚固脚钻孔引导器固定于髌骨切骨面，用带深度阻止的钻头钻一个或三个锚固孔，由于内侧髌骨较厚，钻孔可能出现颤动，故须牢牢把持引导器。

⑤插入髌骨假体试件。髌骨假体试件的插入可检查髌骨表面置换后的厚度以及假体与锚固孔之间的空间关系。还可在以后复位时检查髌骨活动轨迹。如同第1步测量方法，卡尺能确证假体置换后的髌骨正确厚度，通常为平均20～25mm。

(5)软组织平衡：TKA手术最大的困难在于实现软组织平衡。软组织的平衡原则上可通过以下三步完成。第一步，在解剖学水平去除所有骨赘，在截骨完成后在骨的边缘去除骨赘并不困难。由于在靠近皮质的边缘存在滑膜层结构，由此可确认骨的解剖学轮廓。在髌骨，股骨远端和胫骨表面去除骨赘是容易的，用弯嘴咬骨钳即可完成。股骨髁的后方骨赘去除最困难。在薄形椎板扩张器的帮助下可显露该部位。对骨质疏松患者必须小心，避免压碎柔软的松质骨。随着扩张器张力增加，正面就可以清楚地看见膝关节的后方。可用咬骨钳修整较小的骨赘，较大的骨赘用骨刀切除。同时可以清除残留的半月板及后间室增生的滑膜。第二步，松解紧张侧侧副韧带、关节囊或周围肌腱。其中，内侧副韧带的松解通过骨膜下剥离胫骨内上止点来达到；外侧副韧带和腘肌腱的松解通过骨膜下剥离股骨外髁止点来达到；髂胫束和外后关节囊的松解可采用点状打孔法达到；后关节囊紧张时可沿股骨内外髁后方以及髁间窝后上缘向上剥离后方关节囊，注意剥离时极度屈曲膝关节，紧贴股骨后表面，防止损伤后方血管。内侧后关节囊尚可在胫骨平台内后方松解，然而，外后方关节囊的胫骨侧松解应注意避免腓总神经损伤。第三步，紧缩或重建松弛侧软组织机构。内侧副韧带松弛常应用内上髁止点上移，或半腱肌腱加强术恢复其张力。此类手术难度较高，必要时需应用限制性较大的假体（如 TC_3）增加关节稳定性。

截骨和软组织平衡过程完成以后，应进行试验性复位。理论上讲，股骨远端去除的骨量应和假体的股骨远端部件的厚度相等，胫骨近端切除的骨量应和被置换的胫骨平台的厚度相等，同时无须做额外的平衡处理。股骨假体试件应能安全匹配的放置在股骨远端，在插入股骨髁假体时要注意髁间必须有足够的空间，防止发生髁间劈裂。胫骨平台应该在屈伸过程中稳定坚固，不应该出现翻书现象或过度的旋转活动。

通过应用内外翻应力，可以确定膝关节的稳定性和胫骨内植入物的厚度是否合适。如果术前有严重的内翻畸形，那么膝关节外侧就存在一定程度的术前拉伸，术中需要判断外侧是否过度松弛。通常，只要已经纠正了外翻的力线不良和存在牢固的内侧副韧带，应用固定负重面假体可以接受外侧几毫米的松弛。但如果术前存在外翻畸形，内侧副韧带因受到一定程度的拉伸而松弛，常须进一步处理：沿着外侧关节囊松解紧张的结构，通过增加垫片厚度使内侧副韧带获得一定的张力。

随后检查胫骨平台上假体胫骨试件的旋转情况。如果胫骨试件内旋，胫骨结节位于试件中央的外侧，容易造成髌骨的半脱位和脱位。因此，必须外旋胫骨试件使得元件的中部恰好位于髌韧带的下方。在实现胫骨试件充分外旋过程中，最常见的错误是膝关节后外侧角暴露不充分。在这个部位，股骨髁挤压胫骨试件造成试件内旋且妨碍纠正。

检查髌骨的稳定性。屈曲膝关节确定髌骨轨迹居中，假如股骨试件的旋转角度合适，髌骨将正对髁间窝。如果外侧支持带太紧，髌骨会出现倾斜或脱位，需要行外侧松解。在充分伸直膝关节，向前牵拉髌骨，体会外侧支持带的紧张结构以后，完成外侧松解。松解分阶段进行，首先去除紧张的厚滑膜条带，然后松解外侧支持带的远侧部。

（6）假体的固定：假体可骨水泥固定、骨长入型生物固定或是压配技术固定，目前，膝关节骨水泥固定型假体仍占绝大多数。骨水泥固定假体安放前，用松质骨剪切成骨塞子，填入股骨髓腔孔和胫骨髓腔孔远端，彻底冲洗骨髓腔和各截骨面，完全拭干。当骨水泥达到一定的柔软黏稠度时，用手指加压于胫骨的表面，把骨水泥挤入清净的松质骨间隙。将胫骨假体的金属底座插入胫骨，击紧，去除从平台四周流出的多余骨水泥。将胫骨推回股骨髁下方，将预涂骨水泥的股骨假体套在股骨远端，击紧，同时去除假体缘溢出的多余骨水泥。在胫骨假体金属底座上安装垫片试件，复位膝关节，此时，胫骨和股骨假体与骨界面的多余骨水泥可进一步挤出，用刮匙和手术刀去除。膝关节保持在伸直位，翻转髌骨，于髌骨截骨面和锚固孔处放置骨水泥，将髌骨假体底面固定脚插入锚固孔中，用夹子维持固定，去除假体周围多余的骨水泥。待骨水泥固化后，活动膝关节，证实假体位置正确，软组织张力适当后，向前脱位膝关节，将选定厚度的聚乙烯垫片元件固定在胫骨假体金属底座上。确定固定良好以后复位膝关节，在正常运动范围内活动，谨慎地再次评估关节的稳定性和髌骨的运动轨迹。

充分冲洗膝关节,保证无骨屑或骨水泥碎片残留,关闭切口。用1号可吸收缝线间断原位缝合股四头肌和内侧支持带。切口缝合太紧会导致脂肪液化和影响伤口的愈合。在切口的近端部位,应将深筋膜作为独立的一层结构用两三根缝线进行加强缝合。除了肥胖患者以外,剩余的皮下组织可作为一层缝合关闭,伤口内放置负压引流。

(7)术后康复:术后常规使用CPM机进行功能锻炼,术后48小时后拔除负压引流,随后开始CPM锻炼,第一次锻炼屈曲设置在0°~60°,以后逐步增加屈曲度,术后1周后膝关节屈曲达到90°,膝关节伸屈0°~90°CPM锻炼维持3天后再逐步增加屈曲度达120°。早期CPM功能锻炼对膝关节活动功能迅速恢复极其重要,每天应上、下午锻炼两次,每次1~2小时,同时,鼓励患者做股四头肌主动收缩锻炼。当患者侧坐在床边,膝关节屈曲达90°,小腿能自然下垂后,可停用CPM锻炼,改为床边膝关节主动伸屈甩腿锻炼。术前有屈曲挛缩者晚间入睡时膝关节用伸直位支架固定。2周后,一旦患者膝关节能主动屈曲90°、并轻松完成直腿抬高时,应在双拐帮助下开始行走活动,拐杖或助行器行走时注意保持腰部挺直、膝关节伸直,避免弯腰屈膝行走步态。6周后患者可以使用手杖行走,10~12周基本恢复正常活动,以后继续逐步增加活动量。

全膝置换术后绝大多数患者都会感到疼痛缓解,他们能和60~65岁的正常人一样进行所有日常活动,包括跳舞、游泳、高尔夫、上下楼、不受限制的行走和低速度网球运动。由于术后伤口瘢痕和关节内纤维化形成,关节平均活动度仅为100°~115°,仍低于正常屈曲角度,患者长时间活动后仍会有紧缩感或出现轻微疼痛,应限制运动量大的体育活动,避免参加互相碰撞的体育活动或做下蹲下跪动作。

(8)并发症:

①对线不良:显著的对线不良显然将导致磨损增加和假体松动。目前与各种假体配套的截骨与假体安装操作系统日趋精确,因此,为确保对线良好,我们需要做到熟悉并用好这些安装器械,包括:必须获得充分地暴露,养成在导向装置指引下行截骨术的良好习惯;必须确保假体的最后位置与使用试件时相一致,避免在肥胖或过度铺巾包裹的患者手术中错误判断骨性标志。经验和对细节的注意将有助于防止对线不良及其相关问题的发生。

②髌骨半脱位旋转不良:全膝置换术后需要额外手术者50%都与髌骨有关。在过去的10年中,对股骨假体旋转问题的理解降低了髌骨的并发症。获得稳定的髌骨轨迹最重要的方面之一,就在于对股骨远端后方截骨术时正确的外旋轴线对线的理解。在解剖学上,由于股骨内后髁偏离髁上联线轴线的距离较股骨外后侧髁更远,因此,内后髁必须切除更多才能使股骨假体安装后其运动轴线与髁上联线轴线平行,这种假体的适当外旋也有利于防止髌骨脱位。另外,保持髌骨缘前方在股骨皮质前方水平可避免髌骨支持带过于紧张,降低髌骨脱位的发生。只要注意这两个细节,就可能把外侧支持带松解的比例降低到15%以下。

③不适当固定所致松动:假体的松动是与外科技术相关的远期并发症。如果使用多孔表面可供骨长入的假体,需要有完美的截骨表面。除非能保证骨-假体界面接触满意,否则应该考虑骨水泥固定。如果选择使用骨水泥固定,需要用脉冲冲洗来完成充分的骨床准备。安放正式假体前应再一次校正对线不良,以防假体松动。

④髌韧带撕脱:在全膝置换术中髌韧带撕脱是一个潜在性的灾难。因此,在整个手术过程

中应注意保护髌韧带的胫骨结节附着点。在未获得充分显露时过度屈曲膝关节有可能导致髌韧带附着部位的撕脱。而更多见的是，在没有充分显露和加以监视之前，使用 Homan 牵引器强力牵开髌骨与髌韧带时，也可撕裂髌韧带止点。充分的显露有助于严密观察，当髌骨韧带止点被过度拉紧或开始出现裂缝时，能被及时发现。胫骨外旋可以向外旋转胫骨结节，从而降低髌韧带张力和撕脱的危险。如果有必要，可行股四头肌 Snip 切断术或胫骨结节截骨术，以改善暴露和防止髌韧带撕裂。

⑤切口愈合：切口愈合问题直接与外科技术相关，许多患者因肥胖、年老、营养不良或存在免疫抑制而影响皮肤愈合。必须注意各个细节并采用细致的闭合技术。切开皮肤时边缘应整齐，关闭伤口时解剖层面须对合良好，避免切口表面的剪切力，根据修复的组织特点来选择合适的缝合材料，且缝合不宜过紧。

第五节 人工踝关节置换术

一、解剖及生物力学

早期的踝关节假体设计者没有意识到踝关节运动的复杂性。踝关节有胫骨、腓骨、距骨 3 块骨相互作用，每块骨头的形态都影响着相互的关系和运动。

踝关节的僵直显著影响着周围关节，特别是距下关节。邻近关节炎是关节僵硬和踝关节融合的公认并发症。一项 2009 年的研究阐明了其生物力学原理。该研究显示，和健康的脚踝相比，融合术后距下关节的矢状面、冠状面和横断面的运动变化相反。相邻关节炎的发生促使医生寻找踝关节融合的替代方式。

全踝关节假体设计在近十年迅速发展，随着髋关节、膝关节和肩关节置换术的不断发展且取得了越来越好的疗效，踝关节置换术又重新得到重视。随着第二代踝关节假体的出现，医生对该手术也重燃兴趣。在 20 世纪 80 年代和 90 年代早期出现的第二代假体包括 Buechel-Pappas 全踝假体，STAR 假体，Agility 全踝置换系统等。其中 Agility 假体是第一个获得 FDA 批准的 TAA 假体。

新一代假体解决了初代假体的一些缺点，改进了材料和固定技术。这种假体的设计理念是半限制，使用多孔涂层，不再需要植入骨水泥，切除的骨量也大大减少。最重要的是，对踝关节的解剖和力学特性的理解变得更加深刻。

足踝不是简单的铰链结构，更好地理解是滑动和滚动的复杂组合。此外随着重新回顾早期设计的结果，全踝置换术的适应证和禁忌证也被重新考虑。

目前的假体由 3 个部件组成。胫骨组件是一扁平部件，可以稳定固定于胫骨之上，距骨组件具有矢状面解剖弯曲，中间的衬垫部件由聚乙烯材料（通常是超高分子量聚乙烯）组成，可以固定也可以移动。STAR 假体作为仅有的一个移动衬垫假体被批准在美国使用。

由于踝关节需要进行滑动和滚动运动，因此假体需要适应足踝复杂的三维运动，需要各方面协调平衡。固定的衬垫装置具有足够的稳定性,但是牺牲了某些运动平面,特别是旋转运动。可移动衬垫保证了旋转运动,减少假体相关的应力,但是却降低了稳定性,承受轴向冲击的同时可能造成聚乙烯背侧磨损。

目前踝关节假体在保证假体稳定性和减少假体-骨骼应力之间达到了必要的平衡。过度的固定会导致应力转移到骨骼,骨骼破坏,最终因为骨质磨损和松脱导致稳定性出现问题。

由于踝关节胫骨侧相对来说结构简单,因此大多数假体都使用了相似的方法,即尽量减少骨质切除,以便于胫骨远端进行可靠固定。可以额外使用螺钉等固定以保证胫骨组件的稳定性。

距骨复杂的结构是假体设计者和外科医生需要面临的一个挑战。距骨的解剖特点是一个复杂的三维锥形体。距骨的各个面(内侧、外侧、前部和后部)的曲率半径各不相同。距骨旋转时具有变化的瞬时旋转中心,其主旋转轴与跨踝平面相关且外旋23°。更加复杂的是,踝关节在横截面上也旋转了约5°。

此外,外科医生还要考虑是仅需要重建距骨顶还是需要同时注意距骨内侧和外侧。矛盾的是,如果假体覆盖越多的关节表面,需要切削的骨质就越多,且削减移植物的接触面积。因此需要进一步的研究,以便不断改良设计。

众所周知,距骨的血供对损伤和手术操作都很敏感。每种手术技术都会对距骨血供造成威胁。现在还没有研究明确显示术中对距骨的操作(包括截骨)是否因为损害了其血液供应而最终导致了距骨坏死塌陷。

二、适应证

踝关节置换术相关的数据现在极大丰富。随着数据的丰富,其适应证也在不断发展。TAA的一个常见的指征是非手术治疗失败的晚期踝关节炎。创伤后关节炎,原发性骨关节炎和类风湿关节炎都是最常见的病因。对于严重的邻近关节炎,需要进行全距骨关节融合术的患者,也可以考虑TAA。在这些情况下,需要进行三关节融合的患者可以进行TAA作为替代治疗。

就TAA的适应证而言,患者年龄是一个主观因素。传统上认为只有活动要求低的老年患者才建议使用TAA。已经有数据支持相应的结论:有几份研究结果显示,在接受TAA的患者中,年轻人的假体有效率和功能评分均较低。有几项研究显示,青年和老年患者的有效率相当。由于没有关于年龄的硬性规定,因此使患者了解TAA的固有风险,并确定这些风险是否符合他们对术后功能和生活方式的预期是十分必要的。

类风湿关节炎或其他炎性关节病患者可能出现足和踝关节受累。踝关节融合术后,中足关节承力增加,可能会导致更多的问题。这些患者可以考虑踝关节置换术,以减轻后足和中足的承力。

医师一定要明确告知患者术后的活动预期。应该建议患者进行低强度活动。重新进行活动调整对患者是一个挑战;一些研究已经表明,踝关节置换术后进行一些低强度的活动是安全的,需要给予患者一定的鼓励。

除了年龄和活动问题以外,患者还必须有足够的骨量以便植入假体。另外软组织也要足够健康,以便在手术后能够覆盖完全。如果软组织不过关或者存在明显的血管疾病,可能就需要其他的治疗方案了。当遇到软组织问题时,是否可以采用替代治疗方案需要进一步的讨论。

三、禁忌证

TAA 的绝对禁忌证包括踝关节活动性脓毒症、骨髓炎、Charcot 或神经性关节受累、肢体完全瘫痪、距骨和胫骨远端大面积骨坏死、血供不足、软组织覆盖不良、无法纠正的严重畸形和骨骼不成熟等。

对于考虑进行踝关节置换术的患者,如果患有骨坏死或者感染史,需要考虑进行 MRI 检查。其结果对手术的可行性具有重要参考价值。如果骨坏死发生在预计要手术切除的部分,那么就不是 TAA 的绝对禁忌证。而如果是广泛坏死那么就应该将其列为绝对禁忌证。

TAA 的相对禁忌证包括韧带不稳定、感染史、糖尿病、病态肥胖症、骨质疏松、轻度畸形、软组织条件差、吸烟史、神经病等。对抑或需要进行高强度活动的患者可能需要进行关节融合术。术后不能遵医嘱的患者可能会出现自己的相对禁忌证。

全面的术前谈话对于帮助患者理解 TAA 是否可行至关重要。在与患者进行深入交谈的过程中,可能会出现很多信息,这将有助于确定可能的治疗方案。并不是所有的踝关节炎都适合做 TAA。

四、手术操作

(一)手术入路

绝大多数假体均选择标准的踝前方入路,Agility 踝须加外侧入路行下胫腓固定,ESKA 踝则为外侧经腓骨关节截骨入路。以前方入路为例:

1. 体位

仰卧。足跟上方即跟腱部以折叠的消毒巾稍垫高,使足跟略脱离床面,以便术中活动和调整踝关节位置。于大腿中上段置止血带。

2. 切口

踝前方纵向切口,起于踝上约 8cm,止于距舟关节处,注意腓浅神经的保护。沿胫前肌腱和拇长伸肌腱间隙进入,暴露胫骨。将拇长伸肌腱及神经血管向外侧牵开,胫前肌腱向内侧牵开,纵行切开关节囊,连同骨膜一并向两侧推开,直至充分显露距骨与内、外踝之间的关节面为止。

(二)骨水泥型人工踝关节置换

以某医院设计的全踝假体为例,置换手术的主要步骤如下:

1. 截骨

以骨刀凿除胫骨与距骨间、胫骨与内踝、外踝间关节面,使截面间留下 1.1cm 空隙,如踝关节原有内外翻畸形,应综合应用截骨和软组织松解加以矫正,使矫正后的关节间隙保持内外一致、前后一致。在胫骨正中和距骨正中另以骨刀做矢状方向开槽以容纳假体柄。

2.试件和假体植入

选择合适宽度的假体,将胫侧假体与距侧假体合拢,试插入间隙中,并适当修整截骨面,使假体位置无偏斜或扭转、与截骨面密贴、胫侧假体能与胫骨截面的前后骨皮质接触、被动活动幅度可达35°且旋转中心正好位于胫骨的中轴线上。取出假体,于截骨面上用小刮匙挖成若干小孔穴,并使孔穴口小底大,以容纳骨水泥和增强骨水泥的锚固力。冲洗伤口,冲尽血块和骨屑,拭干骨面,于截骨面和假体的锚固面涂以骨水泥,骨水泥应充分进入骨面和假体上的孔、槽中,但勿过多以免挤入关节后方面难以取出。置入假体,做踝关节被动伸屈活动数次,证实假体位置满意后,即将踝关节保持与中立位并适当加压。刮去溢出的骨水泥,用骨片或骨水泥封闭供假体柄插入的纵向骨槽。待骨水泥固化后缝合切口,留置橡皮片引流。

(三)非骨水泥型假体置换

具体步骤与假体选择有关,但基本步骤一致:

1.关节清理

暴露关节后,清理骨赘和滑膜。评估软组织平衡,初步松解韧带,恢复关节力线和韧带张力。

2.截骨导块安放

采用髓外定位装置,平行胫骨干安放定位系统,选择尺寸合适的模块在C臂机下确认放置在踝关节中央,以确保胫骨远端、距骨顶、内、外踝截骨量相互平衡,调节力线和软组织平衡。胫骨截骨面与胫骨纵轴呈0°~10°外翻角,后倾角根据假体设计设定。胫骨截骨厚度一般为骨面下1~2mm,如软骨下骨明显硬化或关节僵硬,则增加2~3mm切骨量。内、外踝截骨一般不超过1/3。在行距骨侧截骨时,模块应平行距骨体而不是距骨颈,模块的手柄应平行第二趾,这样大约有20°外旋。

3.截骨

通过模块用摆锯截骨,截骨前于内外踝安放拉钩保护,避免造成内、外踝骨折。距骨截骨时可通过跖屈增加暴露,斜面截骨必须有特殊器械。截骨后进一步清理后方骨赘和关节囊。

4.试模和假体安放

放入胫骨假体试件,这时胫骨假体大约有20°外旋。在轻度牵引或跖屈下放入距骨假体,然后判断软组织平衡。如果背伸不到10°,做跟腱延长。试模工作完成后,放入正式假体,同样须检测软组织平衡,必要时进行松解调整。安放引流,缝合切口。

(四)注意事项

(1)注意切口皮缘的保护。切开时手术刀应与皮肤垂直,并注意维持皮肤、皮下组织和筋膜的连续性,勿使分层。术中如使用骨撬,应注意勿重压皮缘。缝合应逐层进行并使切缘对和良好。全踝假体位置表浅,任何切口上的小缺陷都可能造成深部感染而导致失败。

(2)截骨后关节间隙应与假体的厚度相同。如间隙较窄,假体置入后可造成侧副韧带张力过大、引起疼痛和活动限制。如间隙太大,则将导致侧副韧带松弛、踝关节失稳。骨水泥应充分填入骨面和假体锚固面的孔、槽中,但又不宜过多,否则可溢入假体后方而无法取出,可能影响活动功能。

(3)凿除距骨与内、外踝间关节面时,应注意防止内、外踝骨折。

(4)假体的旋转中心,在矢状面与冠状面上均应位于胫骨的中轴线上,并使胫侧假体的锚固面与胫骨截端的前、后骨皮质接触。

(五)术后处理

术后 24~48 小时去除引流。术后即用短腿石膏托或弹性绷带固定踝关节于功能位 2~3 周。外固定去除后立即加强主被动锻炼,并在双拐帮助下行走。术后 6 周去拐。非骨水泥固定以管型石膏固定 4~6 周,去除石膏后行踝关节功能锻炼并逐步负重。一般术后 3 个月恢复正常活动。

五、并发症及处理

踝关节置换术的主要并发症是假体松动,这在早期假体设计中非常常见。第二代踝关节假体明显减少了假体近中期松动发生率,远期松动有待观察。

1. 伤口愈合不良

多由于局部血液供应欠佳,切口下方伸肌腱支持带撕裂及过早运动引起。预防方法是术中注意皮缘血供的保护和在术中防止过度牵拉和压迫。类风湿关节炎患者由于软组织常同时受到侵犯而丧失弹性,尤其须注意避免创缘的牵拉损伤。有文献报道采用前方正中部纵行切口非常容易导致切口皮肤出现坏死,建议切口稍向内移,在伸拇长肌和胫前肌之间进入。愈合不良发生后可采用植皮、带血管皮肤移植、高压氧舱等治疗方法。

2. 感染

分为切口表浅感染和深部感染。感染发生后,首先应做细菌培养和药物敏感实验。浅表感染应及时引流和使用抗生素。深部感染应做假体周围组织清创,冲洗伤口,对假体固定良好者,置引流管,静脉注射抗生素 4~6 周,然后继续改用口服抗生素。如果假体松动,需取出假体、骨水泥等所有异物,彻底清除坏死组织,施行一期关节融合或延期假体再置换术。

3. 假体松动

分为放射学松动和临床松动。有些骨水泥型假体,在 2 年内胫骨假体周围可见较明显的放射透光线。但只要胫骨假体在踝穴内无明显移位,仍可能保持良好的临床结果。临床松动可引起疼痛,是手术失败的主要原因。可能同后足存在未矫正的外翻畸形或骨组织质量欠佳有关。如松动与关节失稳有关且无法通过改变假体厚度加以克服,应该改做踝关节融合术。如踝关节稳定性好且无内外翻畸形,可做翻修手术,取出原假体或骨水泥,置入新假体。骨水泥取出后有骨缺损者,加做植骨。

4. 疼痛

常与松动或感染有关。假体和腓骨间撞击也是引起疼痛的原因之一。这与胫骨远端切除过多、距骨上移有关。机械性疼痛常因距骨与内外踝之间的关节面未同时置换而引起,应选择合适假体做全关节置换。

5. 内、外踝骨折

与术中使用锯片或骨凿不当有关,并应避免过多骨量切除,保证假体位置正确。内踝较薄,如果假体位置偏移而强行置入,容易造成内踝骨折。对无移位的骨折可用石膏托固定 8 周左右。如骨折移位，无法保持对位者，可加用内固定。

6.术后关节僵硬

术后踝关节活动受限或活动度丢失多为术中截骨量不足、假体过厚和软组织松解不足有关，尤其应注意后关节囊松解不足。对于背伸受限，必要时可考虑行跟腱延长术。关节活动度丢失也可因异位骨化、关节周围组织瘢痕挛缩引起，常见于创伤性关节炎或多次手术的患者。

7.关节内外翻松弛

与截骨过多，假体偏薄有关，可试用外固定4～6周，待软组织适当挛缩后可有改善。因指征选择不当而用于内外踝韧带完全损伤的患者，术后的关节失稳常难以克服，可试做修复，穿用高帮鞋或改做融合术。

第五章 骨盆与髋臼损伤

第一节 骨盆骨折

一、骨盆应用解剖及生物力学

骨盆环的组成：前面为耻骨联合及两侧的耻骨支和坐骨支环，纤维软骨盘分开两侧耻骨体；后面的骶骨和两侧髂骨经骶髂关节连接，骶髂关节周围韧带由骨间骶髂韧带、前骶髂韧带、后骶髂韧带、骶结节韧带、骶棘韧带和相关的髂腰韧带组成。

这些骶髂韧带复合体提供了骨盆后环的稳定性，而骶髂关节无内在的骨性稳定性。后骨盆环韧带与骨结构的关系可比作骶骨是吊在两侧髂后上棘上的吊桥。骨盆后环是承载或负重的必经之路，其承重通过两个承重弓即主弓，也就是骶股弓和骶坐弓。直立位，重力线由骶骨经两侧骶髂关节至两侧髋关节；坐位时，重力线由两侧骶髂关节至两侧坐骨结节。骨盆前部为联结弓，即副弓，也有2条，1条经两侧耻骨体及其上支与骶股弓相连，另1条经两侧耻骨下支及坐骨与骶坐弓相连。2条副弓起增强主弓的作用。当骨盆环遭受暴力时，骨盆环副弓往往先发生骨折。当暴力继续存在，那么，承重弓即主弓也将发生骨折，临床上常表现为骶髂关节临近部位骨折或脱位。

不同平面骨盆环稳定性依赖于不同的韧带。限制半骨盆环外旋的有耻骨联合、骶棘韧带和前骶髂韧带。骶结节韧带可阻止矢状面的旋转。髂腰韧带起自L_4和L_5的横突，止于髂嵴后方，在脊柱和骨盆之间提供稳定性。有学者研究表明，将骶棘韧带、骶结节韧带或二者全部去除，将不会对骨盆环的稳定性造成影响；然而，若去除骶髂骨间韧带，随着纵向负荷，骶骨将产生明显下移。

对于神经和血管与骨的解剖位置关系的了解对骨盆骨折的诊治非常重要。坐骨神经由腰骶丛神经根组成，在梨状肌的深面。腰骶干由L_4和L_5的前支组成，行经于骶骨翼和骶髂关节的前方。骶骨翼骨折和骶髂关节脱位最可能损伤腰骶干。L_5神经根在L_5横突下方，在骶骨翼内侧2cm处跨过骶髂关节；骶髂关节前方入路手术则有可能损伤该神经根。

骨盆骨折或手术可能导致大量失血。髂内动脉及其分支是骨盆损伤中最重要的血管结构，并且存在广泛的吻合支。髂血管走行与盆腔密切贴近，当盆壁相应部位发生骨折时，骨折端有伤及血管之可能。但是，重物挤压、压砸所造成的骨盆骨折合并血管伤远少于交通事故及高处坠落伤。这种差异的原因在于当骨盆在初始外力作用下骨折后，如果外力仍在持续作用，如车轮辗轧、躯体滚动或移动,将使骨折端面错动、移位,使缺乏肌肉系统保护的髂血管发生牵拉、撕扯而断裂,造成猛烈出血。盆腔静脉丛与盆壁骨面非常贴近,尤其是后环区域,一旦骨折,容易撕破而出血。盆腔静脉丛非常丰富,且内无瓣膜,外无弹性致密组织的保护,一旦破裂出血量大,又难以自行止血,疏松的腹膜后间隙往往被大量失血(2～3L)所充填后,才有可能压迫血管破裂口而终止出血。

二、骨盆影像学检查和骨折分型

(一)影像学检查

骨盆前后位和 Pennel 等描述的 40°尾端入口位和 40°头端出口位是标准 X 线投照位置。入口位像主要显示半侧骨盆有无旋转畸形或前后移位。出口位像主要显示半侧骨盆有无垂直移位,骶骨骨折和骨盆前环有无移位或骨折。有学者报告,骨盆骨折或移位的 90% 可通过单纯的前后位 X 线平片确诊,若再行骨盆入口位和出口位像,则 94% 的患者可获确诊。

在骨盆创伤检查中观察骨盆骨折、移位的全貌是重要的,故 X 线平片仍是不可缺少的。但因骨盆各骨结构的重叠使有些骨折、移位不易显示,CT 扫描是检查骨盆损伤的一种重要方法,可显示普通 X 片不能显示或显示不清的骨盆后环骨折或脱位。在 CT 广泛应用之前,大多数骨盆骨折被考虑为单纯骨盆前环损伤,而事实上单纯的前环损伤极为少见。CT 在显示旋转和前后移位方面优于 X 线片,但在垂直移位的诊断上,X 线片要优于断层 CT 扫描,而 CT 扫描三维重建在判断垂直移位更佳。另外,CT 还可显示涉及髋臼微小移位的骨折线。一般认为 CT 扫描对于显示骨折、观察碎骨片以及了解骨折的解剖关系等方面优于平片,CT 检查发现骨折、脱位的数量明显多于 X 线平片。临床上骨盆骨折的分类常按平片观察区别,但由于骨盆复杂的解剖结构,X 线片上骨骼重叠影、软组织阴影以及肠道粪便的干扰均可影响摄片质量,致平片观察常低估损伤程度。Gill 等对 25 例由平片诊断并分类的骨盆骨折进行 CT 扫描,其中 8 例修改了原分类。

CT 扫描可明确骨盆损伤情况,为临床诊断和处理提供重要信息:①可清楚显示骶髂关节分离程度,间接估计后环韧带复合结构的完整性,以评价骨盆的稳定性。如骶髂关节髂骨侧或骶骨侧唇样骨折常提示后环骨间韧带损伤;②骶骨骨折:骨盆环骨折合并骶尾部骨折,由于肠道粪便干扰及复杂的解剖结构以至于平片常会漏诊,CT 可明确骨折是否累及骶孔及其严重程度;③CT 可清楚显示关节内游离骨块大小、形态、数目、位置及其来源;④观察是否合并盆腔内软组织损伤,有否膀胱破裂、尿道断裂、直肠破裂、盆壁血肿等。

不同 X 线征像可作为骨折稳定性判断的重要指征,耻骨联合分离大于 2.5cm,说明骶棘韧带断裂和骨盆旋转不稳定。骶骨外侧和坐骨棘的撕脱骨折同样为旋转不稳定的征象。前骨盆环增宽易引起前骶髂韧带断裂,在前后位 X 线片上可见骶髂关节间隙增宽。在骨盆断层 CT 扫描可得到更清楚的显示,骶髂后方韧带可保持完整,骨盆环仍可保持其垂直稳定性。骶骨前侧皮质的压缩骨折常发生于侧方应力骨折,一般属于稳定型,但骶骨骨折伴有裂隙通常表示垂直不稳定。第 5 腰椎横突的髂腰韧带附着点的撕脱骨折为垂直不稳定的又一表现。有些骨盆损伤,垂直不稳定表现明显,但在一些 B 型和 C 型骨盆骨折,是否存在骨盆环垂直不稳定判断困难,应力试验将会有所帮助,但我们不推荐使用。

(二)骨折分型

骨盆骨折的正确分型对骨盆骨折的治疗起着关键作用。国内外学者对骨盆骨折分型进行深入研究,近年来,随着大宗临床资料的总结、体外骨折模型的建立以及 CT、MRI 等影像技术的引入,骨盆损伤的研究工作取得了一定的进展。骨盆骨折正确分型目的在于指导临床治疗、评价伤情特征、了解损伤机制、判断病程转归及推测预后等。然而,目前各种分型方法都难以同时满足上述要求。相比之下,Tile 根据骨折的稳定程度及其移位方向所提出的分类标准得到了学术界较广泛的认可,Tile 参照 AO 分型提出更为完善的损伤分型,具有明显的优点。

(1)有助于制定个体化治疗方案。对稳定型骨折($A_1 \sim A_3$)一般采取保守疗法。对分离性旋转不稳定型骨折(B_1)可使用外固定支架或前方钢板固定。对压缩性旋转不稳定型骨折(B_2、B_3)应视伤情而定:其中骨折相对稳定者只需卧床休息,而骨折失稳者应同时对前后环施行手术固定。对旋转及垂直均不稳定型骨折($C_1 \sim C_3$),前环损伤可使用外固定支架或前路钢板固定;后环骨折通常有 3 种处理方法:骶骨骨折可采用骶骨棒或骶髂螺钉固定,骶髂关节脱位可选择骨盆后环前路钢板固定或后路骶髂螺钉固定,复位不满意病例也可应用骶髂螺钉固定。髂骨翼骨折可采用切开复位重建钢板和(或)拉力螺钉固定。

(2)与损伤严重度评分(ISS)有一定的相关性。

(3)强调骨折的移位方向和稳定性。

(4)可间接反映软组织的损伤情况。

(5)能在一定程度上提示远期疗效。

据文献报道,骨盆骨折常继发于直接暴力,其侧方压缩型损伤(LC)占 41%~72%,前后挤压型损伤(APC)占 15%~25%,垂直剪力型损伤(VS)占 6%,复合应力型损伤(CMI)占 14%。Young 和 Burgess 等在总结 Pennal 和 Tile 原分型的基础上,以损伤机制为重点,提出了新的修订方法。他们认为,该分类方法可作为判断骨盆损伤严重程度的预警性标准。其临床意义为:①注重暴力的传递途径及骨折发生的先后顺序,旨在减少对后环损伤的遗漏;②注意骨折局部及其伴发损伤的存在,并预见性地采取相应的复苏手段;③根据患者的全身情况结合骨折的具体表现选择恰当的治疗方法。

①侧方暴力。Ⅰ型:侧后方直接暴力所致骶骨压缩骨折及同侧耻骨支骨折。这种损伤是稳定的。Ⅱ型:侧方直接暴力所致骶骨骨折及耻骨支骨折,以及同侧骶髂关节损伤或髂骨翼骨折。这种损伤是同侧的。Ⅲ型:侧前方直接暴力,继续作用导致Ⅰ型或Ⅱ型的同侧的骨折及对侧的外旋损伤;骶髂关节对侧分开,骶结节韧带及骶棘韧带断裂。

②前方暴力(AP)骨折。Ⅰ型:AP 直接打开骨盆但后方韧带结构完整,此型稳定。Ⅱ型:Ⅰ型损伤继续作用导致骶结节、骶棘韧带断裂,并且骶髂关节前方打开,这种骨折旋转不稳定。Ⅲ型:完全不稳定或垂直不稳定,伴所有支持韧带结构完全断裂。

③垂直直接暴力或暴力作用在骨盆支持结构的角度上,导致骨盆支的垂直骨折及所有韧带结构的断裂。这种损伤等同于 AP Ⅲ型或完全不稳定,旋转不稳定骨折。

见表 5-1-1。

表 5-1-1　Young-Burgess 骨折分类系统的损伤特点

分型	共同点	特异点
侧方压缩型(LC)		
LC Ⅰ	耻骨支横形骨折	侧方骶骨压缩骨折
LC Ⅱ	耻骨支横形骨折	髂骨翼新月样骨折
LC Ⅲ	耻骨支横形骨折	对侧开书样损伤
前后挤压型(APC)		
APC Ⅰ	耻骨联合分离小于 2.5cm	耻骨联合分离小于 2.5cm 和(或)骶髂关节轻度分离,前后韧带拉长但结构完整
APC Ⅱ	耻骨联合分离大于 2.5cm 或耻骨支纵形骨折	骶髂关节分离,其前部韧带断裂、后部韧带完整
APC Ⅲ	耻骨联合分离或耻骨支纵形骨折	半侧骨盆完整性分离,但无纵向移位,前后方韧带同时断裂,骶髂关节完整性分离
垂直剪力型(VS)	耻骨联合分离或耻骨支纵形骨折	骶髂关节分离并纵向移位,偶有骨折线通过髂骨翼或(和)骶骨
复合应力型(CMD)	前和(或)后部纵和(或)横形骨折	各类骨折的组合形式 LC-VS,LC-APC 等

三、骨盆骨折的急救及合并伤的处理

骨盆骨折常为高能量损伤,可伴有严重的合并伤,死亡率相当高。对患者的急诊评估必须包括可能即刻威胁生命的并发症。例如患者合并脑外伤、胸部外伤、腹部外伤以及更加严重的腹膜后血管损伤。询问受伤史可了解能量来源和强度以及可能存在的并发症,低能量损伤并发症少见,高能量损伤常合并严重并发症。有学者报道:75%的患者出血,12%合并尿道损伤,8%合并腰骶丛损伤,高能量骨盆骨折合并其他部位骨折常见。严重骨盆骨折死亡率高达 15%~25%。对于这类损伤,最好由多科医师进行抢救。骨科医师参与初次抢救并尽可能早期恢复骨盆骨折的稳定性,根据骨折不稳定类型,在急诊室以最快速度予以外固定支架固定。应立刻监测循环系统,对于低血容量休克马上进行抗休克治疗,应尽快选择上肢或颈外静脉穿刺(因为下肢静脉通路可能存在盆腔静脉损伤而造成输液无效),建立 2 条通畅静脉快速补液通道,扩容抗休克,首选平衡液。可根据失血 1mL 补充 3mL 晶体液的原则给予补液,20 分钟内至少补充 2L 的晶体液,然后立即输血。

抗休克过程中必须监测循环情况,可通过观测毛细血管充盈、脉搏、皮肤颜色、皮温和体温来评估血液灌注压。动脉插管监测动脉压和中心静脉压监测有助于确定血容量情况。大量低于体温的液体输入会增加低血容量休克反应,低体温也会导致凝血障碍、室颤、感染率增高以及电解质紊乱。因而,输入的液体和血液应至少加热至 32~35℃。

对于骨盆骨折给予快速输液和扩容后,患者仍无反应或只有暂时反应,说明患者存在活动性出血，需要进行紧急止血。对于腹腔内出血检查阳性的患者，立即进行腹腔手术处理腹腔内脏器损伤和止血。剖腹治疗腹腔、盆腔内脏器损伤后循环仍不稳定，可考虑行髂内动脉结扎止血。腹膜后血肿处理应十分慎重，不应贸然切开后腹膜探查止血，必须对腹膜后血肿进行评估，包膜完整、非扩散、非搏动性血肿不能打开，对于搏动性血肿可能伴有大血管损伤，有条件医院建议进行术中造影，对伴有大血管损伤患者，在补液输血准备充分后打开血肿、修复血管可以挽救生命。对于腹腔内出血检查阴性的患者，X片显示骨盆环不稳定者，立即行骨盆环外固定支架固定，以有效固定骨盆环，减少骨折端移动和出血。在积极复苏补液同时行DSA检查以明确出血部位，对于盆腔静脉丛和髂内血管出血可同时行栓塞止血。若患者病情稳定可以接受CT检查，CT增强扫描，对判断出血部位十分有价值。

腹腔器官损伤合并骨盆骨折病情严重，骨盆骨折时患者休克症状以及由于腹膜后大血肿引起腹膜刺激征，会掩盖某些脏器损伤征象。骨盆后环骨折患者80%伴腹膜后血肿，部分血肿可高达肾区及膈肌，向下可达腹股沟处，血肿容量可达2000～4000mL，此时常出现严重失血性休克。由此可见，腹部体征明显并不意味一定存在腹腔内脏损伤。在急性损伤时，腹部查体并不可靠，腹腔穿刺是简单、安全、有效的检查方法。然而，伴有腹膜后血肿时腹腔穿刺不宜过深，穿刺点应选择脐以上部位。B超检查可明确实质性器官损伤的部位及程度，对发现腹膜后血肿的范围具有重要价值，同时也可避免腹腔穿刺抽出血液造成分析上的错误。若经上述初次检查无阳性结果，应在抗休克的情况下做动态观察，重复检查。

开腹手术探查应全面，循序渐进，防止遗漏隐蔽性损伤及小的肠破裂。遵循先止血、后修补，简单、有效为原则。在具体处理上，应尽量缩短手术及麻醉时间，对常见严重脾破裂毫不犹豫施行全脾切除，以拯救生命。

四、治疗

（一）明确的手术治疗

1. 外固定

(1) 急诊稳定和复苏时临时使用。

(2) 明确可用于"开书"损伤（Tile B1型，Young-Brugess APC Ⅱ型，Bucholz Ⅱ型），后骶髂关节完好无损时。

(3) 骨盆后环中断时，单一外固定不能提供足够的稳定。

2. 内固定

根据骨折类型，许多技术可应用。骨折致后方不稳定的需要稳定后方。如果髋骨是完整的，耻骨联合错位时应先用钢板完成复位，可以帮助复位骨盆后环；否则，后环须先复位。

3. 前路耻骨联合钢板

一个简单的耻骨联合分离>2.5cm时，复位和固定可以在急性腹部手术后延长切口完成，或用Pfannenstiel切口延期进行。确定中线，分开腹直肌。股直肌止点可能已从耻骨支撕脱，不需要松解。

(1) 用Weber钳复位"开书"型损伤：穿过腹直肌夹于前侧，夹在耻骨体同一水平。

(2)如果半骨盆向后移位,可以使用Jungbluth骨盆复位钳得到向前的复位力。锚定板和置于耻骨后的螺母可防止钳拔出。

(3)内置物:几种不同的钢板和螺钉可选用。Matta推荐一种六孔3.5mm预弯重建板。如果后路固定不能进行,有学者用双钢板提高稳定性。剩余的耻骨活动可能导致螺钉松动、钢板断裂。

4.耻骨支骨折

多采用非手术治疗。不稳定骨折可经髂腹股沟入路用钢板固定,另一个办法是置入耻骨上支髓内螺钉。

5.骨盆后环固定

(1)移位的骶髂关节骨折需要切开复位。非解剖复位将伴有长期疼痛。垂直移位时畸形愈合,可导致双下肢不等长,坐位不平衡。

①后路:患者取俯卧位,易于暴露和用骶髂螺钉安全固定。伤口愈合并发症在一些病倒报道达25%,在另一些病例则<3%。

a.Matta带角度爪钳可以用来复位,一尖放在坐骨切迹,另一尖放在髂骨外侧。

b.头侧移位:可用Weber钳复位或股骨牵开器,将Shantz钉放在髂嵴后侧。

②前路:患者取仰卧位,神经损伤的风险较高(L_5神经根位于骶髂关节内侧2cm)。用两板平行或四孔方形钢板固定,可直接看到关节,但前方钢板可能引起关节后方张开,固定不如骶髂螺丝稳定,可能引起关节融合,推荐用于有后方软组织严重损伤时。

(2)骶髂螺钉:可在仰卧位或俯卧位进行。随闭合复位经皮放置,或切开复位骶髂关节或骶骨骨折同时进行。需要C形臂良好的可视化。老年患者使用垫圈,防止螺钉穿透骨皮质,实心螺钉较空心螺钉坚强,允许使用振荡钻,获得更好的感觉反馈。放置1个或2个螺钉取决于解剖和稳定性。

(3)后路经骶骨钢板:用4.5mm重建钢板经皮下隧道,安全固定到双侧髂后上棘。

6.骶髂关节的新月体骨折和骨折脱位

可能涉及骶骨或髂骨的一部分。

(1)如果髂骨的完整部分足够大,且牢固固定于骶骨,用骨块间拉力螺钉固定(不需要用骶髂螺钉)。

(2)如果骨折片很小或骶髂关节后侧韧带损伤,选用骶髂螺钉。

7.髂骨翼骨折

移位或不稳定的髂骨翼骨折可能需要经髂腹股沟入路固定。除在髂嵴或近髋臼处,髂骨翼很窄,沿髂嵴内、外侧放置钢板或用3.5mm长螺钉固定。

(二)非手术治疗

(1)稳定无移位或轻度移位的骨折可采用非手术治疗。外侧压缩损伤(Young-Brugess LC1型,Tile B2型)时骶骨压缩骨折通常稳定,治疗只是用健侧负重。

(2)简单的"开书"(Tile B1型1期,Young-Brugess LPC 2型,BucholzⅡ型)损伤,耻骨分离<2.5cm,可非手术治疗。

(3) 非手术治疗不稳定或严重移位的骨折,需要延长制动,以免产生不好的结果。
(4) 早期活动可防止长期卧床休息的并发症。
(5) 垂直不稳定型骨折有禁忌证时,可行骨牵引治疗。

(三) 损伤和治疗的并发症

1. 神经损伤

在初始损伤(如拉伸或压缩)时即可能发生。在手术操作、入路中和钻头螺钉方向不对时,可能出现医源性损伤,总发生率为 10%～15%。许多患者均有部分或完全恢复,永久性神经损伤是影响患者功能预后的主要因素。

2. 血栓栓塞

(1) 深静脉血栓形成:发生率为 35%～50%。可在盆腔或下肢静脉发生。
(2) 肺栓塞(PE):有症状的 PE 发生率为 2%～10%,致死性 PE 发生率为 0.5%～2%。
(3) 多种预防和治疗可选:低剂量肝素、低分子肝素、香豆素、机械加压装置、下腔静脉过滤器。
(4) 诊断:静脉造影术、二维超声、磁共振静脉成像。

3. 封闭的内在套脱伤

由软组织剪切损伤引起,皮下组织从深层筋膜撕裂。最常见于大粗隆,也可见于侧腹和大腿。症状和体征包括肿胀、轮廓变形、皮肤过度活动和受累区域的感觉缺失。细菌可以定植。治疗:连续清创。

4. 固定物失效

耻骨疲劳失效常见,无症状的患者仅需观察。

(四) 骨折不愈合和畸形愈合

(1) 最常见于初始复位不足的移位和不稳定骨盆环损伤。
(2) 头侧位移,导致双腿不等长度、坐位不平衡。
(3) 处理复杂:手术时间平均 7 小时(经验丰富的外科医师)。平均出血量为 1977mL。并发症发生率为 19%。风险有神经、血管损伤。
(4) 重建往往需要三阶段:前路,松解结构或截骨;后路,松解结构或截骨,然后复位和内固定;再前路,复位和内固定。
(5) 往往由于软组织条件约束,骨折不愈合或畸形愈合妨碍畸形矫正。正常的内固定可能不足以防止复位丢失,手术矫正后需要限制活动长达 5 个月。

(五) 畸形等后遗症

(1) 如果半骨盆垂直移位,可下肢不等长和坐位不平衡。
(2) 耻骨炎:发生于膀胱颈悬吊手术后。可因运动员活动过度诱发损伤,如反复外展髋和腹直肌收缩引起,骨扫描显示双侧吸收,而肿瘤或应力骨折显示单侧吸收。体格检查发现耻骨联合上压痛、髋关节被动外展疼痛。红细胞沉降率正常。

第二节 髋臼骨折

一、概述

髋臼骨折通常发生于年轻人的高能量机动车事故。髋臼骨折的影像学分析和 Letoumel 分型帮助外科医师更好地选择合适的手术入路。移位的髋臼骨折需要手术进行解剖复位。不匹配的髋臼,即使移位小到 1mm,也会导致创伤后关节炎,表现为股骨头侵蚀、关节软骨丧失。这种情况常被误诊为缺血性坏死,后者的特点是股骨头塌陷,但关节间隙保存。

二、骨性解剖

髋臼是无名骨的一部分,由髂骨、坐骨和耻骨形成。Letournel 描述髋臼呈一个倒"Y"形,有前、后柱。前柱包括骨盆边缘、前壁、耻骨上支及髂骨翼前沿。后柱包括大坐骨切迹、小坐骨切迹、后壁、坐骨结节及大部分四边体表面。

三、影像学检查

(一)位置和放射学标志

影像学检查包括以下位置:前后(AP)位、45°闭孔斜位、45°髂骨斜位。在 AP 位上,投向骨盆的 X 线束形成 6 条放射线影,但未必是解剖学标志。正常放射线影的中断,意味着那个区域的骨有骨折。确定骨折真正没有移位,必须从 3 个位置中的至少 2 个看到放射线影没有移位。

(二)45°斜位

1. 45°闭孔斜位

摄片时将骨折髋臼旋转朝向 X 线束,显示闭孔,前柱在内侧,后壁在外侧。

2. 45°髂骨斜位

摄片时将骨折髋臼旋转离开 X 线束,显示髂骨翼,后柱在内侧(大坐骨切迹和小坐骨切迹),前壁在外侧。

(三)骨折髋臼分析

1. 非匹配性

除骨折移位外,还要对髋臼内的股骨头匹配程度进行分析。细微的向前半脱位可以在闭孔斜位发现,细微的向后半脱位可以在髂骨斜位看到(参考髋臼的圆顶,观察股骨头的位移)。比较伤侧与健侧前后位和 45°斜位影像,观察股骨头的细微半脱位,有助于发现髋臼骨折的轻微移位。

2. 顶弧角测量

顶弧角为平行于身体穿过髋臼中心的垂线,与从髋臼中心到臼顶骨折区的直线的夹角。内侧顶弧角(MRA)在前后位上测量,前侧顶弧角(ARA)在闭孔斜位上测量,后顶弧角(PRA)

在髂骨斜位上测量。45°顶弧角测量的意义大致同臼顶 10mm 计算机断层扫描(CT)。这些顶弧角测量有助于手术决策,在 T 形和横形骨折(见治疗部分)中很重要。

(四)CT 扫描

股骨头与髋臼的匹配性和骨折分型通常可以只用放射影像就能进行。CT 则有助于确定:后骨盆损伤(如骶髂关节骨折、骶骨骨折)、四边体表面骨折、后壁边缘撞击、关节内折片的旋转,关节内游离片段。CT 扫描通过观察骨折平面的方向识别骨折。垂直骨折面对应于横形骨折或 T 形骨折,水平骨折面对应于柱骨折。三维 CT 可以提供骨折结构的整体画面,但由于在计算机重建时的平滑效果,无移位骨折和在 CT 扫描平面上的骨折可被漏掉。从图像中移除股骨头,对于髋臼的评价可能更为有用。

四、分类

Letournel 的髋臼骨折分类将骨折分成简单骨折(后壁骨折、后柱骨折、前壁骨折、前柱骨折和横形骨折)和复合骨折,即两个简单骨折的复合(后柱骨折和后壁骨折、横形骨折伴后壁骨折、T 形骨折、前壁骨折或前柱骨折伴后半横形骨折、双柱骨折)。

(一)简单骨折

1. 后壁骨折

后壁骨折涉及不同大小的髋臼后部及关节的表面。在前后位和闭孔斜位,后唇线可见移位。骨折可能涉及大坐骨切迹及小坐骨切迹,但前后位上髂坐线保持完整。有时可见鸥翼征,移位的后壁向内成铰链连接样,其外侧向上向后移位。

2. 后柱骨折

后柱骨折累及坐骨的髋臼后表面。骨折线出坐骨大切迹,穿过关节面,通常通过闭孔和耻骨下支。偶尔,骨折线垂直劈开坐骨结节,不进入闭孔。依后柱骨折块大小,骨折线向前可以涉及骨盆的泪滴或边缘。

3. 前壁骨折

前壁骨折涉及前柱的中央部分,在前后位和髂骨斜位上,破坏髋臼前沿,但不破坏耻骨下支。在前后位和闭孔斜位,髂耻线中断。

4. 前柱骨折

前柱骨折可非常高(达髂嵴)或非常低(达耻骨上支)。在前后位和闭孔斜位,髂耻线中断。骨折涉及耻骨下支,在前后位上可伴有臼顶内移。

5. 横形骨折

横形骨折将髋臼分为两部分。上部包含臼顶及其以上,下部包含前、后壁的一部分和完整的闭孔(除非闭孔因并发的骨盆损伤而破坏)。Letournel 基于骨折线穿过髋臼的位置,再分类为:①经顶型,骨折线穿过髋臼上部关节面;②近顶型,骨折线穿过关节面和臼杯窝交界处;③顶下型,骨折线穿过臼杯窝。横形骨折的骨折线涉及两柱,但不被认为是双柱骨折。在横形骨折时,两柱间彼此没有分离。横形骨折波及前唇、后唇、髂耻线、髂坐线,但闭孔通常完整。

(二)复杂骨折

复杂骨折或复合骨折通常结合了两种简单的骨折类型。

1.后柱骨折合并后壁骨折

髂坐线从泪滴处移位,但髂耻线完整。即使是 1mm 的移位都可引起严重的关节病。

2.横形骨折合并后壁骨折

包括一个简单的横形骨折,合并后壁骨折。闭孔通常完整。

3.T 形骨折

T 形骨折是横形骨折附加一个垂直骨折,后者将后柱下部与前柱下部分开。垂直骨折通常破坏闭孔,因此区别于横形骨折。垂直骨折线偶尔更偏向后部,分裂坐骨而闭孔完好。

4.前壁骨折或前柱骨折合并后半横形骨折

即前壁骨折或前柱骨折,并伴有后柱的横形骨折。此型与 T 形骨折之间的区别通常微妙。不同点在于前部骨折线的方向。在 CT 扫描中,T 形骨折的前部骨折线是垂直的,而前壁骨折或前柱骨折伴后半横形骨折时,前柱骨折的前部骨折线是水平的,前壁骨折则呈斜向约 45°。此外,前柱骨折经常涉及髂嵴,而这不会发生在 T 形骨折。

5.双柱骨折

双柱骨折时前柱和后柱同时被破坏,同横形骨折一样,伴有横向后壁骨折、前壁骨折或前柱骨折合并后半横形骨折、T 形骨折。双柱骨折也有两柱分离,与 T 形骨折和前壁骨折或前柱骨折并后半横形骨折相似。然而,在双柱骨折,关节面已从完整的髋骨的后部完全分离,而其他类型的骨折有一些关节面仍在其原来的解剖位置完好地附着于部分后髂骨。由于两柱(含整个关节面)自后髂骨的完整部分向内侧移位,"马刺征"在闭孔斜位显示最佳,表示后髂骨的完整部分仍保留在其解剖位置。这是双柱骨折的特异标志。

(三)其他类型的骨折

任何分类系统都会存在一些重叠类型。此外,为了将骨折分型减少至 10 个,一些合并或复杂的骨折类型被放入与其相近分型,因为它们的治疗非常相似。前壁骨折合并前柱骨折被分到前柱骨折,后柱骨折伴前半横形骨折被分入 T 形骨折。

五、治疗

髋臼骨折是关节内骨折,由于是下肢的主要负重关节,需要准确地恢复关节面的完整性及连续性,以保证术后关节良好活动度和无疼痛。目前对髋臼骨折,特别是有明显移位的髋臼骨折,手术治疗已成为共识。许多学者认为,高质量的复位是获得良好功能的基础。Matta 还指出,虽然解剖复位和差的复位的早期临床结果可能没有明显的区别,但随着时间的延长,解剖复位的优势便日渐显露。他认为要获得长期良好的临床功能,解剖复位是基础。因此,对髋臼骨折的治疗,应该同其他关节内骨折的治疗原则一样,尽可能做到解剖复位。有无合并损伤是影响治疗效果的重要因素,尤其是合并股骨头损伤,无论是软骨磨损还是剥脱,均容易在早期发生创伤性关节炎。但是,股骨头软骨损伤在术前的 X 线平片甚至 CT 扫描片上很难发现,所以,在术前对预后进行判断时应考虑这一未知因素。许多骨折类型相同,但临床结果差别很大可能与这一原因有关。另外,坐骨神经损伤以及同侧下肢的合并伤均对结果有明显影响。因此,对合并损伤采取积极有效的治疗也是获得最佳疗效的关键。

(一)手术时机

手术时机对于疗效的好坏也起重要作用。应考虑行急诊手术的情况为：伴有不能闭合复位的髋关节脱位、进行性神经损伤、合并重要血管损伤以及开放性骨折。对于未合并其他部位损伤且全身情况较好的患者，可在伤后 2~6 天手术。对于复合伤患者，伤后前 6 天应以处理合并伤及稳定全身情况为主，伤后 11~21 天将进入免疫抑制期，不利于患者恢复，因此伤后 6~10 天为手术的"有利时期"。

髋臼骨折的复位质量是决定术后髋关节功能优劣的重要因素之一，髋臼周围有广泛的肌肉组织附着，周围骨质几乎全部为松质骨，血液循环丰富，骨折后局部出血多，伤后短时间内很容易形成骨痂及畸形愈合，使手术复位及固定的难度增大，从而影响最终疗效。Letournel 等指出，髋臼骨折的最佳手术时机为伤后 4~7 天。理论上超过 7 天，骨折表面形成新的骨痂，断端内填充瘢痕组织，使手术暴露、复位、内固定等都变得困难，增加手术难度。超过 15 天，骨折面重塑，各断端失去解剖匹配，与骨折片相连的肌肉也会因失去拮抗力而变短，必须行更广泛的显露，以期正确复位。超过 3~4 周，由于髋臼及其周围血供丰富，骨痂生长迅速，X 线片中仍有相当"清晰"的骨折线，在术中已很难辨认，更难以判断骨折在三维方向上的旋转情况，手术难度明显增加，如欲在直视下复位，应清除大部分骨痂，这将增加术中失血，且往往仍难以取得完善的复位。3~4 个月以上未做过任何治疗或首次手术失败的陈旧性骨折，基本上已失去切开复位的机会，应选择其他治疗如全髋关节置换术。

(二)保守治疗的适应证

髋臼骨折的治疗方法应根据病情的具体特征而制订，能以保守治疗获得满意疗效的简单骨折应选择保守治疗，但如保守治疗未能达到目标或虽已整复仍不能维持复位，应果断地决定手术治疗。保守治疗的指征：根据影像学检查，包括 CT 三维重建图像。①关节间隙正常，髋臼无移位或移位小于 3mm，断端稳定，无移位倾向者；②虽有移位骨折但距臼顶负重区较远，顶弧角大于内 30°、前 40°、后 50°(按 Matta 顶弧角标准)；③双柱骨折分离移位小于 3mm，且彼此间与股骨头对应关系尚好或软组织交锁使其包容状态逐渐恢复者，即 Letournel 等所谓的"双柱二次匹配"；④合并骨质疏松的老年患者宜考虑牵引复位或采用人工关节置换术；⑤部分累及前柱的髋臼内壁骨折；⑥有明确手术禁忌证或合并全身多发伤者。

(三)髋臼骨折手术适应证

①按 Matta 顶弧角标准，移位骨折累及髋臼负重顶；②股骨头与髋臼对位不佳(即股骨头未处于负重顶下方)，股骨头脱位造成关节失稳；③关节腔内有游离碎骨片、软组织剥脱或软组织交锁；④复合伤或合并同侧肢体损伤时护理需要；⑤严重移位的粉碎性骨折；⑥合并坐骨神经损伤需早期手术探查。

量化的髋臼骨折手术指征为：①髋臼后壁骨折缺损面积大于 40%；②骨折移位大于 3mm，经复位后效果不佳；③移位骨折累及髋臼顶(Matta 顶弧角标准)小于内 30°、前 40°、后 50°(顶弧角即 X 线平片上通过髋臼几何中心画一条经过臼顶的垂线，再做该几何中心和臼顶骨折断端的连线所成的交角。在闭孔斜位片、正位片、髂骨斜位片上相应地测得前顶弧角、内顶弧角、后顶弧角)，即臼顶负重区受累；④髋臼顶弧和股骨头的几何中心之间的距离大于 3mm，即对位不佳。

切开复位内固定治疗髋臼骨折已成为共识，但对于移位并波及关节面的髋臼骨折，伴有髋关节脱位骨折、广泛粉碎性骨折、压缩性骨折、股骨颈或股骨头骨折的髋臼骨折往往效果不良，若复位不良、髋臼或股骨头骨软骨缺损、外伤引起软骨吸收和股骨头或髋臼缺血坏死等，髋关节不可避免地发生严重的创伤性髋关节炎，最终必须行全髋关节置换术来改善关节功能。

（四）髋臼骨折手术入路

1. 腹股沟入路

Letournel 于 1960 年发展了髂腹股沟入路作为髋臼及骨盆的前方入路用于治疗髋臼前壁、前柱以及骨盆骨折。不能显露髋臼的关节面是它的缺点。然而，这个切口提供了从耻骨联合到骶髂关节前面髂骨内板的显露，手术中常采用其中的一段进行显露。包括四边形体和耻骨支的上下表面。髋关节的外展肌肉未受到干扰，使术后尽早康复成为可能。髂腹股沟入路可以应用于后柱移位较小的横行骨折和双柱骨折、前柱合并后半横行骨折等复杂骨折。该入路术中仅需剥离髂肌，术后异位骨化发生率低，并能联合后侧入路治疗任何类型的髋臼骨折。但该入路对后柱暴露有限，复位技术要求较高，不能很好地控制关节内的复位情况。该入路解剖结构相对复杂，术中注意保护相关间隙的血管、神经、精索或子宫圆韧带等结构。

2. 髂股骨入路

Letournel 改进了 Smith-Peterson 切口或称髂股骨入路。髂骨内侧壁的肌肉被推开以便直接获得髋臼前柱的显露。

手术方法：切口始于髂嵴中部，向前越过髂前上棘，然后向远端沿缝匠肌的内侧缘到达大腿中段 1/3 处。切开浅、深筋膜，分离阔筋膜张肌与缝匠肌的间隙，显露股直肌。从髂前上棘处切断缝匠肌的附着点。分离股外侧皮神经的外侧分支。从髂嵴上切开腹部肌肉组织并将它们向内侧牵开。下一步，推开髂肌以显露髂窝。保护股神经、股血管及股外侧皮神经的其余分支，通常它们在分离平面的内侧。切断股直肌的两个起点，并将肌肉拉向内侧，可显露髋关节囊的前表面及髋臼的前柱。髂腰肌肌腱可以被切断，提供髋臼前柱的显露。髂股骨入路可以提供包括后方骶髂关节至前侧的耻骨上支的显露，但不包括耻骨联合。

3. 后侧入路

Kocher-Langenbeck 的后侧入路，提供髋臼后壁及后柱的显露。其缺点是对前柱暴露欠佳，有损伤坐骨神经、臀上动脉的风险，术后下肢外展肌力将受影响，异位骨化的发生率也高于髂腹股沟入路。

4. 扩展型的髂股入路

同时显露髋臼的前后柱需要分别使用前后切口入路，有些医生采用扩展型的髂股入路，从而避免分别从前、后路进行显露。扩展型髂股入路提供了髂骨内外板、髋臼及前后柱的完全显露。它需要从髂嵴和大转子上切断臀中肌与臀小肌的起点与止点。注意避免臀上血管的损伤，防止髋外展肌的缺血坏死。术前 CT 下动脉血管造影（CTA）是必须的，当动脉造影显示存在坐骨大切迹骨折合并臀上血管损伤时，不能采用该入路。扩大的髂股入路：该入路能暴露几乎整个半骨盆，有利于解剖复位，缺点是剥离和创伤较大，可能损伤臀上动脉，术后异位骨化的发生率相当高。如损伤臀上动脉，可能导致外展肌缺血坏死。尽管如此，仍有不少学者推荐此入路治疗超过 14 天的陈旧性骨折及"T"形骨折、横行合并后壁骨折和双柱骨折等严重的髋臼骨折。

5.改良髂股入路

Reinert 等对扩展型髂股入路做了改良。通过截骨松解外展肌的起点与止点。使肌肉坚强的"骨对骨"的再附着,减少术后早期康复失败的风险。要注意避免臀上动脉的损伤,防止外展肌坏死。在施行手术时,可以采用同一皮肤切口入路的全部或一部分。

手术方法:髂前上棘后方 2cm 切开皮肤,向后沿髂嵴切开 8～10cm。在切口中部、大腿的外侧向远端作弧形切开,形成一个"T"形切口,切开远端,止于大转子远侧 15cm 处,在深筋膜外皮下游离直至髂前上棘、缝匠肌与阔筋膜张肌肌间隙,形成前侧皮瓣。同样方式形成后侧皮瓣。术中注意保护股外侧皮神经。屈曲髋关节 45°并外展。从大转子的中点向远端纵行切开阔筋膜到阔筋膜张肌止点远端 2cm 处。然后切开臀筋膜,沿臀大肌纤维方向钝性分离臀大肌,直至臀下神经及血管。于阔筋膜张肌附着点以远 2cm 横向切开阔筋膜的前部。松解臀大肌股骨止点的近侧部分。钝性扩大阔筋膜张肌与缝匠肌的间隙。向深部解剖阔筋膜张肌的前后侧面,将其与缝匠肌和股直肌分开。在切口的近端结扎并切断旋股外侧动脉的升支。从髂骨板推开腹肌和髂肌,向后方延伸解剖,显露骶髂关节和坐骨大切迹。髂前上棘截骨,将附着的缝匠肌和腹股沟韧带与腹肌和髂肌一起向内侧翻折。用骨刀由髂嵴内侧面开始截除一块三面皮质骨的髂嵴,长约 10～12cm,高 1.5cm。保留外展肌群附着于骨块上,向外侧翻开此肌骨瓣。在翻开过程中骨膜下将外展肌群由髂骨外板上推开。注意保护好臀上神经和血管。行大转子截骨术,将外展肌群由髋关节囊上分开、向后方小心翻开外展肌和附着的大转子。从大转子上松解短外旋肌群,保留股方肌以保护旋股内侧动脉的升支。找出并保护坐骨神经。如果需要进一步前方暴露,则松解开股直肌的直头和反折头。在髋臼盂唇处环形切开关节囊。在关闭切口时,在髂前上棘打孔,并用粗线将股直肌缝合在髂前上棘上。用拉力螺丝钉修复所有截骨骨块,将髂肌及外展肌重新固定于髂嵴上。

6.三叉形扩展型入路

提供了对髋臼、前后柱、髂骨内壁及髂骨的外侧面的显露。Y 型入路:该入路能提供和扩大髂股入路相似的暴露,且能避免扩大髂股入路可能损伤臀上动脉的风险。但该入路术后异位骨化发生率则高达 52.6%。

7.联合入路

扩大的髋臼手术入路虽可同时暴露前后柱,但对双柱的显露均不彻底。对严重的双柱骨折或陈旧性骨折,可联合应用 K-L 入路和髂腹股沟入路。复杂髋臼骨折采用前后联合入路有明显优点,骨折显露良好,且髂骨外板骨膜下剥离范围明显少于任何单一后侧入路,术中解剖复位率高,适合于任何复杂髋臼骨折,术后异位骨化发生率与单一 K-L 入路基本一致。前后联合入路可以很容易地对后柱和前柱重建钢板固定,或后柱钢板＋前柱拉力螺钉固定。Shazar 等研究表明:双柱同时固定优于单柱固定,而后柱钢板＋前柱拉力螺钉能达到最为坚固的内固定。但联合入路需做 2 个切口,创伤大,增加了手术时间、出血量、感染机会等,并对髂骨、臀肌的血供影响较大。

髋臼骨折切开复位内固定术是对失去连续性的髋臼前、后柱行解剖复位后再予坚强内固定,以恢复其力学传导和对股骨头的包容等功能。一个成功的髋臼骨折手术需要良好的手术暴露和合适内固定的选择。手术入路的选择是髋臼骨折治疗中的关键点,对于单纯的髋臼前壁、前柱或后壁、后柱骨折,手术治疗相对简单。对于髋臼横形骨折、"T"形骨折和双柱骨折这类复杂性髋臼骨折,选择恰当的手术入路有助于减少手术创伤,减少手术并发症,有利于骨折的复位;相反,如手术入路不恰当,则不但使手术创伤加大,增加手术危险性,还有可能导致骨折复位困难甚至不能达到解剖复位而影响日后关节功能。

(五)各型骨折的治疗

髋臼骨折手术治疗难度较大。在涉足这一领域之前,我们强烈建议参加一个现有的综合训练课程,包括尸体解剖和切开复位内固定操作训练班。髋臼骨折的最佳治疗需要专门的骨盆器械、内固定器材和设备,包括可透视的骨折床、所有型号和长度(最长达110mm)的螺钉,能三维塑型以适应髋臼特殊形状的重建钢板。AO/ASIF组织为骨块复位设计的骨盆钳尤为有用。

1. 后壁骨折和后柱骨折

髋臼骨折最常见为后壁骨折。后壁骨折多数累及关节面,且易合并髋关节脱位,骨折常位于髋臼后上缘,且向后方移位,易发生坐骨神经损伤。患者取俯卧位或侧卧位。对于单纯后壁骨折,最好采用俯卧位,因为肢体的重力有助于股骨头复位,这样也便于骨折片的复位,经Koher-Langenbeck入路,用拉力螺钉和一块重建钢板沿坐骨、髋臼后面到髂骨外侧面固定。如骨折块向上延伸进入髋臼顶,可行转子截骨以增加显露。手术暴露骨折时,应注意保护骨折片血供,术中切勿将后壁骨折块从后关节囊上剥离,以防发生后壁缺血性坏死。如CT扫描提示关节内存在骨折片,应设法取出。GouLet等建议加用弹性钢板以加强粉碎性骨折的稳定性。这些钢板是用1/3管形钢板制作的,在其最后的孔眼处切割或折断,残端弯成鱼叉状,以把持难以用螺钉固定的骨折块。弹性钢板应略微过度塑形,如此将重建钢板放在弹性钢板上固定时,能牢固维持所把持骨块的位置。我们发现此手术方法对多块骨折和很靠近髋臼缘的骨折非常有用。

对于髋臼边缘关节软骨面嵌压需引起特别注意,髋臼边缘关节软骨面嵌压是指髋臼边缘的部分关节面及软骨下骨由于其下方骨小梁的压缩骨折所致的移位,术前X片检查往往不能发现,术前CT检查及其三维重建可明确提示该类骨折,术中常发现后壁复位后股骨头和髋臼的不匹配,对于该类骨折术中以股骨头为模具将嵌压关节软骨面撬起进行复位,遗留的空间以松质骨填塞作为支撑,术后予以牵引治疗6周。

尽管后壁骨折是最易复位的骨折类型,但文献报告的骨折后远期结果却不尽相同。伴随的髋关节脱位易造成的股骨头缺血性坏死、边缘嵌压、粉碎性骨折和股骨头骨软骨损伤都会对这些骨折的预后产生不良影响。

单纯后柱骨折比较少见,常伴有股骨头后脱位,更常见的情况是后柱骨折伴后壁骨折,后柱骨折块因受到骶结节韧带和骶棘韧带的牵拉常常发生内旋,股骨头移位也造成骨折块向后、向内移位。术中屈曲膝关节,后伸髋关节,以保护坐骨神经,同时减少股二头肌、半腱肌、半膜肌的张力,有助于髋臼后柱的复位。常规采用Koher-Langenbeck入路,根据需要决定是否行转子截骨。除纠正移位外,还必须同时矫正旋转畸形:在使用复位钳复位骨折时,用 Shanz 螺钉打入坐骨以控制旋转。典型的固定是 1 枚拉力螺钉,辅以 1 块沿后柱放置的塑形重建钢板。复位程度可以通过髋臼后表面和股骨头相匹配的关节软骨来评估。对于四边形区检查技术,这需要切断骶棘韧带暴露坐骨大、小切迹,以示指伸入骨盆内检查四边形区的复位程度。对于后柱骨折伴后壁骨折,首先复位后柱骨折,沿后柱缘置放 1 块短重建钢板,用另 1 块钢板固定后壁骨折,用穿过这块钢板的螺钉维持后柱骨折块的旋转复位。

2. 前壁和前柱骨折

对于此类骨折患者采用仰卧位。前柱骨折可分为高位前柱骨折或低位前柱骨折,前者累及髂嵴前部或髂前上棘,可导致头臼匹配不良,往往需要手术治疗;而后者仅累及髂前下棘或耻骨上,不引起明显的头臼匹配不良,非手术治疗常常能取得较好的疗效。须行手术治疗的骨折可经髂腹股沟或髂股入路,以支撑钢板固定。前柱骨折可采用类似入路,沿骨盆缘用 1 块塑形重建钢板固定。在髂耻转子水平,髋臼内壁薄,一般不宜在该部位放置螺钉。经髂骨翼高位裂开的前柱骨折还需沿髂嵴固定。

3. 横行骨折

这类骨折尽管看起来简单,但也存在一系列的困难,治疗的关键在于选择合适的入路,如果骨折块主要的旋转和移位方向在前方,尤其是骨折线前高后低的横形骨折,应该采用髂腹股沟入路,经后入路时复位前方移位的骨折非常困难。对骨折块主要的旋转和移位方向在后方,建议采用经 Koher-Langenbeck 后入路。横过臼顶的骨折或发生在髋臼窝上方的骨折预后最差,准确复位十分重要。臼顶旁骨折,是指发生于髋臼窝与关节面交界处的骨折,通常也需要复位,而髋臼顶下的骨折,常可采用非手术治疗。

横行骨折复位采用后方入路,以 Farabeuf 钳复位骨折时,用固定于坐骨的 Schanz 螺钉控制旋转。通过牵引肢体,并经坐骨大切迹触摸四边形骨面的复位情况,可直接评价关节内的复位。后方入路固定方法是沿后柱放置支撑钢板,前方固定采用 1 枚 6.5mm 空心拉力螺钉从髋臼上方插入前柱。拧入前方拉力螺钉时,需小心谨慎,避开附近的髂血管。经髂腹股沟入路,可通过不同的方法进行复位。前柱采用 1 块重建钢板沿骨盆缘固定,后柱至少用 1~2 枚拉力螺钉固定。对于复杂的横行骨折可采用联合手术入路。术中应行髂骨斜位和闭孔斜位检查,确保骨折复位及螺钉位置满意。

对于横行骨折伴后壁骨折,后壁骨折通过 Koher-Langenbeck 入路后方显露,术中行转子截骨可增加显露,尤其是后壁骨折块大且用来判断复位的完整的后柱皮质面很小或甚至没有时。前柱骨折可经髂腹股沟入路复位,因而对于横行骨折伴后壁骨折通常需行联合入路,根据骨折的特点和所用的入路而选用不同的固定方法。

4. "T"形和前柱合并后半横行骨折

"T"形骨折是较难处理的一类骨折,非手术治疗这种骨折疗效不佳,而手术治疗又很难达到解剖复位,由于髋臼"T"形骨折可被认为是由相对独立的前柱骨折和一个相对独立的后柱骨折所构成,术前 CT 扫描及其三维重建对选择合适的手术入路及其内固定方式十分必要。对轻微后移位的"T"形骨折类似于前柱合并后半位横行骨折,后者通过仅有轻微的后方移位,可通过髂腹股沟入路治疗这两型骨折。沿骨盆缘放置塑型钢板固定，将拉力螺钉拧入后柱，如果"T"形骨折有明显的后方移位和轻微的前方移位，单纯后入路可能足以显露，通常置入前柱的拉力螺钉。如果骨折的前后两部分均有明显移位，通常需采用可延伸的或联合入路。有时，在这类骨折和其他骨折类型中，出现一个分离、移位和粉碎的内壁骨块。如果该骨块很靠近端而影响稳定性，可在前柱钢板下安放1块弯曲100°～110°的弹性钢板，维持此骨折块的复位。

5.双柱骨折

双柱骨折为髋臼全部关节面累及骨折，又称"浮动髋"，这种骨折的主要特征是在前柱上有一裂隙，这条裂隙在冠状面上与其下方的髂骨分离。这种骨折常常在关节外，在闭孔斜位片上呈现"马刺征"。从骨折线形态看是"T"形骨折，只不过是横形骨折线高于髋臼顶而已，因而这类骨折有时被描述为经过髋臼上方的"T"形骨折。令人感到惊奇的是，在CT和三维重建片上看，许多双柱骨折的股骨头与髋臼匹配良好，也就是髋臼的二次匹配，如果头臼匹配良好，可以采取保守治疗，老年患者更应该如此，保守治疗有希望获得较好的临床效果。骨折的粉碎程度各异，治疗可能极为复杂和困难。双柱骨折的术前计划非常重要，通常在手术前将髋臼骨折模型复制到骨盆标本上，便于制定合适的手术入路和内固定方式。许多双柱骨折可通过髂腹股沟前入路治疗，但对于累及骶髂关节的骨折，明显的后壁骨折，或需在直视下复位的关节内粉碎骨折，则需采用后侧或可延伸的入路显露。一般而言，复位从骨折的最近端开始，逐渐向关节方向进行。每个小骨折块均需解剖复位，因为骨折上方的髂骨略有错位，在关节水平就会放大。有些人提议前后联合入路，以减少扩大入路的并发症。固定方式根据骨折类型和所用入路而定。

6.如何避免螺钉进入髋关节

螺钉进入髋关节可能会损伤关节软骨，术中骨科医师对螺钉长度和方向的把握，是防止这种并发症的关键。同时也需要影像增强器检查以防止螺钉进入关节腔或盆腔。Anglen和DiPasquale对髋臼螺钉固定进行临床和实验研究，认为术中活动髋关节并进行听诊，可以准确判断螺钉是否进入关节腔。Ebraheim等强调行髋臼骨折螺钉固定时，骨科医生应熟悉髋臼的解剖变异，同时包括骨盆前后位像、入口位像、髂骨斜位像和闭孔斜位像在内的透视影像。影像学检查一般在术中C臂机透视下进行。总而言之，在患者离开手术室之前，临床和影像学检查要确认所有螺钉都没有进入关节内。术后CT扫描及其三维重建对判断螺钉是否进入关节腔十分有用，且临床广泛使用的钛合金螺钉比不锈钢螺钉X线伪影少。

7.人工关节置换

但对于新鲜髋臼骨折是否需要一期行全髋关节成形术仍有争议，但普遍认为45岁以上合并股骨头、股骨颈骨折、骨折严重粉碎合并髋臼或股骨头软骨广泛毁损，预计复位内固定后创伤性关节炎仍不可避免者，骨折前存在严重的OA、骨质极度疏松、合并严重内科疾病者应早期行全髋关节成形术。

（六）术后处理

术后应用闭式吸引引流，抗生素使用48～72小时，术后第2～3天开始髋部被动活动。患者是否能够早期拄拐杖部分负重下地活动取决于患者自身情况以及手术后内固定的稳定性。

最好在水肿消退,伤口初步愈合后,才开始步行,髋关节和下肢的被动活动,可由理疗师指导下进行或使用 C 形臂机。患者疼痛减轻后,全身和局部情况允许,可部分负重 15kg,并行完整步态和足跟—足尖行走运动,部分负重要持续 8~12 周,12 周后根据 X 线片情况决定是否完全负重行走。经 Koher-Langenbeck 和可延长切口显露后,外展肌群的康复非常必要。深静脉栓塞和异位骨化的预防参见并发症部分。

手术完成后,对骨折复位及内固定位置的判断常规需行闭孔斜位片、髂骨斜位片和前后位片检查,术后 CT 扫描及其三维重建对判断骨折复位情况和螺钉是否进入关节十分有用。

髋臼骨折复位程度将明显影响临床疗效,髋臼骨折复位的评定以前后位和 45°髂骨、闭孔斜位 X 片上关节面的最大移位来判断。①解剖复位指最大移位 0~1mm;②满意复位指最大移位 1~3mm;③不满意复位是指最大移位>3mm。

六、并 发 症

最常见的并发症包括伤口感染、医源性神经麻痹、异位骨化、创伤后关节炎和血栓栓塞性并发症。此外,大转子浅面皮下组织及深筋膜之间可发生血肿和脂肪液化,形成封闭的脱套伤(Morel-Lavallee 损伤)。这种病变可导致多达 30% 的患者发生感染,因此需要预先或术中进行引流和清理,以降低感染的风险。

(一)创伤后关节炎

假设骨折正确分类且入路适宜,复位精确度是影像临床效果和防止创伤后关节炎的最重要因素。

(二)切口感染

血性渗液可能会持续 1~2 天,清亮渗液可以持续长达 10 天。密切关注可能出现的感染或血肿的指征。如果渗液增加或改变为混浊分泌物,即立即切开及清创。关节外感染的患者最终可能有一个良好的功能结果,但深部或关节内感染通常预后较差。

(三)医源性神经麻痹

医源性神经麻痹是暴力或长期牵引坐骨神经的结果,通常涉及腓神经。保持膝关节至少屈曲 60°并后伸髋关节,可降低坐骨神经的紧张度。在一些治疗中心,应用术中监测体感诱发电位和运动诱发电位,观察变化幅度或延长时间,以防止医源性损伤。神经监测在急诊髋臼手术中的作用尚不确定。术后足下垂可能在手术后 3 年内消退,此前不应考虑肌腱转移手术。

(四)异位骨化

异位骨化通常是无痛的,行扩展髂股入路后最为常见,经髂腹股沟入路也较常见。已证实异位骨形成的危险因素包括 T 形骨折、伴股骨头或胸部外伤、男性患者。用吲哚美辛 25mg,每天 3 次,口服,持续 8 周,可减少异位骨化的发生率。术后放射(700cGy,单次剂量),以及这两个方法联合,亦被证明是有效的。清理坏死肌肉,减少髂骨外侧面软组织剥离,可以帮助减少异位骨形成的风险。异位骨形成与运动范围显著相关,因为前后位 X 线片上可见明显骨桥接时,患者可有超过 110°的髋关节屈曲。45°斜位和 CT 扫描有助于评估异位骨形成的严重程度,可作为练习指征(屈髋<90°或固定的旋转移位)。如果可以,手术切除异位骨应推迟 6~

12个月,等待异位骨已经成熟。骨扫描可以判断骨的活跃度。

(五)深静脉血栓形成

深静脉血栓和肺栓塞可以发生。药物预防的禁忌证是脾破裂和重型颅脑损伤。在这些情况或已有深静脉血栓形成的指征时,术前应使用过滤器。

第六章 脊柱与脊髓损伤

第一节 颈椎损伤

一、上颈椎损伤

(一)寰枕关节脱位或不稳

创伤性寰枕关节脱位或不稳并非是一种罕见的致命性损伤,患者多死于事发现场。以往文献多以个案病例和伤后存活率等形式来报道。有学者报道,来得及去医院救治的寰枕关节脱位患者63例,其中38例是儿童。Bucholtz报道的100例摩托车交通事故死亡者中,24例死于颈椎外伤,上颈椎占20例,其中8例死于寰枕关节脱位,占死于颈椎外伤患者的20%~35%,占交通事故死亡人数的8%。寰枕关节脱位或不稳定多发生于儿童,是成人的2~3倍,占颈椎外伤人数0.7%~1%。随着现场急救技术的普及和提高及转运条件的大大改善,在美国约80%的寰枕关节脱位的患者能被送达医院急救中心。

1.损伤机制

儿童的枕髁小,与成人相比关节面呈水平状,稳定性差,受损时易发生寰枕关节脱位。寰枕关节的稳定结构主要是软组织,寰枕间的直接稳定结构有侧块关节囊、寰枕前后膜、项韧带;间接稳定结构有枕枢间韧带,如覆膜、翼状韧带和齿突尖韧带。Werne的研究结果认为覆膜和翼状韧带是寰枕间的一线稳定结构,切断两者会引起颅骨前移。寰枕关节半脱位或关节面错位超过2mm说明主要结构已破坏。头颈前屈时齿突抵触枕大孔前缘限制过屈;覆膜限制后伸,极度后伸会损伤覆膜;翼状韧带限制侧屈。过屈可损伤后部结构,极度过屈也可损伤覆膜。

创伤性寰枕关节脱位的损伤机制尚不清楚,多由于过伸伤引起,少数情况下,极度过屈也可引起。高速行进的车辆肇事和高处跌落伤是寰枕脱位的主要致伤原因。头面部遭到突然打击,而颈和躯干的惯性继续向前,可能在枕骨和寰椎联结处造成剪切作用,导致寰枕关节脱位。因此,寰枕关节后脱位多见。也可因暴力骤停后肌肉猛烈收缩而复位。

分娩创伤是新生儿寰枕脱位的重要原因,多见于臀位产或暴力器械引产致颈椎在产程中过伸、旋转等致伤。

2.损伤分型

Traynelis报道1例创伤性寰枕关节脱位幸存者,并分析了以往文章报道的17例患者,依据X线片,提出以下分型:

Ⅰ型:前脱位,枕髁相对于寰椎侧块向前移位,是最多见的类型,偶见单侧脱位。

Ⅱ型:纵向脱位,枕髁相对于寰椎侧块垂直向上移位>2mm,牵拉损伤所致,由于枕骨与枢椎间的韧带受到损伤,会同时发生寰枢椎间分离。

Ⅲ型:后脱位,枕髁相对于寰椎侧块向后移位,此型相对少见。

除了上述的脱位类型外,还有寰枕旋转脱位,以及同时伴有纵向脱位和前脱位或后脱位的报道。

3.临床表现

由于寰枕关节的解剖部位特殊,所以其结构破坏、脱位,可引起一系列临床表现。

(1)神经系统:可表现为眼球震颤,两侧瞳孔不等大,但对光反应存在;还可出现去大脑强直、Brown-Sequard综合征等。在颅神经中,下6对颅神经易受损伤。还可能出现四肢弛缓性瘫痪、踝阵挛阳性及偏瘫。所以当颅脑检查无异常或不能解释患者的神经症状时,而同时颈、胸、腰椎检查亦无异常发现,或异常不足以解释某些症状时,不要忽略了寰枕关节脱位。由于寰枕关节脱位发生率小,常合并复合伤,易被忽视。若在搬运或检查、治疗期间某些神经症状突然出现或加重时,千万不能忽略寰枕关节脱位。

(2)呼吸系统:由于脑干损伤,可表现为呼吸骤停、呼吸抑制和不规则呼吸。常是寰枕关节脱位患者的死因。

(3)心血管系统:也是由于脑干损伤,可表现为心搏骤停、心动过缓。

4.诊断

由于合并颅脑损伤时掩盖了创伤性关节脱位的表现,或诊治注意力过分集中在颅脑损伤上;颅底和上颈椎的结构复杂而混乱,常常合并畸形,X线上的一些确定诊断的解剖标志难以辨认;一些诊断方法中需确认的解剖标志太多,误差大,存在假阳性和假阴性,尤其是儿童,一些结构尚未发育完全;患者没有神经损害表现。上述这些原因易导致创伤性寰枕关节脱位被漏诊或误诊。出现以下任何一种情况都要考虑创伤性寰枕关节脱位的可能性:①任何一个交通事故死亡者;②下颌骨骨折或颌下软组织挫伤者;③伤后急性心肺功能不全者;④X线侧位相显示咽后壁软组织明显肿胀者。

诊断过程中,颈椎X线起着重要的作用。有以下几种测量方法:

(1)Wholey等提出了测量枕骨大孔前缘中点至齿状突尖之间的距离(图6-1-1A)。通常该距离小于10mm,当该距离大于10mm时对诊断寰枕关节脱位有意义。但影响该距离的因素较多,如伸屈时该距离的变化就很大。

(2)Dubin提出拍摄两下颌骨重叠时上颈椎侧位片,测量下颌骨皮质后缘到C_1前缘的距离(图6-1-1B),正常范围是2~5mm,但也有学者提出异议,认为伸屈和张口时该距离的变化很大。

(3)Power提出测量BC∶OA的数值,BC是枕骨大孔前缘中点到C_1后弓中点,OA是枕骨大孔后缘到C_1前缘中点(图6-1-1C)。BC∶OA的正常值为0.77,一般小于0.9,大于1.0对诊断前脱位有意义。但当伴有C_1的骨折时,BC∶OA就不能正确判断寰枕关节脱位。

(4)Kaufman等提出颅底与C_1的距离不超过5mm(图6-1-1D),超过5mm时对诊断脱位有意义。

(5)Lee 等提出 X 字型评估法。BC_2SL 是枕骨大孔前缘中点到 C_2 棘突中点的连线，OC_2 是枕骨大孔后缘中点到 C_2 椎体的后下缘的连线，2 条线组成 X 型（图 6-1-1E）。评估时不用测量长度及角度，只看 X 的形状，BC_2SL 恰好与齿状突后上角相切，OC_2 与寰椎后结节相切。

(6)BAI-BDI 法：此种方法由 Harris 等提出，分别测量枕骨大孔前缘中点到 C_2 后侧皮质连线的距离（BAI）和枕骨大孔到齿突尖的距离（BDI）（图 6-1-1F），BAI 应小于 12mm，BDI 为 2～15mm。

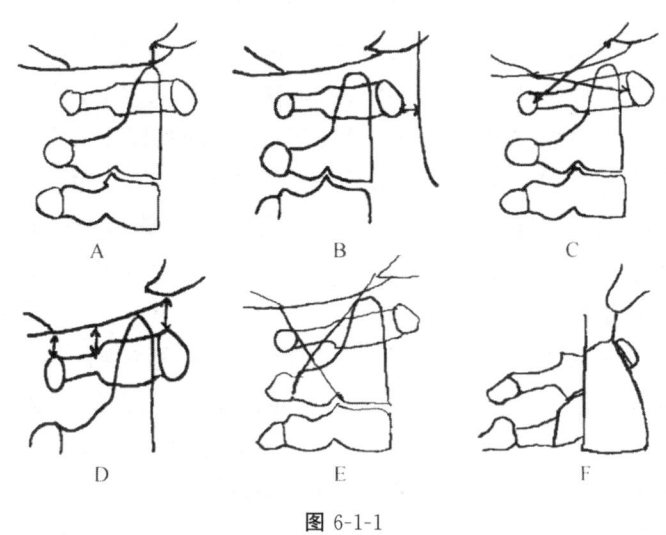

图 6-1-1

上述 6 种方法各有利弊，没有任何一种 X 线测量方法是十分可靠的，凭借平片难以对所有的病例进行确诊，主要原因是由于寰枕交界区域解剖关系复杂，影像重叠，使得理论上的诊断指标在实际应用中遇到困难。复查颈椎侧位平片，并且反复对比，比单次颈椎侧位平片对诊断更有帮助。

尽管从颈椎中立和伸屈侧位可以做出脱位的放射学诊断，但人们常常忽视这一点。软组织影可能会增大（通常在关节处＞7mm）。此区域的软组织肿胀值得注意并需要进一步检查评估。轻微骨折或者韧带损伤会造成咽后间隙的出血，颈颅部椎前软组织的改变，这时需要对颈颅部进行 CT 检查。当颈颅部出现异常的椎前软组织时 CT 检查的阳性率为 16%，这几乎是文献报道急性颈椎损伤发生率的 3 倍。MRI 对骨性脱位等解剖结构不如 CT 清楚，但它可以清楚地判断损伤区域的韧带及软组织损伤程度，对判断脑干、延髓的完整性及损伤程度有益。

5.治疗

寰枕脱位的急救和确定性治疗需从以下两方面实施：①呼吸功能衰竭和脊髓损伤的治疗；②脱位的复位和恢复稳定性的治疗。由于损伤的严重性，患者在事故现场情况危急，很容易因呼吸功能障碍猝死，现场救治时头颈部制动很重要，防止脊髓进一步损伤。首先，将颈椎制动于中立位，必要时气管插管维持通气，入院后可行气管切开术。呼吸循环稳定后，尽快稳定枕颈部，尽可能复位。需要注意的是，所有寰枕脱位的患者都不能用颈托制动，因为颈托有重复损伤的力学机制，有纵向牵引的作用，会增加纵向脱位，加重神经损伤。对牵引复位的争议也较大,此种损伤极不稳定,牵引也会增加纵向脱位。不主张手法牵引,建议密切监视下轻轻牵引复位。因此,所有的寰枕脱位患者在术前头颈部制动上均建议采用 Halo 支具制动。儿童采用保守治疗,用 Halo 支具制动后可发生坚强的纤维愈合。成人则不同,保守治疗不易达到坚强稳定的效果,需要手术行寰枕或枕枢间骨性融合。

(二)寰椎横韧带损伤

1.寰椎横韧带的结构与功能

寰椎横韧带位于枢椎齿突的后方,它的两端附着于寰椎侧块内结节上。横韧带将齿突束缚于寰椎前弓的后面。横韧带腹侧与齿突后面相接触的部位有纤维软骨,韧带在此处增厚,并与齿突构成寰齿后关节。横韧带的长度约为 20mm,中间部比较宽阔,宽度大约为 10.7mm,在接近两侧块的附着部最窄,宽度约为 6.6mm,横韧带中点部位的厚度约为 2.1mm。

寰椎横韧带几乎完全由胶原纤维构成,仅有少量的弹性纤维以疏松结缔组织的形式包绕在韧带表面,韧带的中部没有弹性纤维。总体来说,纤维组织的走行与韧带是一致的。横韧带由侧块内结节附着点走向齿突的过程中逐渐变宽,纤维束以约 30°角互相交叉形成网状。这种组织结构使得以胶原纤维为主体的横韧带也具有了一定程度的弹性,在张力作用下横韧带可以拉长 3%。这样,屈颈动作时,由于横韧带被拉长,寰椎前弓与齿突间可以有 3mm 的分离。

寰椎横韧带是维持寰枢关节稳定的最重要的韧带结构,它的作用是限制寰椎在枢椎上向前滑移。当头颅后部突然遭受暴力寰椎前移,横韧带受齿突切割可能发生断裂。生物力学实验发现,横韧带的载荷为 330N,超过这个量横韧带即可断裂。

2.临床表现和诊断

寰椎横韧带断裂后寰椎前脱位,在枢椎齿突与寰椎后弓的钳夹下可能会出现脊髓损伤。由于呼吸肌麻痹,患者可以当场死亡。由于有脊髓损伤的病例多来不及抢救而死于呼吸衰竭,所以在临床上见到的因外伤导致横韧带断裂的病例多没有神经损伤。Dickman 对一组 39 个寰椎横韧带损伤的病例做了统计分析,其中 1 例因高位四肢瘫入院不久即死亡,另一例有轻微的四肢瘫,其余 37 例均无神经损伤。

普通 X 线片无法显示寰椎横韧带,但可以从寰枢椎之间的位置关系判断横韧带的完整性。最常用的方法是观察颈椎侧位 X 线片上的寰齿间距(ADI),当屈颈侧位 X 线片上由寰椎前弓后缘至齿突前缘的距离超过 3mm(儿童超过 5mm)即表明寰椎横韧带断裂,CT 也不能直接观察到韧带,但可以发现韧带在侧块内结节附着点的撕脱骨折,在这种情况下,虽然韧带是完整的,但已失去了它的功能。MRI 用梯度回波序列成像技术可以直接显示韧带并评价它的解剖完整性,在韧带内有高强度信号、解剖形态中断和韧带附着点的积血都是韧带断裂的表现(图 6-1-2)。

Dickman 把寰椎横韧带损伤分为两种类型(图 6-1-3):Ⅰ型是横韧带实质部分的断裂;Ⅱ型是横韧带由寰椎侧块附着点的撕脱骨折。两种分型有不同的预后,需要不同的处理。

3.治疗

Ⅰ型损伤在支具的保护下是不能愈合的,因为韧带无修复能力。这种损伤应尽早行寰枢关节融合术。Ⅱ型损伤应先行保守治疗,在头环背心固定下,Ⅱ型损伤的愈合率是 74%。如果固定了 3~4 个月韧带附着点仍未愈合,仍存在不稳定,则应手术治疗。

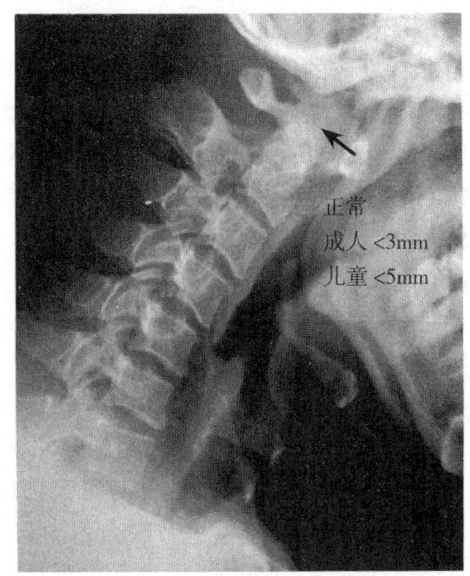

图 6-1-2　寰齿前间隙

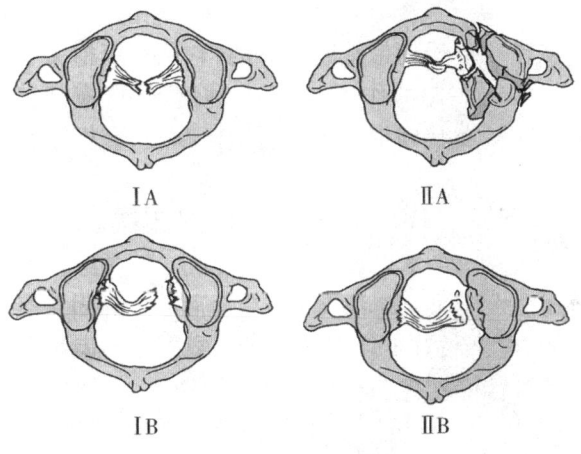

图 6-1-3　寰椎横韧带断裂分型

（三）寰椎骨折

寰椎骨折各种各样，常伴发颈椎其他部位的骨折或韧带损伤。寰椎骨折占脊柱骨折的 1%～2%，占颈椎骨折的 2%～13%。Cooper 在 1822 年首次报道了在尸解时发现的寰椎骨折。1920 年，Jafferson 研究分析了以往文献报道过的 42 个病例以及他自己的 4 个病例，发现寰椎骨折可以是暴裂性的，在前后弓可以各有 2 个断点，整个寰椎断为 4 块，这种骨折以后被称为 Jefferson 骨折。但是，在临床实践中，典型的 Jefferson 骨折是很少见的，3 处以下的寰椎骨折比较多见。如果前后弓均有骨折，导致两侧块分离，称其为寰椎暴裂骨折。寰椎骨折后椎管变宽，一般不会出现脊髓损伤。

1.损伤机制及骨折类型

最常见的致伤原因是高速车祸，其他如高处坠落、重物打击及与体育运动相关的损伤都可以造成寰椎骨折。Jefferson 推测，当暴力垂直作用于头顶将头颅压向脊椎时，作用力由枕骨髁传递到寰椎,寰椎在膨胀力的作用下分裂为4个部分。实际上,来自于头顶的外力在极特殊的方向作用于寰椎才可以造成典型的Jefferson骨折。Panjabi等在生物力学实验中对处于中立位及后伸30°位的尸体颈椎标本施加以垂直应力,结果在10个标本中只出现了1个典型Jefferson骨折。在Hays的实验中用46个标本模拟寰椎骨折,出现最多的是2处骨折,其次是3处骨折,没有出现4处骨折。Panjabi等认为,当头颈侧屈时受到垂直应力容易出现前弓根部的骨折,而颈椎过伸时受力,颅底撞击寰椎后弓或寰枢椎后弓互相撞击容易导致寰椎后弓骨折。事实上,各种损伤机制可以单独或合并发生,形成各种类型的骨折。这取决于诸多因素,如作用于头颅的力的向量、受伤时头颈的位置、寰椎的几何形状以及伤者的体质。

寰椎骨折可以出现在前、后弓,也可以在寰椎侧块(图6-1-4)。Sherk等认为后弓骨折占寰椎骨折的67%,侧块的粉碎骨折占30%。当前后弓均断裂时,侧块将发生分离,寰椎韧带在过度的张力作用下断裂。韧带可以在其实质部断裂,也可以在其附着处发生撕脱骨折。横韧带撕脱骨折的发生率占寰椎骨折的35%。不论横韧带断裂或是撕脱骨折都会丧失韧带的功能,使寰椎向前失稳。如果前弓的两端均断裂,将会出现寰椎向后失稳。如果寰椎后弓的两端均断裂,对寰枢关节的稳定影响不大。

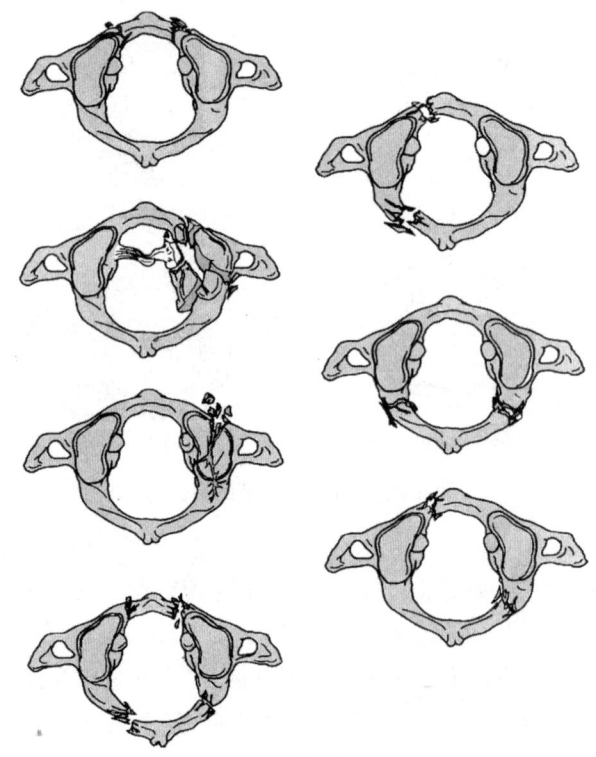

图6-1-4 寰椎骨折的各种类型

2.影像学诊断

寰椎骨折的诊断首先要做X线检查,在颈椎侧位片上可以看到寰椎后弓的骨折。但是,如果骨折位于后弓与侧块结合部,可能看不清楚。如果是前弓骨折,可以在侧位片上看到咽后壁肿胀。但要留意,伤后6小时咽后壁肿胀才会出现。在开口位X线片上观察寰枢椎侧块的对位情况,如果寰椎侧块向外移位,说明有寰椎骨折。Spence 等发现,当左右两侧寰椎侧块移位总计达到 6.9mm 时,提示寰椎横韧带已断裂(图 6-1-5)。有时,在开口位片上还可以看到横韧带在侧块附着点的撕脱骨折。CT 扫描可以显示寰椎的全貌,可以看到骨折的位置以及是否有横韧带的撕脱骨折,从而确定寰椎的稳定性。摄屈颈侧位 X 线片观察寰齿前间隙是否增大,进而判断寰椎横韧带完整性的方法是不实际的。因为寰椎骨折后疼痛导致的肌肉痉挛将影响患者做屈颈动作。

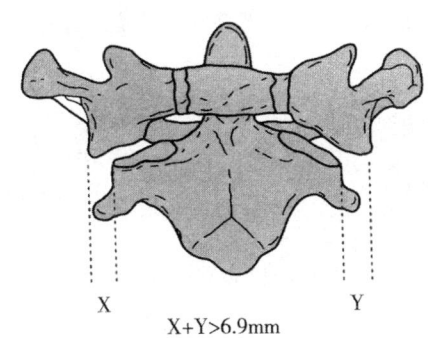

图 6-1-5　横韧带断裂后 C_1 侧块向外移位＞6.9mm

3.治疗

无论哪种寰椎骨折都应首选保守治疗。对于侧块没有分离的稳定性寰椎骨折,用软围领保护即可。如果寰椎侧块分离小于 6.9mm,应用涉及枕颏胸的支具 3 个月。侧块分离超过 6.9mm 的病例应用头环背心固定。头环背心只能制动,而没有复位的作用。颅骨牵引可以使分离的侧块复位,但头环背心难以防止侧块再度分离,因为这套装置没有轴向牵引的作用。要想最终获得良好的对位,只有将牵引的时间延长至 3 周以上,以便侧块周围的软组织达到瘢痕愈合,有了一定的稳定性后再用头环背心固定。文献报道,寰椎骨折保守治疗的效果是很好的,横韧带撕脱骨折的骨性愈合率在 80% 以上。只有极个别的病例因迟发性的寰枢关节不稳定需要手术治疗。寰椎侧块粉碎骨折的病例后期颈椎运动功能的恢复较差。对于寰椎骨折伴有横韧带实质断裂的病例,尽管韧带不可能愈合,也不应急于做寰枢关节融合术,可以先用外固定保守治疗,待寰椎骨折愈合后再观察寰枢关节的稳定性,如果稳定性尚好就可以不做融合术。轴向负荷作用于寰椎导致横韧带断裂的情况与屈曲暴力造成的情况不同,在前一种情况下,翼状韧带和关节囊韧带都是完好的,它们对寰枢关节的稳定能起一定的作用;在后一种情况下,横韧带断裂的同时翼状韧带和关节囊均已断裂,寰枢关节必然失稳。

如果骨折愈合后确有寰枢关节不稳定,则应做寰枢关节融合术。枕颈融合术只有在寰椎侧块粉碎骨折不良愈合而产生顽固性疼痛时才有必要,对于伴有横韧带断裂或Ⅱ型齿突骨折的后弓骨折没有必要做枕颈融合术。

(四)齿状突骨折

1.相关解剖和分型

作为第二颈椎的枢椎,除了有一个向上突起的齿突外,在结构上比寰椎更像下面的脊椎。齿突的前面有关节面,与寰椎前弓的后面形成关节。齿突有一个尖状的突起,是尖韧带的起点。齿突的两侧比较平坦,各有翼状韧带附着。齿突的后面有一个凹槽,寰椎横韧带由此经过。

枢椎的骨折大多涉及齿突。Anderson根据骨折的部位将齿突骨折分为三型:齿突尖骨折(Ⅰ型)、齿突基底部骨折(Ⅱ型)、涉及枢椎体的齿突骨折(Ⅲ型)(图6-1-6)。Anderson的分型方法对治疗方式的选择有指导意义:Ⅰ型骨折是翼状韧带的撕脱骨折,仅需保守治疗;Ⅱ型骨折位于齿突直径最小的部位,愈合比较困难,可以选择保守治疗或手术治疗;Ⅲ型骨折由于骨折的位置很低,骨折面较大,骨松质丰富,易于愈合,所以适合保守治疗。

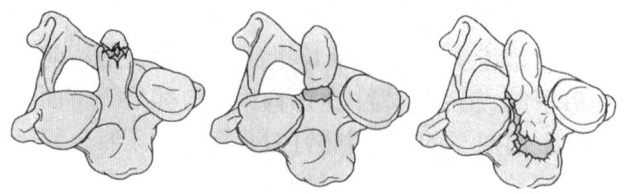

图6-1-6 齿突骨折分型

2.影像学检查

颈椎侧位和开口位X线摄片是首先要做的影像检查。如果患者确有齿突骨折,将会表现为头颈部剧痛,此时做颈椎屈、伸侧位摄片会很困难。如果就诊时创伤已经发生几个小时了,在颈椎侧位X线片上可以见到咽后壁肿胀(图6-1-7)。如果X线摄片难以确定有否齿突骨折,可以做枢椎CT,以齿突为中心的冠状和矢状面重建CT可以证实平片上的可疑影像。CT比X线影像可以提供更多的信息,但也容易因为成像质量的问题而产生误导,造成误诊。患者如果没有神经损伤就不必做MRI检查。在中矢面重建CT和MRI影像上见到的软骨结合残迹容易被误认为是齿突的骨折线(图6-1-8)。

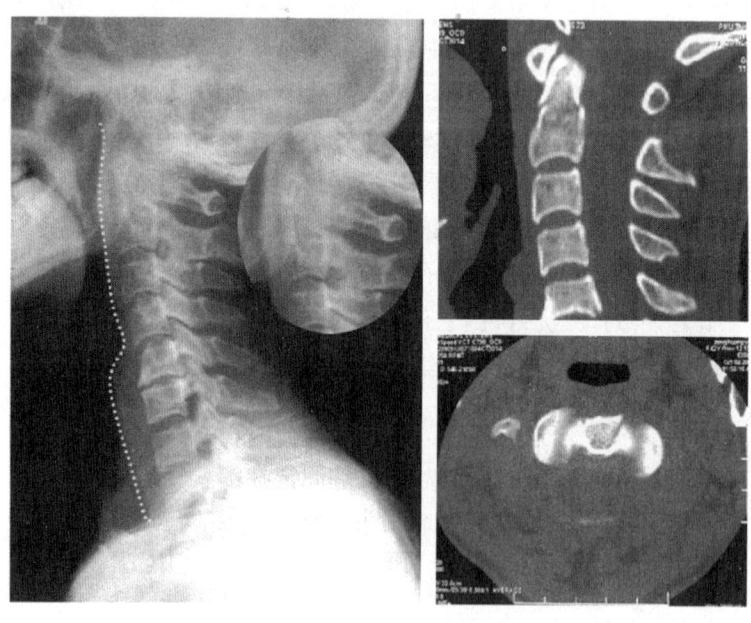

图6-1-7 颈椎侧位X片见咽喉壁软组织肿胀。CT证实枢椎骨折

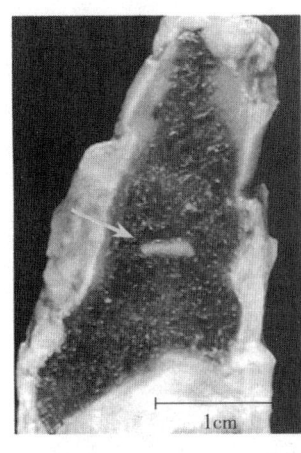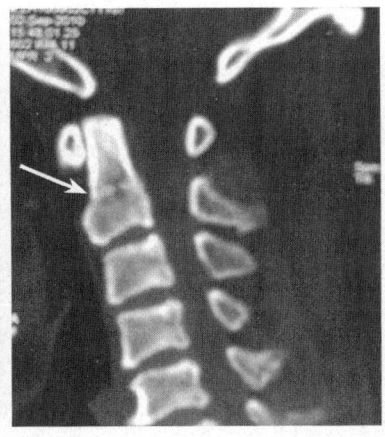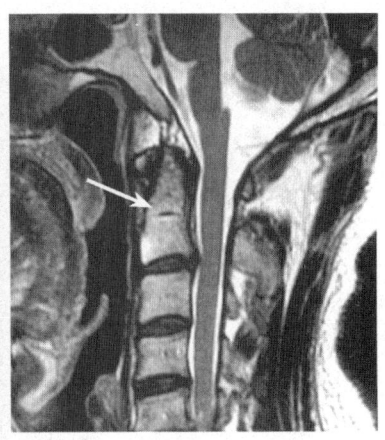

图 6-1-8　易被误认为"骨折"的 CT 软骨结合残迹

3.治疗原则

齿突骨折的治疗包括使用支具固定的保守治疗和借助于内固定的手术治疗。支具可以选择无创的,如颈围领、枕颌胸固定装置和有创的头环背心。

手术有前、后两种入路。前入路用中空螺钉经骨折端固定;后入路手术固定并植骨融合寰枢关节,不指望骨折端的愈合。由于齿突中空螺钉固定可以保留寰枢关节的旋转功能,所以应作为首选的手术方式。

Ⅰ型骨折由于位于寰椎横韧带以上,对寰枢关节的稳定性影响不大,所以用最简单的支具保守治疗就可以。

确定Ⅱ型骨折治疗方案,要参考骨折原始移位的程度、齿突与枢椎体成角的度数、患者的年龄、骨折端是否为粉碎性的、骨折面的走向以及患者自身对治疗方式的选择。骨折发生的一瞬间,齿突平移或与枢椎体成角的程度越大,骨折愈合的可能性越小;患者的年龄越高,骨折越不易愈合;粉碎性骨折即使得到很好的固定也很难自然愈合。如果估计骨折愈合的可能性很小,可以选择直接做后路寰枢关节融合术。

对Ⅱ型骨折,如果选择保守治疗则必须用最坚固的外固定方式(Halo-vest,头环背心)。由于头环背心仅有固定而没有牵引复位作用,所以,如果在骨折发生后马上就安装,不一定能将骨折在解剖对位状态下固定。Ⅱ型骨折由于骨折的对合面比较小,而对合程度与骨折的愈合结果又密切相关,所以应努力将其固定在解剖对位状态。如此,可以先使用头环或颅骨牵引弓在病床上做颅骨牵引,待骨折解剖对位后再持续大约 2～3 周,以便寰枢关节的软组织得到修复、骨折端形成初期的纤维连接。此时再安装头环背心,就可以很容易地将骨折端固定在解剖复位了。文献报道Ⅱ型齿突骨折用头环背心固定的愈合率为 70% 左右。

Ⅱ型齿突骨折如果骨折面是横的或是从前上向后下的,就适合做中空螺钉固定。如果骨折面是由后上向前下的,在用螺钉对骨折端加压时会使骨折移位,这样的病例相对来说不适合做中空螺钉固定(图 6-1-9)。

Ⅲ型骨折用一枚中空螺钉内固定是不可靠的。这是因为骨折的位置低,螺钉在骨折近端的长度太短;骨折端的骨髓腔宽大,螺钉相对较细。Ⅲ型骨折比较适合保守治疗,文献报道用

Halo-vest 头环背心固定，Ⅲ型骨折的愈合率可以达到 98.5%。

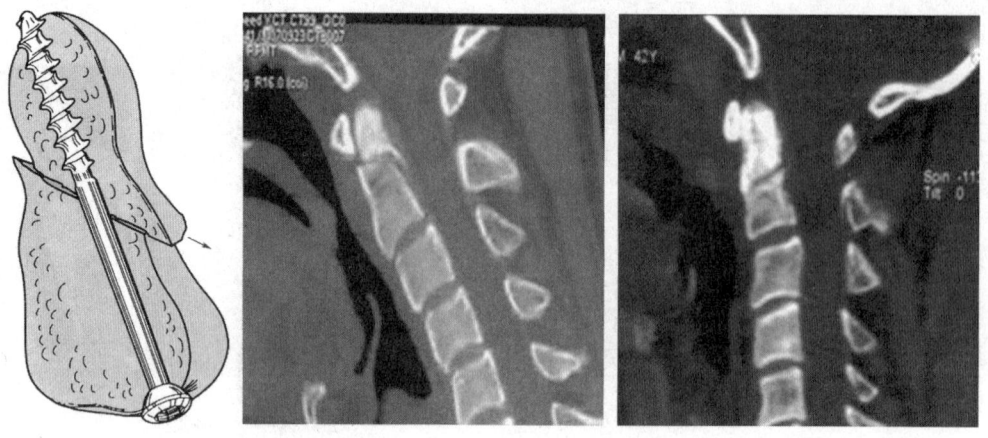

图 6-1-9　前上至后下的斜行骨折线适合中空螺钉固定，相反，后上至前下的骨折线不适合螺钉固定

（五）枢椎峡部骨折

枢椎峡部骨折也称 Hangman 骨折、枢椎椎弓骨折，是发生于枢椎椎弓峡部的垂直或斜行的骨折，它可使枢椎椎弓和椎体分离，进而引发枢椎体向前滑移，所以也称为创伤性枢椎滑脱。常由交通事故、跳水伤或坠落伤造成。由于出现骨折移位后，椎管是增宽的，所以很少合并神经损伤。有人顾名思义将 Hangman 骨折说成是绞刑骨折，这样的命名从骨折的发生机制上说是不确切的。实施绞刑时，受刑者的颈椎经受过伸和轴向牵拉力，可以造成枢椎与其下颈椎的分离。而我们见到的 Hangman 骨折，虽然也由颈椎过伸损伤造成，但是往往合并有垂直压缩力。发生 Hangman 骨折时可能合并有前、后纵韧带和颈 2、3 间盘纤维环的撕裂，可继发颈椎失稳。

Effendi 将该骨折分为三型，并结合其损伤机制提出了治疗方式。Levein 和 Edwards 改进了该分型（图 6-1-10）。

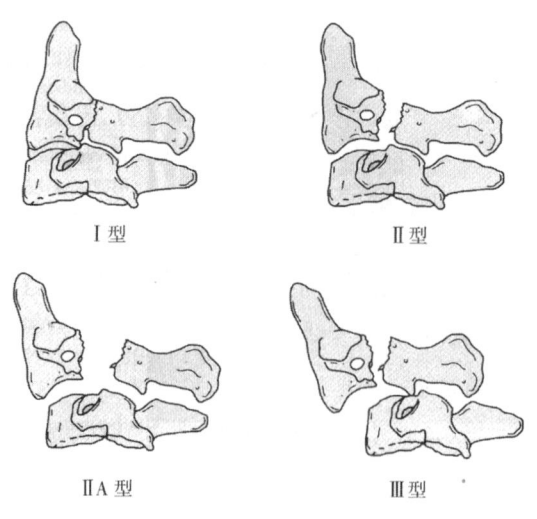

图 6-1-10　Hangman 骨折分型

绝大多数 Hangman 骨折都可以在支具的固定下得到良好愈合。对于没有移位的骨折（Ⅰ型），推荐用 Philadephia 围领和枕颏胸固定支具治疗。如果颈 2 相对于颈 3 前移 4mm 或有 11°以上的成角（Ⅱ型），仅靠支具保护是不易自然愈合的，Halo-vest 头环背心效果较好。手术治疗仅仅适于那些用 Halo-vest 不能维持良好复位、骨折陈旧不愈合或合并颈 2、3 关节突关节脱位（Ⅲ型）的病例。

如果只有枢椎椎弓骨折分离而没有颈 2、3 椎间关节的损伤，而患者又无法接受外固定治疗，可以选用后路枢椎椎弓根（即椎弓峡部）螺钉固定。使用拉力螺钉可以将骨折端加压对合。这种固定方法更适合骨折接近枢椎下关节突的病例，这样的病例螺钉在骨折的远端有更长的固定长度，固定效果更好。如果枢椎椎弓骨折分离很严重，伴发枢椎体前滑移或成角移位，就需要对颈 2、3 椎间关节施以固定并植骨融合。前路颈 2、3 椎间关节植骨加椎体间钢板螺钉固定是比较可靠的方法（图 6-1-11）。对于颈 2、3 脱位严重的病例，应在使用颅骨牵引将枢椎尽量复位后再做植骨、固定。也有从后路做颈 2、3 固定、植骨的方法：枢椎做椎弓根螺钉固定，技术难度并不高，利用拉力螺钉还可将枢椎椎弓的骨折分离加以复位。但如果颈 3 用关节突螺钉固定，则稳定性不可靠；如用椎弓根螺钉固定，在操作上有相当的难度，风险较大。

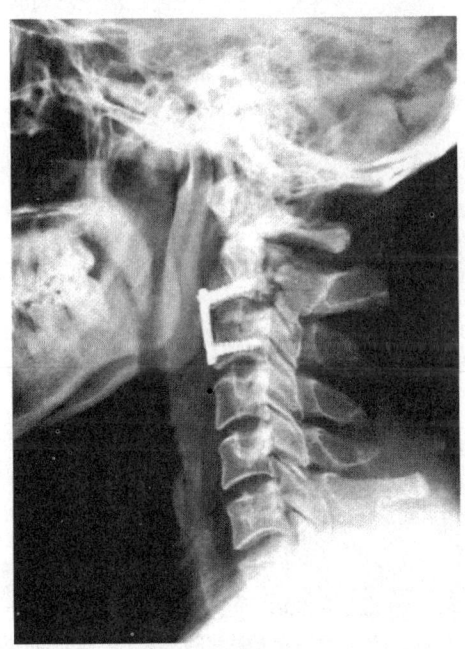

图 6-1-11 前路 $C_{2\sim3}$ ACDF 术

（六）枢椎椎体骨折

枢椎椎体骨折即发生在齿突基底与椎弓峡部之间区域的骨折，这一定义将部分 Anderson 定义的Ⅲ型齿突骨折也收入枢椎椎体骨折的范畴。

枢椎椎体骨折占枢椎损伤的 11%～19.7%，占上颈椎损伤的 10%～12%，临床上并非罕见。枢椎椎体骨折的致伤原因多见于交通事故伤，占 71%～80%，其他原因见于坠落伤（13%～14%）、滑雪伤（6%）、跳水伤（4%），男性略多于女性。

Benzel 将该骨折分为三型（图 6-1-12）：Ⅰ型骨折，侧位 X 线片可见类似于 Hangman 骨折的表现,即表面上看为双侧椎弓峡部骨折,同时伴有 C_2 相对 C_3 的前移,轴位 CT 可见冠状面骨折线位于 C_2 椎体后缘。鉴于损伤机制的不同,伸展型骨折可在椎体前下方看到泪滴样撕脱骨折片,这通常是由于 $C_{2\sim3}$ 水平过伸所致。一般 $C_{2\sim3}$ 水平椎间盘也有撕裂,$C_{2\sim3}$ 椎间隙前方增宽;而屈曲型损伤可看到 $C_{2\sim3}$ 背侧间隙增宽,同时可能在 C_2 椎体后下方看到泪滴样撕脱骨折片,轴位 CT 可能见到骨折线累及横突孔。BenzelⅡ型骨折,矢状位 CT 重建能更清楚显示骨折位置,冠状位 CT 重建可见到 C_2 椎体呈矢状位的骨折线,寰椎侧块向下压到枢椎椎体,这也印证了Ⅱ型骨折的损伤机制主要是轴向负荷。若轴向负荷的暴力稍偏外侧,可能造成Ⅱ型骨折的变异型,骨折线仍垂直,但可以累及横突孔及椎板。BenzelⅢ型即为 AndersonⅢ型齿突骨折,开口位 X 线片及 CT 矢状位重建可见骨折线位于齿突基底,呈水平位,而单纯轴位 CT 扫描有可能会漏诊骨折。

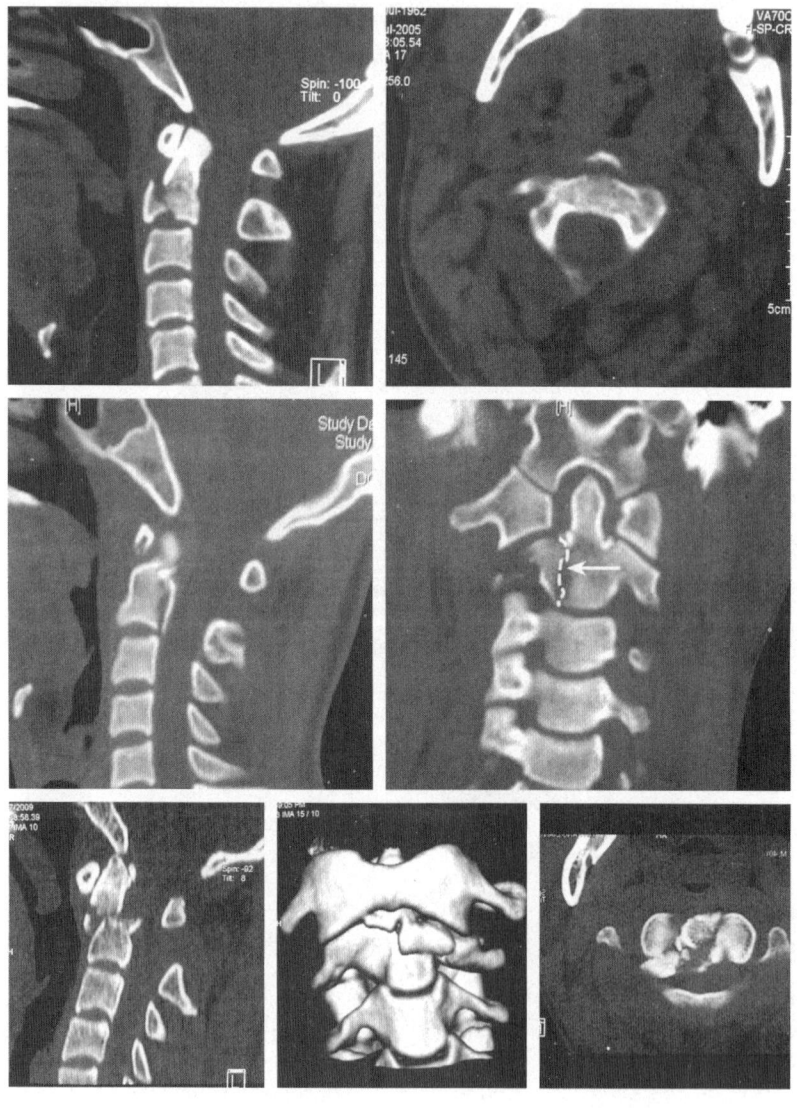

图 6-1-12　枢椎体骨折

绝大多数枢椎椎体骨折均可行非手术治疗获得痊愈。若骨折存在较多的成角或移位，可以先行颅骨牵引复位，1~2周后进行外固定。根据患者损伤的稳定性可选用颈部围领、枕颌胸支具或 Halovest 头环背心，固定时间8~16周。保守治疗骨折愈合率90%以上。由于该节段椎管储备间隙较大，该病合并神经损伤的概率相对下颈椎椎体骨折少，保守治疗后大多预后较好。

二、下颈椎损伤

（一）概述

颈椎外伤占整个脊柱外伤的50%以上，大部分与高能损伤有关，其中交通事故伤约占45%，坠落伤约占20%。在所有钝性损伤中，颈椎外伤占2%~6%。大约40%的颈椎外伤患者合并神经功能损伤。颈椎外伤，尤其是骨折脱位后，经保守治疗后死亡率及致残率均较高。现在，随着诊断及治疗手段的提高和内固定技术的发展，颈椎外伤的死亡率及致残率有了显著的改善。

（二）病史及体格检查

对于清醒患者可简要了解既往病史及这次外伤的发生经过，包括坠落高度、汽车撞击的方向、重物击打的方向及部位等，由此可推测颈椎外伤发生的机制。体格检查要包括脊柱及身体其他部位的系统检查，避免遗漏肢体及脏器损伤，检查脊柱时要逐一触摸棘突，检查有无压痛、骨擦音及台阶，观察瘀斑、裂伤及穿透伤口的部位，颈前部的肿胀及饱满提示颈椎前方的血肿及颈椎外伤的发生。头部及颈椎的旋转畸形往往提示颈椎单侧小关节交锁，头面部的瘀斑往往是外力直接作用的结果，提示外力的播散方向。在清醒患者要进行详细的神经学检查，包括所有皮节及肌节感觉、运动及相应反射，肌肉力量按照0~5级记录，注意反复检查记录神经损害有无进展，肛门周围感觉存在提示骶髓功能残留，是不全损伤的体征，提示治疗后会有所改善，脊髓损伤可按照美国脊柱损伤协会的分级标准进行分级。在不清醒的患者，神经学检查受到限制，但肛门张力可以评价，球海绵体反射也可检查，其恢复提示脊髓休克结束，通常在48小时内结束。

（三）初期影像检查

对于创伤患者应常规进行颈椎侧位、胸部及骨盆的X线检查，颈椎侧位片可发现85%的颈椎外伤，对于C_7~T_1部位的损伤仅有57%的病例在X线片上能显示。目前CT检查已经普及，因此CT检查在颈椎外伤早期的影像检查中已经变得不可缺少，一方面可以准确显示颅底及颈胸段的损伤，另一方面可以更精确显示细微的脱位、关节突交锁及骨折，特别是CT重建影像可显示椎体间的顺列及椎间隙的改变情况。颈椎侧位影像要注意观察棘突椎板交界连接线、椎体后缘连接线、棘突间的距离、椎体间的距离、关节突的对合关系及椎体前缘的连线。这些连线的中断或异常往往提示颈椎骨折脱位。

有关除外颈椎外伤的最佳检查方法还存在争论，文献报道漏诊率在10%~48%。普通X线片是有效的检查方法，标准的颈椎检查包括正侧位及开口位片，83%~99%的颈椎外伤可通过上述X片得到显示，斜位片在创伤时应用价值小，可显示椎板及关节突骨折，颈胸段可通过牵引肢体或采取泳姿位显示,即一侧肢体外展、另一侧肢体位于体侧以减少肩部遮挡。对于清醒患者静态片无异常可进行动态 X 线检查,8%的患者可显示不稳定,但早期因肌肉痉挛,造成伸屈位片不准确,可延迟进行这项检查。侧位片要观察椎前软组织厚度,$C_{2\sim3}$水平大于 7mm、$C_{6\sim7}$水平大于 21mm 高度提示颈椎外伤,颈椎后凸角度可通过 Cobb 方法即上位椎体上终板及下位椎体下终板连线夹角确定,后凸角度大于 11°提示后方韧带损伤或不稳定,棘突关节突分离椎体无骨折提示外力造成颈椎屈曲旋转轴在前纵韧带,椎体骨折伴棘突分离提示旋转轴在关节突,椎体前后移位可通过测量椎体后缘切线间的距离确定,侧方移位少见,可通过侧块连线测量移位距离。

CT 检查可显示椎体纵向骨折线、骨块突入椎管程度、椎体粉碎程度及椎板椎弓的骨折,重建影像可显示颈椎顺列,特别是小关节对合情况。

MRI 检查可显示脊髓影像、椎间盘及后方韧带结构影像,还可以评价血管情况。T_1像可显示解剖结构,T_2像显示病理及韧带结构,MRA 可显示颈椎血管。脊髓水肿 T_1显示低或高信号,T_2显示高信号。脊髓出血时其信号与血液的化学状态、磁场强度及检查程序有关,急性期(1~7 天)T_2显示低信号,7 天后血细胞溶解 T_1、T_2均显示高信号。正常韧带在 MRI 图像显示低信号,韧带损伤时则显示高信号,同样椎间盘损伤也显示高信号。单侧或双侧小关节脱位时椎间盘突出发生率高,闭合复位可能造成脊髓损伤加重,术前 MRI 检查十分必要,MRI 可清楚显示突出的椎间盘。硬膜外血肿多发于颈椎外伤患者,发生率约 1‰~2‰。多发生在后方硬膜外,早期(1~3 天)MRI 显示 T_1像高信号,T_2低信号,3~7 天血肿中心信号同早期,周围则 T_1、T_2均显示高信号。

诊断:综合病史、体征及影像资料做出完整诊断,内容包括颈椎损伤解剖部位、程度及分型,神经损伤解剖部位及程度,多发创伤合并其他脏器损伤者应一并做出诊断。

(四)下颈椎损伤的分类

良好的损伤的分类可以帮助判断损伤程度及预后,同时也可以指导治疗方式和手术入路的选择。目前常用的分类有 2 种。

1.Ferguson & Allen 分类

1984 年,由 Ferguson 和 Allen 提出。根据颈部受伤时的方向(屈曲或伸展)及损伤后解剖结构的改变(压缩或分离)分为 6 类:①屈曲压缩;②伸展压缩;③垂直压缩;④屈曲分离;⑤伸展分离;⑥侧方屈曲型损伤。

根据损伤严重程度不同,各类骨折又分为不同级别:

(1)屈曲压缩损伤(图 6-1-13):常表现为椎体前方有泪滴样骨折,严重时椎体压缩,上位椎体后脱位。

①Ⅰ度:椎体前缘变钝,上终板损伤,后方结构完整。

②Ⅱ度:椎体前方高度丢失,上、下终板损伤。

③Ⅲ度:椎体压缩骨折伴纵裂。

④Ⅳ度:椎体压缩骨折并向后移位<3mm。

⑤Ⅴ度:椎体压缩骨折并向后移位>3mm,后方韧带结构损伤。

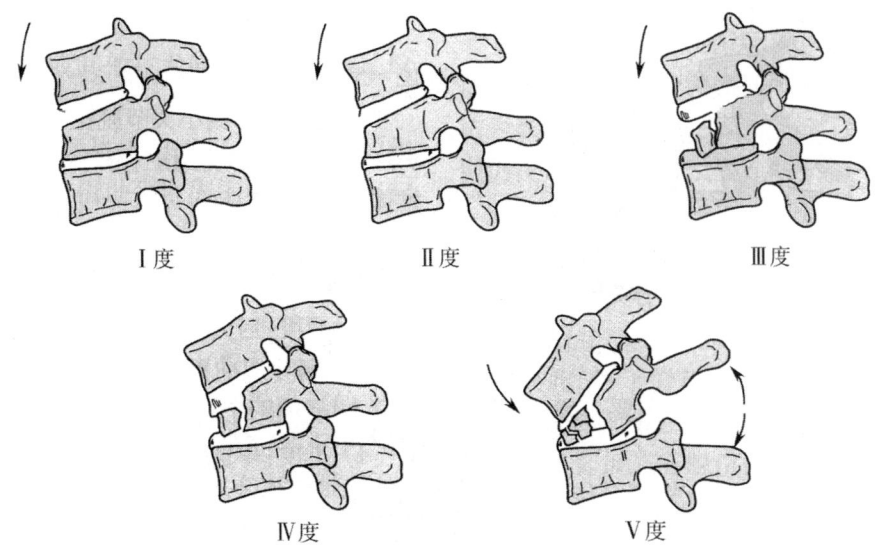

图 6-1-13 屈曲压缩损伤

(2)伸展压缩损伤(图 6-1-14):主要表现为后方结构损伤,严重时上位椎体前脱位。

①Ⅰ度:单侧椎弓骨折。

②Ⅱ度:双侧椎板骨折,无其他结构损伤。

③Ⅲ度:双侧椎弓骨折伴单侧或双侧椎板、关节突骨折,椎体无移位。

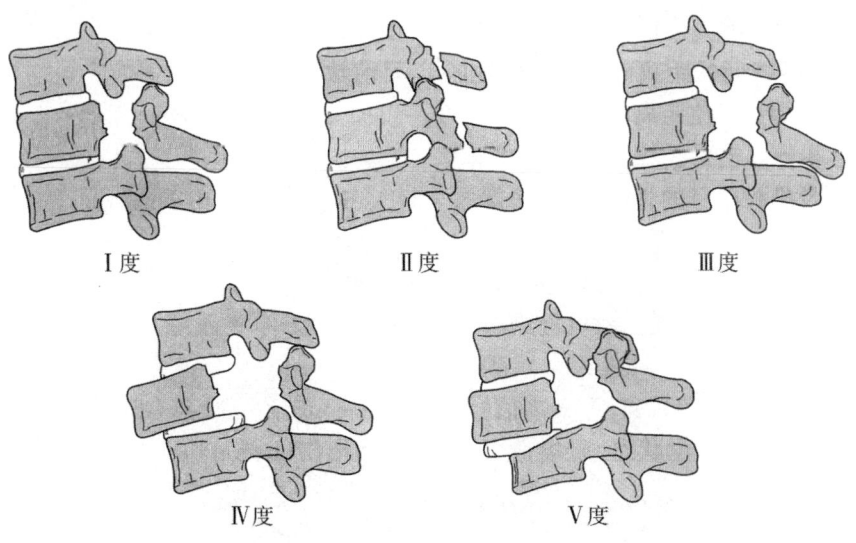

图 6-1-14 伸展压缩损伤

④Ⅳ度:Ⅲ+椎体部分前脱位。

⑤Ⅴ度:Ⅲ+椎体完全脱位。

(3)垂直压缩损伤(图 6-1-15):主要表现为椎体暴散骨折。

①Ⅰ度:上或下终板骨折。

②Ⅱ度:上、下终板均骨折伴纵裂,无移位。

③Ⅲ度:暴散骨折,向椎管内移位。

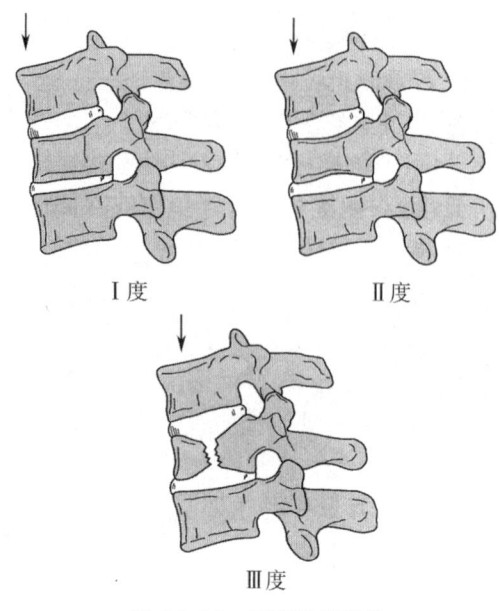

图 6-1-15 垂直压缩损伤

(4)屈曲分离损伤(图 6-1-16):主要表现为小关节脱位。
①Ⅰ度:小关节半脱位,后方韧带结构损伤。
②Ⅱ度:单侧小关节脱位,椎体脱位<50%。
③Ⅲ度:双侧小关节脱位,关节对顶,椎体脱位≈50%。

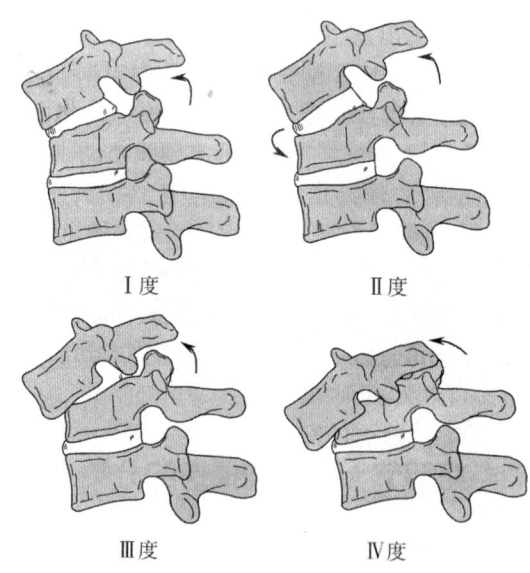

图 6-1-16 屈曲分离损伤

④Ⅳ度:双侧小关节脱位,椎体完全脱位。
(5)伸展分离损伤(图 6-1-17):主要表现为上位椎体后脱位。

①Ⅰ度:前方韧带结构损伤或椎体横骨折,椎间隙增宽。
②Ⅱ度:后方韧带结构损伤,椎体向后脱位。
(6)侧方屈曲型损伤(图 6-1-18):主要表现为椎体侧方结构损伤。
①Ⅰ度:单侧椎体压缩骨折伴同侧椎弓骨折无移位。
②Ⅱ度:单侧椎体压缩骨折伴同侧椎弓骨折有移位,或对侧韧带断裂及关节突分离。

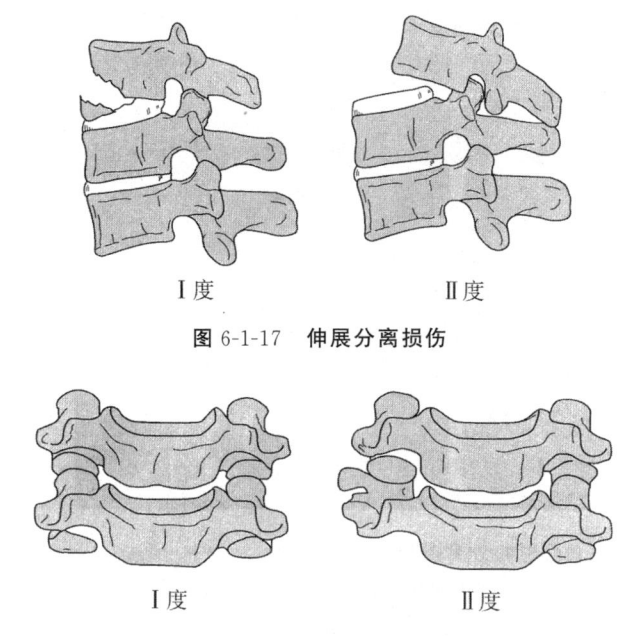

图 6-1-17　伸展分离损伤

图 6-1-18　侧方屈曲型损伤

2.AO 分类

主要用于胸腰椎骨折脱位的分类,也可用于下颈椎骨折脱位的分类,对于指导手术入路的选择有帮助。

(五)颈椎外伤的治疗

1.保守治疗

部分颈椎外伤可采取保守治疗方法,采取保守治疗的适应证包括:①颈部软组织损伤;②颈椎附件骨折包括单纯棘突、横突骨折;③椎体轻度压缩(小于 25%),不合并神经损伤、椎间盘损伤及后方韧带损伤;④因身体原因或其他技术原因暂时不能采取手术治疗或需要转移的患者。

最常用的方法是颈椎围领固定,颈椎围领的作用是减少颈椎活动度,借助颈椎周围的皮下骨突起到固定保护作用,包括枕骨、棘突、肩胛冈、肩峰、锁骨、胸骨及下颌骨。软围领没有制动作用,只应用于颈椎软组织牵拉伤。硬质围领根据材质及设计可起到不同程度的制动作用,围领前方要开窗方便气管切开时连接通气管道,在野外救助时最可靠的方法是将下颌及前额用胶带固定在硬质的担架板上。在应用颈椎围领时要注意相关并发症,包括皮肤压疮,特别是枕骨、下颌骨及胸骨部位,合并严重颅脑损伤的病例约 38% 会发生皮肤压疮并发症,早期排除颈椎外伤避免不必要的时间过长的围领制动。

颈胸固定装置可使固定延续到上胸椎,制动作用比颈围领强,研究显示79%～87%的屈伸活动、75%～77%的旋转活动及51%～61%的侧屈活动得到限制。其缺点是不方便拆卸,同样存在皮肤压迫问题,对枕颈及颈胸段固定效果差。

颅骨牵引也是颈椎外伤保守治疗的方法之一,对不稳定的颈椎外伤可获得即刻制动,对等待手术固定或转运的患者是非常有益的。通过牵引可达到颈椎骨折脱位的复位,但对于枕颈不稳定、椎体间存在分离及合并枢椎椎弓断裂伤的病例应当禁止使用。牵引可以部分恢复颈椎顺列,部分复位突入椎管的骨块,创伤性后凸也可得到部分矫正,因此可使脊髓压迫减轻。实施牵引要避免过度,过度牵引可造成脊髓损伤加重。

Halo背心固定:随着颈椎内固定技术的普及,头环背心在治疗下颈椎骨折脱位的应用越来越少。但对不适合手术的病例,头环背心是控制颈椎旋转和移位的最好方法,但其缺乏对抗纵向负荷的功能。

2.外科手术治疗

(1)术前治疗:正确、及时、有效的术前处理也是确保治疗成功的不可缺少的一步,主要包括:

①吸氧:面罩吸氧,浓度维持在40%,保持PaO_2 100mmHg、$PaCO_2$<45mmHg,如果患者的PaO_2与$PaCO_2$比值<0.75应考虑行气管插管。

②维持血压:不低于90/60mmHg,否则容易造成脊髓损伤加重。

③脱水治疗:可减轻继发性脊髓损伤。

a.甲强龙:仅在伤后8小时内给药有效。首次剂量30mg/kg,15分钟内给入,如伤后少于3小时,用法为5.4mg/(kg·h),持续24小时;如伤后超过3小时但仍在8小时内,用法为5.4mg/(kg·h),持续48小时。

b.GM-1:仅在伤后72小时内给药有效,用法为100mg/d,持续18～32天。

(2)手术治疗

①复位:可以达到稳定脊柱和间接减压的目的。因此,对于脊椎骨折脱位的患者,在做CT及MRI或检查前必须有颈部支具保护或行颅骨牵引,对于暴散骨折或有脱位的患者必须尽早进行复位,应争取在伤后6小时内复位。

目前,颈椎骨折脱位的复位方式有以下方式:

a.全麻下颅骨牵引复位(图6-1-19):术前应有MRI检查结果,除外椎间盘突出,椎管内有椎间盘组织占位者不适合闭合牵引复位,以免造成脊髓损伤加重,应尽快准备外科手术复位,经前方入路取出椎间盘组织再复位椎体。我们的经验证明,绝大部分骨折脱位可经此方法得到复位。其复位时间明显短于传统方式,平均23分钟,牵引重量轻,平均11kg,患者无痛苦,复位成功率达98%,且未出现牵引后神经损伤加重。需要在全麻下进行,必须有透视监测,最好有神经电生理监测。具体方式为:全麻后于双侧耳上1.5cm同时拧入Gardner-Well牵引弓螺钉(图6-1-20),患者头颈部屈曲30°,起始重量5kg,间隔5分钟增加2.5kg,每次增加重量后在透视下观察有无过度牵引,并用电生理仪监测脊髓传导功能有无损害,透视见交锁小关节出现"尖对尖"对顶后(图6-1-21),将颈部改为仰伸位,使之完全复位后总量减为5kg维持牵引。

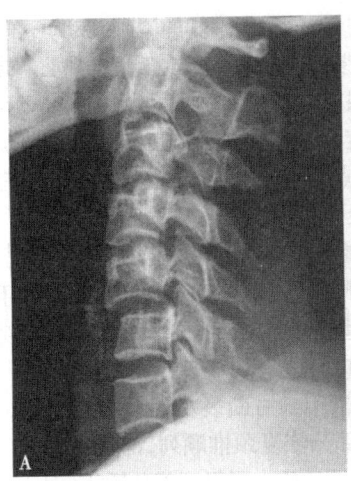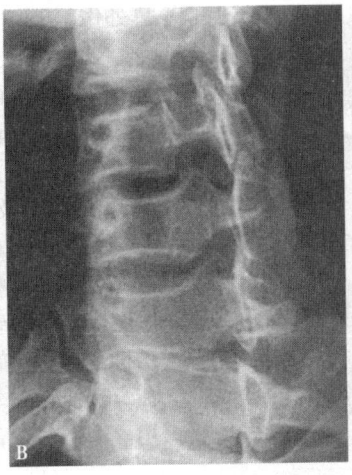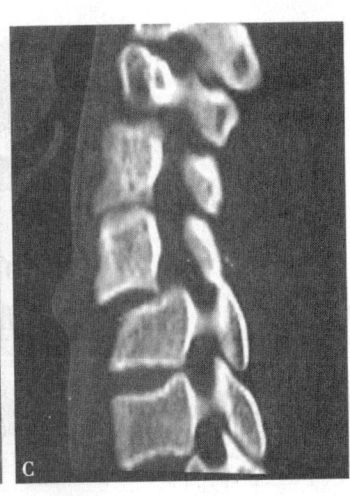

图 6-1-19　$C_{5\sim6}$ 单侧关节交锁，Ⅱ度屈曲分离损伤

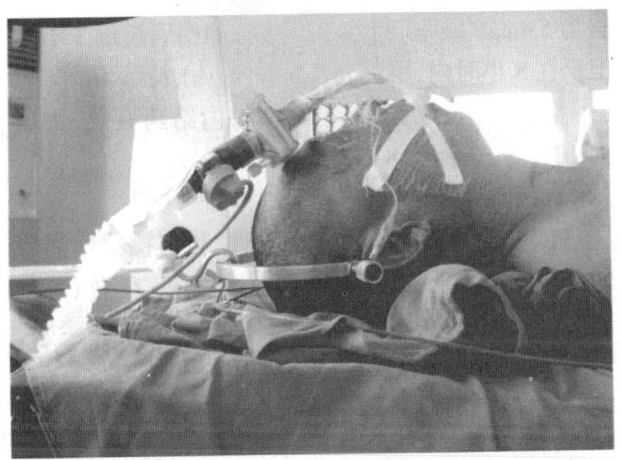

图 6-1-20　全麻下 Gardner-Well 颅骨牵引

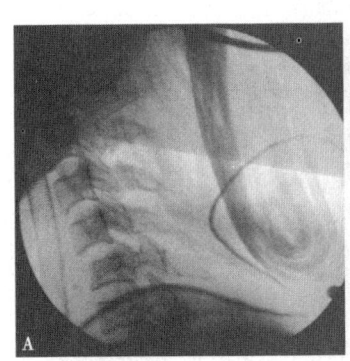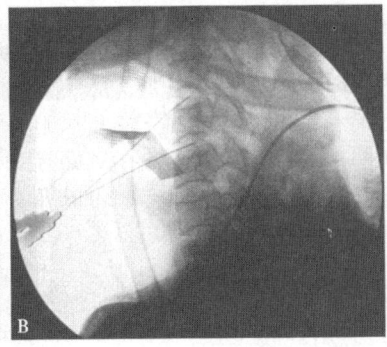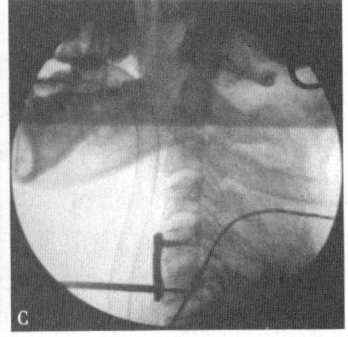

图 6-1-21　全麻下牵引复位

b.床旁牵引复位：此法复位成功率较低，在我院为 47%，所用牵引重量较大，由于是在患者清醒状态下实施，患者较为痛苦和恐惧。具体方式为：抬高床头，先在局麻下安放 Gardner-Wells 牵引弓，患者颈部屈曲 30°，起始牵引重量为 5kg，C_1 以下每增加一节段加 2.5kg，即 C_2 脱位加 2.5kg，C_3 脱位加 5kg，C_4 脱位加 7.5kg，以此类推。以后每 30 分钟增加 2.5kg 并拍床

旁片，直至交锁小关节出现"尖对尖"对顶后，将颈部改为仰伸位，使之完全复位后总量减为5kg维持牵引。最大重量可加至体重的50%并持续一小时，如仍不能复位或在牵引过程中神经损伤程度加重则将重量减少到5kg维持，改为手术复位。目前临床常用的牵引弓有Gardner-Well弓及Halo环，材质包括不锈钢、钛及碳素纤维三种，牵引前要检查固定钉的强度避免牵引时断裂或脱出。安装牵引弓前应拍X线片或CT检查以排除颅骨骨折。中立位进针点应在耳廓上方1cm，经过外耳道的纵向线上。在此位置可实施最佳纵向牵引，适度偏前或后可产生后伸或屈曲作用，协助矫正后凸或过度前凸。进针点皮肤使用碘伏消毒，利多卡因局麻包括骨膜，固定针通过进针点拧入穿透外层骨板，避免过度拧紧穿破内侧骨板引发脑损伤，过松也可造成钉脱落而造成大量出血。

双侧小关节脱位的牵引复位时牵引弓应安装适度偏后1cm，牵引时可同时产生屈曲便于复位，首先调整滑轮屈曲牵引解锁，然后转为中立位或后伸牵引，维持后伸位置。起始牵引重量为2.5~5kg，C形臂X线机或拍片避免枕颈部或脱位部位的过度牵引，注意神经体征变化，每次增加重量5kg，观察15分钟，再次透视或摄片确认无过度牵引，直至复位，牵引重量不应超过25~30kg，复位后牵引重量维持2.5kg或5kg，维持适度后伸位置。牵引时患者要保持清醒，能配合体格检查。

单侧小关节交锁时，往往损伤外力小，颈椎在脱位的状态尚很稳定，所以复位需要更大的力量，牵引弓安装适度偏后，牵引屈曲解锁小关节，术者双手握牵引弓正常侧轴向推压脱位侧牵拉，旋转头部向脱位侧，会听到细微弹响或感到弹跳。摄片确认复位成功，维持牵引重量2.5~5kg轻度过伸位。

闭合复位存在脊髓损伤加重的风险，其中重要的致病因素是椎间盘突出，复位前进行MRI检查是必要的，特别是对昏迷不清醒患者或在麻醉下进行复位时，MRI检查排除椎间盘突出更为必要。

c.手术切开复位（图6-1-22）：如果闭合复位失败，可以采用手术切开复位。复位方式可依手术方式选择前路或后路切开复位。我院多采用前路，先切除脱位椎体间的椎间盘，用Caspar椎体牵开器或椎板撑开器复位，在术中透视的监控下逐渐撑开椎间隙至小关节突对顶，此时将上位椎体向后推移至复位。后路切开复位相对直观简单，可用两把鼠齿钳分别夹持上下两个脱位脊椎的棘突，向头尾两端牵开棘突，在肉眼直视下观察小关节，直至复位。有时，脱位时间较长复位困难时则需要切除部分下位椎体的上关节突以达到复位目的。

②手术时机选择：手术时间的选择目前尚无定论，早期手术可尽早解除脊髓压迫，稳定脊柱方便护理。动物实验研究显示早期减压手术可促进脊髓功能恢复，临床上尚无证据表明早期减压可改善脊髓功能恢复。早期复位及减压固定不但可以减轻由创伤导致继发的脊髓损伤的程度，还可以达到稳定脊柱，便于护理及翻身，防止肺部感染、PE等致命并发症。脊髓不完全损伤的患者应力争在24小时内进行，完全损伤的患者也应力争在72小时内手术治疗。

③手术指征：颈椎外伤后如果出现不稳定性骨折脱位和（或）脊髓神经根功能损害均应进行手术治疗，保守治疗仅适用于稳定性骨折及无脊髓损伤患者。根据文献及某院的经验，我们认为下颈椎外伤的手术指征为：

a.继发脊髓损伤。

b.椎体滑移≥3.5mm。

c.后突成角≥11°。

d.椎体高度丢失≥25%。

e.椎间盘损伤。

f.任何形式的脱位。

g.双侧关节突、椎板、椎弓骨折。

h.后方韧带结构损伤伴前方或后方骨性结构损伤。

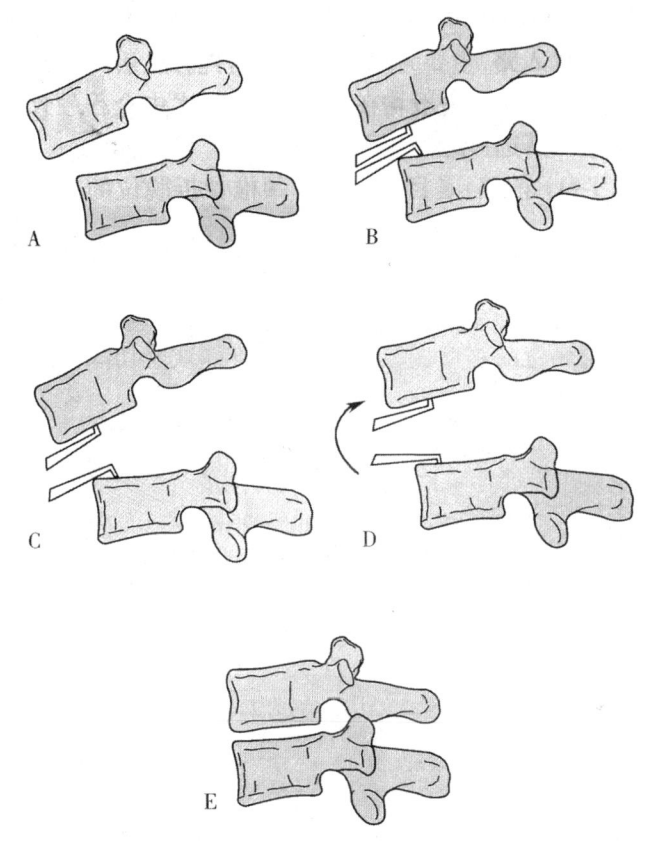

图6-1-22 前路切开复位示意图

④手术方式:根据骨折脱位的类型,采用不同的手术入路,主要为3种手术入路:前路、后路及前后联合入路。一般均在全麻下进行,术中全程颅骨牵引。其选择的适应证如下:

a.前路:是目前治疗下颈椎骨折脱位的最常用术式,也是我们常用的术式。前路手术适合于椎间盘突出压迫脊髓、椎体骨折脱位及椎体小关节交锁合并椎间盘突出的病例,可进行单纯椎间盘切除减压融合前路钛板螺钉固定术、椎体次全切除钛网融合固定及椎间盘切除撑开复位椎间融合固定手术。撑开复位时避免过度撑开损伤脊髓,不能复位者可再行后路手术复位。植入钛网或骨块时因外伤造成不稳定要避免过度撑开,可通过推压头顶使椎间加压固定。前路钛板固定时钛板应尽可能置于椎体中央,在冠状面螺钉应向中线偏斜10°~15°以避免损伤前方椎动脉,在矢状面螺钉应平行或轻微远离融合的椎体终板,螺钉长度应根据术前影像资料确定或术中测量确定,头尾端椎体各置入2枚螺钉。早期的颈椎前路固定钛板要求螺钉穿透2层骨皮质,现在的多角度锁定螺钉不需要穿透2层骨皮质,但可以达到同样的固定效果,对钛板本身要求有足够强度，重建和维持稳定是颈椎外伤前路手术固定的首要步骤，厚度过小的钛板可应用在颈椎病患者以减少术后吞咽不适，但尽量避免应用在颈椎外伤患者。

可用于大部分骨折类型，包括：单纯前方结构损伤、椎体骨折椎间盘损伤；前方结构损伤合并后方单侧骨折（椎板、椎弓、关节突）或单一韧带结构损伤（棘间韧带、棘突）；小关节脱位。其优点为：仰卧位易于麻醉管理和术中观察，创伤小、失血少，能直接清除损伤的椎间盘，椎间植骨融合率高，一般只需做一个运动单元的固定，术后并发症少；缺点是前方解剖结构复杂，有时复位较困难，前路固定较后路固定抗旋转力弱。

手术方式包括：前路椎间盘切除、植骨融合内固定：用于没有骨性结构损伤的脱位及椎间盘损伤，植骨材料可采用自体髂骨、椎间融合器，用自锁钛板内固定。

椎体次全切除植骨融合内固定术：用于有不稳定椎体骨折的颈椎损伤，植骨材料可采用自体髂骨、钛网、人工椎体，用自锁钛板内固定。

手术技巧及注意事项：左侧或右侧：在显露深层的过程中，喉返神经和迷走神经的分支均有可能受到伤及。左侧入路损伤神经的危险相对较小，因为在左侧神经走行更容易被探查。右侧入路可能更易于右势手医生的操作，我们习惯选择右侧入路。

切口的选择：横切口或纵切口：横切口可以用于大部分颈椎骨折前路手术，从美观角度也更符合患者要求。皮肤切口常沿皮肤皱纹从中线斜向胸锁乳突肌的中部。如果需要减压3个椎体以上节段，宜采用沿胸锁乳突肌前缘的纵行切口。切口位置的选择可以通过体表解剖标记进行定位（表6-1-1）。

表 6-1-1 颈前路切口的体表标志

硬腭	寰椎椎弓
上腭下界	$C_2 \sim C_3$
舌骨	C_3
甲状软骨	$C_4 \sim C_5$
环状软骨	C_6
颈动脉结节（横突前结节）	C_6

无论皮肤切口高低，均是采用标准的前外侧入路来达到 $C_3 \sim T_1$ 椎体前缘、椎间隙以及钩突关节的显露。

体位的摆放：在患者的肩胛间区垫一个毛巾卷。然后让患者的颈部向对侧旋转15°。轻度后伸位往往也有一定帮助。在麻醉和肌松状态下，椎管狭窄的患者极易出现脊髓过伸损伤，摆放体位时要格外当心，此时常需采用纤维气管镜辅助气管插管。

手术显露技巧：为了提高术中透视检查的可视性，尤其对于低位颈椎，应将双臂放在两侧（裹住双手并保护好腕管），然后用胶布固定，维持双肩向下的位置，但不要用过大的力量，以防止臂丛损伤的发生。也可用布圈套在两个手腕上，在需透视时施行牵引。

在显露中，做深层剥离前要用手指触摸血管搏动，仔细辨清颈动脉鞘。事先留置鼻饲胃管有助于认清食管结构并防止食管损伤。

在进行深层剥离时，应避免损伤相邻节段的椎间盘。另外，过度牵拉颈长肌会导致颈交感链的损伤并出现术后 Horner 征。

在整个手术过程中确认中线非常重要：偏向一侧操作可损伤椎动脉。在椎间盘切除过程中可将钩椎关节作为确定椎间盘过界的标志。此外，也可用神经剥离子或小探子探查椎体外缘。

当手术减压需较长时间时，应每间隔一定时间将拉钩取下一小会儿，使受牵拉的软组织结构得到放松。

前路钢板的放置：根据以下原则选择钢板：钢板的长度既要使螺钉（最好是可以变换角度的）能够拧入椎体，又不能遮盖相邻的椎间隙。将钢板放在准备拧入螺钉的位置，X 线透视观察钢板的位置和长度。拧入第一枚螺钉，但是暂时不要完全拧紧。重新观察钢板的位置，并在对角线（上方或下方）拧入螺钉，将钢板固定在最后的位置上，拧入其他的螺钉。X 线检查确定螺钉的位置，确认螺钉不在植骨块上或者椎间隙内。

b. 后路：后路手术应沿后正中线切开分离，避免进入椎旁肌以减少出血，尽可能保留棘间棘上韧带，沿骨膜下剥离暴露椎板，只暴露需要复位固定的侧块关节，很少需要椎板切除减压，合并发育性或退变性椎管狭窄者可在复位后进行椎板成形脊髓减压术，同时进行侧块固定融合术。复位时可纵向牵引使交锁的关节解锁，同时应用刮匙或神经剥离子撬拨复位，复位困难者可切除部分下位颈椎的上关节突再复位。后方固定目前最常用的是侧块螺钉加钛板或钛棒固定，侧块螺钉以 Margal 法安装，长度可突破侧块前侧骨皮质，对手法复位困难者可在安装侧块螺钉之后固定远端钛棒，应用提拉装置撑开复位再适度加压恢复小关节对合关系。固定节段要根据复位后侧块的稳定性决定，关节交锁复位对合良好无缺损可单纯固定两侧脱位的侧块关节，头尾端各 1 枚螺钉。局部稳定性差，关节突缺损或侧块骨折，前方椎体骨折时可头尾端各固定 2 个节段。脱位节段小关节表面粗糙化并植骨融合。颈椎椎弓根固定技术要求高，风险比侧块固定大，应慎重使用。侧块螺钉的连接可使用钛板或钛棒，使用万向螺钉和钛棒可允许螺钉安装不需要根据钛板螺钉孔的位置进行，安装螺钉时可根据解剖选择最佳位置而不必担心螺钉间连接的问题。棘突钛缆固定也是后路固定的方法之一，适用于单侧或双侧小关节交锁复位后关节突无缺损，棘突椎板无骨折者，可在上位椎体棘突椎板交界处钻孔，穿过钛缆与下位椎体棘突加压固定，维持后方张力待软组织愈合。

主要用于后方结构损伤，包括小关节脱位、后方双侧骨性结构损伤（椎板、椎弓、关节突）。包括椎板切除术、椎板成形术、侧块螺钉钢板内固定及椎弓根内固定术。其优点是后方解剖结构简单，复位较容易，内固定抗旋转力较强；缺点是无法探查可能损伤的椎间盘，术后发生颈痛的可能性大，通常要做至少 2 个运动单元的固定，融合率低。该入路单独使用较少，有时与前路联合使用治疗复杂的下颈椎骨折脱位。

手术技巧及注意事项：

患者的准备和体位：在气管插管和翻身至俯卧位过程中必须保持颈部的稳定。使用 Mayfield 头架，一根针置于耳廓上方 2.5cm 处。在头架的另一侧有 2 根针置于耳廓上方 2.5cm 处，保持头部中立位牵引弓应平行于床面。框架置于前额的前方并与手术台固定。也可以使用马蹄形的头架，注意要避免眼部受压以免发生视网膜缺血，此并发症一旦出现，患者有可能终生失明。头高脚低体位可以减少出血和降低脑脊液的压力。对于肥胖或颈部短粗的患者可用胶布贴在肩部向尾侧牵引以利于显露。

切口：沿着棘突行正中切口。确认项韧带并从正中切开。$C_3 \sim C_6$的棘突常呈分叉状。C_2和C_7棘突更加突出。通常以C_2棘突进行定位。行骨膜下剥离椎旁肌至椎板。在C_1水平不应当超过中线旁1.5cm，因为椎动脉正好位于这个区域。

内固定：无论选择钉板还是钉棒固定均应先进行预弯以维持或恢复颈椎前凸。在拧入螺钉之前应当确认内固定平贴各个小关节。如果棘突和椎板完整，可以将其背侧皮质粗糙化，以便安入内固定后植骨。如果这些结构已经被切除，例如椎板切除术，可以将小关节面皮质粗糙化，植入小骨条后再安放钢板。内固定上的螺孔应当正对拟融合节段各个侧块的中点。钻孔前应测试螺钉孔对应的位置。安放内固定后拧入螺钉，但是不要完全拧紧，以免内固定扭转和翘起。对于$C_3 \sim C_4$节段的螺钉固定，确定关节突的中点。螺钉钻入点依据不同的技术和钢板上的螺孔位置而不同。根据解剖学研究，An技术最不容易损伤神经根。根据这项技术，使用尖锥或小磨钻在侧块中点内侧1mm处开出一个钻入点，这一步骤对于防止钻头滑移非常重要。使用限深钻头以向头侧15°、向外侧30°方向钻孔。根据所选用的螺钉不同，可以选择钻透单侧皮质或双侧皮质。使用3.5mm丝锥攻丝，拧入3.5mm的皮质骨螺钉。4mm的螺钉用于翻修。螺钉的平均长度是10～12mm。如果钻入点偏下和偏内，建议使用Magerl技术。如果钻入点位于正中，建议使用Roy-Camille技术。

如果融合节段上至C_1，可以经侧块钢板拧入Magerl螺钉。采用上述方法显露C_2小关节，螺钉的钻入点为C_2下关节突下缘、侧块中线内侧1mm处。在正、侧位X线透视监视下钻孔。钻头从上关节突后缘穿出，穿过小关节并进入C_1侧块。使用3.5mm丝锥攻丝，拧入3.5mm的皮质骨螺钉。

有些内固定系统限制了钢板上螺钉的位置。必须注意，在钻孔之前应当确认钢板适合所有融合节段上的钻入点。解决的方法是根据钢板的方向和局部的解剖选择最适合的螺钉固定技术(An、Magerl或Roy-Camille)。

c.前后联合入路：用于前方结构损伤后并后方双侧骨性结构损伤，一般先行前路手术复位及固定骨折脱位，再行后路减压固定。强直性脊柱炎的骨折脱位也应行前后固定。

(3)常见并发症及处理：

①多尿及低钠、低钾：颈脊髓损伤多尿低钠血症于伤后(4.5±1.2)天开始出现，伤后(14±3)天达到高峰，伤后(39+10)天恢复，尿量最多可达14 000mL/d，在严重颈脊髓损伤(ASIA A级)患者中的发生率几乎为100%。治疗主要应给予高张含钠液，应用肾上腺皮质激素(氢化可的松)，而过度限水可能会加重病情。

②中枢性高热：体温升高时间多为伤后2～7天，平均为3.8天，体温为38.5～41.2℃，持续2～3周，平均为18.2天。严重颈脊髓损伤(ASIA A级)患者发生中枢性高热比例占76%，临床特点为高热、无汗、面部潮红、鼻塞、惊厥、抽搐、呼吸困难等症状，药物降温效果不佳，受外界环境温度影响而变化。血象检查白细胞无显著升高。对此类高热要严密观察体温变化，积极行颈椎牵引制动，早期应用脱水剂、肾上腺皮质腺激素以减轻脊髓损伤和水肿，早期减压固定，不能因高热而延误手术时机。采取物理降温措施，冰袋冷敷、冰水灌肠或乙醇擦浴，并调节室温在18～20℃。鼓励患者多饮水。在高热时，持续中流量吸氧，提高脊髓的耐受性，利于其康

复,给予足够的电解质、液体、糖、氨基酸,以补充能量消耗。

③前路:

a.最常见的并发症是取骨区的不适,包括疼痛、感染、髂骨骨折及股外侧皮神经麻痹。位于其次的并发症是咽喉疼痛或吞咽困难,主要为过度牵拉气管所致。

b.血肿压迫气管:由于伤口出血量较大而引流不畅造成。如患者出现缺氧、窒息症状,颈部明显肿胀增粗而引流量少或无,应立即切开伤口清理血肿、止血,否则会出现植物人甚至死亡的灾难性后果。

c.食管和气管的损伤少见,食管损伤的漏诊会导致早期食管瘘。随即会出现纵隔炎,其发病率和死亡率均很高。可通过小心放置拉钩来避免。

d.喉返神经损伤导致声带麻痹发生率可高达11%,但常为单侧或一过性,多为过度牵拉所致。如术后6周症状无改善应进行喉镜检查。

e.交感链的损伤可导致 Horner 综合征,常为过度牵拉颈长肌所致,表现为上睑下垂、瞳孔缩小和无汗症。

f.神经损伤和脑脊液漏:据报道总的发生率约为1%。一过性 C_5 神经根损伤最为常见。但灾难性的脊髓损伤也有报道。

g.术后10年内25%的病例可见相邻节段退变。此种情况多见于老年患者,尤其是以前已有退变或手术融合水平达 C_5 及 C_6 者。

h.血管损伤(包括颈血管鞘和鞘内的血管,其被胸锁乳突肌前缘所保护)的报道少见。自动撑开器放置不合适可伤及血管鞘。手持的牵开器如过度牵拉也可引起灾难性后果。减压范围过于偏外可损伤椎动脉,也可损伤左侧颈胸交界处的胸导管。

④后路

a.眼部受压:使用马蹄形的头架时未将前额放置在头架上而直接压迫了眼部或在术中头部位置移动造成。避免的方法是术前仔细检查眼部位置,使用 Mayfield 头架,如无此头架用颅骨牵引或宽胶布固定头部。此并发症一旦出现,患者有可能终生失明。

b.血肿压迫脊髓:由于伤口出血量较大而引流不畅造成。主要特点是进行性加重脊髓损害症状及体征,引流量少或无。疑似患者应 B 超或 MRI 确诊,确诊后应立即行手术清除血肿、止血重新放置引流,否则将造成永久性脊髓损害。

c.C_5 神经根麻痹:多为一过性。术后出现肩部及上臂痛,三角肌和肱二头肌无力。主要由脊髓后移导致的神经根牵拉造成。非甾体抗炎药、颈部制动可缓解疼痛,肌无力在12个月内逐渐恢复。

d.椎动脉损伤:为椎弓根螺钉或侧块螺钉位置不当所导致。

e.内固定松动、断裂:最常见于最头端或尾端的螺钉,可以更换。如已经融合可以取出钢板。

(4)术后处理及康复:

①常规放置负压引流,引流留置48小时或直至8小时内引流量小于10mL(前路)或30mL(后路)。

②术后48小时应用抗生素。

③引流拔除后拍摄术后片,内固定位置满意即可鼓励患者坐起或下床活动。术后当晚即可翻身,应鼓励早期活动。

④术后佩戴硬质颈椎围领6~12周。一般患者除洗浴时间而外,应持续佩戴围领。

⑤限制运动直至融合。避免提取重物、体力劳动、屈曲、扭转等。

⑥于术后1个月、3个月、6个月和12个月进行门诊随访及常规影像学检查,以了解神经功能恢复情况和植骨融合情况。

第二节 胸腰椎损伤

一、胸腰椎及神经解剖特点

(一)T_1~T_{11}椎体

胸椎椎体呈心形,而椎管相对较小,呈圆形。由于胸椎两侧与肋骨相连,故椎体两侧的上下和横突末端均有小的关节面,分别称上肋凹、下肋凹和横突肋凹。胸椎棘突细长并向后下倾斜,关节突较长,排列较垂直而呈前后方向。胸椎除椎体、椎间盘、关节突关节连接外,还有肋骨组成的胸廓与其相连,从而大大增加了胸椎的稳定性。胸椎伸屈活动较小,但在下胸椎有一定的旋转活动。椎体的血供来自胸主动脉的肋间动脉分支,沿椎体前方及侧方,又分出小支即前外侧椎体动脉。肋间动脉的后支又进入椎间孔,分为前支、中支及后弓支,分别供应椎体及椎弓。

(二)胸腰段

胸腰段一般指T_{11}至L_1或L_2段脊柱。此段结构有3个特点:①胸腰段上端为较固定的胸椎,所以胸腰段成为活动腰椎与固定的胸椎之间的转换点,躯干活动应力易集中于此;②胸腰是生理后突,腰椎为生理前突,胸腰段为两生理性曲度的衔接点,肩背负重应力易集中于此;③关节突关节面的朝向在胸腰段移行。Singer对161例胸腰椎损伤行CT检查,发现小关节的移行集中在3个层面,在$T_{11∼12}$者占52%,$T_{12}L_1$占24%,其余在$T_{11∼12}$与$T_{12}L_1$之间。实验研究表明,小关节由冠状面转变为矢状面处,易遭受旋转负荷的破坏。胸腰段脊柱在解剖结构上的3个特点,构成胸腰段脊柱骨折发生率高的内在因素。

(三)腰椎

腰椎的椎体较颈椎和胸椎大而厚,主要由松质骨组成,外层的密质骨较薄。从侧面看,腰椎椎体略呈楔状,横径大于前后径,并从上到下逐渐增大。椎弓发达,位于椎体后方,包括椎弓根、椎板、上下关节突、棘突和横突。关节突较长,上下关节面基本呈矢状位。棘突宽大,呈矢状位后伸,末端圆钝,且棘突间隙较宽。棘突、横突及上下关节突都是肌肉、韧带的附着部位,并由此连接上下腰椎。椎间孔较大可为卵圆形、三角形或三叶草形。椎间孔内有脊神经通过。腰椎椎体厚而大,关节突较长,其组成椎间连接,既有较好的活动性,又有较好的稳定性,其生理前凸的存在,对人体适应站、坐、卧3种姿势甚为重要。因此对其骨折脱位复位、脊柱固定及融合,均需要注意维持腰椎的生理前凸姿势。

腰椎在胚胎生长、发育过程中较易形成一些先天性的解剖异常,如先天性的 6 个腰椎,L_5 与 S_1 融合形成腰椎骶化,T_{12} 发生移行形成腰化,L_5 棘突未融合而形成隐性脊柱裂,可造成晚期腰痛症状的 L_3 横突肥大等。所有这些先天性的畸形都有可能成为腰部疾患的病理基础,在一些诱发条件下则可能由此产生腰部疼痛、下肢疼痛、麻木等症状。

腰椎主要由腰动脉供血。腰动脉来自腹主动脉,髂腰动脉或骶中动脉,于椎间孔处分出脊柱前支、中间支和背侧支形成椎管内血管网。腰椎的营养动脉在后纵韧带深面与对侧同名动脉吻合形成动脉丛,椎体中央支数目较少,系由椎体前外侧面及背侧进入为且主要营养血管,中央支在椎体中 1/3 平面发出一支向前直行至椎体中心,呈树枝状,伸向椎体上下端,周围支较短分布于椎体周围骨质。腰椎内静脉系统丰富,有椎管内前后 2 个静脉丛和椎管外前后 2 个静脉丛及体壁、肋间和腰静脉等相通,椎管内静脉尚能与盆腔腹腔血流相通,而回流至下腔静脉或髂总静脉。

(四)胸腰椎椎弓根解剖特点

椎弓根是连接椎体与其后面附件之间的桥梁,呈椭圆形,周围为坚强的骨皮质,为椎骨最坚固的部位。即使患者有骨质疏松,椎弓根仍有足够的强度提供固定。

上胸椎椎弓根短窄而薄,椎弓根的上缘与椎体上终板相平行,椎弓根的下缘位于椎体的上 2/3 处。椎弓根后部稍高,前部稍低,这一特点说明椎弓根的长轴中心线向下有一定的倾斜度,另外由于胸椎体积小,其椎弓根长轴中心线与椎体矢状面形成内倾角。临床进钉时应结合患者的手术节段及影像学资料注意这 2 个倾角。

国外资料的椎弓根高度从 $T_3 \sim T_5$ 逐个增加,为 $0.7 \sim 1.5$ cm,宽度是 $0.7 \sim 1.6$ cm。国内资料椎弓根高度和宽度从 $T_1 \sim T_5$ 逐个增大,最小值分别是 5.4mm 和 10mm,因此应用椎弓根螺钉时,直径应在 4mm 为佳,由后向前贯穿椎弓根时,由胸椎到腰椎螺钉也需逐渐加长,T_9 到 L_1 为 40mm,$T_2 \sim T_5$ 是 45mm(图 6-2-1)。

因胸椎弓根的内侧为脊髓,相距 $0.2 \sim 0.3$ cm,由硬脊膜及脑脊液相隔,在 L_1 以下则为神经根和马尾。由于神经根位于椎弓根内下方,故椎弓根的内下部是最危险的部位,而椎弓根的外上部钻孔则很少有危险。

椎弓根的延长深度为椎弓根轴线长度(包括上关节突厚度,临床上可称为骨螺钉通道深度)。椎弓根螺钉进入脊椎的长度,因螺钉与脊椎矢状轴所成夹角的大小而不同,螺钉从椎弓根以 0°角进入者最短,而有向前、向内成角者则进入较长。椎弓根的方向在 $T_1 \sim T_3$ 根内斜;从 $T_4 \sim L_4$ 几乎是矢状面的,其角度不大于 10°;而 L_5 则为例外,向内的倾斜为 30°。Skillant 以 e 角和 f 角来表示椎弓根的方位,e 角为椎弓根纵轴与脊椎矢状轴所成的夹角,测量结果 L_1 为 5°,L_2 为 10°,L_3 为 10°,L_4 为 10°~15°,L_5 为 15°,f 角为椎弓根纵轴与椎体水平所成的夹角,"+"表示椎弓根纵轴自后上向前下方,反之为"-",根据 52 具干燥脊椎骨标本的测量结果,f 角在腰椎椎弓根基本为水平位。故螺钉钻入时应向内偏斜 10°~15°,平行于椎体终板(图 6-2-2)。

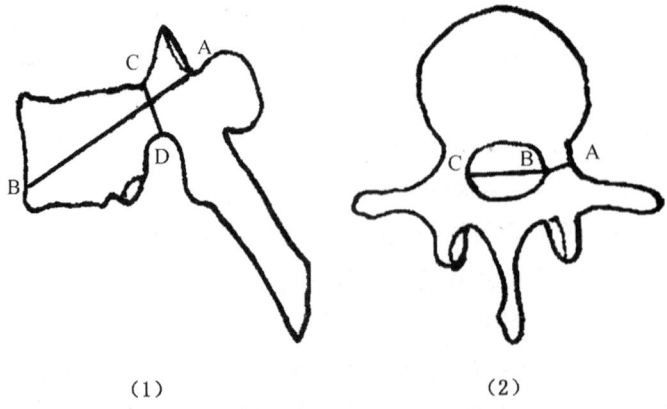

图 6-2-1 椎弓根通道示意图

(1)AB 为通道长,CD 为矢径 (2)AB 为横径,BC 为根间距

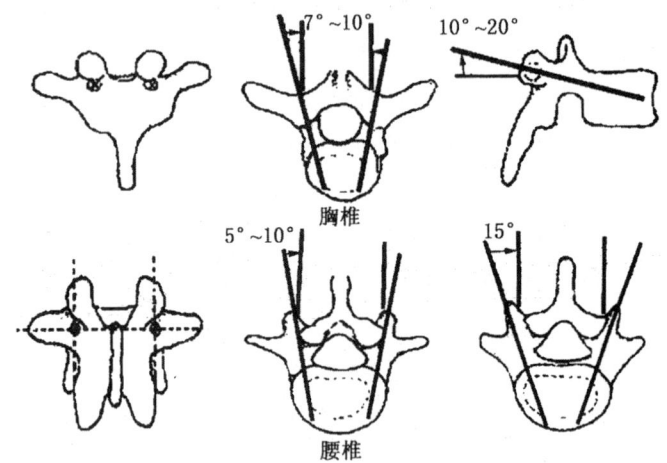

图 6-2-2 胸腰椎椎弓根螺钉进入点和角度

(五)脊髓

胸段脊髓较细,神经根离开脊髓椎间孔,自上而下,同序数脊髓节段约比同序数脊椎高 2~3 节,脊髓圆锥的水平多位于 L_1 下缘。Reimann 与 Anson 收集各家报道的 692 例,结合自己的 129 例解剖观察,指出脊髓圆锥下极位于 L_1 椎体下缘者占 24%。胸腰段脊髓有 2 个特点:①以 T_{12}~L_1 骨折脱位为例,脊髓圆锥终止于 T_{12}~L_1 及 L_1 上 1/3 者,是下神经元损伤,表现为迟缓性截瘫。如圆锥终止于 $L_{1~2}$ 间者,在脱位间隙以下可有数节脊髓,系上神经元损伤,下肢特别是膝以下表现为痉挛性截瘫。所以同一水平的骨折脱位,由于圆锥的水平不同,而出现不同的截瘫。②由于圆锥多终止于 L_1 椎体中上部,如以 T_{10} 脊椎下缘相当于 L_1 脊髓节,则 T_{11}~L_1 下缘处,就集中了 L_2~S_5 脊髓及其相应的神经根,即胸腰段为脊髓与神经根所在部位,骨折脱位即损伤了脊髓,又损伤了神经根。脊髓对损伤的抵抗力低,而神经根则相对抵抗力强。脊髓损伤未恢复者,其神经根损伤可能恢复。所以胸腰段骨折脱位合并截瘫者,其神经根损伤常有一定恢复。

脊髓血供由脊髓前动脉、脊髓后动脉和根动脉供应,脊髓前动脉和后动脉均起于颅内,由枕骨大孔下行,脊髓前动脉为1条或2条走行于脊髓前正中裂,至脊髓圆锥为止,且不断与脊髓后动脉吻合,脊髓后动脉有2条走行于脊髓后外侧沟,至圆锥与前动脉支吻合。此2条动静脉均较细,走行距离又长,故需不断接受由颈动脉、肋间动脉和腰横动脉分出之根动脉补充血供,但不是每一椎间均有根动脉,颈段脊髓多由颈升动脉之分支成为根动脉,$T_{1\sim2}$节段的血供相对较小,是易发生缺血的部位,在下胸椎的根动脉中有一支较大者,称为根大动脉,起自左侧$T_2 \sim T_{12}$水平,供应大半胸髓,也称大髓动脉,其出肋间动脉后沿椎体上升约1个或2个椎节段进入椎间孔,根动脉又分为上升支、下行支,并与脊髓前动脉和后动脉吻合,当脊椎骨折脱位遭受损伤时,如无其他动脉的分支与其吻合,易导致下胸椎脊髓缺血(图6-2-3)。

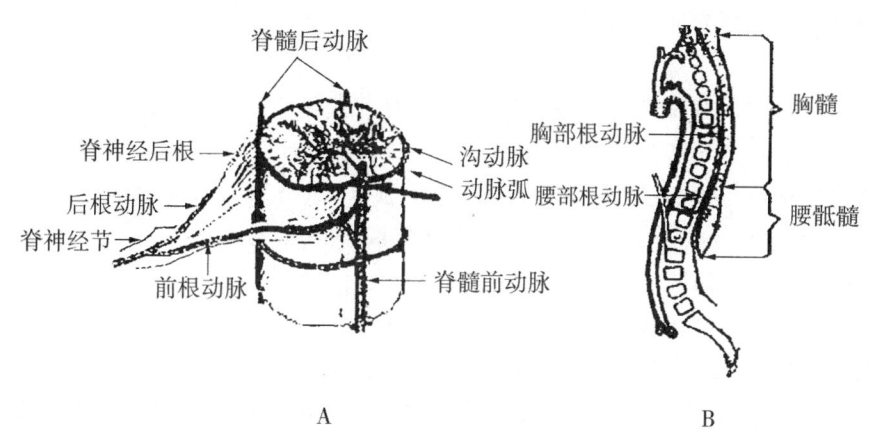

图6-2-3 **脊髓血液供应**
A.脊髓血供　B.脊髓根动脉和大根动脉

二、诊断

(一)合并损伤

50%的胸腰椎骨折无脊髓损伤。40%的屈曲牵张损伤伴有腹腔脏器损伤(即脾破裂或肝破裂),20%是不连续的损伤。从高处跌落常见头部损伤和肢体损伤。

(二)概述

损伤后应首先明确危及生命的损伤、血氧和低血压,并进行相应的"ABC"(气道、呼吸、循环)和高级创伤生命支持(ATLS)。然后进行颈托保护和全脊柱固定。

1.病史

明确相关损伤的可能机制。通过见证人可以了解机动车事故的全部细节(速度、碰撞位置、应用的保护措施)。评估神经症状可以知道脊髓或神经元病变。

2.体格检查

"圆木滚动"对全脊柱进行视诊和触诊,如棘突忽然下沉、软组织缺损和捻发音。伴随直肠检查应注意肠鸣音、肛周感觉、肛门反射和球海绵体肌反射。初步诊断中,脊髓损伤具有50%的漏诊率。系统的神经检查包括运动和感觉以及生理和病理反射。休克创伤患者应仔细评估并确定致使脊髓休克的病因。腹部压痛、瘀斑应怀疑"安全带"的损伤。

(三) 临床诊断

脊髓休克是一种生理性脊髓功能障碍，它发生在损伤节段下面的弛缓性麻痹、反射消失和感觉消失，99%的患者在48小时后恢复。重新检查显示球海绵体肌反射恢复表示脊髓休克结束。损伤节段以下所有运动(Frankel等级从0到5)和感觉消失表示神经完全损伤，损伤水平以下存在部分脊髓或神经功能为不完全损伤。美国脊髓损伤协会(ASIA)提出脊髓损伤的标准是根据运动和感觉水平以及骶尾神经的存在或缺失来确定。

(四) 影像学检查

有多种方式可有效地显示胸、腰椎骨折。一旦发现脊柱骨折，影像学资料需包括整个脊柱以避免不相连脊柱骨折的漏诊(通常是CT)。

1. X线片

有时需要摄正侧位及游泳体位的X线片来观察和明确颈胸段脊柱解剖。侧位X线片可评估椎体、关节突、棘突椎间孔。椎体丧失高度(50%)和皮质边缘丢失也表示压缩的脊柱损伤类型。应注意后椎体线或角度，因为这可以区分爆裂骨折(与压缩性骨折区分)与椎管受累情况。前后位X线片可显示侧位压缩性骨折、棘突与椎弓根列线增宽，从而可诊断后方结构损伤和继发的脊柱后方韧带复合体(PLC)失稳(30°后凸)。侧位X线片还可进行矢状后凸畸形、前方或后方移位(2.5mm)测量。在前后位X线片上观察终板，可明确在侧位X线片漏诊的细微损伤。由于灵敏度低和CT对胸部、腹部和骨盆的扫描作用，X线片越来越不受欢迎。然而，稳定骨折非手术治疗应行支具保护下的站立侧位X线片检查，从而确保没有塌陷或后凸畸形的初始X线片。

2. 计算机断层扫描(CT)

CT可在矢状位、冠状位与三维重建显示骨折类型。在多发伤中，CT扫描能显示内脏和骨损伤，如Inaba等的研究表明，与X线片相比，CT重建扫描在定位、分类和描述胸腰段损伤上表现出更优的灵敏度，不同观察者间一致性更强(单独X线片对爆裂性椎管受压总体低估了25%)。怀疑FDI并为了评估腹腔内损伤时，建议行腹部CT检查。

3. 磁共振成像(MRI)

MRI作为首选对椎间盘突出、硬膜外血肿、韧带损伤和脊髓损伤进行诊断。韧带和神经结构损伤的特征和分类都可显示，如撕裂、水肿、血肿、外伤性椎间盘突出和囊肿或瘘管的存在。"黑色条纹"(黄韧带经典的表现)的不连续性伴有T_2液体向表面延伸的局部条纹表明伴张力带的撕裂和不稳。T_2或T_1加权图像很容易看到脊髓水肿或出血。GSW患者使用MRI有争议。

(五) 脊柱稳定性

(1) 损伤的分类一般涉及脊柱稳定性的概念。White和Panjabi对临床不稳定做了定义，"在生理载荷下丧失保持脊柱椎骨之间关系的能力，在这样一种方式下，既没有损害也没有继发对脊髓或神经根的刺激和没有不适的畸形发展或疼痛"。

(2) Holdsworth主要明确了后方韧带复合体是稳定胸腰段的关键结构。他将骨折脱位和剪切损伤看作不稳定，而所有其他的骨折被认为是稳定的。两柱理论源于椎体和椎间盘作为承重柱，比后方起张力带作用的结构(小关节囊、棘间韧带)更重要。

(3) 1994年，James等证实后柱生物力学的重要性（而不是中柱），并强调在神经功能完整和没有后柱受累的患者中应采取非手术治疗。体外研究表明，除了后方韧带复合体（PLC）的破坏，旋转扭矩或前柱的后方（后环）的分离也产生不稳。

(4) Denis提出的三柱理论认为中柱损伤为不稳定损伤，需要手术干预。中柱是骨韧带结构，包括椎体后半、髓核、纤维环和后纵韧带（PLL）。

(5) Denis把胸、腰椎骨折分为4类：①压缩性骨折；②爆裂骨折；③屈曲牵张损伤；④骨折脱位。

(6) 机械不稳定性被定义三柱中有2个或2个以上的损伤，并引起损伤的脊柱节段的运动异常。然而，爆裂骨折累及前、中柱可有一个完整的PLC，保持足够的韧带完整性允许非手术治疗。这表明三柱理论的不足。

(7) 其他如Panjabi和White保持模糊而又务实的方法定义临床稳定即在正常生理负荷下脊柱能保持无位移的正常活动，也没有出现神经功能缺损、不能忍受的疼痛或畸形。

三、损伤的分类

（一）Holdsworth分类

早期的分类系统认为脊柱由两柱（前柱、后柱）组成。Holdsworth认为每节段的PLC最终确定稳定性。因此，所有的后柱损伤是不稳定的。

（二）Denis分类

三柱分类包括前柱（ALL、前方1/2椎体/椎间盘/纤维环）、中柱（后方1/2椎体/椎间盘/纤维环、PLL）和后柱结构（所有后方骨结构和韧带结构，包括椎弓根/椎板/关节面/棘突、黄韧带、棘突韧带）。未成年人15%~20%棘突和横突、峡部及小关节的骨折被认为是较小的损伤，而压缩性骨折、爆裂骨折、屈曲牵张损伤和骨折脱位被认为是较大的损伤。前面已对稳定性损伤与不稳定性损伤的定义进行描述。中柱损伤为稳定性损伤。由于现代生物力学研究质疑中柱的重要性、影像学模式发展和无法直接处理骨折，他们对缺乏稳定性损伤或不稳定损伤的认识提出了批评。

（三）McAfee分类

McAfee分类（楔形压缩性骨折、稳定性爆裂骨折和不稳定性爆裂骨折、Chance骨折、屈曲牵张损伤和移位）批判了Denis分类，McAfee应用CT描述中柱的破坏模式和强调稳定或不稳定的各种损伤分类以及强调PLC的重要性。McAfee创造了"稳定的爆裂骨折"一词，即前柱和中柱压缩性骨折但PLC完整，而不稳定性爆裂骨折涉及PLC断裂。Chance骨折包括水平椎体撕脱伤与轴向旋转并损伤到前面的ALL，其他两种模式包括屈曲牵张损伤和移位。

（四）AO/ASIF和OTA分类

AO/ASIF分类基于作用于脊柱的3个主要力量。A型损伤是由压缩载荷引起的损伤，B型是牵张损伤，C型损伤是旋转和多向损伤。根据载荷和累及的结构（骨与软组织）的严重程度，每个骨折类型分为3个亚类。分类提供了治疗和预后的确定理论基础，但由于其复杂的方案而在观察者间产生较低的信度而受到限制。

(五)McCormack"负载分配"

评估椎体粉碎、碎片的移位及后凸畸形来预测损伤,从而决定是否手术治疗、短节段椎弓根螺钉固定或额外的前柱支撑。总分>6分需要额外的前柱支撑。生物力学和临床报告验证了其应用。

(六)胸腰段损伤严重程度评分(TLICS)

Vaccaro等开发的TLICS临床综合系统来辅助对不稳定性损伤采取手术治疗与非手术治疗。TLICS基于3种损伤特点:①损伤的X线表现;②后部韧带复合体的完整性;③患者的神经功能状态。对每一个特征进行打分,如果总分<3分应非手术治疗。如果总分>5分,建议外科干预。如果得分是4分,可以手术治疗或非手术治疗。一般原则包括:①脊柱前方结构对神经的压迫导致不完全损伤应行前路手术;②PLC后路撕裂行后路手术;③合并不完全性神经功能损伤和PLC撕裂应行联合入路。

1.损伤形态

骨折类型与AO分类类似并描述为压缩、移位/旋转和分离。

(1)压缩性骨折(1分,2分为爆裂骨折):压缩骨折包括轴向、屈曲和侧向压缩或继发椎体破坏的轴向载荷的爆裂骨折。

(2)旋转/移位(3分):这些骨折包括移位/旋转压缩性骨折或爆裂骨折和单侧或双侧小关节突脱位,伴或不伴有压缩性骨折或爆裂骨折。这些损伤通常发生扭转和剪切力作用下。

(3)牵张损伤(4分):牵张损伤亚分类为屈曲或伸展损伤,伴或不伴有压缩性骨折或爆裂骨折。牵张损伤一般是脊椎的一部分与另一部分分离。

2.后韧带复合体的完整性

PLC或"后张力带"防止脊柱屈曲、旋转/平移和分离力量,愈合不良一般需要手术治疗。X线片、CT和MRI检查有助于确定PLC是否完整(0分)、怀疑/不确定(2分)或撕裂(3分)。

3.神经功能状态

神经损伤表示是严重的脊柱损伤和逐渐加重的神经系统状况,可被分为完整(0分)、神经根完全(ASIA A)或脊髓损伤(2分)或不完全(ASIA B、C和D)脊髓或马尾神经损伤(3分)。

四、非手术治疗

(一)概述

TL骨折的治疗目的是恢复脊柱稳定性,矫正冠状面或矢状面畸形,尽可能促进神经功能的恢复,减少疼痛并允许早期康复。

(二)非手术治疗的指征

一般情况下,无神经压迫或不稳定骨折。同时,神经和韧带完整的爆裂骨折和一些骨性FDI(骨性Chance)骨折。

(三)非手术治疗的禁忌证

韧带FDI、骨折脱位和神经功能损伤的骨折。应注意的是出现一些微小的伸展分离骨折的大部分AS或DISH患者实际上是需要稳定的三柱损伤。住院后晚期神经功能减退并不少见,除硬膜外血肿外,不稳也可引起神经损伤。

(四)一般准则

(1)通常穿矫形器12周。

(2)非手术治疗后出现渐进的畸形、骨不连、后期神经受压和慢性疼痛,则需要后期手术治疗。

(3)穿矫形器后的站立侧位X线片显示不稳定提示骨折需要手术稳定。

(4)矫形器:矫形石膏或夹克式矫形器已被替代。

(5)Jewett(过伸器材):抵抗弯曲,但对抗旋转或侧弯不太有效。

(6)胸腰支具(TLSO):"翻盖"矫形器。

①预制或定制贴合器:TLSO减少各平面的活动。

②限制在T_6椎体以下。

(7)腿部伸展:当需要L_5~S_1椎体固定时,要增加腿部伸展。

(8)颈胸矫形器(CTO):带有伸展作用CTO的TLSO应用在T_5椎体以上。

五、椎管减压——决策、时机、技术

(一)一般外科治疗简述

(1)目标:脊柱稳定性、矫正畸形、神经减压、早期康复、减少医疗并发症(肺炎、深静脉血栓形成、压疮)。

(2)适应证:渐进性后凸畸形或移位、持续脊髓压迫的不完全性神经功能损伤或PLC撕裂的不稳定骨折须手术治疗。

(3)早期手术:早期手术(<72小时)已被证明能减少呼吸机使用时间和ICU住院天数,以及最大限度地提高呼吸功能。

(4)肥胖患者(无法容忍支具)和多发伤患者经常受益于手术治疗获得早期活动和康复。

(5)韧带修复:对于后方纤维环完整伴骨性骨折的椎管受压达2/3以上的患者,撑开内固定可以恢复椎管容积。术后CT扫描与术后神经功能的评估有助于确定是否需额外的前路减压。

(二)制订决策

手术治疗取决于骨折的力学稳定性/序列、神经系统的状态和一般的医疗条件。胸、腰椎骨折治疗的一般外科原则倾向于最大限度恢复功能、缩短住院时间、提高护理质量和防止脊柱畸形、不稳及疼痛。具体的手术目标重点放在重建脊柱序列和不稳定骨折的稳定以及损伤神经的减压。TLICS分类有助于选择手术治疗与非手术治疗及手术入路。

1.手术治疗与非手术治疗

(1)TLICS得分<4分:采取非手术治疗(AS、DISH和神经功能受损者除外)。

(2)TLICS得分等于4分:采取手术或非手术治疗,取决于手术医师的经验。

(3)TLICS得分>4分:采取手术治疗。

2.前路手术与后路手术

(1)后侧入路：

①骨折复位、纠正错位、清除硬膜外血肿减压和生物力学增强(增加轴向、旋转和抗拔出强度)的后路椎弓根螺钉内固定是后侧入路的主要优点。

②PLC断裂：张力带的修复最好是后侧入路。

③FDI、小关节脱位、移位损伤。

④除了损伤性硬膜撕裂，爆裂骨折中的椎板骨折引起的神经根损伤需后路减压。

⑤后凸畸形：最好在损伤后3～5天(骨折愈合前)采用后路的加压内固定(撑开增加骨不愈合率)。

⑥骨质疏松患者用骨水泥增强或经椎弓根骨植骨的长节段内固定可以减少内固定失败。

⑦完全性SCI，最好通过后方入路来减少将来的畸形，获得可靠的融合和允许早期康复。

(2)前侧入路：

①大部分其他神经受压的患者需要采取前路手术减压。

②前路减压与重建可以在非骨质疏松的爆裂骨折合并神经损害而后方韧带保持完整(TLICS 4或5)的患者中进行。

③有严重畸形或前柱支撑丧失的患者需要前路支撑植骨或放置支架。

④亚急性骨折(5～7天)往往需要前侧入路来复位，此时不可能修复韧带。

(3)后外侧入路：近年来，经椎弓根、肋骨横突切除术和外侧入路可以同时达到较好的后方复位、前路减压内固定，这些均可通过后路重建。

(三)手术时机

急诊减压手术指征是进行性神经功能障碍和伴脊髓压迫的不稳定骨折。

(1)动物实验表明，在损伤后1～3小时行脊髓减压后电生理功能恢复，表明损伤后1～3小时可能是关键时机，但没有在人类的研究中证实。

(2)Gaebler等的回顾性研究中发现，损伤后8小时内进行手术治疗具有明显的神经功能恢复。

(3)McLain和Benson发现当有进行性的神经功能损伤、胸腹联合伤或不稳定骨折时，在严重多发伤(在他们的研究中ISS>26)中行急诊(<24小时)脊柱稳定手术是安全和适合的。他们认为没有静脉血栓、肺栓塞、神经损伤、压疮、深部伤口感染或败血症发生的患者应行急诊或早期(24～72小时)处理。Chipman等发现在损伤后72小时内治疗同样可减少并发症，缩短住院时间。

(4)Bohlman等发现，慢性疼痛和脊髓及马尾神经受压患者晚期(平均是损伤后4.5年)行前路减压仍会有疼痛缓解和神经功能改善(Franke分级1)。

(四)技术——间接复位、前侧入路、后外侧入路、联合入路

1.间接复位

间接复位可进行后路韧带修复和节段内固定的撑开。单纯椎板切除已被证明对缓解前方压迫是无效的，除非一个孤立的椎板骨折伴有疑似骨折导致的神经功能损伤。间接复位要求纤维环完整，能从椎管内去除骨折碎片，预计骨折碎片能减少到受伤前的状态，手术能在2天

内进行。如果后期(10~14天)手术复位效果将减少。Gertzbein等发现在初始椎管受压34%~66%时在4天内行后路撑开手术,可增加有效的椎管容积。如果初始椎管容积受压<34%或>66%时以及损伤后4天才进行手术的患者,椎管容积扩展将明显减少。

2.前侧入路

前路减压是最直接和最成功的方法。通常行椎体次全切除直接去除压迫的骨碎片或软组织碎片。主要的优点是最小的神经组织骚扰和优良的负载分担重建。由于脏器和大血管的位置靠近左胸腹脏器(下腔静脉、肝),T_6椎体以上从右侧入路。从胸外侧($T_{4~9}$椎体)、胸腹($T_{10}~L_1$椎体)或腹膜后($T_{12}~L_5$椎体)的前外侧入路通常包括伤椎的上方1~2个节段的肋骨切除。肋骨切除后,影像学证实的节段椎体上切开壁胸膜。骨膜下暴露椎体时,如果需要可结扎节段血管。切除椎弓根和确认神经根后行上方和下方椎间盘摘除。沿着神经根可找到硬膜囊。应用钳、刮匙和钻去除椎体、PLL和对侧椎弓根的内侧缘,从而完成前路减压。留下一部分前壁防止植骨块移位。随后进行重建。

3.后外侧入路

可以进行节段后路减压内固定而无须行前侧入路手术。术前CT轴位图像可对椎管受压的部位和程度进行定位。由于不侵扰脊髓,无法对腹侧硬膜进行减压,直接后侧入路具有较高的医源性神经损伤的发生率。正中或旁正中切开皮肤后,内固定需要固定损伤节段的上和下2~3个节段,并辅助撑开复位。椎弓根的边界确定后,损伤椎体切除半椎板及小关节后行椎弓根减压。应用Penfield保护神经根,髓核钳和刮匙依次去除上方、外内方、下方和内侧骨皮质从而进入椎体后侧方。骨碎片可以切除或移到椎体前方。虽然胸腔经常被侵犯,肋骨横突切除术和侧入路有助于显露侧方从而具有更多的空间进行前路减压与重建。主要的缺点是难以评估术中减压。可以从后面应用超声确定椎管和神经结构。有或无脊髓造影的术后CT扫描(或MRI,由于内固定的伪影使高分辨率的MRI检查减少)评估充足减压和是否需要行前路椎体次全切除。在前柱明显不稳定下可采用后外侧入路行可膨胀支架置入重建。

4.联合入路

前后路联合入路可治疗不完全损伤的移位骨折-脱位,即先行后路完全复位后和前路减压融合。联合入路应用在后路复位和固定后仍无法充分减压或存在开放性脊柱骨折、强直性脊柱炎或弥漫性特发性骨肥厚时。

六、脊柱重建和内固定

(一)前路手术和内固定

前路手术适应证包括前柱明显压缩(>50%)的不稳定骨折、骨碎片或椎间盘压迫脊髓、神经功能损伤的不稳定爆裂骨折和需保留运动节段时。

(1)优势:解除脊髓压迫的最安全和最有效的方法。前路手术可以达到理想的生物力学重建(约80%的轴向载荷通过椎体传递)。支架或椎体间装置具有较大尺寸和匹配度,可直接放置,具有较少的移位率和续发的损伤或畸形。

(2)重建器械:填充有自体骨或异体骨的金属或聚醚醚酮(PEEK)支架或椎体垫片来重建

前柱。同种异体骨移植包括髂骨、股骨或肱骨。一般情况下,自体骨融合率较高,而同种异体骨能增加初始结构稳定性而没有相关的供区并发症。附加钢板螺钉或双棒内固定能减少骨不连、畸形和植骨块脱出发生率。目前,移植物并发症发生率低,大血管损伤率下降。

(二)后路手术和内固定

后路手术重建脊柱序列和通过韧带修补而间接复位。长节段内固定提供最佳的固定。McGormack等认为,对屈曲牵张损伤和<2mm的骨折移位的下腰椎爆裂骨折、<10°畸形和<30%的椎体粉碎性骨折,短节段的椎弓根螺钉固定是最佳的手术方式(损伤的上或下一个节段)。

(1)优势:通过后路内固定可获得较大的复位强度。相对早期的钩杆或椎板下钢丝,椎弓根螺钉系统更有利于恢复列线。

(2)缺点:应用椎弓根螺钉固定必须融合多个脊柱运动节段来保证结构稳定。对于骨质疏松、前方粉碎或后凸畸形的患者,短节段固定具有较高的内固定失败率。

(三)微创技术

1.一般原则

(1)没有前瞻性证据显示其有效性超过开放手术。

(2)理论上是降低组织损伤、更少的失血、缩短住院时间、提高远期效果。

(3)较长的学习曲线。

(4)相对禁忌证:明显椎管受压的不完全性神经功能损伤。

2.侧入路

侧入路(远外侧经胸或经腹膜后入路)可通过小切口置入可扩展或管状牵开器。

3.骨水泥强化

(1)设想:骨水泥浸润到骨折椎体内,从而恢复前柱并提高承重能力,带或不带辅助固定。

(2)关注:骨水泥通过椎体后壁缺损外渗,可引起医源性神经损伤和低血压及血流中断的肺栓塞。

(3)椎体成形术:经椎弓根注入骨水泥。

(4)球囊辅助椎体后凸成形术:应用气囊来恢复椎体高度和角度,然后注入骨水泥。

七、并发症

(一)医疗

(1)胃肠道相关并发症:肠梗阻、胃食管反流、便秘。

(2)血栓栓塞性疾病:深静脉血栓和肺栓塞(2%的脊髓损伤患者有症状)。

(3)考虑机械加压设备、TED休克、化学抗凝血治疗或在SCI患者中放置下腔静脉过滤器。

(4)住院时间延长、肺炎、压疮、营养不良。

(二)手术

1.医源性神经损伤

1%的后路手术可致医源性神经损伤。

2.内固定位置欠佳

可致内脏、血管、神经和硬脊膜损伤。

3.感染

占10%。

4.脑脊液漏

最初的修复最好是腰蛛网膜下隙引流并卧床休息5天，通常可以痊愈。

5.假关节形成

内固定结构拔出或失败的假关节、畸形复发、持续的疼痛。通常需要手术。

6.前路手术相关的并发症

气胸、呼吸功能差、肋间神经痛。

八、特殊胸、腰椎损伤的治疗

(一)结果

1.经典的测量

融合率、矢状面列线、工作恢复。

2.以患者为中心的结果

(1)总体健康：SF-12、SF-36，效用值/成本效益分析。

(2)特定疾病：Oswestr功能障碍指数(ODI)，腰椎功能及伤残鉴定。

(二)压缩性骨折

椎体压缩性骨折是前柱骨折而中柱完整。损伤机制是伴或不伴有屈曲和横向弯矩的轴向负荷。PLC完整性决定治疗方案，但通常是完整的。50%的前柱高度丢失或后凸>30°的压缩性骨折可能伴有PLC损伤(拉伤、变细或断裂)。一般治疗原则推荐使用以下标准。

1.非手术治疗

<50%的椎体高度损失和<30°的畸形建议采用非手术治疗。矫形器治疗通常包括使用胸腰支具矫形器(TLSO)或Jewett型伸展矫形器。如果头侧达到T_7椎体位置，应加入颈部伸展支具。戴支架治疗一般需要3个月，期间可以进行活动。去除支具后进行运动疗法(PT)。间隔12周摄正、侧位X线片以确定运动节段的稳定性和后凸畸形存在与否。如果早期随访显示成角畸形增加或患者有持续的疼痛，应考虑手术治疗。

2.手术治疗

无PLC损伤的压缩性骨折通常不考虑手术治疗，而明显前柱压缩或存在不完全性神经损伤需前路减压与重建。伴PLC损伤的压缩性骨折的治疗主要结合椎弓根钉棒的后路节段内固定。内固定结构跨度通常是损伤的运动节段的上和下2个或3个节段，而短节段内固定通常具有较高的内固定丢失率和术后畸形发生率。内固定后，可选用伸展矫形器或躯干石膏保护3个月，但应注意骨质量缺陷。

3.高能量与低能量的压缩性骨折

低能量骨质疏松性骨折(老年)和高能量骨折的区分是低能量骨折因PLC完整很少需要

手术治疗。

4.连续的压缩性骨折

连续压缩性骨折与单一的骨折相比"表现不同"。应测量连续节段畸形的前柱高度总损失率,连续节段畸形应通过手术干预损伤,而单个损伤畸形可以用支具治疗。

(三)爆裂骨折

PLC 和神经功能状态的完整性是胸腰椎爆裂骨折治疗的决定因素。在无神经功能障碍的患者中,即使出现突入椎管的骨碎块,治疗与压缩性骨折近乎相同。<20°后凸畸形、<50%椎体前缘高度丢失、无小关节半脱位或后路棘突间扩大和无神经症状的患者,可穿全接触矫形器 12 周并早期下床活动。在下床活动及应用支具治疗前,卧床休息对初始疼痛的缓解可能是必要的。

1.神经功能状态

PLC 完整的爆裂骨折和无神经症状的个体可采用非手术治疗。神经损伤是决定胸腰椎爆裂骨折治疗的关键因素。神经症状可表现为轻微的肠或膀胱功能的改变和障碍,而不是感觉运动障碍。肛门括约肌功能丧失、直肠或会阴感觉丧失或残余尿量(50mL,是正常的)仅提示轻微的神经(脊髓)损伤。影像学检查结果显示脊髓受压的不完全性神经功能损伤,应进行手术治疗。对没有 PLC 损伤的患者应用前路减压与内固定重建手术即可。PLC 中断患者应行前方减压和固定,并强烈建议附加后方稳定。Sasso 和 McGuire 认为前路减压、重建和稳定可以成功地处理不稳定骨折,同时恢复矢状面列线。对于没有急诊行脊髓或马尾神经减压的不完全损伤的患者行晚期的前路减压(伤后长达 4.5 年),可提高神经功能(50%)和缓解慢性疼痛(90%)。

2.后方韧带复合体

PLC 是胸腰椎爆裂骨折治疗的第二关键因素。无神经症状而 PLC 完全损伤是相对手术指征。无神经症状而<50%的椎体高度通常通过后侧入路重建,脊柱可恢复到损伤前的矢状面外形。无神经症状而明显前柱损伤(50%高度丢失)伴更严重的 PLC 损伤可以通过前路或前后路联合重建治疗。

3.治疗

支具非手术治疗(不顺从患者的石膏支具)或各种入路的手术干预已经在上面描述。Cantor 和 Reid 等的研究(前瞻性)分别对 18 例和 21 例患者进行平均 19 个月的随访,发现胸腰椎爆裂骨折经 TLSO 支具治疗后,脊柱的矢状面力线没有明显改变。后凸畸形进展 1°~4.6°,而椎体高度丢失 6%。疼痛很轻,绝大多数患者恢复到病前的活动。Nicholl、McAfee、Mumford 和 Weinstein 的研究表明,残留的矢状面畸形和椎管受压与功能结果、疼痛评分和工作能力不相关。在尸体研究中,Oda 和 Panjabi 发现通过应用后路椎弓根钉棒撑开(5mm)和前凸/扩展(6°)可达到基本解剖复位。对神经完全损伤的爆裂骨折减压的最佳治疗仍存在争议。

(四)屈曲牵张损伤

这些损伤被称为"安全带损伤",它通常涉及 1 个或 2 个节段。该机制意味着涉及后柱破坏,完整的前柱结构作为铰链或支点而使脊柱向前旋转。然而,随后轴向负载经常出现减速,而体内仍存在轴向旋转。屈曲牵张损伤可发生在骨、软组织或通过骨和韧带或间盘的多结构损伤。对于单纯的骨损伤只需非手术治疗（通常愈合良好），韧带或多结构损伤由于愈合率较慢和无法预测预后常须手术治疗。可通过包括损伤上、下节段的后路内固定来稳定。

1. 非手术治疗

骨屈曲牵张损伤的非手术治疗包括卧床休息，随后应用过伸位的 TLSO 支具制动。手术后早期，应注意安全带损伤与腹膜后脏器损伤的重要关联；因此，应常规进行腹部检查和普通外科会诊。腹部损伤决定支具保护下下床活动的时间。在急性期过后，标准的非手术随访采取系列的站立正、侧位 X 线片。3 个月后，应用站立位正、侧位 X 线片以及动力位 X 线片重新评估损伤。如果节段不愈合，如上所述需行后路短节段加压内固定手术来稳定。

2. 手术治疗

屈曲牵张损伤的治疗主要集中在识别受损柱和抵消的损伤力。后路短节段（通常损伤节段的上方和下方）的加压内固定即可满足损伤椎体的稳定。中柱和硬膜外间隙的评估很重要，椎间盘突出或爆裂骨折可能加剧脊髓或马尾受压而使脊髓或马尾进一步后移。爆裂骨折时，中立的内固定结构对列线恢复更合适，但对中柱不加压。椎间盘突出时，在复位和后路内固定前行椎间盘切除和减压。在这个损伤机制中，很少需要行前路手术。

（五）骨折脱位

从定义上说，这是三柱受累的严重损伤，具有较高的神经症状发生机会。几乎所有的患者需要手术治疗。由于合并不稳定，有必要行后路复位和稳定，还需根据特定的损伤情况附加前路手术。与骨折脱位相关的不完全性神经功能损伤需行急诊手术来恢复列线、减压和稳定脊柱。清醒患者置于手术台后，需要插管时的安全监测和麻醉前在俯卧位密切监测神经功能。识别剪切损伤很有必要，治疗不包括牵引。

第三节　脊髓损伤

进入 20 世纪后半叶，随着世界各国经济水平的发展，脊髓损伤发生率呈现逐年增高的趋势。脊髓损伤常常继发于脊柱损伤，是脊柱损伤最严重的并发症，往往导致损伤节段以下肢体严重的功能障碍。脊髓损伤不仅会给患者本人带来身体和心理的严重伤害，还会给整个社会造成巨大的经济负担。在美国，由于脊髓损伤所导致的社会经济损失大约为 80 亿美元/年，每位脊髓损伤患者每年的治疗康复费用大约平均在 43.5 万～260 万美元。针对脊髓损伤的预防、治疗和康复已成为当今医学界的一大课题。

一、流行病学

在发达国家，脊髓损伤的发生率大约为 13.3～45.9 人/（百万人·年）。我国上海市 1991 年统计的脊髓损伤发生率为 34.3 人/百万人，北京市 2002 年脊髓损伤发病率为 60 人/百万人。

脊柱脊髓损伤的原因：在美国，首要原因为交通事故伤(35.9%～55%)，其次是高处坠落伤(18.8%～23%)以及运动损伤(7.3%～11.1%)。北京市各医院2002年收治的1 077位脊髓损伤患者的流行病学研究结果表明，男女比例为3.11∶1。青壮年为脊髓损伤的高发年龄段，其中30～49岁年龄段占总数的60.30%。脊髓损伤的常见病因：高处坠落伤41.3%，交通事故22.3%，重物砸伤18.6%，运动损伤1.1%。

现阶段我国与劳动相关的脊柱脊髓损伤比例较高，如矿山事故或其他劳动场地的重物砸伤、建筑工地的高处坠落伤等；而在一些发达国家，由于工作条件的改善，工伤事故等劳动损害造成的脊髓损伤明显减少，而运动和娱乐等原因造成的脊髓损伤逐年增加。

其他少见的原因还有如匕首类锐器所导致的直接的脊髓损伤。

二、脊髓损伤的原因

(一)脊髓间接暴力损伤

间接损伤暴力是导致脊髓损伤的最主要原因，脊髓损伤可以是继发于脊柱的骨折脱位，也可以是无骨折脱位型脊髓损伤。外来的暴力并不直接作用于脊髓，而是通过严重的暴力作用于脊柱，导致脊柱的骨折脱位，或是无骨折脱位的损伤，间接作用于脊髓而导致损伤。

1.继发于脊柱骨折脱位的脊髓损伤

严重的外来暴力可以导致脊柱损伤，如严重的车祸伤、高处坠落伤或者重物砸伤脊柱，头部摔伤或砸伤导致颈椎的过度屈曲或过度伸展伤等外来的暴力，可以导致脊柱骨折或者脱位，而脱位或骨折的脊柱结构常常冲击压迫脊髓，使脊髓遭受间接暴力损伤，这是脊髓损伤的重要原因；另外，脊柱骨折或脱位后，某些患者可能没有出现脊髓损伤的情况，或脊髓损伤程度较轻，但由于脊柱损伤后脊柱的稳定性遭到破坏，救护及转运时不正确的搬运方法，将有可能使原先并没有导致脊髓压迫的脱位或骨折的脊柱结构造成对脊髓的压迫而形成脊髓损伤，或使原有的脊髓损伤程度加重，这也是导致脊髓损伤的重要原因。继发于脊柱骨折脱位的脊髓损伤程度往往较重，有相当比例的患者属于完全性脊髓损伤。

在病理情况下，由于强直性脊柱炎或类风湿性关节炎累及脊柱，导致脊柱韧带钙化，脊柱强直者，轻微的暴力也可以出现脊柱骨折，并使脊髓遭受间接暴力损伤，但这种情况较少见。

2.无骨折脱位型脊髓损伤

无骨折脱位型脊髓损伤或称无放射学影像异常的脊髓损伤(SCIWORA)，是指损伤暴力造成了脊髓损伤而X线及CT等放射学检查没有可见的脊柱骨折、脱位等异常发现，也属于脊髓的间接暴力损伤。SCIWORA在临床上并非罕见，但直到1982年Pang才将其列为脊髓损伤的一种特殊类型。

在成人，无骨折脱位型脊髓损伤的暴力程度一般轻于继发于脊柱骨折脱位的脊髓损伤，绝大多数见于颈脊髓损伤，而胸髓损伤罕见。成人的无骨折脱位性颈脊髓损伤多见于原有颈椎退变，或先天性、发育性或退变性颈椎管狭窄、颈椎OPLL或先天性颈椎畸形等原有颈椎病变者，受到外力后可导致颈脊髓损伤并出现相应临床症状，成人的无骨折脱位型颈髓损伤往往外伤的暴力程度较轻，脊髓损伤程度多为不完全性损伤。成人胸髓的无骨折脱位型脊髓损伤罕见,见于胸椎黄韧带骨化或 OPLL 等胸椎管狭窄在原有病理基础上受到暴力后出现的胸髓损伤。

儿童 SCIWORA 的比例明显地高于其他年龄组,儿童的 SCIWORA 也是常见于颈髓损伤,其他也有胸髓及胸腰髓损伤者。儿童的 SCIWORA 多发生于 8 岁以下儿童,且多为完全性或严重脊髓损伤。

(二)脊髓的直接暴力损伤

脊髓的直接暴力损伤极少见。由于脊髓位于脊柱的椎管内,受到脊柱的保护,一般情况下,不易受到直接暴力的损伤。但在少见的情况下,当受到来自后方或侧后方的刀刺伤及枪弹火器伤时,刀刺尖或枪弹可穿过椎板或通过椎板间隙,直接损伤脊髓。这种情况下,往往脊柱的骨组织结构损伤很轻,或者甚至没有骨结构的损伤,但由于脊髓受到这种直接暴力的损伤,往往造成脊髓的完全性横贯性损伤,绝大多数患者神经功能无法改善;如刀刺伤仅仅刺伤脊髓的一侧或前部或后部,虽可能也属于不完全性脊髓损伤,但受到直接暴力损伤的脊髓部位以下的神经功能也无法改善,仅仅在未遭受损伤的部分脊髓可能残留部分功能。

三、病理

(一)脊髓损伤的病理分类

根据脊髓损伤的致伤原因,可将脊髓损伤分为四类,即脊髓撞击伤、脊髓压迫伤、脊髓缺血性损伤、脊髓横断损伤。

按照脊髓损伤后病理生理变化的轻重程度不同,可分为三类:脊髓震荡、脊髓挫伤、脊髓横断损伤,这三者多联合存在,很少单独发生。

1.脊髓震荡

脊髓损伤最轻的就是脊髓震荡,又称生理性脊髓横断,神经症状一般于伤后数小时或 1~2 日内迅速消失,不留任何神经系统的后遗症。

2.脊髓挫伤

脊髓挫伤最为常见,它可来自于受伤当时脊髓受到的直接外力,也可由脊柱骨折脱位时脊髓周围骨折块或血肿等结构的直接压迫引起。根据其病理及临床症状不同又可分为不完全性损伤和完全性损伤。

(1)不完全性损伤:受伤当时脊髓解剖连续性完好,脊髓功能部分丧失,临床表现为不完全性截瘫,其程度可有轻重差别。根据脊髓内损伤部位不同,尚有中央型脊髓损伤、前脊髓损伤、后脊髓损伤及脊髓半横贯损伤等类型。

(2)完全性损伤:受伤当时脊髓解剖连续性也完好,但脊髓功能完全丧失,临床表现为完全性截瘫,其病理过程不断发展,最终脊髓内神经组织均退变坏死。

3.脊髓横断损伤

是脊髓损伤的最严重类型,受伤当时,脊髓即在解剖学上断裂,或解剖学连续性存在,但脊髓功能完全消失,两者均表现为完全性截瘫。

(二)脊髓损伤的病理改变

脊髓损伤后的病理改变是相当复杂的,在形态学上涉及到构成脊髓的各种组织,如灰质、白质、神经细胞、神经纤维、脊髓内血管、胶质细胞等。

1. 脊髓震荡

脊髓震荡是无肉眼可见的器质性改变,也无压迫,脑脊液通畅无阻。但是,Scheinker 经实验和病理证明,脊髓震荡在细胞学上仍存在变化。由于脊髓灰质较白质有更丰富的血管和神经元性结构,因此脊髓震荡主要的受累区为灰质。早期,仅见灰质中有数个点状出血灶,以后逐渐恢复,只有少数神经细胞及神经轴突退变,绝大多数神经组织正常。

2. 脊髓不完全性挫伤

脊髓挫伤后肉眼可见挫伤区脊髓肿胀呈紫红色,各层脊膜出血,脊髓血管瘪缩。镜下观察伤后 1~3 小时,中央管内有渗出及出血,灰质中有点状或灶状出血,神经细胞和白质可无任何改变。伤后 4~6 小时灰质中微静脉内皮出现破坏、血肿和空泡,微血管周围的星状细胞突肿胀,神经细胞开始退变,白质中也出现超微结构的改变。24 小时少数白质轴突开始发生退变。4~8 周,脊髓中已无出血灶,神经细胞存在,只有少数仍呈退变;白质中有众多正常轴突,但有部分轴突退变浊肿,少数空泡。较重的损伤则有坏死囊腔。

3. 脊髓完全性挫伤

在伤后 15 分钟~3 小时,可见中央管出血,中心灰质中多灶性出血,出血区中的神经细胞有的已开始退变。6 小时灰质中的出血灶增多,遍布全部灰质,有些达到脊髓横截面积的一半,有的可见中央动脉出血,白质轴突尚无明显改变。12~16 小时,白质中发现出血灶,轴突髓鞘出现退变;灰质中大片出血灶者,有的已开始坏死,形成囊腔,神经细胞大多退变。24~48 小时,脊髓中心坏死区大小不一,但灰质中神经细胞几乎不能找到,白质中不少神经轴突退变浊肿,有的白质已开始坏死。伤后 1~2 周脊髓大部分坏死,仅周边白质有退变轴突及空泡。6 周时脊髓的神经组织已无法找到,全为神经胶质所代替。

4. 脊髓横断伤

脊髓横断伤除具有以上完全性损伤的病理改变,即中央出血坏死向周围发展外,还有脊髓断裂所特有的病理改变。横断伤后,在远侧和近侧断端,中央灰质呈片状出血,出血向脊髓两端可达 1~2cm;伤后 2 小时,灰质中神经细胞逐渐发生退变,胞浆淡染,尼氏体消失,出血面积逐渐扩大,白质中神经纤维仅少数受累。伤后 6 小时中心灰质处有的神经细胞已开始液化坏死,24 小时断端中心灰质损失殆尽,并向断端两侧发展。坏死的脊髓端灰白质出血,已不能找到神经细胞,轴索退变浊肿,有的已成为空泡;全部灰质损失的同时,邻近白质也发生坏死。在72 小时坏死进展到最大程度,3~6 天无明显进展,以后则断端坏死区干瘪,最终损伤区内为胶原纤维瘢痕所替代,没有髓神经纤维。

动物实验表明,脊髓横断后断端处形成瘢痕,而其头、尾两端则出现神经纤维溃变,尾端重于头端,后角重于前角,神经元也退变。到伤后 6~9 个月,头尾端的传导束已萎缩,未见恢复现象,但神经元已明显恢复,头端恢复稍好。

(三)脊髓损伤的病理机制

目前认为以下三方面可能是导致脊髓损伤后病理改变的机制:①微循环障碍;②神经生化机制;③细胞凋亡。

脊髓损伤后早期即出现微血管反应,局部发生出血、水肿、血液循环障碍,这些微血管变化可导致组织缺氧,并产生多种生化因子,如氧自由基、一氧化氮、血小板激活因子(PAF)、肽类、花生四烯酸代谢产物、强啡肽、内皮素等,均可损伤微血管,使其通透性增高、血小板聚集、血管栓塞、收缩,进一步加重脊髓缺血和损伤,引起神经元的继发性损害。由于血管分布的不同,脊髓灰质与白质的血流量之比是3:1,因此受伤后灰质更容易受影响,损伤的脊髓主要表现为中央区尤其是灰质进行性出血。

此外,兴奋性氨基酸(主要包括谷氨酸和天门冬氨酸)、一氧化氮等是中枢神经系统的正常递质,但当脊髓损伤后,此类物质均过度释放,具有神经细胞毒性作用,导致了脊髓进一步损害。

最近发现,神经细胞凋亡也是引起脊髓损伤后继发病理改变的机制之一。大量证据表明少突胶质细胞在决定急性脊髓损伤后神经功能方面起重要作用。已经明确细胞死亡发生在脊髓损伤的当时以及在其后几天到几周的继发性损伤时期。在损伤的中心部位,大部分细胞发生坏死,同时巨噬细胞和小胶质细胞吞噬坏死细胞碎片,然而脊髓白质中细胞坏死却沿脊髓轴向外扩展达几周时间,这与少突胶质细胞的凋亡有关。目前,对细胞凋亡在脊髓损伤中的确切机制尚不明确。

总之,原始脊髓的严重损伤是造成继发性损伤的首要主导因素,而继发性损伤又可加重原发损伤。在不完全性损伤,由于损伤轻,出血及微循环障碍程度轻,故不形成进行性加重而转向恢复。完全性损伤,则将出现多种损伤机制连锁反应,恶性循环,病理改变进行性加重,最终出现脊髓坏死。

(四)脊髓损伤病理改变的临床意义

脊髓损伤后会发生一系列复杂的病理生理变化,由此导致了临床症状的不断变化发展。对创伤病理的研究,有利于我们判断脊髓损伤程度,指导临床治疗。

脊髓损伤后在数小时之内即可发生继发性损害,并根据损伤程度,进行性加重。因此,我们在治疗脊髓损伤时应注意:①治疗时间越早越好。特别是对于有一定恢复希望的非横断性脊髓损伤,在伤后6小时内,脊髓灰质已多处出血,但尚无坏死,周围白质尚无明显改变,此时进行有效治疗,可减轻或阻断创伤病理过程。②采用综合疗法治疗脊髓损伤。由于脊髓损伤后的病理机制是多因素的,因此,采用针对性综合疗法如高压氧、甲泼尼龙等药物以及早期手术减压等,都可减轻脊髓继发损伤,有利于神经功能恢复。

四、临床表现

延迟愈合的临床表现为肢体局部水肿持久存在,压痛长期不消失,甚至在一个时期反而突然加重。X线片上可显示软骨成骨的骨痂出现晚而且少,并长期不能连续,骨折端的吸收更为明显,间隙增宽,边缘因吸收而模糊。在骨膜断裂的一侧,骨端变圆。至于不愈合,除临床上有骨折端之间的异常活动外,X线片上还可显示:骨端硬化,髓腔封闭;骨端萎缩疏松,中间存在较大间隙;骨端硬化,相互成杵臼状假关节。

五、脊髓损伤患者的早期治疗

(一)急性医疗干预措施

任何类型的脊髓损伤患者(合并或不合并其他相关的创伤)必须由现场初级医疗团队和急

诊的医疗团队迅速进行治疗。不能过分强调 ABC 原则的绝对地位。保证受伤组织有一定的灌注和氧供应则是最佳的恢复必要条件。即使是短暂灌注不足也会增加死亡率，降低脊髓损伤患者的神经恢复。假设任何一个有明显外伤史的患者都有脊柱损伤，所以在解救、运输、转移的过程中都要保持椎体的稳定性直到证明其没有脊柱损伤。如果是一个已经有脊柱或脊髓损伤的患者，从开始便进行全脊椎的固定对于预防进一步的损伤是必需的。如果需要进行气管插管，则应温柔的线性牵引颈椎，且不能过伸。这些重要的措施能减少多发性损伤患者由四肢轻瘫发展为截瘫的发生率。

恢复任何全身性低血压至正常是一个抢救脊髓损伤患者的急救原则，原因在于损伤脊髓容易通过改变局部微循环包括血管痉挛和小血栓形成而继发血管危象。对低血压的患者初始复苏包括扩容治疗、平衡电解质溶液（如林格溶液），如果怀疑持续出血需要输血。即使是脊髓损伤的患者，脊髓休克导致低血压的现象比血容量低导致低血压的现象更少见。只有在确保足够的容量治疗之后，才能排除持续出血的可能性。治疗这种低血压包括使用升压药物，如多巴胺、多巴酚丁胺和去甲肾上腺素。早期和积极的治疗（容量复苏和升高血压）急性脊髓损伤患者，已被证实具有改善创伤后神经功能恢复的可能性。

（二）原发性急性脊髓损伤与继发性急性脊髓损伤的概念（表 6-3-1）

脊髓受损后导致的原发性急性脊髓损伤及继发性急性脊髓损伤，包含一系列的细胞及分子机制导致的更进一步的组织破坏。

表 6-3-1 急性脊髓损伤后的原发性及继发性损伤机制

原发性损伤机制	继发性损伤机制
急性压迫	系统原因
撞击	全身性低血压
枪弹伤	神经源性休克
牵张	缺氧
切割	高热
	血管的变化
	自动调节功能丧失
	出血
	微循环障碍
	血流量减少
	血管痉挛
	血栓形成
	电解质的变化
	增加细胞钙离子内流
	增加细胞钾离子外流
	钠通透性增加

续表

原发性损伤机制	继发性损伤机制
	生物化学变化
	神经递质积累
	儿茶酚胺(去甲肾上腺素、多巴胺)
	毒性氨基酸(谷氨酸)
	花生四烯酸释放
	自由基的产生
	类二十烷酸生产(前列腺素)
	脂质过氧化作用
	内源性阿片类物质
	细胞因子
	过度水肿
	能量代谢缺失
	腺苷三磷酸生成减少
	细胞凋亡

1. 原发性损伤

原发性损伤涉及一个或多个外力因素：压缩、挫伤、分离、撕裂、切割或枪弹伤。原发性损伤启动一连串的继发性损伤，总结见表6-3-1。急性损伤后，脊髓经历一系列的变化，包括出血、水肿、轴突的神经坏死、凋亡(基因程序性细胞死亡)、脱髓鞘及空化。在重大创伤24～48小时后，损伤部位坏死，特别是中央出血部位。几天后，这些出血部位出现空化现象，邻近部位亦出现片状坏死。这些空化现象是凝固性坏死的结果。

2. 继发性损伤

继发性损伤的机制包括缺血、细胞内钙离子内流、游离自由基相关的脂质过氧化反应、谷氨酸中毒。特别是在神经元培养的谷氨酸细胞毒性的研究中，在脊髓创伤后缺氧性白质损伤和压缩性白质损伤，通过超微结构研究轴突损伤的钙积累的报道中，共焦成像研究提供强有力的证据支持神经损伤的钙假说。细胞凋亡是一种在各种情况下出现的程序性细胞死亡，如免疫细胞的选择和发育。最近，一直在外伤性脊髓损伤的动物模型和人类研究中观察到凋亡，表明活跃的细胞死亡可能介导中枢神经系统损伤后的损害。这种类型的细胞死亡能在神经元细胞和非神经元细胞观察到，如少突胶质细胞等负责中枢神经系统轴突髓鞘化。

(三)对于急性脊髓损伤患者的药物治疗

脊髓损伤患者，即使是完全性的脊髓损伤，通常需要一些药物保护受伤的神经元。通过躯体感觉诱发电位的记录，能够发现完全性脊髓损伤患者的部分解剖和功能被保留。因此，可以想象在初始神经损伤后限制继发性二次神经损伤可以增强神经系统功能的恢复。它已被证明，增加10%～20%的神经组织可能足以允许患者返回临床挽回部分重要的神经功能。这样做的目的是改善神经组织损伤对药物治疗的反应,提高生存率。只有少数药物进行了临床试验,并且只有一种药物可以在临床应用。

1. 全国性急性脊髓损伤研究(NASCIS Ⅰ)

第一个国家脊髓损伤研究(NASCIS Ⅰ)发生于1984年,应用甲泼尼龙治疗脊髓损伤,比较两种不同方案的效果(高剂量和低剂量)。两组在神经系统功能恢复方面无统计学差异,但该研究受到批评,因为甲泼尼龙的剂量太低(30mg/kg),而且缺乏安慰剂对照。

2. NASCIS Ⅱ

共有3组,一组给予甲泼尼龙30mg/kg,然后以每小时5.4mg/kg维持23小时,一组给予纳洛酮5.4mg/kg,然后以每小时4.0mg/kg维持23小时,一组给予安慰剂。研究结果发表于1990年。结果发现患者在受伤后8小时内应用甲泼尼龙较纳洛酮和安慰剂更能有效地改善运动功能及感觉功能,无论是脊髓完全性损伤或不完全性损伤。

3. NASCIS Ⅲ

最新的研究,NASCIS Ⅲ于1997年发表,比较甲泼尼松龙的两个方案,标准为30mg/kg,然后以每小时5.4mg/kg维持24小时。另一种剂量为30mg/kg,然后以每小时5.4mg/kg维持48小时。第3种方案:患者接受30mg/kg甲泼尼龙治疗,然后应用替拉扎特2.5mg/kg,每6小时给予1次,共维持48小时。患者在受伤后3小时内接受治疗,三组之间的神经恢复无差异。受伤后3~8小时,接受48小时甲泼尼龙较24小时组有更好的神经恢复,接受替拉扎特组和接受24小时甲泼尼龙治疗的效果一致。因此,本研究强调脊髓损伤后尽早药物治疗的重要性,患者伤后3~8小时接受为时48小时的甲泼尼龙治疗效果最佳。因为甲泼尼龙主要改善损伤平面以下的神经功能,它主要通过限制对脊髓的主要长神经束的损伤而产生有益的影响。其机制可能与抑制脂质过氧化、水解神经和血管内皮膜的自由基有关。

在过去数年,NASCIS试验已经受到了强烈的批评。我们应该注意,美国神经外科医师协会和脊柱及周围神经医学专家委员会在审查甲泼尼龙冲击治疗成年人急性脊髓损伤的患者时,该药物用法仅被(AANS/CNS 2002)所支持。尽管如此,针对NASCIS第二和第三试验强烈的批评必须与当前尚缺乏备选的神经保护措施所平衡。此外,适度应用甲泼尼龙治疗,使脊髓损伤患者的功能及生活质量得到提高。

(四)治疗脊髓损伤的新兴药物

目前许多有希望能够保护神经的药物治疗方法正在脊髓损伤的动物模型上进行研究。包括钠通道阻滞药利鲁唑、四环素衍生物米诺环素、融合共聚物聚乙二醇和组织保护性激素促红细胞生成素。此外,有临床试验对胸髓、颈髓损伤的患者进行Rho通路拮抗药干预神经保护和神经退化、自体活性巨噬细胞移植的研究。我们预期这些研究将会开拓出一个临床试验的新纪元。

六、脊髓损伤后外科手术干预的时机

尽管在北美洲外科手术已经广泛地运用于脊髓损伤患者,但是其提高神经系统的恢复作用还存在争议,这是因为手术缺乏精确的设计以及随机对照试验。早期解压和稳定脊柱骨折有几个潜在的优势：①允许患者早期活动以防止因长期制动引起的全身并发症，如肺部感染、压疮、血栓性静脉炎、肺栓塞；②提高脊髓损伤的神经恢复，尤其是在不完全脊髓损伤的患者；③减少住院天数；④提高康复效果。

已经证明在多发性创伤中迅速固定长骨及骨盆骨折能够明显减少患者的发病率和死亡率。近期有研究比较了对完全性或不完全性脊髓损伤的患者早期与延迟脊柱手术，发现在早期组并没有增加并发症的发生。有一种趋势是通过外科手术来减少患者住院时间、早期进行康复训练。

尽管在脊髓损伤的患者中早期减压能提高神经恢复看起来疗效很直观，但很大程度上仍有一些问题没有答案。动物实验表明，在脊髓损伤的发病机制中机械因素非常重要。脊髓损伤患者的 MRI 证明脊髓受压的程度和范围是预测神经恢复最重要的一个因素。Guttman 首先倡导运用姿势技巧和床支架来获得减压和自然融合非手术治疗脊髓损伤患者。在那时大家相信脊髓损伤的椎板切除术会导致神经并发症的发生率升高。很多研究已经发现，经过非手术治疗后神经状况能自发提高。大部分关于非手术治疗的研究都局限于非对照研究和回顾性分析，因此其提供的证据有限。此外，单纯的椎板切除术治疗脊髓损伤常不能完全地解除脊髓受压，并且会导致脊柱的不稳定和随后的神经功能恶化。

多年来在治疗脊髓损伤上现代医学的重症监护管理和外科技术进步非常快，已能够允许在极低的血流动力学和全身并发症的状况下早期实施手术治疗。尽管一些研究表明，早期的外科手术能获得更好的神经恢复，但是没有很好的统计数据支持该方式。大部分研究是回顾性的、历史对照案例分析。回顾这些研究发现，对于脊髓损伤后手术的时机没有统一意见，也没有明确的证据显示脊髓损伤后解压能影响神经恢复。只有一个前瞻性随机对照试验报道了关于脊髓损伤的外科减压时机。这是一个单中心的试验，62 位患者被随机分配到早期手术组和晚期手术组。早期手术是指在损伤后 72 小时内，平均的减压时间为 1.8 天。晚期手术是指在损伤后超过 5 天才进行减压手术，平均为 16.8 天。随访 1 年后并没有发现运动功能有明显差异。研究者也没有发现两组间在重症监护时间或住院康复时间上有明显差异。但是有 20 位患者失访。

现在研究发现，相比晚期手术，早期手术并不增加全身并发症的发生率。基于该假设早期减压和稳定能够为脊髓损伤患者的早期活动和康复提供一个最佳时机。关于神经恢复的问题，在早期与晚期为脊髓损伤患者手术减压迄今仍没有答案。急性脊髓损伤外科治疗（STASCIS）研究提到了这个问题，这是一个多中心的前瞻性随机试验。在 2008 年，加拿大脊柱协会的一个资深学者展示的早期数据显示，脊髓早期外科减压手术有益。神经功能恶化合并椎间盘或骨折片永久性地压迫脊髓是公认的早期手术治疗的指征。

七、脊髓损伤的恢复

（一）躯体运动恢复

神经功能的改善往往发生在脊髓损伤之后，甚至是完整时也一样。在完全性脊髓损伤，恢复主要是在损伤区并一直持续 2 年。当低于损伤水平的脊髓节段出现一定肌力时，80%～

90%的患者能恢复到 4 级或 5 级。当没有肌力出现在这些节段时,只有 25%～35%的患者能恢复到 3～5 级。如果完全性损伤持续超过 1 周,那么部分保留区以下神经功能恢复通常是无效的。在一个对完全损伤患者的神经恢复进行的大型回顾性研究中,Hansebout 发现只有约 1%的完全损伤患者恢复行走能力。Stover 及其同事发现,最佳的恢复在 B 类和 C 类不完全性损伤,30%～50%的患者提高一个等级。目前,50%～60%的患者有不完全性损伤。不完全脊髓损伤的患者通常在损伤区域以及其远端恢复的比较迅速。如果患者在损伤区域远端的下肢能有任何的随意运动,那么超过 80%的患者将恢复有用的运动功能(ASIA D 级或更好)。

(二)脊髓损伤患者的功能状态

截瘫是指一种神经功能状态,即失去收缩功能的最前端的肌肉低于第一背侧骨间肌平面(C_8～T_1),其远端同样失去肌肉收缩功能。

四肢瘫痪被定义为另一种神经功能状态,即最前端的失去收缩功能的肌肉是第一背侧骨间肌(C_8～T_1)甚至更高平面。

1.截瘫

如果手臂能产生足够的力量利用拐杖使身体保持在直立位,那么截瘫患者通常能够站起来。如果四肢肌力<3 级,那么站立时就需要用膝关节矫形器来保持稳定。在摇摆运动中利用拐杖的帮助进行步态训练。截瘫患者利用拐杖进行步态训练需要大量的能量,这是不实际的。大部分患者更愿意使用轮椅。如果臀部和膝关系的力量能达到 3 级以上,那么患者只需要利用足部矫形器保持足和踝关节的稳定就能够站立。拐杖经常被用来帮助患者步态训练,患者通常只能走非常有限的一段距离。长距离时需要轮椅。

2.四肢瘫痪

四肢瘫痪患者功能的准确分级是至关重要的。C_4 水平以上的损伤往往造成呼吸系统的损害,如果患者存活,则需要依靠呼吸机来维持生命。如果是因为上运动神经元损伤导致的膈肌麻痹,那么膈神经刺激可能使患者能运用自己的膈肌进行呼吸。患者能够在有呼吸设备的轮椅上进行操作,他们能够运用口操纵杆在桌面上实施。通过气管切开进行通气,并允许患者用呼气进行交谈。

颈肌群提供了四肢瘫痪患者在功能状态下的主要力量。伸腕肌使患者能够自己向前推动轮椅,用手从床上转移到轮椅上以及独立生活。如果伸腕肌比较弱小,那么腕手矫形器能用来提高伸腕肌的力量。当腕关节伸直时,另一个连接腕部和掌指关节的矫形器能使手指屈曲,并能够使拇指和手指进行有效的抓握。

3.脊髓损伤后的自动恢复

(1)膀胱和肠功能:由于脊髓休克的初始期,能持续几天至几周,通常不能预计脊髓损伤后的膀胱和性功能恢复。当脊髓休克过后,可能出现反射活动和下肢痉挛,膀胱反射和肠功能恢复正常。完全损伤后如果骶部反射活动恢复,绝大多数患者保留膀胱反射排空功能。触发反射性膀胱排空可以通过耻骨弓上敲击、抚摸大腿、Valsalva 动作等来实现。反射消失性膀胱通过外部膀胱施压或 Valsalva 动作促进排空。尽管反射性膀胱保留排空功能,但是其剩余尿量还较多,通过抗胆碱能药物减少膀胱颈内括约肌的肌肉痉挛或抗痉挛药物减少外部括约肌的骨骼肌肌张力得到改善。外括约肌痉挛有时需要施行括约肌切除术,从而保持合适的膀胱排空。留置导管被视为禁忌,其原因是该措施可能导致膀胱收缩,膀胱收缩会反过来导致肾结石形成和早期肾衰竭。对于男性患者,推荐使用外部尿管;女性,也推荐使用垫料或尿布。

(2)性功能:很长一段时间,脊髓损伤后的患者丧失性功能,在余下的生命里无性生活。最近发现,在了解性功能的神经机制及方法后,可以增强性活动,改善性功能,尤其在男性脊髓损伤患者中。男性的勃起功能由 $S_{2\sim4}$ 节段副交感神经系统调节。它是自然反射,需要完整的反射弧,而且可以由损伤平面以下的皮肤或黏液膜刺激引起。如果损伤在 T_{11} 平面以上,勃起能完全实现。如果损伤平面在 T_{11} 以下,仅阴茎海绵体受累,而不会累及尿道海绵体。心因性的勃起主要是由位于 $T_{11}\sim L_2$ 节段的皮质交感神经系统调节,能被视觉、声音、嗅觉或精神刺激所引起。损伤低于 L_2 水平,这种形式的勃起能够维持,但是阴茎仅能膨胀,勃起硬度差而不能性交。当病变位于 $L_2\sim S_2$,可以诱导混合类型的勃起。脊髓损伤后 2 年,54%~95%的患者能重新勃起,但它的质量通常达不到正常标准。这就显示了更差的性交成功率(5%~75%)。颈椎和胸椎脊髓损伤患者往往比腰椎损伤患者有更高、更快的恢复速度。几种方法可以用来增强脊髓损伤患者的勃起功能,譬如真空设备、海绵窦内或皮肤注射血管活性药物、阴茎假体和骶前神经根刺激。

(3)射精:对于男性,射精是通过交感神经、副交感神经及躯体通道进行调节。交感神经中枢位于 $T_{11}\sim L_2$ 脊髓,负责射精管射精,精囊和前列腺及膀胱颈的关闭。副交感神经中枢位于 $S_2\sim S_4$ 脊髓,支配前列腺并帮助精液形成。躯体通道控制中心在 $S_{2\sim4}$ 脊髓,负责球海绵体肌和坐骨海绵体肌的阵挛性收缩,导致精液从尿道射出。这个中枢的功能一旦受损将阻止适当的射精,导致只能漏泄。男性不完全脊髓损伤患者较完全损伤者的射精频率更高,下运动神经元损伤与上运动神经元比较,低位损伤与高位损伤比较亦是如此。提高射精的方法或获得精液的产生包括震动刺激阴茎、通过探针释放电刺激射精和输精管手术。

第七章 脊柱与脊髓畸形

第一节 颈椎畸形

一、颈椎后凸畸形

(一)颈椎后凸畸形的定义

在正常情况下,颈椎存在一定程度的生理性前凸。颈椎生理前凸角度是指C_2~C_7椎体后缘延长线交角。Gore报道告,正常人群的颈椎生理性前凸角度,男性16°~22°,女性15°~25°;Zdeblick报道,平均14.4度;Bridwell报道,C_2~C_7的正常矢状位平均的生理性前凸角是14.4°。

正常颈椎生理性前凸的任何程度的扁平称为颈椎前凸减少;而颈椎前凸的任何程度的反转则称为颈椎后凸,颈椎后凸畸形可见于成人及儿童,其中以青少年患者居多,程度也较重。

(二)导致颈椎后凸临床常见的原因和病理机制

多种因素可以引起颈椎的后凸畸形,包括先天性发育畸形(如椎体发育不良、椎体分隔不全等)、医源性(如后路椎板切除术后、放射后发育畸形)、退变性、创伤性、肿瘤性、感染性因素均可引起。

颈椎后凸畸形可分为角状后凸和非角状后凸(又称弓状后凸),角状后凸多见于神经纤维瘤病Ⅰ型、陈旧性颈椎损伤、陈旧性颈椎结核、肿瘤以及前路手术固定节段交界区后凸的患者,弓状后凸多见于先天性多个椎体发育不良、退变性因素、强直性脊柱炎及后路椎板切除术后的患者。

(三)导致颈椎后凸的病理机制

在颈椎正常的生理性前凸状态下,人体从头部向下的重力线应该通过C_1、T_1、T_{12}和S_1的椎体;在颈部,头部的重力线应该从$C_{2~7}$椎体后方通过。颈椎在正常生理性前凸状态下时,颈椎前部处于张力状态,颈椎后部处于压力状态;颈椎前柱的支撑结构(椎体、椎间盘)及颈椎后方的张力结构(关节突、椎板、肌肉韧带复合体)共同维持颈椎在屈伸位的稳定性。头部重心位于脊柱矢状位轴的垂线上,头部重力与后方肌肉收缩力相平衡,头部的支点位于脊柱矢状位轴的垂线上,从而维持头部于直立位置。

在各种病理因素影响下,颈椎前柱的支撑结构(椎体、椎间盘)损伤或是后方张力结构(关节突、椎板、肌肉韧带复合体)损伤,或前后方结构同时损伤,从而导致颈椎力学平衡的丧失,开始出现轻度的颈椎后凸畸形；其后，头部重心前移，颈椎屈曲力矩加大，在头颅重力作用下，颈椎前方的椎间盘、椎体前部的支撑结构进一步压缩塌陷，后方的肌肉韧带复合体结构进一步薄弱，从而使颈椎后凸呈恶性循环式进展，颈椎后凸可以持续恶化加重。因此，重度颈椎后凸畸形患者，前后方的结构改变以后，其畸形程度往往呈渐进性进展，部分患者可以出现脊髓神经根损害。Breig 证明：脊髓动脉在颈椎屈曲位置时充盈减少，后凸畸形继续发展，脊髓软化和脊髓萎缩将会进展，导致脊髓病和脊髓的永久性损伤。Breig 还发现：脊髓型颈椎病伴颈椎后凸畸形时，颈部的屈伸运动，使损伤发生于曲线顶部的脊髓。

正常脊柱的力学结构受到破坏，也是颈椎后凸畸形发生的原因。Caspar 和 Geisler 发现，颈椎前路植骨融合手术后假关节形成，可以直接导致后凸畸形。Kaptain 发现，后路手术后，颈椎可以因为后方张力带结构被破坏而出现后凸畸形。他发现，椎板切除术后凸畸形的发生率为 21%。Masini 和 Maranhao 认为，后凸畸形的进展增加了脊髓前方的机械张力。Albert 研究发现：随着后凸畸形的进展，颈脊髓位于椎管的前部，正好处于颈椎后凸畸形的顶点，随着椎间盘的退行性改变加速，最终导致脊髓紧贴在椎体的后缘。Raynor 认为：椎板-小关节复合体承受大部分颈椎的轴向负荷，椎板切除后导致承重轴前移，造成不稳定、后凸畸形；Spivak 认为：颈椎后凸时，承重轴移于前方，前柱所受轴向负荷增加，进一步加重后凸畸形。

在导致颈椎后凸畸形的医源性因素中，椎板切除术仍然是导致颈椎后凸畸形的最常见的原因之一，其中儿童青少年椎板切除术后的颈椎后凸畸形发生率远远高于成年人。颈椎侧块关节在预防椎板切除术后颈椎后凸方面具有重要作用。Munechika 发现：切除实验动物的小关节，易于发生术后颈椎后凸畸形。Raynor 报道：双侧小关节切除 50% 以上，可以明显削弱对剪性负荷的抵抗力。Cusick 研究发现：切除小关节，颈椎伸屈负荷下的稳定性下降，单侧切除可以降低 32% 的稳定性，双侧切除则降低 53% 的稳定性。Zdeblick 认为：切除 50% 以上小关节，明显增加颈椎屈、伸、轴位扭转和侧屈的运动幅度。而 Nowinski 认为：切除双侧 25% 或者以上小关节，就可以明显降低颈椎的屈曲和扭转的稳定性。椎板切除后畸形发生的基本原因有以下可能因素：Satio 认为，椎板切除以后，造成颈椎后方张力带丢失。切除一个和多个棘突或后方的韧带，可以使张力转移到小关节，导致小关节迅速退变最终衰竭。Pal 认为，椎板切除直接导致颈椎后柱损伤。当颈椎处于前凸生理状态时，承重轴受力作用于 $C_2 \sim C_7$ 椎体的后部，36% 轴向载荷由前柱传导，64% 的轴向负荷由后柱传导。当切除椎板造成后柱损伤以后，承重轴逐步前移，引起后方肌肉组织疲劳，发生后凸并逐渐加重。异位骨化和塑形也是椎板切除术后颈椎后凸畸形发生的原因。Yasouka 发现：即使未损伤小关节和关节囊，儿童仍可发生椎板切除后颈椎后凸。由于小关节韧带的黏弹性过大，导致过度活动。当缺乏后方张力带时，椎体终板前部软骨承受压力过大，导致椎体前缘异常塑形，椎体前缘发生楔形变。缺乏后部的骨性和韧带支持下的持续生长和发育，将导致椎体发育不平衡和随后的畸形。Goto 临床和试验研究发现：后凸节段椎体前缘皮质，很快转为向前方生长，导致椎体前缘皮质的高度逐渐降低。另外，椎体发育不平衡造成脊柱重新塑形、异常的黏膜骨化和异常的软骨内生长、正常脊柱的力学结构受到破坏，也是后凸畸形的原因。

(四)颈椎后凸畸形常用放射学测量方法

1.颈椎局部后凸成角(Zdeblick 和 Bohlman)

在侧位平片上,在后凸畸形部分最头侧的椎体(上端椎)的下终板做一条平行线,同时在后凸畸形的最尾侧椎体(下端椎)的下终板做一条平行线,两者之间所成的角度,即为颈椎局部后凸成角。

2.总后凸成角(Kota)

侧位 X 线平片上,分别沿 C_2 和 C_7 椎体后缘做平行线,其相交的角度。

3.颈椎后凸定义(Kota)

局部后凸成角大于 5°,同时总后凸成角($C_2 \sim C_7$ 后凸成角)超过 0°,可以定义为颈椎后凸畸形。局部后凸角度大于 5°的患者,术后改善率要远远低于没有局部后凸的患者(Kota)。

(五)颈椎后凸畸形的临床表现和治疗目标

颈椎后凸畸形是一种非生理状态,颈椎后凸畸形不利于颈部肌肉和其他支持结构的作用,还可以加速相邻椎间盘退行性改变;可以促使腰椎出现代偿性前凸加大和胸椎的生理性后凸减少,继而可能引起腰椎间盘的退变加速。

轻度的颈椎后凸畸形可以无临床症状,仅在 X 线检查时发现颈椎生理曲度消失、颈椎反弓或轻度的颈椎后凸畸形;后凸程度稍重者可以出现颈部的酸痛、僵硬、无力、疲乏感,还可以出现颈部后伸受限;重度的颈椎后凸畸形患者不能仰视甚至不能平视前方,同时可影响患者的吞咽和呼吸功能,还可以出现代偿性的胸椎生理后凸消失及腰椎前凸加大,从而可以出现胸腰背部酸痛无力;部分严重的颈椎后凸畸形可以合并慢性颈脊髓损害。

颈椎后凸畸形总的治疗目标是通过矫正颈椎后凸畸形,达到缓解和改善由此引起的上述症状的目标。轻中度的颈椎后凸畸形患者从颈部的外观难以发现颈部的畸形,重度的颈椎后凸畸形患者,也大多出现代偿性的胸椎生理后凸消失及腰椎前凸加大,而颈部仅轻度的后凸外观表现。因此,颈部外观的改善并非治疗的目标。其治疗目标在于缓解颈椎后凸后继发出现的颈部的酸痛、僵硬、无力、疲乏以及颈部后伸受限的症状,防止颈椎后凸进一步加重后出现的颈脊髓损害,缓解由此而引起的继发性腰背部酸痛无力症状,防止及减缓继发性的腰椎间盘退变加速。

对于已经出现脊髓压迫症状者,通过手术矫形,可以解除颈脊髓压迫、改善脊髓功能。

(六)不同后凸畸形的治疗原则

后凸畸形的矫正是脊柱外科挑战性的问题。不同程度的颈椎后凸畸形,其临床表现、治疗目标和治疗原则是不同的。

对于青壮年,由于颈项肌劳损、颈项肌筋膜炎所导致的颈椎生理曲度消失、颈椎反弓甚至轻度的颈椎后凸,可以出现颈部的酸痛、僵硬、无力、疲乏感,颈部的外观可以无异常,仅仅在 X 线检查时发现颈椎生理曲度消失、颈椎反弓或轻度的颈椎后凸畸形。需要强调的是,此类患者治疗的目标在于缓解临床症状,而非 X 线检查时颈椎反弓的改善和生理曲度的恢复,X 线检查的前后对比也并非这类患者治疗效果的评价标准;颈部的僵硬和活动受限也不一定是由于颈椎后凸畸形导致的,而有可能与颈部的酸痛、肌肉无力有关。因此,这类患者仅需采用保守疗法,加强项背部肌肉的锻炼、休息、局部理疗、口服消炎止痛药物或解痉药、轻手法的按摩治疗可以改善症状,颈部的酸痛、僵硬、疲乏感的症状缓解和改善后,其颈椎反弓和轻度的后凸也可以有所改善;手术治疗不仅无助于改善颈部的上述局部症状,反而由于局部结构的破坏、肌肉软组织的剥离,部分患者甚至可能加重颈部的酸痛、僵硬、疲乏无力的症状,甚至出现顽固性的颈部疼痛,因此属于相对的手术禁忌证。

中老年人的退变性颈椎后凸畸形,其后凸程度大多较轻,其症状表现也大多是颈部的酸痛、僵硬、无力、疲乏感,颈部的外观可以无异常,颈部活动亦可以不受限或仅有轻度的后伸受限,X线检查可发现颈椎的退变、椎间隙的变窄、颈椎的后凸畸形,这种后凸畸形一般程度较轻。对于不伴有脊髓神经损害者,其治疗目标也是改善和缓解颈部的酸痛、僵硬、无力、疲乏感的症状,而非后凸畸形的矫正,其治疗方式也应当以保守治疗为主,加强项背部肌肉的锻炼、休息、局部理疗、口服消炎止痛药物或解痉药、轻手法的按摩治疗可以改善症状。治疗后颈项部局部症状可获得一定改善,但 X 线片上的颈椎退变性后凸往往无明显改善;如伴有严重的、顽固性的颈部疼痛,保守治疗无效者,在先行椎间盘造影,明确导致颈部疼痛的责任椎间盘后,可以行相应间盘切除植骨融合术,手术的同时可以矫正颈椎的后凸畸形。

中老年人的脊髓型颈椎病可以同时伴随有一定程度的退变性颈椎后凸畸形,这类患者应当采用手术治疗,治疗的目标主要在于解除脊髓受压,改善脊髓功能,而不强求矫正畸形。同时,老年人的退变性颈椎后凸畸形,由于可能合并一定程度的骨质疏松,在矫形固定时,固定的节段要足够长,要有更充分的松解,矫正的角度不宜过大。

陈旧性的颈椎骨折脱位、先天性颈椎畸形、肿瘤、陈旧性结核,还有强直性脊柱炎和类风湿性关节炎晚期出现的颈椎后凸,以及继发于颈椎后路全椎板切除术的医源性颈椎后凸,一般后凸畸形的程度为中至重度,如出现脊髓损害的并发症,可手术矫形治疗,同时改善脊髓功能。

青少年重度的颈椎后凸畸形(Cobb 角>40°),由于继发于神经纤维瘤病Ⅰ型、颈椎后路全椎板切除术后的医源性颈椎后凸等原因,往往畸形程度较重,往往合并脊髓损害,处理十分困难,应当手术治疗。但其手术入路及方式的选择仍属世界性难题。

矫形时应注意矫正角度不宜过大,对于严重后凸的患者,不宜追求矫正到恢复生理性前凸;前路固定的钛板也应预弯至合适的形状,有时为了与矫形后的颈椎贴伏,需要将钛板反向折弯。严重颈椎后凸患者,矫形固定的节段应充分,否则,手术后上下相邻节段易出现代偿性退变加速,远期出现新的局部后凸。

(七)手术入路和方式的选择

对于颈椎后凸畸形的手术方式,前路、后路以及前后联合三种入路方式仍存在争议。近年来,颈椎手术技术及内固定系统获得了较大的发展,使重度颈椎畸形的矫正效果也得到了很好的提高。袁文认为大多数的颈椎后凸畸形可以单纯前路手术解决,即使是严重的畸形都能通过前路手术获得满意的矫形,避免后路手术的并发症;Yung Park 等报道了椎板切除术后颈椎后凸畸形的手术治疗,提示多节段前路颈椎减压(椎体切除和间盘切除)及融合手术可以获得可以接受的临床及神经学上的改善以及颈椎后凸的有效矫正。先通过规范的颈椎牵引,后行小关节松解植骨钉棒矫形内固定术治疗重度僵硬型非角状颈椎后凸畸形方法可行,疗效满意;

Abumi 报道后路椎弓根螺钉内固定手术矫正颈椎后凸效果良好(后凸角度由术前 29.4°矫正至术后 2.3°),但病例后凸程度较轻,且置入椎弓根螺钉的相关风险仍然限制该手术入路的选择。颈椎后凸畸形对脊髓的压迫主要来自前方,手术入路多采用单纯前路和后前路联合,对于严重僵硬型的后凸畸形患者,分期前后路手术及手术间期持续牵引是较佳的选择;Mummaneni 通过前后联合手术治疗 30 例颈椎后凸畸形患者,矫形效果满意,但并发症出现率接近 50%,其中 4 例患者死亡,并未能提示前后联合入路优于单纯前路或单纯后路手术方式。

对于脊髓型颈椎病合并退变性颈椎后凸的患者,如脊髓压迫及后凸较为局限者,通过前路的多个间盘的切除及椎体次全切除、多平面撑开,可以较好地解除脊髓压迫,并同时矫正后凸畸形。部分合并发育性椎管狭窄的患者,前路手术矫形后,椎管后方的骨性结构易于对脊髓背侧产生新的压迫,导致术后脊髓损害症状加重。妥善的方法是可以先行后路的椎管扩大成形术,而后再行前路的脊髓减压矫形手术,但前后路联合手术的并发症较大,应予注意。

而多节段脊髓受压伴有退变性颈椎后凸畸形患者,治疗较为困难,单纯前路手术因减压固定节段过多;难以达到脊髓充分减压及矫形的目的,而且长节段的固定其稳定性较差;而多节段脊髓受压虽是后路椎板成形术的适应证,但后凸又是后路椎板成形术的禁忌;后路多节段的椎板成形术结合后路椎弓根钉矫形固定术,一个手术切口即可达到广泛的脊髓减压及矫正畸形的作用,效果良好;也可以采用后路椎板成形术结合前路减压固定矫形手术,达到脊髓减压及矫形的目的,但前后路联合手术的并发症大于单纯后路手术者。

严重的颈椎后凸畸形患者前方结构多因椎体前方结构阙如、椎体楔变等原因导致的椎体前方支撑结构破坏,由于颈椎后凸畸形脊髓相应前屈,压迫主要来自前方,且前路手术的手术创伤、手术时间、出血量及手术技术难度等方面均优于前后联合手术。因此,对于后凸畸形程度较轻、所累及的节段较少的患者,宜首选前路手术矫形固定。

由于重度颈椎后凸畸形大部分患者存在先天的畸形或骨性的融合,后凸非常僵硬,且部分患者后凸所累及的椎体节段较多,前路手术的显露较困难,长节段的固定并发症较多,且稳定性较差。可以采用后路矫形椎弓根钉固定或前后路联合矫形内固定术。前后联合手术矫形的效果一般优于单纯前路或单纯后路矫形固定,但并发症也大于单纯的前路或后路手术,应予注意;部分严重或复杂的颈椎后凸畸形,可以先行单纯前路、单纯后路或前后路的联合松解术,而后进行颈椎悬吊牵引预矫形,此时再进行颈椎的单纯前路、单纯后路或前后路的联合矫形固定术,可以提高矫形的效果,降低直接行矫形复位固定手术的难度和风险。

我们对于 Cobb 角>90°的青少年严重颈椎后凸患者,通过前后路联合手术或单纯后路矫形椎弓根钉固定,均取得了良好的效果。

颈椎椎弓根钉具有强大的固定效能,生物力学实验结果表明,其固定强度优于单纯的前路带锁钢板、后侧块螺钉固定,甚至优于上述两者结合的前后路联合固定。在颈椎后凸矫形固定的手术中可以产生强大的矫形复位固定作用。

由于侧块固定矫形及复位的能力较弱,固定强度不足,甚至远期有加重后凸的可能性,因此,颈椎后凸的矫形固定术,一般不主张单纯后路矫形及侧块固定术,如有必要,可先行后路矫形侧块固定术后,随后再行前路的矫形固定术。但前后路联合手术的并发症和手术创伤高于单纯的前路或后路手术,选择时应予注意。

合并严重骨质疏松的颈椎后凸畸形,矫形复位固定时,内固定物易于松脱而导致固定失败,选择手术入路及固定方式时应当予以特别注意。

(八)颈椎悬吊牵引预矫形在颈椎后凸矫形治疗中的作用

1.颈椎悬吊牵引的机制及预矫形效果

传统的轴向颅骨牵引、头环牵引或 Halo-vest 牵引,颈椎的前后及两侧都被牵长,凹侧牵引作用大于凸侧,而使颈椎的前方挛缩的软组织被牵开,有利于术中的矫形。但也正由于颈椎的全长都被不同程度地牵长,反而使前方挛缩的软组织牵开受到限制,而且脊髓神经根也相应受到牵拉作用而易于出现神经损害加重,甚至有出现椎动脉损伤的报道。

牵引的机制以及施加作用力的方向、位置均与传统的轴向颅骨牵引、头环牵引或 Halo-vest 牵引不同。颈椎悬吊牵引中,通过颈项部牵引兜带产生竖直向上的牵引力,实际上是在颈椎后凸的顶点直接顶压,依靠头颅的重量,以颈椎的关节突关节为旋转轴,产生向颈后部的旋转牵引力,使颈椎前方挛缩的前纵韧带、颈长肌以及椎间盘的前纤维环易于被牵开,而颈椎后方及两侧的结构无须牵开。可以使矫形固定融合手术前的颈椎后凸角度大大纠正,产生强大的预矫形效果,降低了手术矫形的难度以及手术时需要矫形的角度,将一个极其复杂的矫形手术变为一个相对简单和安全得多的手术。在手术时,手术医生只需进行极小的手术矫形,甚至将颈椎固定于牵引时达到的预矫形角度就可达到满意的最终矫形效果,极大地降低了手术导致神经损害的风险。我们的局部后凸角大于 90°的青少年严重颈椎后凸畸形患者,经 2 周左右的悬吊牵引预矫形后,其牵引位的局部后凸角可以改善至 30°左右,显示其良好的预矫形作用。同时,由于颈椎悬吊牵引的作用力为向后的旋转牵引力,颈椎的全长并不被牵长,脊髓神经根也不会受到牵拉的作用力而导致损害。由于牵引的预矫形作用,颈椎顺列初步恢复后,牵引前的神经损害还可得到一定程度的恢复。我们的病例悬吊牵引过程中无一出现神经损害,部分在牵引前有轻度四肢不全瘫的患者在牵引过程中其症状可获得逐渐改善。

颈椎悬吊牵引可以预测手术后后凸矫形的效果及安全性,采用悬吊牵引后颈椎后凸角稍大于术后的颈椎后凸角,且在牵引期间患者未出现神经损害,提示最终手术时将颈椎矫形固定至该矫形角度对于脊髓和神经根是安全的。

传统的轴向颅骨牵引、头环牵引或 Halo-vest 牵引要在头皮和颅骨上钻孔,增加创伤和感染的机会,而且有文献报道可引起颞浅动脉损伤、脑脓肿以及硬脑膜下脓肿。同时,颅骨牵引或头环牵引后,患者需持续卧床,基本上需要在平卧位进食及大小便,某些患者难以忍受长期的持续牵引。而采用我们设计的悬吊牵引,患者头皮及颅骨没有损伤,而且患者可以自由牵引,即如果患者感牵引疲劳或需进食及大小便,则可以暂时停止牵引,甚至可以下地活动;夜间患者可以无须牵引,而像平常一样采用正常的睡眠姿势。传统的轴向颅骨牵引、头环牵引或 Halo-vest 牵引由于颈椎全长被牵长,除前方结构外,后方的关节囊、项背肌群也受到牵引的力量而被拉长,使患者在牵引过程中易于出现颈部的疼痛不适感;而悬吊牵引时,颈椎后方的关节囊、项背肌群等结构并不受到牵张应力而产生疼痛不适感。

与现有的治疗方法相比,颈椎悬吊牵引结合手术融合内固定对于青少年颈椎严重角状后凸畸形可以产生更好的矫形效果,治疗过程更加安全简单,患者更加易于耐受。

但是,悬吊牵引也有其自身的缺点:对颈后部的皮肤有一定的压迫,严重者可出现压疮,需要随时观察颈后部皮肤情况,牵引带上需要加软垫,要防止颈后部皮肤的压疮形成;我们的一例病例颈项部皮肤神经纤维瘤牵引时压破皮肤,耽误手术时间一周多;进行后路松解手术后再进行悬吊牵引者,可导致颈后部的皮肤切口愈合延迟,应予注意。另外,部分患者进行悬吊牵引时出现头晕、头胀、头痛的症状而不能耐受,则应缩短悬吊牵引的持续时间,延长休息间期,无法耐受悬吊牵引者则需停止牵引;目前认为,悬吊牵引预矫形对青少年严重颈椎后凸效果良好,且总体耐受性好;而中老年人的退变性颈椎后凸畸形采用悬吊牵引预矫形效果较差,且部分患者牵引时耐受性较差。

2.颈椎悬吊牵引方法

颈椎悬吊牵引方法是让患者仰面平卧于普通的骨科牵引床上,用宽约10cm的颈项部牵引兜带围兜颈项部,通过2个牵引滑轮使颈项部产生竖直向上方向的牵引力,颈项部须牵引离开床面一定高度,肩背部可用枕头或被子垫高约5~10cm。牵引重量约6~12kg,根据患者体重不同及对牵引的耐受程度不同有所差别。刚开始牵引时,牵引重量可较轻,头枕部不离开床面;待患者耐受后,可加大牵引重量,使头枕部能离开床面为宜;牵引后即刻及每周均床边拍颈椎侧位片观察牵引后颈椎后凸的预矫形效果,待颈椎预矫形效果满意后再进行矫形内固定手术。颈椎悬吊牵引期间,患者可自由控制牵引时间,无须绝对卧床。一般白天持续牵引,夜间卸除牵引重量,停止牵引,有利于夜间睡眠;白天进食时可卸除牵引正常坐起进食,也可卸除牵引下床大小便;甚至白天感牵引疲劳后也可卸除牵引下地休息。

(九)颈椎后凸畸形的矫形复位固定手术方法

1.术前准备

术前应当拍摄颈椎的正侧过伸过屈片、全脊柱正侧位片、颈椎 MRI、颈椎 CT 的横断面扫描、矢状位重建和表面重建片,同时应当拍摄全身及颈部的正侧位大体像片、颈部过伸过屈时的大体像片,以利于手术前后的对照。通过影像片,仔细分析确定矫形融合固定的节段和范围。

后凸畸形程度较轻者可以直接进行颈前路矫形内固定融合手术。

后凸畸形程度较重者可以先在悬吊牵引状态下拍床边颈椎侧位片,测量此时的颈椎后凸角,如在悬吊牵引状态下颈椎后凸矫形满意,则可直接准备进行颈前路或后路矫形内固定融合手术;如在颈椎悬吊牵引状态下拍颈椎侧位片见颈椎后凸矫形不满意,则可持续进行颈椎悬吊牵引1~2周,或先行颈椎的前方或后方松解手术后进行颈椎悬吊牵引1~2周,而后再行颈椎的前路、后路或前后路联合矫形固定融合术。

2.手术体位

后路手术的体位大致同一般的颈后路手术,但由于要矫正后凸畸形,颈部不能过于屈曲;但过于后伸时切口内又难于显露。在手术过程中,头架或固定颅骨的 Mayfield 头架应当按手术的要求进行一定程度的调整,显露及置钉时可使颈椎适当屈曲,复位及进行钉棒连接时可调整头架或 Mayfielcl 头架使颈部适当后伸。

如单纯进行颈前路的矫形内固定术，或预先进行颈前路的软组织松解术，或已完成后路的矫形固定术时，患者取仰卧位，应当将患者的背部及颈项部充分垫高，使头枕部接近悬空，颈部充分后伸。再在枕部垫一薄枕，术中必要时可以抽出此薄枕，使颈部进一步后伸，以利于进一步的颈前路松解或矫形。

3.手术操作过程

(1)软组织松解术

①后凸畸形程度较轻者或经悬吊牵引矫形满意者，无需松解，可直接行前路矫形固定术。

②后凸畸形程度较重、经悬吊牵引预矫形不满意者，可先行颈前路、后路或前后路联合的软组织松解术，术后再行悬吊牵引，可获更为良好的悬吊牵引预矫形效果。

a.前路松解时切口最好选用右侧胸锁乳突肌内侧的斜切口，该切口虽后期瘢痕较大，但手术时能满足充分显露及多节段的矫形固定操作。松解手术时向两侧、上下及深方应当充分，应当部分或完全切断颈长肌，向两侧充分松解可小心切开钩椎关节的外侧关节囊，但应注意防止椎动脉损伤；向上下可应包括计划融合固定的节段。

b.后路松解时应当切除后凸节段的部分下关节突及关节囊。正常情况下，颈椎没有后凸畸形，颈椎椎板是有部分重叠的，后路松解及矫形固定手术显露时，一般不易伤及黄韧带、硬脊膜及脊髓；而颈椎后凸畸形患者，在后凸节段，颈椎椎板无法重叠保护黄韧带，在后路松解及矫形固定手术显露时应注意小心操作，防止误伤黄韧带，甚至器械滑入椎板间隙导致硬脊膜及脊髓的损伤。

(2)颈椎前路矫形固定融合术：颈椎前路矫正固定时最好采用多个间盘切除，或多个间盘切除结合椎体次全切除、多平面撑开、多个椎体固定的手术方法。间盘切除后椎间隙的植骨融合材料可选用椎间融合器，但如椎间融合器的高度或形状不合适时，应当选用自体髂骨或钛网；应仔细选用固定坚强的钛板及螺纹较深的螺钉。

前路手术切除间盘，刮除软骨板时应注意保留终板，否则植骨材料易于向椎体中沉陷，导致矫形角度的晚期丢失。

即使较严重的颈椎后凸畸形的患者，多数情况下采用颈椎悬吊牵引预矫形结合前路矫形内固定手术可达到满意的效果。

继发于神经纤维瘤病Ⅰ型的青少年颈椎后凸畸形，前路松解及前路矫形固定融合术时，椎前静脉丛出血较多，应予注意，应足量备血。

前路松解或矫形固定手术时，后凸局部显露较为困难，应予注意。

(3)前后路联合矫形固定融合术及后路矫形固定融合术：严重的后凸畸形以及合并有骨质疏松者，可以选用前后路联合矫形固定融合手术，可以获得更为可靠的融合固定。手术前最好先采用颈椎悬吊牵引预矫形，如有必要，还可以先行颈椎的前路、后路或前后路的联合松解手术。前后路联合矫形固定融合手术应当先行后路手术，再行前路手术。后路固定时可选用侧块钉板或钉棒固定。后路手术开始显露及置入内固定钉时，可以先用头架使颈部适当前屈，以利于切口显露及椎弓根螺钉或侧块螺钉的置入。使用钉棒或钉板器械矫形复位前，应当调整头架，使颈部充分后伸，在需要固定的各棘突根部打孔，而后用0.8～1mm的钢丝从各相邻棘突根部打的孔中穿过,用手将后凸的顶点向下(前侧)按压,依次拧紧钢丝,可使颈椎后凸得到部分复位并达到临时固定的作用。根据复位的需要将固定板或棒折弯成需要的形状(对于严重的后凸畸形者不一定要恢复至生理前凸),同时使用专用的提拉复位钳依次将头侧和尾侧的螺钉提拉复位,或用手将后凸的顶点进一步向下(前侧)按压后固定。固定后可行侧位透视或拍片观察矫形复位的情况,如矫形复位不满意,可松掉钉棒连接,进一步采用使颈部充分后伸的体位复位结合器械复位的方法来达到复位的目的。

青少年的严重后凸畸形虽可合并脊髓损害,但往往都是由于颈椎后凸后,脊髓前方结构对脊髓造成压迫所致,颈椎后凸矫正后,神经功能即可改善,多数患者无须同时行椎板成形术或椎板切除脊髓减压手术。

多节段脊髓受压的脊髓型颈椎病伴有退变性颈椎后凸,采用后路椎弓根钉矫形复位固定+单开门椎板成形术时,应当先进行椎弓根钉的置钉、上棒、矫正后凸畸形,而后再行椎管扩大脊髓减压。否则,如先行椎管开大减压而后再行置钉上棒操作,如操作不慎器械滑入椎管,将出现灾难性的脊髓损伤的后果。

和其他的颈后路固定融合术一样,也应当进行侧块关节的关节间隙和椎板间充分植骨。

后路矫形固定后,参照前述的前路矫形内固定融合手术操作。应当注意,此时的前路手术应当以固定为主,撑开矫形力量不能太大,否则可能导致后路的固定物松脱;另外,如后路行椎弓根钉固定,前路钉板固定的螺钉可能受椎弓根钉的干扰而置钉困难,必要时可变换进钉方向解决。后路椎弓根钉固定后,因矫形固定效能强大,可不必再行前路固定。

后路侧块因螺钉短小,固定强度差,单纯后路侧块固定矫形复位难以达到牢固的固定,一般较少采用。

4.术后处理

后凸畸形程度较轻、矫形复位容易、无明显骨质疏松者,术后可用前方较高的颈围领或头颈胸支具固定,保持颈部处于适当的后伸位,外固定需3个月左右。

后凸畸形程度较重、矫形复位较困难、合并有骨质疏松者,术后最好采用 Halo-vest 外固定,保持颈部处于适当的后伸位,外固定需3个月左右。

手术后应当加强项背肌的锻炼。

二、先天性斜颈

所谓先天性斜颈,系指出生后即发现颈部向一侧倾斜的畸形,其中因肌肉病变所致者,为肌源性斜颈;因骨骼发育畸形所引起者,称之骨源性斜颈。

(一)发病原因

先天性斜颈的真正原因至今仍不明了,从临床观察中发现其中70%～80%的病例见于左侧,10%～20%的患儿伴有先天性髋关节脱位。在病理解剖方面,仅能证实形成胸锁乳突肌挛缩的组织主要是已经变性的纤维组织。其中病情严重者显示肌纤维完全破坏消失,细胞核大部溶解,部分残留的核呈不规则浓缩状。中间可能出现再生的横纹肌及新生的毛细血管,亦可发现成纤维细胞。对这种现象的出现目前有以下几种见解。

1.宫内胎位学说

早于 Hippoerates 时代即已提出畸形多系胎儿在子宫内姿势不正引起的压力改变所致。近年来的研究亦表明此种由于压应力改变所产生的胸锁乳突肌发育压抑是斜颈畸形的主要原因之一。

2.血运受阻学说

无论是供应胸锁乳突肌的动脉支或静脉支,当其闭塞时,即可引起该组肌肉的纤维化,并可从实验性研究中得到证实。此种见解尚未被大家普遍接受。

3.遗传学说

临床调查发现约有1/5的患儿有家族史,且多伴有其他部分的畸形。表明其与遗传因素亦有一定关系。

4.产伤学说

由于其多发于难产分娩的病例,尤以臀位产者,约占3/4病例。但反对者认为在组织病理学检查时,从未在纤维化之胸锁乳突肌中发现有任何含铁血黄素痕迹,推测其并非因产伤所致。

以上各种见解目前尚难以完全统一。总之,有关本病的真正病因尚有待今后更进一步的研究。

(二)临床特点

本病的临床特点如下:

1.颈部肿块

这是母亲或助产士最早发现的症状。一般于出生后即可触及,其位于胸锁乳突肌内,呈梭形,长约2~4cm,宽1~2cm,质地较硬,无压痛。于生后第3周时最为明显,3个月后即逐渐消失,一般不超过半年。

2.斜颈

于出生后即可为细心的母亲发现,患儿头斜向肿块侧(患侧)。半月后更为明显,并随着患儿的发育,斜颈畸形日益加重(图7-1-1)。

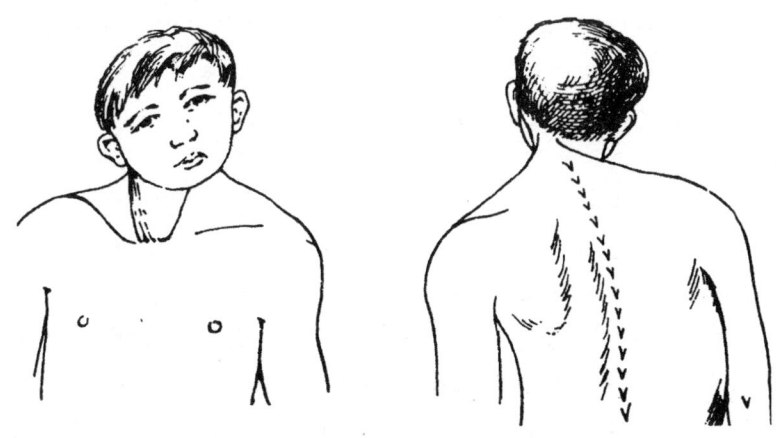

图 7-1-1　先天性斜径外观示意图

3.面部不对称

一般于2岁以后,即显示面部五官呈不对称状。主要表现为:①患侧眼睛下降。由于胸锁乳突肌的挛缩致使患者眼睛位置由原来的水平状,向下方位移,而健侧眼睛则上升。②下颌转向健侧。亦因胸锁乳突肌收缩之故,致使患侧乳突前移而出现整个下颌(颊部)向对侧旋转变位。③双侧颜面变形。由于头部旋转,以致双侧面孔大小不一。健侧丰满呈圆形,患侧则狭而平板。④眼外角线至口角线变异。测量双眼外角至同侧口角线距离,显示患侧变短,且随年龄增加而日益明显。除以上表现外,患儿整个面部,包括鼻子、耳朵等均逐渐呈现不对称性改变,并于成年时基本定型,此时如行手术矫正,颌面部外形更为难看。因此,对其治疗力争在学龄前进行,不宜迟于12岁。

4.其他

①伴发畸形。包括髋关节有无脱位,颈椎椎骨有无畸形等;②视力障碍。因斜颈引起双眼不在同一水平位上,易产生视力疲劳而影响视力;③颈椎侧凸。此主要由于头颈旋向健侧,并引起向健侧的代偿性侧凸。

(三)诊断与鉴别诊断

1.诊断

本病之诊断多无困难,关键是对新生儿应争取及早发现,以获得早期治疗而提高疗效及降低手术治疗者比例。因此,对新生儿在作全身检查时应注意以下几点:

(1)双侧颈部是否对称?

(2)双侧胸锁乳突肌内有无肿块?

(3)婴儿头颈是否经常向同一方向倾斜?

以上三点均为本病之早期发现,发现愈早愈好。

2.鉴别诊断

①颈部淋巴腺炎。指婴儿如患此种疾患,头颈同样可向患侧倾斜。但此时肿块伴有明显之压痛,且与胸锁乳突肌不在同一部位,易于区别;②颈椎椎骨畸形。多系先天性椎骨融合畸形所致,可从X线平片所见及对胸锁乳突肌检查等加以鉴别;③其他。包括各种骨关节伤患,如颈椎结核、自发性寰枢脱位等均应注意鉴别。少见的儿麻后遗症亦可出现斜颈畸形。此外,如癔症性斜颈、习惯性斜视及颈部扭伤后肌肉痉挛性斜颈等均易混淆,应排除诊断。

(四)治疗

对先天肌源性斜颈的治疗主要分为以下两大类:

1.非手术疗法

(1)适应证:主要用于出生至半周岁的婴儿,对2岁以内的轻型患儿亦可酌情选用。

(2)具体方法:视患儿年龄不同可酌情采用下列方法。①手法按摩:新生儿如一旦发现,应立即开始对肿块处施以手法按摩,以增进局部血供而促使肿块软化与吸收。此对轻型者有效,甚至可免除以后的手术矫正;②徒手牵引:于生后半月左右开始,利用喂奶前时间,由母亲将患儿平卧于膝上,并用一手拇指轻轻按摩患部,数秒钟后再用另一手将婴儿头颈向患侧旋动,以达到牵引挛缩的胸锁乳突肌之目的。如此每日5~6次,每次持续0.5~1分钟。轻症患儿多可在3~4个月内见效;③其他:包括局部热敷,睡眠时使婴儿头颈尽量向健侧旋转,给予挛缩的胸锁乳突肌以牵拉力等。

因婴儿刚刚出生不久,各种操作均需小心,切勿操之过急引起误伤。

2.手术疗法

(1)病例选择:①一般手术适应证以半周岁至12周岁之患儿为宜;②相对手术适应证指12岁以上患儿,因其继发性面部畸形已经形成,斜颈纠正后面部外观可能更为难看,尽管随着人体发育可有所改善,但不如年幼者疗效明显,需由家长酌情考虑。根据作者临床经验,16岁以前施术者,均可获得一定的改善;18岁左右的患者,亦有疗效。但务必与家属反复说明其外观不佳;③不宜手术的病例对因其他原因所引起的斜颈,如椎骨畸形、结核、外伤等应以治疗原发病为主。对成年人斜颈除非有其他特殊措施,一般不应随意施术。

(2)手术方法选择:①胸锁乳突肌切断术:此为传统之术式,一般都在该肌的胸骨及锁骨端、通过1~1.5cm之横形切口将该肌切断。术式简便有效,易掌握。亦有人主张自乳突端将该肌切断,以保持颈部外形美观,适用于女孩;②胸锁乳突肌全切术:即将整个瘢痕化的胸锁乳突肌切除,手术较大,适用于青少年患者。术中应注意切勿误伤临近的血管及神经;③部分胸锁乳突肌切除术指对形成肿块的胸锁乳突肌作段状切除。适用于年幼儿童局部肿块较明显者;④胸锁乳突肌延长术适用于肌组织尚有舒缩功能者。一般可延长2~2.5cm,年长者可稍长。

(3)术后处理:斜颈畸形轻者,在术后可通过使头颈向双侧主要是向患侧旋转活动而达到矫正畸形目的。对不合作之幼儿不适用。

三、Klippel-Feil 综合征

(一)概述

Klippel-Feil 综合征是指颈椎的先天性融合,也称为颈椎先天性分隔不全。部分患者伴有短颈、后发际低和颈蹼表现。1912年,Klippel 和 Feil 在尸检中发现,具有上述表现的患者伴有先天性颈椎融合,并于1919年报道了13例,此后,该病被称为 Klippel-Feil 综合征。

先天性的颈椎融合是在胚胎第3~8周时颈部体节没能正常分节的结果。在这个时期,骨骼可能不是唯一受累的系统,心、肺、泌尿生殖器和听觉系统也常被侵及。对多数患者而言,确切的发病原因尚不清楚。有人认为,早期在胚胎发育期的血管破裂可能是导致颈椎融合以及相关畸形的原因。颈椎的先天融合可以涉及2个椎体、多个椎体或整个颈椎,颈椎的融合可发生于上颈椎,也可发生于下颈椎,还可以有跳跃式的融合(图7-1-2)。

许多人往往仅仅因为非特异的颈部疼痛不适或体检而偶然发现有颈椎的先天融合畸形存在,因为许多患者无症状,实际发生率并不清楚。据文献估计,其发病率为新生儿的1/42 400~3/700之间,男性比女性稍多(1.5:1)。

Klippel-Feil 综合征患者根据融合部位可分为上颈椎融合、下颈椎融合以及跳跃式融合,上颈椎融合易于合并出现枕大孔区畸形(如寰枕融合)。我院于1988年统计150例合并脊髓神经根损害的 Klippel-Feil 综合征患者,发现融合部位以 $C_{2\sim3}$ 最为常见(52.9%),$C_{3\sim4}$ 为其次(27.6%),而发生在下颈椎者较少见,部分病例分别发生上颈椎和下颈椎的融合,其间尚有正

常节段。

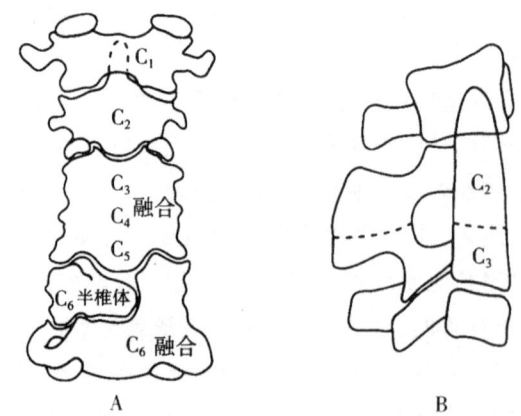

图 7-1-2 Klippel-Feil 综合征颈椎先天性融合示意图

Klippel-Feil 综合征患者 3 节及以下融合者占 74.4%，2 节融合者占 65.5%，而 3 节以上融合者仅占 29.9%。

(二) 临床表现

Klippel-Feil 综合征的临床表现主要为外观表现和继发的脊髓神经根损害。其临床表现与融合的部位、节段有关。上颈椎融合、跳跃式融合及多节段融合者易于早期出现脊髓神经根损害，上颈椎融合常常合并寰枕融合或颅底凹陷，这种情况易于出现典型三联症表现，即短颈、后发际低及颈部活动受限表现；而下颈椎融合及 2 节段融合者出现脊髓神经根损害较晚或无脊髓神经根损害表现，尤其是 $C_{6\sim7}$ 融合者对颈椎的运动及应力分布改变影响更小，更不易出现脊髓神经根损害，也一般不出现颈部的畸形外观。

Klippel-Feil 综合征的典型外观表现是短颈、后发际低及颈部活动受限三联症，但是，只有少数患者有此三联症表现。如果患者同时具有上述的全部典型的三联症表现，则提示颈椎的先天性融合几乎累及全部颈椎，并且出生时就有明显的异常，颈椎融合越广泛，上述的典型畸形表现也越明显。许多人并无上述畸形的外观表现，往往仅仅因为非特异的颈部疼痛不适或体检而偶然发现有颈椎的先天融合畸形存在，大多数患者是因继发性的脊髓神经损害进行影像学检查时才发现存在颈椎融合畸形。短颈和后发际低虽是 Klippel-Feil 综合征患者的典型表现，但并不常见，因此可能被忽略；在严重病例可见颈蹼（颈部皮肤如翼状）。长节段颈椎融合的病例可见颈部活动受限，旋转与侧屈比屈伸更易受到影响。若少于 3 个椎体的融合或下部颈椎融合，则只有轻度的颈椎活动受限而往往为患者本人所忽略。

颈椎先天融合后，融合的相邻节段因应力增加、过度活动而易于过早出现退行性变以及局部不稳定、椎间盘及侧块关节易于在早期出现退行性关节炎，而可以产生颈项部的疼痛症状；其后，其相邻节段过度活动后，间盘退变突出、椎体后缘及钩椎关节退变增生、骨赘形成以及节段性不稳定，可以导致脊髓神经根受到直接刺激、压迫而出现脊髓神经根损害，并出现相应的脊髓神经根损害的临床表现，如上肢的放射性麻木疼痛无力，或四肢的麻木无力活动不灵活症状及四肢腱反射亢进、病理征阳性等锥体束损害表现。出现脊髓神经根损害者可称为神经根型颈椎病或脊髓型颈椎病合并 Klippel-Feil 综合征；颈椎先天性融合并伴有相邻节段退变的患者,在轻微的颈部损伤中,更易于出现无骨折脱位型颈髓损伤。

脊髓型颈椎病或神经根型颈椎病是基于颈椎退变而产生的疾病,因此多发生于中老年人群;而 Klippel-Feil 综合征合并出现的神经根型颈椎病或脊髓型颈椎病患者,因颈椎先天融合后,其相邻节段因过度活动而过早退变,因而其出现脊髓神经根损害症状的发病年龄要早于一般脊髓型颈椎病或神经根型颈椎病患者。

(三) 合并的其他畸形

许多先天疾病与先天性颈椎融合一并发生,最常见的有:①脊柱半椎体畸形及侧凸(72%);②高肩胛症(Sprengel 畸形,23%～25%)多见于上颈椎融合同时多节段颈椎融合者,女性较多见;③颈肋(12.7%);④脊柱裂(后脊柱裂 45.3%,前脊柱裂 2.2%,前后均有者3.8%);⑤其他的肾脏畸形、泌尿生殖系统畸形、耳聋、联带运动、心血管畸形、呼吸系统畸形等表现。

(四) 影像学表现

常规 X 线平片、CT 扫描和 MRI 均有助于对 Klippel-Feil 综合征的评价,检查可直接发现颈椎的融合畸形表现,可发现颈椎融合的部位、融合的节段,并可见融合节段的相邻节段的退变。

应当拍摄颈椎的正侧位片及过伸过屈侧位片,过伸过屈侧位片对确定寰枢关节不稳定或两个先天融合区域之间相邻节段的不稳定最为重要。除了退行性骨赘所致的局部节段性椎管狭窄外,椎管直径多为正常。若在 X 线片上有椎管扩大,应怀疑有脊髓空洞症、脊髓积水或 Arnold-Chiari 畸形。全脊柱的 X 线检查,有助于确定是否合并先天性或特发性脊柱侧凸。除了颈椎融合,受累椎体变平变宽和没有椎间隙均是常见的表现。年幼儿童可因脊柱没有骨化而表现正常,颈椎后侧结构通常最早骨化和融合,因此有助于早期诊断 Klippel-Feil 综合征。

颈椎 CT 检查比 X 线平片能更好地判断和了解颈椎融合的情况,融合的相邻节段退变后椎间隙的狭窄、骨赘的增生等情况。

颈椎 MRI 检查有时不易显示出颈椎融合的骨结构的变化,但可以更好地了解颈椎融合的相邻节段间盘的退变、椎间关节炎的表现以及有无间盘突出及骨赘对脊髓神经根的压迫情况,还可以通过脊髓信号的改变,反映其受压后反应性的缺血表现,有助于对继发的脊髓损害的诊断。

(五) 治疗

因融合的相邻节段退行性关节病所致的颈项部疼痛症状,通常采用常规的休息、牵引、颈围领制动、理疗和消炎止痛药等非手术治疗,一般疗效满意;对持续性疼痛患者,可以考虑受累节段的椎间盘及侧块关节采用微创治疗,包括激光、射频或封闭治疗;长期非手术治疗无效的顽固性疼痛患者,采用微创治疗后有一过性症状改善,或经关节突封闭、间盘造影,能证实颈项部的疼痛的确源于融合的相邻节段退变者,可以考虑将过度活动而退变的相邻节段予以固定融合。但由于颈项疼痛往往与多种因素有关,决定手术应当严格掌握适应证,排除因其他因素所致的颈项部疼痛。

因融合的相邻节段退变后产生的脊髓神经根损害,大多数需要进行减压及固定融合手术。手术前需详细询问病史并进行神经系统查体,确定有无脊髓神经根损害;拍摄详细的颈椎正侧位 X 线片和过伸过屈侧位片,还需进行颈椎 CT 平扫及矢状位重建片检查、颈椎 MRI 检查,仔细评价以确定病变部位,手术方式可参照一般的神经根型颈椎病和脊髓型颈椎病的手术治疗方式。如脊髓神经根受压的节段范围较局限,可以采用前路的减压固定融合术;如除了融合的相邻节段退变并导致脊髓压迫外,还有其他的活动的椎节退变并导致多节段的脊髓受压,可以考虑行后路的广泛的椎板成形术,但同时应当在融合的相邻节段行后路的侧块或椎弓根钉固定。

对在体检中偶然发现颈椎存在先天融合,且在过伸过屈侧位平片上发现其相邻节段已经出现了明显或严重的活动度过大,MRI 及 CT 也发现了明显退变的影像学证据,如患者既没有脊髓神经根损害的症状,也没有与此相关的颈项部疼痛症状,一般无需预防性地融合固定活动过大的相邻节段。但应当告诫患者加强项背肌的锻炼、加强颈项部保护、减少颈项部的活动、注意保暖、防止受伤受凉等保健措施,以延缓相邻节段的退变。

而对于多节段颈椎融合患者的短颈畸形等外观不良,一般不建议采用手术矫治;但采用手术矫正高肩胛症畸形则有较好效果。

第二节 脊柱侧凸

一、特发性脊柱侧凸

(一)概述

脊柱侧凸是指脊柱向侧方弯曲在冠状面上形成的脊柱畸形。脊柱侧凸可分为非结构性与结构性两类。特发性脊柱侧凸(AIS)是结构性脊柱侧凸最常见类型。病因不明,通过排除法获得诊断,可能与遗传因素、褪黑激素水平低等有关。

(二)诊断步骤

1. 病史采集

(1)年龄:发生于 18 岁以下,以青少年为多。

(2)脊柱畸形:是否存在胸椎和(或)腰椎畸形。

(3)疼痛:是否存在胸腰椎疼痛及上肢和下肢疼痛。

(4)大小便功能:是否有失禁或潴留等。

2. 体格检查

(1)脊柱畸形:畸形的部位、是否有剃刀背。冠状位不平衡的估计。肩的高低与不对称。

(2)Adam 前屈试验:是一种易行而敏感的临床检查方法。

(3)侧凸柔软性检查:让患者向病变侧或对侧侧屈,临床也能估计侧凸的柔软性。

(4)神经功能检查:虽然脊柱侧凸的神经并发症非常少见,但仔细的神经功能检查是必不可少的。腹壁反射的不对称,可能是脊髓空洞症仅有的异常表现。脊柱本身异常,如脊髓栓系综合征或脊髓纵裂引起的神经功能障碍,能通过细心的检查发现。单侧或双侧肌力下降而没有感觉异常,可能是脊髓灰质炎和肌营养不良。皮肤存在牛奶咖啡斑提示为神经纤维瘤病。

(5)骨骼发育成熟情况评价:记录患者的第二性征,如乳房发育、阴毛、声音改变及系列的身高变化。

(6)下肢检查:长度、大小及对称情况。足部畸形等。

(7)检查冠状位平衡情况。

3.辅助检查

X线检查:摄直立位全脊柱后前位及侧位片,包括胸廓及骨盆。Cobb角是用于测定脊柱侧凸程度的标准方法。为准确测定脊柱弯曲的进展程度,必须保证每次测量在相同的节段,并列表便于比较。卧位侧屈摄片对脊柱的柔软性,手部X线片通过显示指骨、尺桡骨的生长情况来精确估计患者的骨龄。摄骨盆片了解骨骺出现情况及三叉软骨闭合情况,判断骨龄。

一般无需MRI或CT检查,为排除其他病变可考虑。必要时诱发电位与肌电图检查可排除神经病变。

(三)诊断对策

1.诊断

(1)AIS的诊断是通过排除法获得:AIS常在青少年起病,偶有家族史,通常呈渐进性进展,一般无神经损害,极少数出现腰痛。根据病史、临床症状体征与影像学检查,排除其他类型的脊柱侧凸。

(2)X线影像特征:脊椎结构性无明显改变,少数早发性脊柱侧凸的顶椎可有轻度楔样改变;侧弯弧度呈均匀性改变,不会出现短弧或锐弧;具有一定的呈均匀变化的柔韧性;胸弯以右侧凸多见;前凸型脊柱侧凸多见;椎体大多是转向凸侧,后柱转向凹侧。

(3)X线片测量:前后位片测量各侧凸的Cobb角。测定颈铅垂线与骶骨垂线的距离。Risser征估计骨骼成熟度。测定椎体的旋转度。侧位片测量后凸或前凸角度,测量矢状位平衡等。侧屈位片决定侧凸分型、柔软度及融合节段。

(4)侧凸进展的危险因素。

骨骼的成熟度:三叉软骨开放、Risser征0~1、月经前。

弯曲部位:胸弯进展小于腰弯。

弯曲角度:大的角度更易进展;成熟脊柱进入成年后每年进展约1°;胸腰弯和腰弯的角度大于40°,成年后进展(特别冠状位失代偿)。

2.临床分类

(1)根据脊柱侧凸发病时的年龄可分为婴儿型脊柱侧凸(0~3岁)、儿童型脊柱侧凸(4~9岁)、青少年型脊柱侧凸(10~16岁)。

(2)根据顶椎的位置可分为单个主胸弯、胸腰椎主侧凸、单个主腰弯、胸腰双主弯、胸椎双主弯、颈胸段主侧凸、多个互补性脊柱侧凸。

(3)根据King分类可分为

King Ⅰ型:胸弯和腰弯均超越骶骨中线,呈"S"型,腰段弯曲大于胸段弯曲,胸弯的柔软性大于腰弯;若胸段弯曲大于或等于腰段,则腰段弯曲比胸段更僵硬。

King Ⅱ型:胸弯和腰弯均超越骶骨中线,呈"S"型,胸段弯曲等于或大于腰段弯曲,胸弯的旋转大于腰弯,卧位 Bending 相腰弯的柔软性大于胸弯,稳定椎常为 T_{12} 或 T_{11} 或 L_1。

King Ⅲ 型:胸段弯曲,继发的腰弯不超越中线,且腰弯呈非结构性,侧屈相腰弯非常柔顺,站立位上腰弯一般无旋转。

King Ⅳ 型:为一累及较多脊椎的长胸弯,顶椎通常在 T_{10},L_4 倾斜进入该长胸弯内,外观畸形明显,但 L_5 仍位于骶骨中央。

King Ⅴ 型:双重胸段侧弯,上下胸弯均为结构性,T_1 向上胸弯的凹侧倾斜,且在 Bending 相上表现为结构性弯曲,T_6 常为两弯的交界椎。临床上常有左肩升高。

3.鉴别诊断

(1)先天性脊柱侧凸:是由于脊柱胚胎发育异常所致,发病较早,多在婴幼儿期被发现,为脊椎的结构性异常和脊椎生长不平衡,X 线摄片可发现脊椎有结构性畸形。

(2)神经肌源性脊柱侧凸:可分为神经源性和肌源性两种,前者包括上运动神经元病变的脑瘫、脊髓空洞等和下运动神经元病变的小儿麻痹症等。后者包括肌营养不良,脊髓病性肌萎缩等。

(3)神经纤维瘤病并发脊柱侧凸:其 X 线特征为短节段的成角型的后凸型弯曲,脊椎严重旋转甚至发生脊柱旋转脱位、椎体凹陷等,当临床符合两个以上的标准时即可诊断。①发育成熟前的患者有直径 5mm 以上的皮肤咖啡斑 6 个以上或成年后的患者皮肤咖啡斑直径大于 15mm;②2 个以上任何形式的神经纤维瘤或皮肤丛状神经纤维瘤;③腋窝或腹股沟部皮肤雀斑化;④视神经胶质瘤;⑤2 个以上巩膜错构瘤;⑥骨骼病变,如长骨皮质变薄等;⑦家族史。

(4)间充质病变并发脊柱侧凸:如马方综合征、Ehlers-Danlos 综合征等可以以脊柱侧凸为首诊。马方综合征的特征表现为:①本病多发生于青年;②有家族史,或家族性猝死者;③眼部病变:晶状体脱位、半脱位;④心血管病变:有主动脉根部增宽,动脉夹层或动脉瘤,主动脉关闭不全及二尖瓣脱垂等表现;⑤骨骼异常:肢体细长、韧带松弛、脊柱侧凸及漏斗胸等。具备上述特征中的两点或两点以上就可诊断马方综合征。Ehlers-Danlos 综合征通过详细体检可以提示,如韧带松弛、鸡胸或漏斗胸等。

(5)骨软骨发育障碍并发脊柱侧凸:如多种类型的侏儒症,最常见的是脊椎干骺发育不良,这类患者与代谢性疾病患者不同的是他们的临床生化检查是正常的。脊椎干骺发育不良,因为累及脊柱和四肢长骨的生长,由此表现为躯干的缩短。

(6)代谢障碍疾病合并脊柱侧凸:如各种类型的黏多糖病,黏多糖脂质沉积症、高胱胺酸尿症、成骨不全等。黏多糖病是一种由于酶缺陷造成的酸性黏多糖不能完全降解的溶酶体累积病。

(7)合并脊髓病变的脊柱侧凸:如 Chiari 畸形伴/不伴脊髓空洞。

(8)"功能性"或"非结构性"侧凸:这类脊柱侧凸可由姿态不正、神经根刺激、下肢不等长等因素所致。如能早期去除原始病因,脊柱侧凸能自行消除。

(9)其他原因的脊柱侧凸:如放疗,广泛椎板切除,感染,肿瘤均可致脊柱侧凸。

(四)治疗对策

1.治疗原则

防止畸形的发展及矫正畸形。

2.治疗方案

(1)保守治疗：

①观察：小于20°的侧凸，大多数不进展，根据进展的危险因素决定4~6个月摄片复查。

②支具治疗：弯曲轻(20°,45°)以及骨骼未发育成熟(Risser征)，而侧凸有加重的危险时，是支具治疗的适应证。支具治疗的目的是稳定脊柱弯曲在目前的程度，直到骨骼发育成熟。矫正畸形不是支具的主要目的。顶椎位于T_7(含T_7)以下的胸椎及腰椎侧凸适合用臂下的Boston支具。而顶椎位于T_7以上的侧凸，需用带一个腋环及下颌托的Milwaukee支具。患者每天带支具最少20小时，每4~6个月摄片一次，监测侧凸变化，并注意处理支具引起的任何并发症。去除支具的时间，一般通过观察骨龄，当骨发育达到成熟及有明显第二性征出现，可结束支具治疗。

(2)手术治疗：

①手术指征：尽管已用支具，患者侧凸仍进行性发展，应该考虑外科治疗，其他外科治疗的适应证包括：未发育成熟，进行性侧凸，侧凸40°~50°；侧凸大于50°；明显的躯干失代偿；胸腰弯和腰弯的角度大于40°，伴冠状位失代偿。

②入路选择：a.前路矫形手术：主要用于侧屈X线片显示腰椎能良好去旋转和水平化的腰椎侧凸和胸腰椎侧凸。单纯的胸椎脊柱侧凸(特别是青少年特发性脊柱侧凸的KingⅡ型和KingⅢ型)，Cobb角小于90°且侧弯较柔软，也是前路手术指征。严重的脊柱侧凸和伴有明显后凸的患者应当属于前路矫形的禁忌证。b.后路矫形手术：各种需要手术治疗的脊柱侧凸都可以通过后路三维节段性内固定进行矫形。胸段的柔软脊柱侧凸<70°可行单纯后路矫形内固定，大于90°的脊柱侧凸多需先行前路松解，而70°~90°的患者则根据畸形僵硬程度、侧凸类型等决定是否先行前路脊柱松解。

对于角度较小、柔韧度大于50%和Cobb角小于70°的脊柱侧凸可以通过一期后路内固定矫形。对于70°~90°的柔韧性好的神经肌源性脊柱侧凸也可一期矫形。脊柱僵硬、侧屈位X线片被动矫形差或残留角度大于40°以及站立位Cobb角大于90°的脊柱侧凸需行一期前路松解，术后牵引。Risser小于1，仍然具有生长潜能的年幼患者为避免后路内固定后出现曲轴现象，需先行一期前路骨骺阻滞再行二期后路矫形内固定。

③畸形矫正：外科治疗的主要目标是防止侧凸的发展与获得一个平衡的脊柱，矫正畸形应为次要地位。通过仔细融合病变脊柱节段能达到治疗目的。必须牢记，应用脊柱内固定器械的目的是保持弯曲矫正及利于融合。脊柱内固定器械不应该是外科治疗的集中点。基本原则是融合区应该包括整个病变的节段，即自颅侧稳定椎至尾侧稳定椎。

三维矫正的概念是目前脊柱侧凸矫正广泛接受与取得良好效果的方式。其通过多钩或多椎弓根钉、双棒及两棒的中间连接达到。矫正技术去旋转矫形、后路平移矫形、后路原位弯棒矫形与撑开与压缩矫正等。需进一步强调的是，仔细的脊柱融合才是外科手术最重要的目标，这一目标不能因使用任何方法及任何器械而削弱。

④并发症：早期并发症包括脊髓与神经根损伤、出血、感染等。晚期包括假关节形成、曲轴现象、未融合节段的退变加速、感染等。其中防止脊髓损伤与减少术中出血是脊柱侧凸矫形最重要的方面。

任何手术操作都必须尽最大努力保护脊髓。术中唤醒实验可提示脊髓损伤与否。当畸形矫正完成后,唤醒患者,要求其活动双足,如果不能活动,提示瘫痪存在,必须采取措施。如果患者能活动足部,该实验的优点是它的可靠性,但术前准备或麻醉控制不恰当,可能影响试验的实施和其有效性。由于术中多次实施试验较困难,因此,要知道在手术哪一步损伤神经是不可能的。

术中体感与运动诱发电位监测能在整个手术过程中使脊髓不同神经束的功能得到重复或持续的监测。神经损伤能得到及时发现,以便医生能采取适当的措施来防止永久性损伤发生。

术中自体血回收可减少异体输血量。

(五)术后观察及处理

(1)按常规观察引流并可在 48 小时内拔除。

(2)术后次日即可下床站立和行走,佩戴支具。

(3)若术中椎弓根钉安置不良,术后胸部 X 线检查及腹部检查以排除重要血管和内脏损伤。

(4)定期随访矫正度有无丢失或内固定失败等并发症。

(5)逐渐加大活动量,6~12 个月恢复至正常。

二、先天性脊柱侧凸

(一)概述

先天性脊柱侧凸分为椎体形成不良(Ⅰ型),椎体分节不全(Ⅱ型)和混合型。混合型包括形成不良、分节不全并肋骨畸形。通过影像学检查充分认识畸形椎体异常的解剖关系和部位。

(二)诊断步骤

1.病史采集

(1)年龄:发现畸形的时间。

(2)脊柱畸形:是否存在胸椎和(或)腰椎畸形。

(3)疼痛:是否存在胸腰椎疼痛及上肢和下肢疼痛。

(4)大小便功能:是否有失禁或潴留等。

(5)其他先天性畸形:先天性中枢神经系统畸形、泌尿系统畸形或心脏异常。

2.辅助检查

因为 30%~40%的患者合并椎管内异常,如脊髓空洞、脊髓栓系、脊髓纵隔等,MRI 对发现这些异常非常重要。患者畸形严重时 MRI 也不能获得清晰图像时,往往需要行脊髓造影检查。CT 薄层扫描与重建对判断畸形的类型也有帮助。超声检查对诊断泌尿系统畸形很有帮助。

(三)诊断对策

1.诊断

根据病史、临床症状体征与影像学检查,诊断较容易。根据 X 线影像及 CT 检查,明确畸形的部位、分型、侧凸的角度、代偿弯的角度及柔软度等。

估计侧凸进展,需考虑下列因素:畸形类型、部位、数量、初发现时畸形严重性、脊柱两侧生长的潜能等。

2.临床分类

(1)椎体形成不良:椎体形成不良(先天性脊柱畸形Ⅰ型)可以是典型的分节完全、单一椎弓根、楔形半椎体,或与相邻椎体融合的封闭型半椎体。分节完全的单一半椎体进展最快,而上下椎间隙均封闭的完全封闭型半椎体畸形进展很慢。而两侧交替出现半椎体的畸形常常出现代偿而使脊柱的轴线相对正常。此外,畸形在早期常进展缓慢,青春期可迅速加重。

(2)椎体分节不全:分节不全(先天性脊柱畸形Ⅱ型)。常见于胸椎,多为两个或数个椎体的一侧有骨桥相连,椎体间常有正常的椎间盘。因骨桥的阻碍,骨桥侧生长慢而成凹侧。骨桥联结的椎体越多,畸形越重,相邻椎体间的椎间隙越宽,畸形越明显。

虽然形成不良和分节不全是不同的分类,但两种畸形常合并出现,根据不同的组合,病变进展常不相同。85%的患者到成年仍存在进展。在不能确定病变进展的速度之前,常需密切观察畸形进展情况。

3.鉴别诊断

先天性脊柱侧凸诊断无困难,主要注意与结核后遗症及肿瘤不对称破坏鉴别。

(四)治疗对策

1.治疗原则

原则上应该早期处理,阻止不平衡的脊柱生长,防止畸形的发展,同时矫正或不矫正畸形。

2.治疗方案

(1)非手术治疗:密切定期观察畸形的进展。对先天性脊柱侧凸有效的非手术治疗方法不多,支具只对少数长节段与柔软的侧凸有效,对短节段成角的控制不佳。而大多数患者为短而僵硬的畸形。支具治疗:①畸形较柔软,长弧形侧弯;②牵引或向对侧弯时畸形能部分纠正;③对侧弯上下发生的代偿性侧弯是有效的。应用支具后侧弯仍进行性加重时,则应停用支具。

此外支具可作为手术矫正中的辅助治疗。

(2)手术治疗:主要有四种手术方式,后路融合术、前后路融合术、凸侧骨骺阻滞术、半椎体切除术。

①后路融合术:简单安全,曾被认为是治疗先天性脊柱侧凸的经典方法。手术需要融合整个侧弯节段以及两侧椎板,常需要取自体髂骨和部分使用异体骨。单纯行凸侧椎板融合起不到治疗作用,期望凹侧自行生长以矫正畸形的想法是不现实的,这种手术不能控制侧弯的发展,反而可能由于曲轴现象而加重脊柱旋转畸形。对年龄大的儿童(<10岁),增加内固定器械,可同时矫正畸形。

②前后路融合术:增加前路手术切除椎间盘及软骨终板,可减少假关节的形成与曲轴现象。后路可同时器械矫正。适应 Risser 分级为 0 级或三角软骨未闭合的幼儿。

③凸侧骨骺阻滞术:前后路凸侧骨骺阻滞术是在凸侧行前路半侧椎体骨骺固定和后路半侧突间关节融合术,保留凹侧的生长潜能,随着凹侧的生长,使侧凸自发矫正。适应于年龄小于 6 岁、涉及节段小于 7 个、凹侧有生长潜能的患儿。

虽然可阻止多数侧凸的进展,但侧凸的进展还取决于凹侧生长能力,疗效不确定,且矫形能力差、外固定时间长。而且需要前后路手术同期进行,较复杂,不适合严重长节段脊柱侧凸。如果凹侧存在未分节的骨桥,则不会自动矫正。

该术式也可同时于凹侧进行器械撑开或凸侧压缩。

④半椎体切除术:半椎体是先天性脊柱侧凸致畸因素之一,半椎体的存在导致脊柱产生弯曲并进行性加重。半椎体切除是一种理想的治疗方法,该术式既可控制弯曲发展,又能矫正弯曲。手术可通过前后路两次手术完成,一期前路切除半椎体、椎间盘,完成脊柱松解,二期后路器械矫形固定;也可同期前后联合手术。由于前后路手术创伤大,手术过程繁琐,且前路手术后脊柱相对不稳定,改变体位时有损伤脊髓的风险。因此,近年很多医生采用单纯后路半椎体切除固定术。内固定方面,目前常用的是椎板钩和椎弓根钉,椎弓根钉固定牢固,矫正畸形及维持矫正的效果好,是理想的选择。

a.适应证:半椎体切除术的适应证仍存在争议,并无统一看法,手术医师根据自己的经验对手术适应证的把握也不尽相同。主要为:腰骶段的半椎体;伴有后凸畸形的半椎体侧弯畸形;侧弯明显,成角大,或畸形进展快。患者年龄越小,脊柱柔韧性越好,矫正效果越好,融合范围也相对短。建议在2～5岁时手术较为安全。在继发的代偿性侧凸尚未形成结构性改变之前手术。

b.禁忌证:半椎体伴对侧分节不良,单纯半椎体切除矫正畸形困难。复杂畸形,单纯半椎体不能解决。

c.并发症:硬膜、脊髓和神经损伤,内固定松动、椎弓根切割,不融合,畸形加重等。

d.手术难点和注意事项:先天性脊柱侧凸常可合并椎管内异常。McMaster统计251例先天性脊柱侧凸,46例合并有脊髓异常,占18.3%。其中脊髓纵裂最常见,为41例。Blake等对108例行CTM检查,发现脊髓异常发生率高达58%,其中脊髓纵裂占21%。鉴于先天性脊柱侧凸合并脊髓异常比例较高,对拟行手术治疗的患儿应常规行MRI检查,以免遗漏脊髓异常。目前对合并有椎管内异常者,尤其是椎管内纵隔,脊髓纵裂等,如有神经症状,在脊柱矫形前应先行合并疾患的治疗,防止脊髓的进一步损害。手术难点在于半椎体的切除,特别是胸段,脊髓不能牵拉,要完全切除半椎体,有时困难,椎体出血一般可用骨蜡,当用磨钻切除椎体时,可减少出血,大量的出血往往来自于椎管内静脉丛,有时止血困难。可用棉片、明胶海绵及胶原蛋白海绵止血。术中采用控制性降压,可减少出血量,有条件进行自体血回输。

保护好椎前的血管很重要,在切除半椎体前,要将半椎体侧面及前面完全骨膜下剥离并用撬板保护,骨膜下剥离可减少出血。尽可能将半椎体切除不但可获得好的矫形,也可减少复发,如确实困难时,可保留部分椎体,该侧的上下椎间盘(包括软骨板)必须切除,显露软骨下骨,只有植骨融合后,畸形才不会继续加重。

选择融合节段非常重要,融合节段错误,术后畸形将加重。先天性脊柱侧凸与特发性不同,融合节段的选择仍没有大家公认的标准,依据患者年龄、畸形类型、侧凸程度、代偿性弯曲结构性改变程度及稳定程度等情况确定,与医生的经验有很大的关系,术前应根据全脊柱站立正侧位及仰卧左、右侧屈位X线片,确定融合及内固定水平。一般来说所有的结构性病变节段必须包括在融合的节段内。对于幼儿,融合范围可能只需半椎体的上下各一个节段,甚至只需单侧固定;对较大的儿童需双侧固定,当上下代偿性弯曲形成结构弯时,必须将固定延长包括所有结构病变的节段,一般远端应固定至稳定椎或稳定区。长节段固定主要用于年龄大,畸形程度重,代偿性弯曲伴有明显结构性改变者。

矫正主要通过第一根棒的加压力量来完成,第二根棒的撑开矫形力量有限。第二根棒可增加脊柱与内固定间的稳定性,保持矫形效果。

术中进行诱发电位监测脊髓功能,减少脊髓损伤的机会。

(五)术后观察及处理

术后常规使用抗生素预防感染,引流管于24～48小时内拔除。术后1周在支具保护下逐步活动,术后需支具保护半年。

三、神经肌肉型脊柱侧凸(图 7-2-1)

(一)概述

(1)支具治疗不能阻止此型脊柱侧凸的自然进程。
(2)比较小的该型侧凸往往需要很长节段的融合。
(3)往往需要多钩、多螺钉固定,也可行椎板下钢丝节段性 Luque 手术。
(4)并发症发生率较高。

(二)脑瘫

(1)由于两侧椎旁肌力量不平衡而引起脊柱侧凸。
(2)手术指征:侧弯超过50°。
(3)手术融合节段。
①对可行走的患者,从近端稳定椎融合至远端稳定椎。
②对不能行走的患者,从 T_2 融合到骨盆。
(4)通常行后路手术,但侧弯超过100°者可能还需行前路手术。

(三)脊髓脊膜膨出

(1)先天缺陷引起脊膜和脊髓暴露在外,可能存在大小便及肢体运动和感觉障碍。
(2)发病率1/1000,与怀孕期缺乏叶酸有关。
(3)15%患者对乳胶过敏。
(4)由于患者往往存在神经功能受损,需行 MRI 检查。
(5)手术:坐姿维持困难或压疮进行性加重的患者需要手术治疗脊柱畸形,往往需要前后路联合手术。
(6)出现脊柱畸形原因:先天性、肌力不平衡、脊髓栓系、脑积水。

(四)脊髓性肌肉萎缩

(1)由于脊髓前角神经元功能病变引起进展性肌肉无力。
(2)分三型。
①Ⅰ型(Werdnig-Hoffman 病):新生儿期即发病,2岁死亡。
②Ⅱ型:5～6个月发病。
③Ⅲ型:3岁前发病,15岁时由于进行性肌肉萎缩无力患者丧失行走能力。

(3)手术：脊柱侧凸进行性发展可考虑手术，侧弯大的年轻患者应行前后路联合手术，侧弯小的老年患者仅行后路手术。

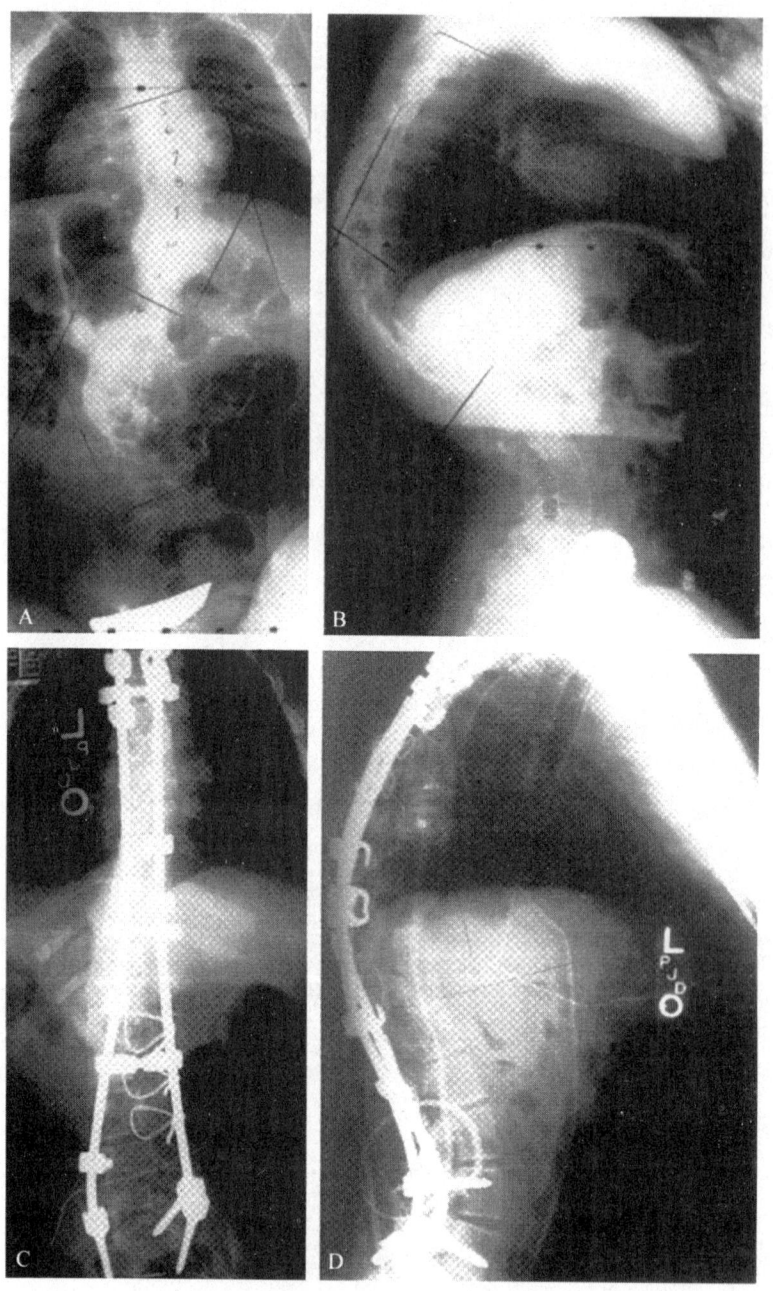

图 7-2-1 神经肌肉性脊柱侧凸，为13岁男孩

A.正位片；B.侧位片，腰椎前凸加大、胸椎代偿性后凸；C、D.术后片，使用椎弓根螺钉、骨钩和椎板下钢丝多种固定方式

(五)Duchenne 肌营养不良

(1)为 X 连锁的隐性遗传疾病。

(2)一般在患者因疾病进展丧失行走功能，需要坐轮椅之后才由于肌肉力量失平衡出现脊

柱畸形。

(3) 手术进行全身麻醉时发生恶性高血压的可能性很高。

(4) 术前需要仔细检查肺功能及心脏功能。

(5) 手术:进展超过 25%～30%患者需要手术,使用后路 T_2 到骶骨融合术。

第三节　脊柱后凸

一、脊柱后凸畸形的原因

多种原因或疾病都可以导致脊柱在矢状面上超过生理曲度的后凸畸形或者同时合并冠状面的侧凸畸形。主要有几类原因:

(1) 先天性脊柱发育畸形,可因若干椎体分节不良导致脊柱前方骨桥连接或因椎体发育畸形而形成了位置偏后的半椎体所致,后一种情况特别是完全分节的半椎体可以导致严重的脊柱后凸畸形。

(2) 由于椎体感染影响了椎体正常生长所致的脊柱畸形,主要见于脊柱结核。通常所说的结核性脊柱后凸畸形是指椎体结核治愈后逐渐形成的畸形,所以又有人称其为治愈型脊柱结核性后凸畸形,应与脊柱活动性结核所致椎体破坏引起的脊柱畸形相区别。幼儿或青少年时期感染的椎体结核,虽经化疗或同时手术治疗而治愈,但由于多个椎体受到了破坏并融合在一起,抑制了椎体的发育生长,可以导致很严重的脊柱后凸畸形。

(3) 陈旧脊柱创伤性后凸畸形,主要由于胸及胸腰段的椎体骨折畸形愈合或初期治疗不当所致。

(4) 强直性脊柱炎,由于自身免疫性疾患使得脊柱韧带骨化,椎间关节强直于屈曲位而导致脊柱后凸。

(5) Scheuermann 病,由于椎体骨骺发育缺陷而导致连续多个椎体呈楔形生长,形成了脊柱后凸畸形。

(6) 退变性脊柱侧凸或后凸,则主要是因为椎间盘不对称的退变所致。

(7) 严重的特发性脊柱侧凸畸形亦同时合并有显著的脊柱后凸。

此外,还有神经纤维瘤病、神经肌肉性疾病等多种原因,不再一一赘述。不同疾病或病因造成的畸形外观亦有不同,如陈旧脊柱创伤性后凸畸形、结核性后凸畸形、半椎体所致脊柱畸形等主要表现为角状后凸畸形;强直性脊柱炎、Scheuermann 病等,则主要以弓状后凸畸形为特征;先天性脊柱畸形、成人脊柱侧凸畸形等既可以有显著的脊柱侧凸,也可同时合并脊柱的后凸。

二、脊柱后凸畸形与神经损害的关系

一般来讲,轻中度脊柱后凸畸形很少引发神经的损害,随着畸形的加重,神经损伤的风险

加大。但是,在临床上发生神经损害受多种因素影响,并不完全取决于畸形的严重程度。

(1)相对于特发性脊柱侧凸或弓状后凸畸形而言,角状后凸对神经具有更大的危害性,这与脊髓在脊柱后凸畸形时牵张状态下同时受到局部的角状凸起的直接压迫相关。Bardlelli 等报道了一组94例先天性后凸畸形病例,其中有11例瘫痪。James 报道的21例患者中有5例瘫痪。在我们治疗的因畸形引发神经损害的病例中,主要见于先天性后凸和结核性后凸。其中,先天性后凸畸形出现神经损害症状的年龄平均在20岁左右,主要为椎体形成不良型;治愈型结核性后凸畸形出现神经损害的平均年龄在27岁上下,均是儿童时期患脊柱结核并治愈,而后继发严重畸形所致。提示对这类患者应早期做出相应处理,以防止后期的严重后凸与神经损害。

(2)相对于胸腰段,上胸椎的后凸畸形对神经损害有显著影响。我们对一组22例治愈型结核性后凸畸形病例进行分析,发现患者自儿童感染脊柱结核后,随着年龄增长,出现神经损害的概率提高,两者间隔时间平均为24年。尽管上胸椎畸形不如下胸椎或胸腰椎严重,但引发神经损害的概率显著大于后者。这可能与上胸椎血运较差、脊髓更易于遭受压迫的损害有关。临床上,上胸椎畸形因在外观上表现不明显而常被忽视,多因有神经损害而就诊时才被发现。因而,应当更加重视上胸椎后凸畸形的预防和早期处理。此外,研究还发现畸形严重程度与椎体受累节段数相关,但是椎体受累节段的多少与神经损害发生概率无关。而在活动性脊柱结核,两者显著相关。其原因可能为:当多个椎体感染塌陷最终融合一体后,脊柱短缩,脊髓松弛,反而在伴随后凸畸形逐渐加重时,相对能够适应这种变化;而活动性脊柱结核,累及椎体越多越不稳定,使神经风险增加。

(3)后凸畸形及局部的脊柱节段不稳定是导致脊髓损害的重要因素。Malcolm 对创伤性后凸畸形的临床研究发现1/3的患者神经损害加重与此有明确关系;而通过脊柱融合给予部分矫形,98%的患者术后疼痛缓解或消失。我们的临床病例研究也证实病变节段不稳定对于神经损害加重和疼痛密切关联。对于所谓僵硬性后凸畸形,一方面表现在畸形整体的僵硬,另一方面在畸形局部常常有显著的过度活动。由于后凸畸形使脊髓受到牵张和压迫,再附加局部的这种不稳定活动可以加重畸形局部对脊髓的压迫和动态损伤性刺激。

(4)脊柱弓状畸形合并脊髓损害时要注意有无其他病因,如:强直性脊柱炎有无应力骨折,在畸形应力集中区域有无 OLF,后者在其他畸形中也很常见;Scheuermann 病有无椎间盘突出或椎管狭窄;脊柱侧后凸畸形有无脊髓空洞症等。明确病因,整体把握,才能为患者实施正确治疗。

三、脊柱后凸畸形对脊柱矢状面平衡和邻近节段的影响

(1)不同类型后凸畸形对脊柱整体矢状位的影响不同。强直性脊柱炎因脊柱椎间关节强直于屈曲位,脊柱后凸并向前屈,可导致显著的脊柱矢状位平衡丧失;退变性脊柱侧凸或后凸,因腰椎生理前凸减小或消失,可导致脊柱向前倾斜。而对于胸腰段陈旧创伤性、先天性或结核性的角状后凸畸形,大多数病例则主要通过腰椎的过度前凸和部分胸椎生理后凸减小甚至变为前凸的代偿,来维持脊柱铅垂线在腰骶椎间隙的后方,甚至超过小关节的后方,脊柱这种代

偿变化在青少年或病史长的患者中表现得尤为突出。但是,当角状后凸畸形位于上部胸椎时,畸形上方胸椎已无代偿余地,可表现为颈椎前凸加大,畸形下方的胸椎与腰椎曲度消失,呈高度平背状。这类患者外观上畸形不明显,容易漏诊并延误治疗。

(2)后凸畸形对腰椎的影响及意义。对于胸腰段后凸畸形,脊柱需要通过加大胸椎和腰椎的前凸来维持矢状面平衡。由于胸廓的保护,胸椎的代偿有限,主要依靠加大腰椎的前凸进行调整。通过观察,我们发现畸形下方各个椎体间隙的夹角加大;腰椎前凸顶椎下方由于腰椎过度前凸,脊柱矢状平衡线后移,脊柱的应力显著移向后方的关节突关节;畸形上方各个椎体间隙显著向后下倾斜,脊柱功能单位结构的稳定丧失,椎体发生明显的后方滑移。矫正胸腰段后凸畸形可使腰椎的上述过度代偿显著减小,同时使患者的腰背部疼痛得以消除或明显缓解。提示腰椎的过度前凸等继发性改变可能是脊柱后凸畸形容易引发下腰痛的重要原因。

(3)骨盆在维持脊柱的矢状位序列方面具有重要的临床意义。研究证实每个个体的骨盆与腰骶关节有一相对固定关系,骨盆入射角(PI)是反映这种关系的重要参数。理论上,在成年之后发生的脊柱后凸,因骨盆此前已经停止发育,骨盆因胸腰段后凸的大小改变可能有相应的旋转,但骨盆的形态不会发生改变,即 PI 不会改变。在我们的研究中发现胸腰椎角状后凸畸形发生于儿童时期(平均年龄 6.1 岁)的成人或青少年患者中(平均年龄 29.6 岁),PI 平均为 34.8°,明显小于正常成年人群;骨盆倾斜角(PT)−0.7°,显著小于正常人群;提示在生长发育期骨盆形态可能因胸腰椎角状后凸畸形而出现异常变化,且骨盆参与了脊柱矢状面平衡的调整。多因素回归分析显示后凸节段以及后凸角度是 PI 的独立影响因素,且胸腰椎后凸畸形的部位越低、后凸角度越大,对骨盆形态的影响越大。其发生机制与临床意义还有待进一步研究。

四、诊断步骤

(一)病史采集

1.年龄

可以发生于各年龄段,不同原因引起的不同类型脊柱后凸畸形,它的好发年龄段有所不同。

2.病史

了解病史长短。根据患者发病年龄特点,了解有无先天疾病、强直性脊柱炎、骨质疏松、肿瘤、结核等其他病史。

3.疼痛

注意患者有无腰背疼痛,注意疼痛有无规律、特点。

4.有无外伤、手术史。

(二)体格检查

1.一般情况

多数患者全身情况良好。

2.体型

体型多偏瘦、身材矮小。注意有无畸形,严重患者畸形明显。

3.局部检查

(1)外观:①驼背畸形程度,注意畸形部位;②体型特点;③各段脊椎活动度,双髋、膝活动情况,有无肿胀。

(2)压痛部位与程度。

(3)局部皮温:有无皮肤发热。

(4)检查双肺呼吸音、心率快慢、心音有无杂音。

(5)腹部皮肤:有无内陷、皱褶、感染。

(6)神经系统检查:有无感觉分离、感觉障碍;检查深浅反射,有无病理反射;检查四肢肌力有无减弱,注意括约肌功能。

(三)辅助检查

主要是影像学检查,包括X线平片检查,三维CT重建或MRI检查。其他检查包括心肺功能检查、实验室检查。

1.X线平片

主要包括脊柱正侧位片。可以大致确定疾病性质,注意椎体有无破坏、有无楔形变、周围软组织有无肿胀。从侧位片上可以确定后凸畸形与正常移行部椎体。测量脊柱后凸角度(Cobb角)。注意有无严重骨质疏松及腹主动脉钙化。

2.三维CT

三维CT重建可以立体重现脊柱的结构,清楚显示脊柱后凸畸形病椎的形态及其附件结构。

3.MRI

可以清楚显示病椎附近软组织的结构有无破坏、有无肿块、有无水肿,对区分脊柱后凸的类型、病因有很高价值。

4.其他辅助检查

查心电图、肺功能,了解畸形对心肺功能影响的程度。实验室检查包括血沉、类风湿因子等,如果怀疑是强直性脊柱炎引起,应查HLA-B27抗体。

五、诊断对策

(一)诊断要点

根据患者的病史、临床症状、体征及X线所见,结合辅助检查不难诊断。但是需要区分不同原因引起的脊柱后凸。

1.病史与症状

不同原因引起的脊柱后凸,其病史、症状均不一样。

2.体征

各种类型的脊柱后凸体征基本相同,即都有明显的后凸畸形。但后凸顶椎可能不一样,可在颈椎、胸椎、胸腰段、腰椎等,大多在胸椎、胸腰段。

3.影像学表现

脊柱正侧位X线片可以大致确定疾病性质,注意椎体有无破坏、有无楔形变、周围软组织有无肿胀。从侧位片上可以确定后凸畸形与正常移行部椎体。测量脊柱后凸角度（Cobb 角），方法为：上方在移行椎体上缘连线划一条垂线，下方在移行椎体下缘连线划一条垂线，两垂线夹角即为脊柱后凸角度。结合 CT、MRI 等检查可以明确脊柱病椎形态、病变程度，可以明确有无肿瘤、结核、先天畸形等。

（二）临床类型

脊柱后凸畸形可以由多种原因引起，按病因分类主要有以下几种。

1. 青年性驼背（Scheuermann 病）

此病原因不太清楚，现在多认为是骨骺发育过程中的一种疾病，称为脊椎骨软骨病，全身各部骨骼均可发生，脊柱为好发部位之一，常累及下胸椎数个椎体，使成楔状改变，最常见于 12~18 岁青少年。临床表现：疼痛并不严重，常为隐痛。主要症状为驼背伴脊柱强直。驼背畸形进行性发展至 20 岁之后逐渐稳定。颈常屈曲、肩下垂、胸廓狭窄而扁、肩胛骨突出。主要 X 线表现：①椎体上、下前方边缘有不规则的凹痕，环形骨骺相应部位的形态与大小不均匀并与椎体分离；②多个椎体前方呈楔形变，伴 Schmorl 结节；③椎间隙轻度狭窄；④胸椎或胸腰段后突畸形超过正常的 25°~40°；⑤成年后在椎体前缘早期出现骨关节炎性骨刺。

2. 强直性脊柱炎性后凸畸形

为慢性进行性脊椎关节病，其特征表现为脊椎韧带附着处发生骨化，最终导致脊椎的强直、僵硬和畸形。自检出血清组织相容性抗原 HLA-B27 后，强直性脊柱炎已脱离类风湿性关节炎的范畴，成为一种独立疾病。早期患者表现为臀部或膝髋部关节慢性非对称性不适疼痛，关节发硬，早期疼痛可沿坐骨神经分布放散，服用止痛药可缓解，绝大多数患者先累及骶髂关节。约半年到 1 年后，出现腰椎疼痛，逐渐感弯腰困难，行走不便且易疲劳，病变继续向胸部及颈部发展，最终出现强直性驼背，不能立直平视，造成严重残疾。典型 X 线表现：双侧骶髂关节经历增宽-侵蚀-硬化及强直改变。脊柱呈竹节样骨化改变。实验室检查类风湿因子 95% 为阴性，90% 患者 HLA-B27 阳性。

3. 创伤性后凸畸形

多因脊柱骨折复位或固定不良引起，见于胸腰段的骨折脱位。由于正常生理曲度的改变，常遗留腰背痛。若有椎体后缘骨片突入椎管则可同时有脊髓的受压，临床表现为脊髓神经功能损害。下肢运动和感觉功能不同程度受损、大小便功能障碍、性功能障碍等。

4. 脊柱结核性后凸畸形

严重的脊柱结核均可造成脊柱成角后凸畸形，它是严重脊柱结核的典型体征。产生脊柱后凸有以下几种原因：①结核病灶易侵犯椎体，而少侵犯椎弓，椎体前部破坏，椎间隙消失，局部脊柱呈楔形；②儿童的椎体第二骨化中心（骺环）被破坏，椎体的纵向生长受挫；③后凸畸形发生后，躯干的重心前移，病椎前缘负荷异常增加，加重成角后凸畸形。

5. 先天性脊柱后凸畸形

椎体骨骺中心发育障碍可造成先天性脊柱后凸畸形，按其形成原因可分为分节障碍、椎体成分发育障碍和混合型三种。

6. 老年性驼背畸形

老年人驼背的特征是整个脊柱保持完整，但受累椎体呈楔形。病变多见于上中胸段。主要是由于长期的压力引起骨质吸收,椎体逐渐变成楔形。最后出现胸椎明显后凸、身长缩短、头向前倾等畸形。

(三)鉴别诊断

任何一种病因引起的脊柱后凸畸形,均应与其他病因互相鉴别。

椎体肿瘤:无论是原发还是转移性肿瘤,椎体均有明显破坏,椎体附件也有可能破坏。但椎体肿瘤发展较快,病史较短。MRI 可以鉴别,穿刺活检可以明确诊断。如果发生椎体病理性压缩骨折,也会引起脊柱后凸畸形。

六、治疗

(一)非手术治疗

1.全身疗法

包括全身支持治疗,如加强营养、卧床休息等治疗;病因治疗,如对活动期的强直性脊柱炎,给予消炎镇痛、激素、MTX 联合治疗;对脊柱结核给予适量、全程、规律的抗结核药物治疗等。

2.局部疗法

在疾病早期采取一些措施,防止驼背畸形的发生和发展。例如在强直性脊柱炎或者脊柱结核患者,宜采取仰卧或者俯卧,不宜高枕。局部理疗及医疗体育在脊柱后凸的治疗中也有一定地位,医疗体育可帮助维持脊柱生理曲度,防止畸形;保持良好的胸廓活动度,避免影响呼吸功能,防止或减轻肌肉萎缩、骨质疏松等。另外应避免长期弯腰工作;避免脊柱负重或创伤。

3.支具治疗

对非固定性后凸畸形及轻度的固定性后凸畸形,支具治疗有一定的作用,其可预防脊柱后凸畸形的进一步发展。

(二)手术治疗

轻度的后凸畸形通过单纯的后路植骨融合可预防和控制畸形的进展。重度的脊柱后凸主要是脊柱楔形截骨术,通过楔形截骨达到矫形目的,手术本身并非病因治疗,所以术前必须对原发病加以治疗,待病情稳定、畸形固定后,再行手术治疗。

手术的目的:①使患者直立,双目可平视前方;②解除胸腹腔压迫,改善呼吸循环及消化系统的功能;③纠正患者的外观,解除患者的心理压力,提高其生活质量。

手术适应证:脊柱后凸畸形 Cobb 角大于 40°,经长期非手术治疗无效者。

手术条件:引起脊柱畸形的原发病已经静止或者近于静止,血沉每小时在 40mm 左右;双髋关节活动正常或者接近正常,原有髋关节屈曲畸形或者强直已行手术,关节功能基本正常者;年龄在 60 岁以下,心肺功能良好,能耐受手术者。

脊柱后凸手术治疗,主要是脊柱楔形截骨。手术需根据脊柱后凸的严重程度选择、设计截骨平面截骨椎体的数量。校正后凸畸形截骨方法有以下几种:脊柱后柱截骨法、脊柱后柱及中柱截骨法、脊柱后柱截骨中柱掏空法及椎体去松质骨截骨法。传统常用的内固定器械有:Harrington 加压棍、Dick、CD 等。近年随着椎弓根内固定技术的广泛应用和发展,椎弓根内固定器械已经成为主流。具体采取何种截骨法、采用何种内固定器械要视患者的实际情况、医生的习惯、熟练程度而选择。

(三)治疗方案

(1)对年轻、致凸性疾病仍处于活动期,脊柱后凸仍在进展阶段的患者均应采取积极有效的非手术治疗。

(2)对脊柱后凸畸形 Cobb 角大于 40°,经长期非手术治疗无效,病情静止,年龄小于 60 岁,身体条件良好者,应采取手术治疗。

第四节 脊髓畸形

一、脊髓空洞症

(一)定义

脊髓空洞症是由多种原因引起的缓慢进行性脊髓退行性疾病,是以充满液体的异常空腔为特征的脊髓内异常液体积聚状态。最常见于颈段,在某些病例可向上延伸至延髓和脑桥(延髓空洞症)。多伴随颅颈交界畸形如 Arnold-Chiari 畸形,也可由外伤、感染及肿瘤引起。

(二)发病机制及分型

1.发病机制

有关脊髓空洞症的发病机制目前仍无定论,多认为与脊髓局部的脑脊液(CSF)循环障碍有关。导致 CSF 循环不畅的原因多由于小脑扁桃体下疝所致。当小脑扁桃体疝入枕骨大孔成为活塞时,可以引起明显的 CSF 循环障碍,脊髓内的 CSF 与第四脑室 CSF 流动不畅。所以,判断脊髓空洞症患者是否合并小脑扁桃体下疝等导致脑脊液循环障碍的原因十分重要。

有学者认为胚胎期第四脑室出口部分或完全梗阻使神经管过度扩张,导致小脑扁桃体逐渐下疝,是脊髓空洞的成因。

2.分型

脊髓空洞可以根据 MRI 征象分为 3 型。

(1)交通型脊髓空洞。

(2)非交通型脊髓空洞:按病因又可分为以下几类:①Chiari 畸形所致空洞;②髓外压迫病变所致空洞;③脊柱肿瘤所致空洞;④髓内肿瘤和感染所致空洞;⑤多发硬化所致空洞。多数脊髓空洞继发于枕大孔区的病变,如小脑扁桃体下疝,表现为后颅窝小、颅底凹陷、齿状突后移等。交通型空洞占所有脊髓空洞的不足 10%。MRI 发现脊髓空洞常伴发于其他先天性和后天性病变,如 Chiari 畸形、后颅窝囊肿、枕大孔区肿瘤、髓外肿瘤和囊肿、髓内肿瘤、蛛网膜炎、脊椎肿瘤、一过性脊髓炎、顶部脊柱炎、椎间盘变性性疾病、变形性骨炎和脑积水。此外,还有脊髓外伤、脊髓放射性损伤以及脊髓蛛网膜下腔出血。

(3)萎缩型脊髓空洞。

(三)临床特点

脊髓空洞的临床特点主要表现为以下几个方面。

1.空洞压迫所致的神经系统症状

神经纤维破坏区域形成的空洞,累及穿过脊髓中央管前方的痛觉纤维及脊髓前角运动神经元细胞,导致受累节段的痛温觉丧失、肌肉萎缩、肌力下降,而触觉保留,并随疾病的进展而加重。感觉丧失常发生在下运动神经元破坏的体征出现之前。

MRI矢状位常可显示不对称的空洞或其分隔,因此,即使轴位上呈圆形的空洞,其在脊髓内也可能是不对称的,因此,神经功能障碍也常常是不对称的。在疾病初期,感觉功能障碍常位于一侧肢体。由于脊髓空洞好发于颈部,上肢及手部的肌肉萎缩、肌力下降常常为首发表现。

2.动力学障碍所致的症状

最常见的症状是头痛。典型的头痛区域位于后枕部或上后颈部,可放散至顶部、乳突,常为阵发性;Valsalva动作可引起头痛加重。

3.其他

当脊髓空洞症合并有小脑扁桃体下疝等畸形时,常合并有眼球震颤、一过性视物模糊、面部感觉麻木、吞咽障碍或声音改变等颅神经受累症状。

随着MRI的普及,脊髓空洞症的检出率有了明显提高。目前MRI已成为脊髓空洞症的主要检查手段:轻者以颈段多见,重者可达胸腰段,其典型征象为髓内沿脊髓纵轴在某个或多个脊髓节段上不规则的囊状空洞,T_1像空洞呈低信号,空洞段脊髓横径明显增宽,边界清楚,而T_2像空洞则呈高信号。合并Chiari畸形者可见小脑扁桃体下疝,主要标准为小脑扁桃体下降,低于枕骨大孔5mm,且小脑扁桃体低位、变尖,呈楔形。若MRI未见小脑扁桃体下疝,患者也无明确脊髓外伤病史及其他诱因,应考虑脊髓肿瘤的可能。

(四)治疗

保守治疗主要以神经营养为主,但效果不理想;放疗也因远期疗效不确切而已停用。目前的治疗方法主要是手术治疗。手术治疗的目的在于解除空洞产生和发展的机制,同时解除空洞内液体对脊髓的压迫,防止术后空洞重新闭合使空洞内液体重新积聚。

手术方式主要有蛛网膜下隙减压术及空洞分流术、空洞穿刺术。

1.蛛网膜下隙减压术

蛛网膜下隙减压术主要适用于枕颈交界区畸形(Chiari畸形)所致的脊髓空洞,也即后颅窝减压术。Chiari畸形阻碍了枕骨大孔上下方脑脊液压力的平衡,是脊髓空洞形成的重要机制之一。手术的目的即为恢复枕颈区的脑脊液循环。手术时在枕外隆凸和$C_3 \sim C_4$棘突间作正中切口,咬除枕鳞部骨质,切除枕骨大孔后缘,必要时咬开$C_3 \sim C_4$椎板,切开硬膜。

该术式主要存在的争议有:①是否切开硬膜:由于部分切开硬膜的患者术后出现了小脑下垂,因此,在后颅窝较窄的前提下,一部分学者主张行较广泛的后颅窝骨质切除,而不切开硬膜。但是,该法的长期预后效果尚不得知;②是否切开蛛网膜:切开蛛网膜,势必导致渗血进入颅内,导致脑膜刺激症状,甚至可能引起蛛网膜粘连。因此,对于小脑扁桃体下疝较轻,不伴有脊髓空洞的患者,可以考虑不切开蛛网膜。而对于合并有脊髓空洞的Chiari畸形,则有必要切开蛛网膜。有研究证实,此类患者术后的小脑扁桃体可逐渐上升复位,且楔型的小脑扁桃体逐渐圆润;③骨性减压的范围:骨性减压范围过大导致的并发症较多,如小脑下垂、颈部活动受限、疼痛等,目前一般多采用相对较小的枕下颅骨切除(枕骨大孔上缘 3cm×3cm)。但在 Chiari 畸形患者后颅窝过窄时,一些学者主张行较广泛的后颅窝骨质切除,而不切开硬膜,但本法目前尚缺乏长期预后的报道;④下疝的小脑扁桃体是否切除:切除的目的是使得脑脊液从第四脑室流出通畅,但由于部分未切除下疝的小脑扁桃体患者在减压术后可逐渐上升复位,因此是否切除下疝的小脑扁桃体尚存在较大争议。

蛛网膜下隙减压术也适用于创伤或术后蛛网膜反应等原因所致的蛛网膜下隙瘢痕的治疗,此类瘢痕常较局限。而对于炎症所致的蛛网膜下隙瘢痕,通常累计节段较多,因此较多采取保守治疗。对外伤性脊髓空洞的治疗,首先要除外其他病理情况,如髓内肿瘤或多发硬化等原因。蛛网膜下隙瘢痕通常位于脊髓空洞的头侧,术前可利用 MRI、脊髓造影的技术定位瘢痕的部位,术中取椎板入路,显微镜下切除瘢痕。缺损的硬膜部分以移植物修补,常用的移植物有自体的阔筋膜和牛心包膜。

2.空洞分流术

空洞分流术通常应用于没有明显后颅窝畸形或者由于蛛网膜粘连形成的脊髓空洞。但目前空洞分流术尚无明确的适应证。有学者认为与空洞本身特质相关,如连续性张力空洞、轴位上空洞最大横径超过同一平面脊髓宽度的 70% 等等。而对于脊髓空洞症合并 Chiari 畸形的患者行枕颈部减压的同时是否应用分流术处理合并的脊髓空洞尚有分歧。分流的去向有蛛网膜下隙、后颅窝蛛网膜下隙池、胸腔或腹腔。空洞-腹腔分流术可避免反流现象,且对空洞内液体有较强的吸附作用,手术创伤小,是目前比较常用的术式。分流术的短期效果显著,但长期分流管堵塞风险较高,且有牵拉脊髓加重神经功能障碍的可能。因此,分流术应在其他治疗方法失败的情况下使用。

3.空洞穿刺术

对于散在的、较大的、位于上颈段或延伸到延髓的空洞,可在减压术的同时行空洞穿刺术,抽出空洞内液体,行内减压。此方法安全有效,无需探查蛛网膜下隙,创伤小,对延颈髓、小脑等神经功能干扰小,术后恢复较快,能够快速缓解临床症状。同时,也可在 CT 引导下穿刺抽吸空洞内液体,通过观察抽吸后临床症状是否缓解来作为一种诊断性治疗。有研究认为,枕颈部手术减压后即见膨隆脊髓且无搏动者,宜行空洞穿刺术。

二、脊髓纵裂

(一)定义

脊髓纵裂(SCM)是一种较为少见的由胚胎发育过程中神经管闭合不全所引起的脊髓先天性异常,表现为脊髓或马尾被一骨性或纤维性间隔纵向裂成为对称或不对称的两半。本病于 1937 年由 Ollivie 首次发现并命名,其发病率约占先天性脊髓畸形的 4%~9%。

(二)发病机制及分型

具体不详,较为广泛认同的机制有 Pang 等提出的"统一学说":所有的脊髓纵裂都是源于胚胎神经管闭合时期的异常发育所致,即在神经管闭合时,卵黄囊和羊膜之间形成一被中胚层所包围的副神经管,并形成一劈开脊索和神经板的内胚层管道,导致2个神经管的出现。Emura 等利用外科手段在两栖类动物的神经胚形成初期,在其背部中线处入为地制造一瘘管,从而成功地诱导出脊髓纵裂的生物模型,其临床表现及并发症与人脊髓纵裂基本一致,因此认为脊髓纵裂的产生可能与异位的神经管畸形有关。

脊髓纵裂的分型也是国内外学者争论的焦点之一。目前较为统一的是 Pang 分型,与其他分型方法相比,其有在影像学上不易混淆的优点,对手术方案选择具有较大指导意义。其根据硬脊膜的形态与脊髓的关系及纵隔的性质将脊髓纵裂主要分为2型:两个半侧脊髓拥有各自独立的硬脊膜管,中间隔膜为骨性或软骨组织者为Ⅰ型;两个半侧脊髓都位于一个共同的硬脊膜内,中间隔膜为纤维性组织者为Ⅱ型。亦有复合型脊髓纵裂,即存在2处或2处以上的畸形,有文献等报道其发生率不到1%。

(三)临床特点及辅助检查

脊髓纵裂大多数发生于腰椎,有文献报道85%发生于 T_9~S_1 之间,多数两个半脊髓在分隔的上方或下方再联合。其临床表现如下。

1. 神经功能障碍

发生率高,常表现为病变平面以下非特异的肢体感觉或运动障碍。少数或者可以有二便功能障碍,尤以小便功能障碍常见。与脊髓栓系难以区别。

2. 皮肤表现

多于50%的病例出现包括多毛、皮下脂肪瘤或色素沉着斑等畸形。

3. 足部病变

约半数患者出现足部病变,如弓形足、外翻足或爪形趾等畸形。

4. 脊柱畸形

部分病例可合并脊柱侧弯。

对于符合上述临床特点的病例,CT、CTM 和 MRI 对本病的诊疗有重要意义,目前 MRI 已成为该病的首选检查手段。

MRI 通过显示蛛网膜下隙形态,有助于分辨硬膜结构和显示脊髓纵裂的性质以及周围硬膜的情况。随着影像学技术的进步,在二维重建图像上能更加清楚地显示椎管内骨性分隔的特征,可以从多个角度对病变进行观察,为手术方案的选择及治疗效果的判断提供丰富的资料。

(四)治疗

脊髓纵裂对脊髓的最大威胁是骨性间隔对脊髓的牵拉和压迫。手术治疗的主要目的是解除硬膜鞘对脊髓的束缚,同时去除可能导致脊髓栓系的因素;阻止原有的神经系统症状加重,防止发生新的神经症状。但对已经存在症状的改善则不明显。另外,由于部分脊柱畸形的患者合并有脊髓纵裂,在进行手术矫形前应进行 CT 和 MRI 检查,对脊髓纵裂进行评估,如果纵裂之间为骨性间隔,则手术矫形应慎重,防止出现术中脊髓的损伤。

对于Ⅰ型脊髓纵裂的患者,手术的基本要点是切除骨嵴,松解粘连和解除栓系,恢复硬脊膜内脊髓正常结构,同时治疗相关并发症。Ⅱ型脊髓纵裂患者通常无明显症状或症状轻微,所以是否需要手术干预尚未达成统一意见。

关于手术时机的选择,国内外学者的看法不一:较早的观点认为,无症状患者或神经系统症状保持稳定无进展者应随访观察,可以不行手术。目前的观点亦不统一,有一部分学者认为一旦确诊,无论有无症状,都应行手术切除骨性间隔;另一部分人则认为只有当患者产生新的神经症状或原有的神经症状进行性加重时,才需手术干预。Pang 认为,对无症状患者,如其生活方式较积极,则可行手术治疗,避免因创伤导致神经症状加剧;对年老活动较少的无症状患者,可行观察。Akay 等认为,如患者有持续的疼痛或感觉、运动的缺陷则为手术的适应证。Zurcaro 认为,症状进行性加重者为明确手术适应证,但伴有严重的脊髓脊膜膨出患者,常不能耐受手术治疗。对于脊髓纵裂合并脊柱侧凸患者,如须行手术矫形治疗脊柱侧凸,术前须将骨嵴切除,这不仅为进一步矫形手术清除了障碍,也可避免矫形时牵拉脊髓造成神经损害。

脊髓纵裂术后并发症主要有神经损伤、脑脊液漏、血肿形成、脑室或脊髓蛛网膜炎等。故术前应全面检查、术中操作轻柔仔细、术后注意防止并发症的发生,这对改善本病的预后有积极意义。

三、脊髓脊膜膨出

(一)定义

脊髓脊膜膨出(MMC)是胚胎期神经管闭合障碍导致椎板融合不全,脊髓和(或)神经根自椎板缺损处膨出的先天发育畸形。幼儿多见,常发生于脊柱背侧中线部位,以腰骶部多见。也有经椎间孔突出于脊柱侧方或者直接突向脊柱前方。其临床症状较单纯脊膜膨出重,常伴有不同程度的双下肢无力和大小便功能障碍。

(二)病因及分型

后神经孔闭锁不完全可以导致脊髓脊膜膨出等先天畸形,该过程大约发生在妊娠的第 26 天。后神经孔闭锁不完全可能与基因突变及早期胚胎发育中发生在神经系统的细胞凋亡、机体叶酸缺乏、叶酸代谢相关酶异常或机体抗氧化酶代谢失调等因素相关。有研究证实,叶酸的缺乏是该病的重要致病因素。其他可能相关物质包括长春碱、磷脂酶、羟基脲、维 A 酸等。

脊髓脊膜膨出可根据病理形态分为 3 型:单纯脊膜膨出者称为脊膜膨出;如脊髓神经组织与脊膜同时膨出为脊膜脊髓膨出;脊髓与神经组织直接膨出,外表仅被覆一层蛛网膜则为脊髓膨出。

(三)临床特点及诊断

该病可能出现的临床症状有:①神经系统损害表现:如神经源性膀胱功能障碍、自主神经功能障碍、节段性神经损害、神经根性疼痛等,腰骶部病变引起严重神经损害的概率较高,脊髓膨出临床症状常较重;②局部皮肤异常:常于患儿腰骶部背侧正中可见类圆形膨出,表面有较多毛发和色素沉着,皮肤菲薄,多合并脂肪瘤,若无脂肪瘤的遮挡,偶可透过皮肤看到呈蓝紫色的脊髓膨出部分;③其他:脊髓脊膜膨出常合并如脑积水、Chiari Ⅱ 畸形等其他中枢神经系统畸形,可能表现出其相关的临床症状。

CT 和 MRI 的应用为诊断脊髓脊膜膨出提供了最佳手段,可以分辨膨出囊与蛛网膜下隙的关系,并评估囊内是否有脊髓或神经组织疝入。X线可见在病变水平的椎管或椎间孔扩大,椎板缺损。B超可见囊内充满液体,有时可见脊髓及神经贴附于囊壁。

该病的产前预防同样重要。母体血浆或羊水穿刺查甲胎蛋白对预测本病有一定意义。产前高分辨B超对该病有相当高的检出率。

鉴别诊断有:①畸胎瘤:骶尾部畸胎瘤位置常较低,形状不规则,内常含实质性组织。如骨骼、牙齿、软骨等;X线片显示相应节段椎板无缺损;②脂肪瘤:质地柔软,呈分叶状,可多发,穿刺无脑脊液;③皮样囊肿:囊内含皮脂腺、汗腺、毛发等;囊肿可与皮肤紧密相连,与椎管不交通。

(四)治疗

手术是治疗脊髓脊膜膨出的唯一方法。手术的原则是修补膨出部的缺损,将脊髓神经根还纳入椎管内。

脊膜膨出仅有薄层皮肤覆盖,早期手术能避免囊壁破裂和继发的化脓性脑膜炎。脊髓脊膜膨出手术可以保存神经组织,防止发育过程中神经继续受牵拉和压迫,以免畸形发展加剧神经功能障碍。但已有神经肌肉功能缺损者,手术不能使其恢复。

1.手术时机的选择

对新生儿的手术治疗,一般认为病程越短手术效果越好,且即使患儿有轻度的下肢瘫痪和大小便失禁时,仍建议早期手术,术后再做功能重建及括约肌成形术。早期手术的优势主要有:①新生儿脊柱裂孔较小,突出物未进一步增大,手术操作相对容易、手术时间短、创伤小;②新生儿膨出神经组织与囊壁粘连程度轻,早期手术可避免由于脊柱较脊髓生长迅速而造成的脊髓栓系,为保留与恢复神经功能创造有利条件;③患儿由于下肢活动障碍,椎旁肌肉、筋膜发育较差,裂孔处组织修复能力差。早期手术后患儿能正常活动,有利于组织修复和减少术后复发。

但新生儿手术耐受能力差,也是术前必须考虑的因素。有研究认为,若脊膜膨出处有正常的皮肤覆盖,无溃破危险时,可等待患儿6个月大左右时施行手术。但若脊膜膨出的表面皮肤有溃破风险,应行急诊手术治疗,以免感染;若膨出的部位已合并感染,则应积极处理创面,应用抗生素控制感染后,限期手术治疗。

2.手术方式

患儿取俯卧位,膨出部纵向正中切口或倒S形切口。沿深筋膜游离膨出的脊膜囊,向上扩大探查椎管。咬除邻近椎板缺损的部分椎板以扩大椎管。充分暴露圆锥末端、马尾及终丝。游离椎管裂开处的脂肪瘤样组织(其内一般不夹杂神经组织),切除脂肪瘤,以充分暴露畸形的棘突及椎板。切开残存畸形的棘突、椎板,沿膨出硬脊膜基底部打开椎管。探查硬膜囊,多见膨出部位硬膜纤维化明显增厚,脊髓圆锥、马尾神经及脂肪组织相互粘连。在镜下显微器械仔细分离,以免误伤。充分游离椎管内粘连,不轻易切断终丝。切除硬脊膜内多余的脂肪和纤维结缔组织,彻底松解脊髓圆锥和马尾神经。尽量保护脊髓及圆锥的完整性,辨别保护终丝,松解并理顺粘连的马尾神经或脊神经直至脊神经孔处,并在椎管空间充裕的前提下,将脊髓还纳。如椎管空间狭小,还需扩大探查椎管,将脊髓松解,这样才能避免术后脊髓嵌顿。充分止血,切除多余的硬膜囊。连续紧密缝合硬膜囊。关闭椎管后逐层缝合切口。

3.并发症的诊治

术后并发症有脊膜炎、急性脑积水、脑脊液漏和术后尿潴留等。相应的预防及治疗方法如下。

(1)脊膜炎：术中严格无菌操作，预防性应用抗生素；切口缝合时张力不宜过高；术后患儿取俯卧位，保持伤口清洁干燥，勤换药。

(2)急性脑积水：术中仔细操作，减少血性物质及气体进入脑室系统；对病情严重者可行脑室穿刺，控制入量，静滴甘露醇脱水降低颅内压。

(3)脑脊液漏：术后护理、保持切口卫生、安抚患儿情绪、避免哭闹等都可预防脑脊液漏的发生，防止粘连。需修补的囊壁一般较薄，缝合时张力不宜过高，以免撕裂；而肌肉层缝合需紧密，以防脑脊液渗出；治疗取俯卧位或侧卧位；必要时再次修补或行脑室外引流。

(4)术后尿潴留：定期按摩膀胱；针灸治疗；对并发上行尿路感染者宜行膀胱造口术。

四、脊髓栓系综合征

脊髓栓系综合征(TCS)系脊髓圆锥以下终丝或马尾固定于椎管，于脊柱生长期中，牵拉脊髓圆锥不能向头侧移动而产生脊髓或圆锥牵张性损害的临床综合征。根据发病原因，可分为原发性脊髓栓系综合征(包括成人及幼儿)和继发性脊髓栓系综合征。原发性脊髓栓系综合征指因终丝粗大、脂肪瘤、表皮样囊肿、脊髓纵裂等病理因素使得圆锥牵拉，位置下降。继发性脊髓栓系综合征指脊髓脊膜膨出修补术后或其他手术后导致脊髓粘连及圆锥低位，也可合并脂肪瘤、上皮样囊肿和脊髓纵裂。

(一)病因和病理生理

伴有先天性畸形的TCS：由于脊柱畸形引起的脊髓圆锥低位，常低于L_2椎体以下，终丝短粗，直径大于2mm，增粗的终丝可脂肪变性。常见原因有：①终丝发育异常。在胚胎发育过程中圆锥尾部细胞退化不完善形成终丝肥大增粗并固定于椎管壁，拴住圆锥不能向头端移动；②脊髓发育畸形。脊髓脊椎在胚胎时期发育不全引起不同程度的异常情况，如脊髓脊膜膨出、脊膜膨出、硬膜内脂肪瘤、脊髓纵裂、背侧上皮窦、尾侧脊椎脊髓异常、错构瘤、皮肤窦道及粗短终丝等，形成对脊髓圆锥和神经根的牵拉或压迫，使神经原缺血产生渐进性双下肢神经功能障碍和括约肌功能障碍；③染色体间质的微缺失。有学者发现在同时患有TCS的同胞兄妹中发现1p染色体间质有微缺失。

伴有先天性畸形的TCS患者不仅局限于脊髓位置下移和粘连，多同时伴有脊椎或脊髓畸形，如椎管内脂肪瘤、脂肪脊膜膨出、脂肪脊髓脊膜膨出、脊椎分裂、半椎体、棘突分叉。也可伴有Chiari畸形、脊髓空洞和脑部畸形。脊椎闭合不全，特别是椎管脂肪瘤或脂肪脊髓脊膜膨出者，可带有尾状物，其有增厚的终丝产生脊髓栓系综合征，并于骶尾部有尾状外观。先天性皮肤瘘管.可有纤维索条或瘘管连通至椎管内，产生脊髓栓系综合征。当脊髓受过度牵拉时，会导致脊髓灰质的病变及长束的受损，从而出现上运动神经元损伤表现。

(二)临床表现

1.临床症状和体征

原发性脊髓栓系综合征症状多出现于儿童时期，随着年龄增长而加重，但亦可成年后才出现症状。此综合征的症状较复杂,可以是下列症状之一,亦可以有多种症状。

(1)疼痛、运动和感觉障碍等表现:疼痛为早发症状,部位可在肛门直肠深部、臀中部、会阴区、腰背部和下肢,下肢疼痛自腹股沟开始,分布范围广泛,超过单一神经支配区域,个别单侧下肢放射痛可与腰椎间盘突出症相混淆,但下肢痛往往不能用一般常见病来解释。疼痛常因久坐或长时间身体屈曲而加重,但很少因咳嗽或扭伤而加重。直腿抬高试验可阳性。由于圆锥局部或其发出的脊神经根均可受累,因此,临床上可出现上运动神经元受损表现(下肢肌肉痉挛、肌张力增高、腱反射亢进、病理征阳性等),也可出现下运动神经元受损表现(下肢肌肉松弛、肌张力低下、腱反射减弱或消失等),可以是单侧或双侧。感觉运动功能障碍是因脊髓和神经根损伤引起,多由远端开始,出现双下肢广泛的进行性感觉缺失和运动障碍,表现为鞍区、双下肢麻木或感觉缺失、无力或步行困难,晚期因肌肉萎缩及肌力不平衡可出现骨性畸形,如马蹄内翻足、连枷足、甚至肢体不等长和脊柱侧凸畸形。

(2)膀胱和直肠症状:膀胱功能障碍可表现为上运动神经元受损的尿频、尿急和遗尿及压力性尿失禁,同时常合并肛门括约肌松弛、便秘和(或)失禁,也可出现下运动神经元受损之排便失禁、滴流性尿失禁和残余尿增多。儿童以遗尿和尿失禁最多见。女性较多伴有腹痛、尿失禁,检查可有肾积水,甚至肾功能损害。便秘和大便失禁常与泌尿系统症状同时存在。

(3)其他表现:脊髓栓系综合征患者除有以上症状外,还可表现为多系统的畸形和异常。例如,下腰部皮肤脂肪瘤、多毛、色素痣或血管瘤样改变,肛门直肠等发育畸形如膀胱小肠瘘、膀胱直肠瘘、脊柱畸形、脊柱裂、脊柱侧弯、半锥体、蝶形锥体和移行脊椎。其他还包括骶骨发育不良、下肢高弓足、马蹄内翻足和下肢发育不良等畸形。

2.放射学检查

X线片可显示所有骨性异常如隐性脊柱裂、椎管宽大等,但不能直接诊断。脊髓造影有助于脊髓栓系综合征的诊断。造影可显示腰骶部扩张的硬膜囊和脊髓脊膜膨出,但通过造影难以确定圆锥的位置。CT和CTM能清晰显示椎管情况、脊髓下端位置、椎管内外脂肪瘤和增粗的终丝。

3.MRI

MRI的应用为脊髓畸形的诊断提供了最佳手段,对TCS的诊断有关键性意义。它不但能准确诊断脊柱裂,还可发现脊髓空洞、脊髓双裂及其他畸形等。产生TCS的脊髓裂在MRI的冠状面上可表现为两部分脊髓互相分离,可有间断性分裂和连续性分裂,还可在矢状面、冠状面和水平面准确定位圆锥终止点,并可发现栓系束带。通过MRI检查可以发现可能引起栓系的原因,获得有关脊髓、硬脊膜、圆锥、终丝畸形较全面的信息,有利于排除与脊髓空洞、皮肤窦道、皮样或表皮样囊肿有关的疾病。因此,大部分医师认为MRI是目前诊断TCS最好的方法。MRI诊断标准:①脊髓圆锥低位,圆锥低于$L_{1/2}$间隙;②终丝增粗,直径大于2mm;③脊髓被脂肪瘤或其他畸形固定。有学者认为MRI在矢状面L_2以下蛛网膜下隙仍有等信号脊髓影像;圆锥受牵拉变细、终止于骶尾部即可诊断为脊髓栓系综合征。MRI除能帮助确立诊断外,也有助于术后随访,但也有学者认为术后圆锥位置无改变,也无法确定是否再栓系,因此不能作为随访手段。

4.其他检查

超声对可疑患者特别是婴幼儿和儿童作初步筛选检查是有意义的,且能重复检查和术后随访应用。神经电生理检查可发现 TCS 患者腰骶部平面以下肌肉有下运动神经元损伤征象。

(三)诊断

根据病史、临床表现和辅助检查做出脊髓栓系综合征的诊断,并无困难。概括起来有以下特点:①大部分患者无明显原因为原发性,少数为继发性,可有手术、炎症等诱因;②疼痛范围广泛,不能用单一神经根损害来解释;③神经损害呈进行性加重,感觉障碍在鞍区;④大小便功能障碍出现率高;⑤常合并各种先天性畸形;⑥辅助检查有圆锥低位、终丝增粗、脊髓被脂肪瘤或其他畸形固定等依据。

(四)治疗

出现脊髓栓系综合征症状者应尽早手术松解,对伴有脊髓脊膜膨出者,不必等发生脊髓栓系综合征症状,而应尽早治疗。手术目的是松解粘连,切除增粗并固定的终丝,解除对脊髓圆锥的栓系,纠正局部的扭曲和压迫,恢复受损部位的微循环,促使神经功能最大限度的恢复。对有先天性畸形或疾病的病例,如脊髓脊膜膨出、皮样囊肿等,应同时切除或修复。近正常的终丝与马尾神经不易区别,肿瘤及脊髓脊膜膨出常与马尾神经粘连在一起,为避免术中分离或切除肿瘤,损伤马尾,可行手术中诱发电位监护。病变区的神经根应从椎间孔处向近侧松解确认与终丝分开,在脊膜膨出者应保留蛛网膜,以免移动,硬膜有缺损者,椎旁筋膜修补、缝合。术中监护方法是监测刺激胫后神经的皮层体感诱发电位,马尾的运动神经可用双极电刺激于小腿肌肉接受肌电图,可选胫前与胫骨后方各 2 块肌肉监测。

Schneider 等报道用激光多普勒流量计在术中进行监测脊髓的松解彻底与否,当脊髓的栓系松解后,脊髓不受牵拉,其微循环血流量恢复,说明脊髓已不被牵拉。术中可用 CO_2 激光刀和显微神经外科手术器械松解马尾神经,防止术后脊髓远端与椎管壁粘连而再发生脊髓栓系综合征。

手术操作:①俯卧头低位,咬除部分棘突和椎板,暴露椎管;②切除脂肪瘤,注意保护神经根及可能的脊髓圆锥组织;③硬膜囊最低位或硬膜外切断终丝;④切除圆锥末端的纤维索条以松解粘连;⑤硬膜囊下端及神经根进入椎间孔处尽量松解;⑥清除以往手术形成的瘢痕组织及遗留的线头,使脊髓或硬膜囊下端能自由上移,松解充分时,术后脊髓可上升 1~2cm 甚至更多,原来曲折的神经根走行方向趋于正常。术中应注意以下问题:①松解时必须谨慎,保护可能的神经组织,与囊壁粘连的神经组织须回纳入椎管,不可将其切除;②切除膨出的囊壁及其他组织,严密缝合硬膜,防止脑脊液渗漏,确保硬膜不受压迫或牵拉;③骨缺损处可用周围的腰背筋膜重叠缝合修补。

术后要保持头低俯卧位,以减少脑脊液对修复部位的压力,防止脑脊液渗漏。注意预防感染,营养支持治疗以促进切口愈合。同时要严格控制入液量,防止颅内压增高,如果出现颅内压增高时,可使用速尿、糖皮质激素。术后发热一般与吸收热及颅内压增高有关,可降颅压治疗并对症处理。

手术并发症包括假性脊膜膨出、脑脊液漏出以及由此引起的脑脊液漏。可能与硬膜缺损、缝合处张力过大或缝合不够严密、骨缺损处筋膜修补不良等有关。多数病例经头低俯卧位、降低颅压治疗、外科换药可愈合，但部分病例需再次手术修复。Lnoue 等用 Gore-Tex 外科膜代替传统的自体筋膜移植覆盖脊髓并与侧方硬膜缝合固定，没有症状复发，并且于经 MRI 检查未发现手术区脊髓粘连，认为此方法对治疗及预防脊髓栓系综合征是有效的。

手术的效果与治疗时间有关，越早治疗效果越好。但与疾病的严重程度关系更密切。如脊髓脊膜膨出病例，若脊髓膨出并不严重，马尾粘连较轻，可以较彻底分离者，手术效果较好；而脊髓膨出与马尾粘连较重，分离困难，则手术效果较差。在儿童期甚至幼儿期已丧失功能的马尾神经，术后很难恢复。然而，即便某些神经功能不能恢复，手术松解以阻止神经损害的进展也是十分必要的。另有学者报道，TCS 合并脊柱曲度改变的病例，脊髓松解术后其脊柱侧弯可停止或减缓进程。

第八章 脊柱退行性病变

第一节 颈椎后纵韧带骨化症

颈椎后纵韧带骨化症是指因颈椎的后纵韧带发生骨化,从而压迫脊髓和神经根,产生肢体的感觉和运动障碍及内脏自主神经功能紊乱的疾患。早在1938年,Key就报道过由颈椎后纵韧带骨化症造成的脊髓压迫症,1960年,日本学者尸解时发现颈椎后纵韧带骨化导致了脊髓压迫症。1964年,Terayma将该病理变化命名为"颈椎后纵韧带骨化"(OPLL),并为人们所广泛接受,成为一种独立的临床性疾病。此后,有关本病的研究报告相继增多,人们开始比较系统和深入地研究此病,随着现代医学的发展,对颈椎后纵韧带骨化症的认识也越来越明确。

OPLL症是一个老年性疾病,好发于50~60岁,在60岁以上患者中,发病率可高达20%,在一般成人门诊中,约占1%~3%。本病在颈椎X线侧位片上表现为紧贴颈椎后缘的、具有各种表现的骨化阴影。以往此阴影被认为是颈椎后壁的阴影,实际上是后纵韧带的骨化,形成椎管内占位性病变,使脊髓容易受压,产生脊髓压迫的临床征象。

OPLL症多见于东方人,少见于白种人,尤以日本人的发病率为最高。在日本、美国、德国、意大利、菲律宾、新加坡、韩国和中国的香港、台湾地区等地进行的流行病学调查,其结果差异亦较大,但黄种人的发病率均在1.5%以上,日本报告本病的发病率为2%~3%,欧美人发病率均在1.5%以下,提示与人种可能有关。该病随年龄增大发病率有增多的倾向,男性患者的发病率为女性的2倍多。

一、病因与病理

OPLL的确切病因目前尚不清楚,可能与创伤、慢性劳损、炎症、颈椎间盘变性、遗传等因素有关。有人在研究中发现OPLL患者小肠钙的吸收减少,据此认为OPLL的发生与代谢有关;也有人对OPLL患者的家族史进行调查,提出OPLL发生为常染色体显性遗传的可能性;还有人认为OPLL的形成与饮食习惯有关,较多进食植物蛋白质者易患OPLL。综合大量实验研究与临床观察结果,OPLL的发生可能与以下两种因素的关系最为密切。

1.内分泌因素

糖尿病、肢端肥大症、甲状腺功能低下等均与OPLL有明显相关性。由于韧带骨化症患者常同时伴有甲状旁腺功能减低或家族性低磷酸盐性佝偻病,提示钙磷代谢异常可以导致韧带骨化。虽然血液化学测定常为正常,但钙摄入量试验显示:后纵韧带骨化症患者的肠腔钙吸收有降低的趋势。就糖尿病而言,临床观察显示有16%的糖尿病患者存在OPLL,两者间虽然互为因果关系,但是否均与某一发生因素相关尚不明确。

2.局部创伤因素

OPLL往往与颈椎间盘或椎间关节退变合并存在,同样值得注意的是不少OPLL患者曾经有过颈椎外伤史。由于后纵韧带和椎体后缘静脉丛之间关系紧密,当外伤或椎间盘后突时,静脉易遭创伤作用发生出血,并进入后纵韧带引起钙化、骨化。在颈椎退变的情况下,外伤后发生骨化的可能性将明显增加。

病理改变:后纵韧带位于椎管内,起自第2颈椎,沿诸椎体后面延伸至骶骨。韧带上宽下窄,在胸椎比颈、腰椎更厚。在椎间盘平面以及椎体的上下缘,韧带同骨紧密接触,在椎体的中间部分,韧带同骨之间有椎体基底静脉丛分隔。后纵韧带比前纵韧带致密、牢固,通常分为深、浅两层,浅层为一坚强韧带,自颅底垂直下行,在侧方延伸达椎间孔,连续分布3个或4个椎节;深层呈齿状仅处于相邻两椎体之间,椎体钩椎关节关节囊的一些纤维即始于此层。OPLL通常始于后纵韧带与椎体纤维性连接的部位,其骨化块中大部分为板层骨,由椎体后缘至板层骨之间依次为纤维组织、纤维软骨、钙化软骨。骨化灶与硬脊膜粘连,随着压迫程度的增加,硬脊膜变薄甚至消失,有时硬脊膜也发生骨化。随着骨化块的不断增大,增厚的后纵韧带骨化可通过挤压、折顶和挫磨等方式对脊髓和神经根造成压迫损伤,脊髓受压发生严重变形,并可压迫脊髓供血血管造成脊髓缺血和静脉回流淤滞。神经组织充血水肿,脊髓前角细胞数量减少,形态缩小,以灰质受损较重,脊髓白质有广泛的脱髓鞘变。严重者脊髓内可出现变性,坏死,囊变。

OPLL在病理组织学上可分为成熟型和非成熟型两种类型,反映在后纵韧带的不同区域或节段其骨化程度不一致,即有的部位已完全成熟,而有的部位尚未骨化或刚刚出现软骨细胞。软骨内死骨在OPLL形成中可能起重要作用。

后纵韧带骨化的患者还有全身性增生的倾向,除合并脊柱骨质增生、强直性脊柱炎之外,还常伴有前纵韧带、黄韧带骨化。故有人认为,后纵韧带骨化可能是全身性骨质增生和韧带骨化的局部表现。此外,部分患者除颈椎后纵韧带骨化外,尚有胸椎黄韧带、腰椎棘上韧带或骶韧带等组织骨化,具有全身多部位骨化的倾向。在颈椎,整个颈椎后纵韧带都可以发病,但以颈5、颈4、颈6、颈7为最多,同时可向纵的方向和水平方向发展。后纵韧带骨化在沿着纵轴方向生长的同时,在水平方向也同时扩大,形成椎管内的占位性病变,使椎管容积变小、椎管狭窄,造成脊髓、神经根受压,脊髓被挤压呈月牙形状,并被推向椎管后壁,骨化块的后壁呈波浪状改变。

二、临床表现

OPLL并非全部都出现临床症状,其中多数可终生未被发现或体检时偶然发现。只有在OPLL压迫脊髓和神经根时,才会出现临床症状,轻微的颈部外伤可诱发临床症状的出现造成原有症状的加重。

OPLL症患者的临床表现与颈椎管狭窄症、颈椎病临床表现十分相似,既可有脊髓压迫症状,也可有神经根受压症状。在早期表现为颈部疼痛及轻度活动受限。在非成熟型OPLL,由于骨化区相邻的椎间关节出现不稳,也可能引起头晕、恶心、心慌及呈非神经性分布的头面部或肢体的感觉障碍等交感神经刺激症状。随骨化块不断增大变厚,颈椎管逐渐狭窄,脊髓及神经根会受到愈来愈严重的挤压,脊髓缺血情况加重,从而引起神经功能的损害。典型者呈现慢性进行性痉挛及四肢瘫痪的症状与体征,表现为四肢麻木,无力,手指笨拙,步态痉挛致行走不稳,胸腹部呈束带样感觉,括约肌功能障碍等。体验可见肢体及躯干感觉障碍,深反射亢进,多伴有上肢及下肢病理反射。如果脊髓与神经根或脊髓前角细胞均受到损害,也可表现上肢反射减弱而下肢反射亢进的体征。在具有发育性颈椎管狭窄或存在椎间不稳及椎间盘突出者,上述症状与体征可出现更早,进展更快。对绝大多数患者而言,起病时往往无明显诱因,缓慢发病,但有近1/5的患者,因程度不同的外伤、行走时跌倒或乘车时头颈突然后仰等突发起病,或使原有症状加剧甚至造成四肢瘫。据统计,OPLL患者最初出现临床症状的平均年龄男性为51.2岁,女性为48.9岁。

脊髓症状产生的原因包括:①后纵韧带骨化灶逐渐生长变厚,在脊髓前方直接产生压迫(脊髓丘脑前束及皮质脊髓前束);②脊髓在受压并逐渐后移过程中,还受到两侧齿状韧带的持续牵拉,这种齿状韧带的牵拉可以在脊髓产生应力区,应力区集中在齿状韧带附着的邻近部位(皮质脊髓侧束);③当患者颈部突然后伸时,肥厚的黄韧带向前方膨出压迫脊髓,使脊髓在前方的后纵韧带骨化灶及后方前突的黄韧带夹击下造成脊髓中央管损伤综合征,产生四肢瘫,且上肢症状远较下肢为严重;④骨化物突入椎管恰好对脊髓前动脉造成压迫时,可引起中央沟动脉的血供障碍,使脊髓中央部损害,也表现为脊髓中央管损伤综合征。

三、治疗

(一)非手术治疗

依据JOA脊髓神经功能17分评分法,将颈脊髓病分为三组:JOA评分14～17分为轻度脊髓损害;6～13分为中度脊髓损害;小于或等于5分为重度脊髓损害。

通过多年来非手术治疗和手术治疗疗效的比较研究,多数医师认为JOA评分小于或等于13分(中或重度脊髓损害)可使患者意识到日常生活受限,相反,轻度脊髓病(JOA评分≥14分),如果可以避免颈部急性创伤的话,可以接受非手术治疗,因为这些患者日常生活基本不会受限。但必须认识到,急性创伤容易使脊髓压迫已到临界状态的患者出现完全性四肢瘫,也可以是不完全性脊髓损伤,如中央损伤综合征或不完全性四肢瘫。

OPLL症保守治疗的重要依据是脊髓对慢性OPLL进展所致的缓慢性压迫具有很强的耐受能力。事实上,非手术治疗者只有18%出现脊髓病加重,而侧位平片60%OPLL有进展。但必须认识到,重度脊髓病的患者不可能通过非手术的方法得到充分治疗。

OPLL非手术治疗主要针对脊髓病或神经根病,对OPLL本身目前尚无有效方法阻止其进展。非手术治疗的方法包括:卧床休息、颈部支具制动。这些方法用来减轻或清除由于颈椎不稳定所致的神经损害。对于有明显疼痛的患者,应予对症处理。针对神经损害修复的各种制剂均可使用,改善脊髓血运的药物据报道也有助于神经损害的恢复。如果OPLL基础上出现急性颈脊髓损伤,则需严格按照脊髓损伤的非手术治疗方法行综合治疗。严禁对 OPLL 所致椎管狭窄的患者行颈部手法按摩治疗,以免导致严重的脊髓损伤。

(二)手术治疗

1.手术目的

解除静态压迫因素;通过融合手术消除颈椎椎间不稳定。

2.手术适应证

中、重度颈脊髓病。在行手术治疗前必须考虑年龄因素。统计结果表明年轻患者的 OPLL 更容易进展,加之年轻人发生颈部创伤的风险较大,而手术效果又较老年人为好,因此对于 OPLL 伴发严重椎管狭窄者,即使脊髓病不重,也可作为手术指征。

3.手术方法的选择

(1)前路减压和融合:①节段型,少于 2 个椎体;②局限型;③合并间盘突出。

(2)后路减压:①广泛 OPLL>3 个椎体;②连续型和混合型;③合并发育性颈椎管狭窄。

(3)前后路联合减压:①椎管狭窄合并较大的局限型 OPLL,或椎间盘突出;②广泛 OPLL,节段不稳或较大椎间盘突出;③有后路减压指征,合并明显后凸畸形,估计脊髓后移明显受限,有可能经前路矫形。

(4)在术式选择上以下问题需要考虑:

①椎管侵占率:有人认为,椎管侵占率小于 60%,后路手术可以达到减压的目的,超过 60%,可能需要前路减压(单纯前路或者联合后路,还取决于其他因素,如骨化块的形状、颈椎的曲度等)。

②骨化块的形状:骨化块基底较窄者(山峰型)适合前路切除,基底越窄,前路切除的难度越小。宽基型(平台型)前路切除难度大,如欲行漂浮手术,由于 OPLL 向两侧延伸多,将两侧游离可能会遇到困难,影响漂浮效果。所以有人建议首选后路减压。

③颈椎的曲度:后凸畸形影响后路减压的效果,虽然有人认为颈椎前凸消失是后路减压手术的禁忌证,但多数学者的观点是,轻度的后凸畸形不是后路减压的禁忌证。后路椎弓根技术的进步,有利于纠正颈椎后凸畸形,提供了新的选择。

在具体到某个患者,可能是这些特征的综合,有时就会遇到选择困难,比如一个椎管侵占率超过 60%,而又是宽基型的 OPLL,再合并后凸畸形,无论选择何种术式,都会是很不容易施行、预后难以估计的手术。

需要考虑的另一个问题是内固定,虽然日本有的术者认为,前路选用腓骨移植,术后应用 Halo 外固定,可以不用内固定,但选用钉板系统在目前是多数术者的选择,植骨材料在近年多选用钛网自体骨,虽然存在钛网沉降的弊端,但鲜有临床症状明显,需要翻修的。后路椎板成形术后如无不稳定和后凸畸形存在,尽量不用内固定,这样有可能保留节段运动。明显的后凸畸形,估计经后路可以矫形的,可以选择椎弓根螺钉固定、矫形、植骨融合。如果属于僵硬性的后凸畸形(在 OPLL 中发生率超过颈椎病),估计矫形困难,可能就需要联合前路手术。侧块螺钉系统矫形能力有限,一般通过术中调整体位,加上器械矫形,非僵硬型的后凸畸形可能能矫正到中立位就算比较满意的结果,当然这一结果对相当多的患者已经可以达到目的。关于不稳定的问题,OPLL 骨化和颈椎病的患者有所不同,明显的不稳定有非常强的指征经后路同时做固定融合。不明显的不稳定(影像学达不到不稳定的标准),对于前方压迫较重,骨化末端可能对脊髓造成动态折顶等损伤机制的,也有固定和融合的指征。此外,对于估计不久会因为OPLL发展而丧失运动功能的节段,在存在其他融合指征的时候,选择内固定和融合术时应更加坚决。

4.手术方法

(1)后路减压手术

①减压原理及优缺点:通过椎板切除或椎板成形手术,除了达到直接减压的效果外,在颈椎前凸的基础上,颈脊髓可以后移,有人报道,最大后移可达8mm。后路手术最大的优点是容易操作,对于颈脊髓严重损害、椎管狭窄严重者,安全性尤为重要。另外,减压范围不受限。缺点是OPLL未切除,后方瘢痕可能累及硬膜,可能出现不稳定。减压的范围超出狭窄部位至少一个水平。应包括神经压迫的部位和椎管狭窄的区域,至少应包括$C_{3\sim7}$。

②方法:包括椎板切除术和椎板成形术。由于椎板切除术使颈椎后方结构全部切除(椎板、棘突、黄韧带、棘间、棘上韧带),术后容易出现颈椎后凸畸形,瘢痕容易侵及硬膜,因此该术式已被各种类型的椎板成形术所代替。椎板成形术的原理保留了颈椎后方全部结构,通过颈椎后方肌肉的重建以及术后项背肌的训练来保障颈椎正常的序列。

不同的术者采用椎板成形术的方法不同。常用的有单开门椎管扩大成形术、双开门(或称中间开门)椎管扩大成形术、Z字成形椎管扩大成形术。其中应用最广泛的是单开门椎管扩大成形术。北京大学第三医院主要采用该种术式。该术式操作简便、安全、手术时间短,如果适应证正确,疗效满意。具体手术方法见颈椎病的治疗,但由于OPLL的特殊性,与颈椎病的手术相比,手术中应该注意以下几点:首先,由于术后OPLL可能会进展,椎管扩大应充分。开门侧和门轴侧均应较颈椎病靠侧方,椎管矢状径扩大应达到5mm,要达到这一结果,一般开门应达到10mm。其次,C_2椎管罕见发育性狭窄,因而颈椎病合并发育性颈椎管狭窄者一般行$C_{3\sim7}$椎板扩大成形术即可达到满意减压效果,而OPLL如果到达C_2,则必须进行减压,日本的医师多采用潜行C_2椎板扩大减压,某医院一般采用单开门方法,C_2由于棘突大,椎板上下径大,行椎板成形有一定困难,但如掌握要领,多能成功。当需要行C_1减压时,只能行后弓切除。有人担心C_1后弓切除会影响$C_{1,2}$的稳定性,某医院的病例并未出现。最后,由于OPLL使椎间运动减少,手术时屈颈受限,椎板间重叠较多,使椎板成形困难,必要时需使用磨钻,如果合并黄韧带骨化更是如此。

③并发症:包括脊髓损伤、神经根损伤、颈椎不稳定、术后颈椎运动范围减小。其中C_5神经根麻痹是椎板成形术后令人头痛的并发症。文献报道的发生率为5%~10%,有学者认为这种并发症是由于术中创伤所造成,因为使用高速磨钻可能会减少其发生。但更多的学者认为是由于椎管后方减压脊髓后移导致C_5神经根拴系牵拉所造成。有学者认为后一种解释更加合理。因为如果是术中损伤,对每一个神经根来说,机会是均等的。另外,也无法解释术后迟发C_5神经根麻痹。虽然目前尚无有说服力的方法预防由于神经根拴系等所致的神经根损伤并发症,但幸运的是多数病例在术后2年内可自动恢复。有学者认为,椎板成形时开门侧和门轴侧尽可能靠侧方,或行神经根管减压术有助于减少这种并发症,但尚无大样本的研究报道。有人认为门轴侧椎板磨得过薄,椎板旋转后骨槽处内侧骨皮质可能会切割同侧的神经根

导致损伤。

④治疗经验:某院骨科 1988 年 1 月—1997 年 8 月收入院进行手术治疗的中或重度 OPLL 症患者(即按日本骨科学会脊髓功能 17 分法评分≤13 分者)共 302 例,其中男 244 例,女 58 例,年龄 33~74 岁,平均 55 岁。本组病例 OPLL 累及节段为 3~5 节,平均 3.5 节,其中连续型 73 例(24%),节段型 112 例(37%),混合型 117 例(39%)。合并发育性颈管狭窄 251 例(83%)。手术适应证为中或重度 OPLL 症,且脊髓受压超过 3 个节段者。本组病例均在局麻下采用颈椎后路单开门椎板成形术进行治疗。除 4 例因存在颈椎节段性不稳定行相应节段门轴侧植骨外,余病例均未行植骨。302 例中 278 例为 $C_{2~7}$,C_3~T_1 或 $C_{4~7}$ 节段减压,减压节段依脊髓受压的范围而确定。本组病例的手术时间为 75~180 分钟,平均 110 分钟,手术中出血 200~1 200mL,平均 450mL。本组 302 例于手术前及手术后 2~3 周时均用 JOA 17 分法进行评分,并用上述公式计算手术后改善率。统计结果显示,术后 2~3 周内,257 例(约 85%)患者获不同程度症状改善,评分提高 2~7 分,脊髓功能的平均改善率为 46%,其中在 62 例 1~9 年(平均 55 个月)远期随访者中,57 例(92%)病情获稳定好转,脊髓功能的平均改善率达 68%。以上结果表明应用颈椎后路单开门椎板成形术治疗 OPLL 症的近期及远期临床疗效均显著。302 例中手术后并发症发生率较低,包括神经损害症状加重 2 例,均出现于脊髓前方受压严重,手术后颈椎管矢状径扩大显著的病例,表现为开门侧神经根性疼痛及患侧上肢肌力减弱,可能为神经根受牵拉所致。2~3 周内疼痛消失,患侧上肢肌力增强并超过手术前水平。另出现 2 例硬膜外血肿,均由伤口引流不畅所致,于手术当日行再次手术清除血肿后,脊髓受压症状消失,近期及远期疗效皆满意。随机抽取 60 例手术前与手术后颈椎 X 线平片进行观察及测量的结果显示,颈椎管矢状径手术后增加 3~7mm,平均增加 4.2mm。其中 12 例于手术前及手术后做的 CT 或 MRI 显示硬膜囊前、后方均得到充分减压。这些资料从影像学角度证实了单开门椎板成形术的确切减压效果。

(2)前路减压手术:由于齿状韧带、神经根和根袖的锚定作用,或硬膜囊与前方骨化块的粘连,后路减压术在一些情况下脊髓的后移受到限制,有必要行前方减压。

前方减压的优点是直接切除骨化的后纵韧带达到减压,并通过前方融合稳定了受累节段颈椎。缺点是手术时间长、出血多,切除 OPLL 需熟练的手术技术,长节段的植骨面临不融合和植骨块脱出的风险,手术范围局限在 C_3~T_1。

前路手术减压方法包括骨化块切除和漂浮法。OPLL 直接切除时椎管内静脉丛出血较多,神经损伤的风险较大,硬膜损伤脑脊液漏容易发生,特别是当合并有硬膜骨化的情况下。

为了避免上述风险,产生了"漂浮法"这一术式。该法并未切除 OPLL,而是将其旷置,它的基本原理是旷置的 OPLL 在术后逐渐向前漂移,达到脊髓减压。通过对术后 OPLL 位置的研究,有人发现在脑脊液的压力下,骨化块逐渐向前移位,使椎管扩大,骨化块的漂移需 4~8 周,平均 6 周。漂移不充分的原因包括:①手术技术:横向减压范围不足时影响骨化块的移位,横向减压范围应超过骨化块的边缘,多数病例需达到 20~25mm,有人认为如果减压小于 20mm,漂浮法对多数病例是不够的。事实上,有学者认为,即使采用切除 OPLL 的方法,横向减压的范围也不应该小于 20mm,根据相关经验支持这种观点。此外,骨化块磨得不够薄,植骨块太靠椎体后方均影响骨化块前移。②骨化块本身:太成熟的较不成熟的骨化漂移难。

前方减压可能的并发症包括硬膜撕裂导致脑脊液漏,脊髓和神经根损伤,植骨移位或假关节形成。前路减压者大约10%术后出现颈5神经根麻痹。脑脊液漏及植骨移位或假关节是前路主要的并发症,文献报道的发生率为3%~8%。报道的前路再手术率为12%。

(3) 前后路联合手术:前后路手术可分期进行,也可一期完成,取决于患者对手术的耐受性和前路手术必要性的大小。首先行后路广泛减压,扩大椎管的有效矢状径,增加脊髓的有效空间(SAC),然后再行前路的局部减压,这样安排可以减少手术神经损伤及脑脊液漏的风险。如果分期进行,间隔3~6周。期间应密切观察神经功能的变化,如果JOA评分功能有明显改善,可以考虑继续观察。

(4) 术后处理及疗效评价:前后路手术后处理原则见颈椎病的治疗。

术后评价包括:神经功能的改善情况采用JOA评分,评价时间不应少于1年,个别患者3年之内仍有缓慢恢复。文献报道对于以运动障碍为主的脊髓功能障碍,手术效果较好,而对于上肢痛,术后改善率不高。

轴性症状的评价依靠患者的主观感觉,颈椎运动学的评价通过体格检查和侧位过伸过屈位X线平片进行评价。另一个重要的指标是椎管开大率的评价,通过X线侧位平片完成。OPLL的转归应长期跟踪评价,平片和CT以及MRI可以评价OPLL的进展情况。

需要特别指出的是,由于颈椎OPLL伴发椎管内其他韧带骨化的可能性较大,对于术后神经功能改善不良或后期神经功能又恶化的患者首先应考虑胸、腰椎的OPLL和黄韧带骨化,MRI是比较敏感的筛选手段,当MRI上有阳性发现后,及时行CT扫描即可确定诊断。X线平片对胸腰椎管内韧带骨化漏诊率较高。

(5) OPLL术后转归:日本的多中心研究发现,OPLL症后路术后2年OPLL进展率为56.5%,而年轻的患者(年龄<60岁)存在更高的进展风险。混合型OPLL的患者继续发展的可能性较高,而节段型患者的可能性较低。在10年以上长期随访的研究中,椎板切除或椎管成形术患者,术后骨化继续发展者占70%~73%,但是极少出现相关的神经恶化。前路减压融合术的术后OPLL继续发展的比例为36%~64%,低于后路的比例。Matsuoka等报道接受前路漂浮手术的患者中,8%需要再次后路减压。而OPLL接受后路椎管成形术的患者64例中,仅有1例(2%)需要再次手术。

针对接受椎管成形术10年以上的OPLL患者的系列影像学分析发现,64%的患者椎间自发融合,97%的患者后方关节突或椎板自发融合。

第二节　胸椎管狭窄症

一、概述

胸椎管狭窄症是发育性因素或由椎间盘退变突出、椎体后缘骨赘及小关节增生、韧带骨化等因素导致的胸椎管或神经根管狭窄,引起相应的脊髓、神经根受压的症状和体征。自Nakanish 等于 1971 年报道胸椎后纵韧带骨化，Msrzluff 等 1977 年报道胸椎管狭窄以来，随着 CT 及 MRI 等先进影像诊断技术的应用，胸椎管狭窄症的诊断率逐步提高。胸椎管狭窄症并不少见，虽然只有很少一部分患者产生脊髓压迫的临床症状，但由于其能够严重影响人们正常生活与工作，致瘫率高，而临床诊断困难，手术治疗风险大，因而必须予以高度重视。

二、病因与病理

胸椎管狭窄症主要是由于胸椎的退行变性致椎管狭窄所致。导致胸椎管狭窄症的原因，80%以上与胸椎黄韧带骨化（OLF）有关，其次为胸椎间盘突出、发育性胸椎管狭窄、后纵韧带骨化（OPLL）等。

1. 胸椎退行性变

是退变性胸椎管狭窄症的主要致病因素，包括椎间盘突出、黄韧带肥厚钙化、椎板及关节增生、肥大。

2. 胸椎后纵韧带骨化（TOPLL）

TOPLL 的发病年龄较小，可以是单节，亦可以为多椎节，增厚并骨化的后纵韧带可达数毫米，向椎管突出压迫脊髓。这类病例也可有胸椎管的退行改变，但大多较轻，以 TOPLL 压迫为主。

3. 先天性胸椎管发育狭窄

此类病例较少见，其胸椎管先天性狭窄，椎弓根短粗，椎管前后狭小，但年幼时脊髓在其中尚能适应，成年后有轻微胸椎管退变或其他致胸椎轻微损伤等诱因，即可造成脊髓压迫，出现症状。故总的看来，胸椎管狭窄病系胸椎管退变引起的疾患。

4. 其他

某些全身性骨骼系统疾病，如软骨发育不全、氟骨症、Paget 病等均可造成明显的胸椎管狭窄症。此外，急性外伤性椎间盘突出和脊柱外伤均可导致胸椎管狭窄症。

胸椎管狭窄症的主要病理改变有：椎间盘变性突出压迫硬膜囊和脊髓，使硬膜外间隙消失，硬膜外腔脂肪减少，还可导致椎后静脉丛瘀血，严重时可发生硬膜外血肿。黄韧带肥厚可达 7~15mm，多伴有不同程度的钙化、骨化，骨化后黄韧带常与椎板融合成一整块骨板。关节突增生肥大，向椎管内聚，尤其以上关节突增生前倾，压迫脊髓后外方为重。椎体后、外缘骨质增生形成骨赘，严重者可形成骨桥，向后突出压迫脊髓。椎板增厚可达 20~25mm，多有骨质硬化呈象牙样改变，从椎管侧后方压迫脊髓。硬脊膜增厚，可达 2~3mm，约束脊髓，与其他因素共同作用加重脊髓损伤的程度。

三、临床表现

胸椎管狭窄症的脊髓症状不易识别、容易混淆，而且通常难以诊断，这点与颈椎或腰椎管狭窄症不同。症状可能包括背部和（或）腿部疼痛、神经源性跛行、混合上运动神经元和下运动神经元损害、痉挛状态、胸部和（或）腹部麻木、下肢无力、进行性的下肢轻瘫、截瘫、二便失禁、步态障碍。Hou 等在 2014 年对 427 例胸椎管狭窄症的患者进行回顾性研究发现：最常见的症状是下肢运动损害(81%),其次是下肢感觉损害(64%)。胸椎管狭窄症也可以导致间歇性跛行,多认为此症状是由于椎管的动态变化导致神经直接受压和动脉供血不足引起的。

胸椎管狭窄症的症状可能被误认为是腰椎神经根疾病甚至是马尾综合征。Fushimi 等在一系列病例报道中强调了这一点,他报道了 6 例合并胸椎管狭窄症和腰椎管狭窄症的病例,这些病例的症状是小腿进行性的无力和疼痛;在腰椎减压手术后,患者出现了意想不到的急性神经损害恶化,后来发现是由于胸椎管狭窄导致的。

四、病因学

黄韧带骨化症是胸椎管狭窄症的主要病因。其他局部的脊柱病变,如后纵韧带骨化症、椎间盘突出和脊柱关节炎也是其病因。Hou 等对 427 例胸椎管狭窄症患者的流行病学研究发现:309 例患者为黄韧带骨化症,其次为椎间盘突出,再次是后纵韧带骨化症。

除了局部的脊柱病变,胸椎管狭窄症也可以由一些骨病引起,比如软骨发育不全、骨软骨营养不良、肢端肥大症、氟骨症、家族性低磷维生素 D-难治性佝偻病、Paget 病、弥漫性特发性骨肉瘤、肾性骨营养不良,也发现了发育性椎管狭窄。此外,肿瘤占位、小关节囊肿、血管畸形和骨折也与此相关。

五、黄韧带骨化症

黄韧带骨化症(OLF)是黄韧带病理性的异位骨化。Polgar 在 1920 年首次提出了这个概念。在历史上,认为黄韧带骨化症主要是日本人的一种疾病。据报道,不管有无症状,在日本老年人中该病发病率接近 20%,然而,在其他东亚人群中也有报道,在高加索人群中也有少数病例报道。黄韧带骨化症是一种缓慢进展的胸脊髓病变,最易受累的是下胸椎。

黄韧带骨化症的发展是一个复杂的过程,目前还没有被完全了解。机械、代谢、退化、细胞生物学因素和遗传因素均有影响。一些合并症与黄韧带骨化症病理有关,如糖尿病、钙代谢异常、甲状旁腺功能亢进和 Paget 病可能起重要作用。

胸椎黄韧带沿纵轴持续受到牵张应力,且机械负荷过大。有趣的是,有学者推测这种机械轴向过载以及施加在黄韧带上的拉伸应力增加可能通过将弹性纤维转化为硬化组织来促进骨化过程。推测的机制如下:当拉伸力增加时,黄韧带中成骨蛋白-2(BMP-2)、转化生长因子(TGF-B)、Sry-related HMGbox(SOX)水平升高,使成纤维细胞分化为成软骨细胞和成骨细胞,最终导致韧带骨化。东亚人群好发的原因除基因外,还与东亚人群更频繁的蹲坐习惯有关。

Li 等提出了黄韧带骨化主要发生于下胸椎的原因。认为腰椎和颈椎比胸椎更灵活,这种不稳定的机械环境不适合黄韧带细胞的成骨分化。由于胸椎活动范围的限制,在动态运动过程中黄韧带弹性纤维的长度保持在一个较小的范围内,在相对稳定的环境下,骨化发生的频率可能更高。

黄韧带骨化症的临床表现差异取决于脊髓受压的节段和程度。由于骨化通常首先发生在后侧,因此初始体征通常是下肢的振动觉和本体感觉减弱(步态障碍)。随着骨化的进展,外侧皮质脊髓束可能受压,可能导致痉挛性下肢轻瘫。随着骨化的进一步增大,脊髓丘脑束受压可能导致针刺觉和触觉丧失。

胸椎黄韧带骨化症有时会引起肋间神经痛,但大多数有症状的患者都表现为胸脊髓病变。Aizawa 等对 73 例黄韧带骨化患者进行了为期数年的临床研究发现:85% 的患者年龄超过 50 岁。最常见的初始症状是下肢的刺痛感、麻木或疼痛,49% 的患者有这种症状。25% 的患者主诉由于下肢无力或痉挛导致的行走不稳,11% 的患者主诉背部疼痛。术前症状持续时间平均为 21 个月。黄韧带骨化症常累及下胸椎,特别是 $T_9 \sim T_{12}$。$T_{11} \sim T_{12}$ 是最常见的位置,其次是 $T_{10} \sim T_{11}$ 和 $T_9 \sim T_{10}$。

Li 等在 2015 年对 85 例黄韧带骨化的患者进行回顾性分析,发现 54.2% 的患者在 60 岁之前被诊断出症状性胸椎黄韧带骨化。男性患病率高于女性,是由于男性有较大的体力活动,对黄韧带的拉力更大。作者还发现类似的结果,病变所涉及最常见的节段为下胸段($T_{10} \sim T_{12}$),中胸段很少见。

诊断通常需要结合磁共振成像(MRI)和计算机断层扫描(CT)。最有效的影像学检查还存在争议。MRI 被认为不如 CT 敏感,但它不涉及辐射暴露。从历史上看,黄韧带骨化症在 MRI 上表现为椎管后缘的低信号强度区域,通常按受累部位分类,如孤立型(累及一个椎板的病灶)、连续型(两个或两个以上椎板相连病灶)和非连续型(有间隔的孤立或连续的病灶)。病变也可分为圆形、喙状甚至三角形。2010 年,Guo 等在健康志愿者中检测了 1736 个 T_2 加权 MRI,发现大多数黄韧带骨化症病例为圆形和孤立型,15% 为非连续型。还发现多达 32% 的病例涉及多个病灶,而不仅仅是一个病灶。本研究报告的黄韧带骨化症发生率较低,为 3.8%。

Lang 等调查了 993 例患者,这些患者因出现胸部症状而在北京某医院就诊,进行了多层螺旋 CT 检查,发现黄韧带骨化症患病率更高,接近 64%。多层螺旋 CT 扫描可以在早期发现黄韧带骨化症,不需要大型或全面评估。后期需要 MRI 准确评估黄韧带骨化。黄韧带骨化症在多层螺旋 CT 上的影像学特征:小关节突关节水平、椎板内、硬膜囊外的斑点、条带、不规则状高密度影。然而,多层螺旋 CT 不能区分黄韧带钙化与黄韧带骨化。最后,在诊断胸椎黄韧带骨化症时,进行细致的体格检查是必要的,但也必须辅以 MRI 和(或)CT 成像检查。

一旦胸椎黄韧带骨化症有症状,通常是进行性的,保守治疗是无效的,虽然关于保守治疗的研究在文献中并不多。一份 2003 年的报道研究了影响胸椎黄韧带骨化预后的因素得出结论:术后康复评分高和恢复好的最重要的预测指标是较短的症状持续时间。提示:长期的神经功能障碍在很大程度上是不可逆转的,为了达到最好的治疗效果,应该尽早进行手术干预。手术目的是切除骨化、解除压迫。后路减压是最常见的手术方式,全椎板切除术是最常用的方法,因为它具有清晰的视野,并且可以完整切除。另外,保留后部结构的椎板成形术,已经被一些人推荐为第一选择,但它与脊髓损伤密切相关,因此在技术上很难实施。2010 年 Jia 等提出了第三种选择,整体切除椎板和黄韧带骨化对 36 例黄韧带骨化的患者是安全有效的。Ahn 等在综述中提到,在 4 年的随访中发现日本骨科协会(JOA)评分(评估脊髓损害程度的方法)在统计学上有显著改善,但是大多数的恢复是不完全的,平均为 63.0%。不完全恢复可能是由于长期压迫脊髓造成不可逆转的损害。这强调了早期诊断和适时手术减压的必要性。

六、后纵韧带骨化症

脊柱后纵韧带骨化症（OPLL）首次被描述是在1838年，但直到1960年它才作为一种引起神经症状的疾病而被注意。后纵韧带骨化症可以发生在整个脊柱的任何地方，但最常见的是颈椎后纵韧带骨化症。据Epstein报道70%的后纵韧带骨化症病例发生在颈椎，15%发生在上胸椎，15%发生在腰椎近端。后纵韧带骨化症主要发生在东亚地区，特别是日本，但关于胸椎后纵韧带骨化症的流行病学研究很少。在日本的一项流行病学研究中，患病率在0.56%～1.9%，低于颈椎后纵韧带骨化症（1.9%～4.3%）。在Mori和Imai的文献综述中，只有一个研究报道了非日本人群中胸椎后纵韧带骨化症的流行，证实了其较为罕见。

后纵韧带骨化症的病因有两个方面：后纵韧带骨化的发病机制和后纵韧带骨化症压迫脊髓引起脊髓损害的发病机制。后纵韧带骨化症的原因尚不完全清楚。目前，认为它是一种与环境和遗传因素相关的多因素疾病。一般认为，后纵韧带骨化症可能是弥散性特发性骨质增生（DISH）的亚型，多达50%的DISH患者可看到后纵韧带骨化。胸椎后纵韧带骨化多见于上、中胸椎。其他相关因素有：性别（男女比例3：1）、代谢和内分泌紊乱，如肥胖、钙代谢异常、甲状旁腺功能减退、维生素D抗性的低磷佝偻病和糖尿病。另一个可能的危险因素是饮食，因为有报道称后纵韧带骨化症患者更喜欢植物蛋白而不是动物蛋白，但还没有得到高质量试验的证实。

脊髓损害是临床发病机制的第二部分。由于胸椎的运动是有限的，在胸椎后纵韧带骨化病例中不稳定因素可能不会像颈椎或腰椎那样，对脊髓损害症状的总体发展起重要作用。然而，后凸的胸椎将脊髓置于靠近腹侧的后纵韧带骨化的脆弱位置，以及胸椎后纵韧带骨化常见于血液供应最差的胸椎中段，这些可能使脊髓更容易受到后纵韧带骨化的压迫。

胸椎后纵韧带骨化患者通常无症状，直到骨化进展到足以压迫脊髓。Miyasaka等报道，后纵韧带骨化前后直径对于胸脊髓损害的发展至关重要，临界值为7mm。一旦脊髓损害发生，往往逐步持续恶化，甚至有一些患者迅速恶化。一些尚未发生脊髓损害的患者，表现为脊髓受压相对应的水平上存在胸部束带感。一旦脊髓损害发生，患者可能会出现下肢麻木和无力、行走困难及步态障碍、神经根炎、尿潴留、大小便失禁。

由于胸椎解剖复杂，X线平片不适合胸椎后纵韧带骨化的诊断，因为病变可能被肋骨等骨骼结构所遮挡。CT可能是鉴别骨化最合适的检查方法。Mori和Imai 2014年在日本的研究中显示，有胸部症状的3000多名患者中胸椎后纵韧带骨化的患病率约为1.9%，与之前的报道一致。胸椎后纵韧带骨化的CT表现为后纵韧带骨化厚度大于3mm。从矢状面的中心位置影像表现分为5个亚型（线型、喙状型、连续波型、连续圆柱型、混合型）。

手术减压是治疗胸椎后纵韧带骨化的唯一有效方法。最合适的手术技术仍存在争议，手术方式取决于病变的位置和形态。包括上胸髓的后路减压椎板切除术、后路减压融合术、前路或后路入路的前路减压、后纵韧带骨化摘除等。一般认为，胸椎后纵韧带骨化导致的脊髓损害手术治疗效果不如颈椎后纵韧带骨化的手术效果。在一项多机构回顾性研究中，对154例经手术治疗的胸椎后纵韧带骨化患者进行了为期4年（1998—2002年）的研究，发现JOA评分只有轻微的改善:JOA 评分的恢复率为 37%,远低于颈椎后纵韧带骨化的恢复率,而且并发症发生率很高。导致恢复率低的因素:①胸椎的生理后凸使脊髓向后移位导致椎板切除减压效果较差;②胸椎血供有限;③前路作为一种可行的手术选择,由于胸廓的存在而受限。

七、椎间盘突出

椎间盘突出引起的胸椎管狭窄症是不常见的。1911 年首次被描述,在一个人举起一个沉重的钢板后,出现截瘫,随后死亡,然后发现他有一个胸椎间盘突出。据估计,在普通人群中有 10%～20% 的人可能在 MRI 上有胸椎间盘突出,然而症状性椎间盘突出发生率估计仅为 1/1 000～1/1 000 000。

根据 Arce 和 Dohrmann 的研究,胸段椎间盘突出仅占整个椎间盘突出病例的 0.25%～0.75%。最常见的人群是在 30～50 岁(超过 80%),在 40 岁达到顶峰(33%)。男女比例估计为 1.5∶1。在对 280 例病例的回顾中,他们报告 T8 以下的发病率为 75%,其中 T_{11}～T_{12} 最高为 28%。大部分椎间盘突出位于中央或对侧(67%),其余为外侧(33%)。

Linscott 和 Heyborne 在 2007 年对 78 例胸椎间盘突出症患者的图表回顾中,发现损伤(抬举、扭伤摔倒以及其他创伤)在这种疾病的发生中扮演了重要的角色。49% 的患者是创伤后诱发症状。下胸椎椎间盘突出好发的原因之一是下胸椎活动度更大。第 8、第 9、第 10 肋骨是通过软骨连接融合到胸骨上的,而第 11、第 12 肋骨是浮动的,没有连接到胸骨,因此使下胸椎更灵活,更容易出现椎间盘突出。另外,因为肋骨的存在使得中段胸椎负重和退变减少。下胸椎后纵韧带的薄弱也是一个危险因素。

胸椎间盘突出症的症状是多样的。一种是胸骨后或胃后间隙的深度的钝痛,还有一种"带状的"前胸痛。脊髓损害虽然是一种不常见的症状,但被认为是更为不祥的征兆。在 Stillerman 等的研究中,最常见的症状是疼痛(76%),其次才是脊髓损害症状。近 25% 的患者没有疼痛。较不常见的症状包括膀胱功能障碍(急症)、感觉障碍(感觉异常、感觉完全丧失)和运动功能障碍(轻截瘫比单肢轻瘫更常见)。

症状性胸椎间盘突出的自然病史还没有彻底了解,存在不确定性。Brown 等在 1992 年的一项回顾性病例研究中,报道了 55 例有症状的胸椎间盘突出症患者,其中 15 例进行了手术,40 例没有手术。未接受手术的人中有 77% 的人恢复了之前的活动水平。椎间盘水化程度、椎间盘突出程度、椎间盘突出的数量或节段均无显著差异。与颈椎和腰椎间盘疾病类似,症状性胸椎间盘突出可能随着时间的推移而稳定,不需要手术。也就是说,胸椎间盘突出的外科治疗可能提示有严重或进行性脊髓损害,以及持续性轴性疼痛和顽固性神经根炎。

在手术治疗症状性胸椎间盘突出之前,需要进行神经影像学研究以确定责任节段。MRI 是一种评价胸椎间盘疾病的理想技术,因为它既无创又高度敏感。冠状位、轴位和矢状位图像可以准确显示椎间盘突出的形态和节段。胸椎间盘突出在 T_1 加权图像上表现为中等信号强度,在 T_2 加权图像上表现为低信号密度区域。在矢状位图像上可见突出物后方就是胸脊髓。脊髓造影 CT 检查有助于确定椎间盘突出的类型和水平,也可以看清骨性解剖特征。

在过去的 50 年里,胸椎间盘突出的外科治疗有了很大的发展。在 20 世纪 60 年代以前,椎板切除术一直是治疗的主要手段，但是灾难性的神经系统并发症导致椎板切除术被废弃。从那以后，其他的方法开始出现，并且帮助减少了毁灭性并发症发生，包括微创手术。然而，胸椎间盘手术仍然比颈椎和腰椎间盘切除术有显著的并发症发生率。在选择手术方法时，首要目标是尽量减少对已经受损的胸脊髓的操作。当存在中央椎间盘突出时，最安全的方法是通过前外侧入路胸腔镜或开胸手术。后外侧入路适用于不越过中线的中心旁或外侧椎间盘突出。

八、脊柱关节病

椎管狭窄导致脊髓损害或神经根炎最常发生在颈椎或腰椎区域，这些区域前屈和后伸运动比较频繁。通常情况下，椎间盘疾病引起在椎体、关节面、甚至脊柱的韧带形成的物理应力，可能会导致这些结构肥大，然后侵犯脊髓。胸椎的退行性改变（不包括椎间盘）导致脊髓功能障碍是非常罕见的。当退变发生时，在胸椎与在腰椎和颈椎的病理改变是相同的［椎间关节短缩肥大和（或）椎弓根肥大］。退变性胸椎管狭窄症最常发生在下胸椎水平，这个区域与腰椎相邻，屈曲和伸展运动很频繁。

文献仅限于少量的病例分析和个案报道。1987 年 Barnett 等报道了 6 例 2 年多的胸椎小关节退行性肥大患者。1988 年 Yamamoto 等报道了 7 例患者，历时 8 年。2001 年，Young 和 Baron 报道了 12 名患者，为期 10 年。目前还没有大规模的人群研究，关于胸脊柱关节病引起的椎管狭窄性脊髓损害的流行病学、发病率、经济学和社会成本仍有很多未知。危险因素没有完全阐明，创伤或反常运动可能属于危险因素。

与由黄韧带骨化、后纵韧带骨化、甚至椎间盘突出引起的胸椎管狭窄相比，脊柱关节炎可能有相似的表现：可能有下肢无力、步态障碍、混合上下运动神经元损害的迹象和腰椎疾病无法解释的神经源性跛行。在所有这些情况下，应及时进行 MRI 检查以避免误诊。在 Young 和 Baron 的研究中，需要 MRI 结合 CT 脊髓造影进行诊断。

推荐后路减压的治疗方法。Smith 和 Godersky 对 7 例胸椎脊柱关节病导致椎管狭窄的患者进行了回顾性分析，他们大多接受了椎板切除术和内侧关节面切除术，大多数在术中表现为关节突肥大。Young 和 Baron 在回顾 1970 年至 1996 年胸椎管狭窄后路减压的文献时发现，84 例患者中有 12 例在手术治疗后出现急性神经系统恶化（发生率 14%），明显高于脊髓型颈椎病手术后的发生率。12 例病情恶化的患者中，最终只有 1 例神经功能较术前有所改善。Chang 等报道，手术结果取决于初始症状持续时间、充分的减压以及是否存在另外的近端狭窄。

九、次要因素

除了以上描述的局部的脊柱疾病，胸椎管狭窄症病因也包括多种无特异性的骨骼疾病、代谢和内分泌疾病、肿瘤病变（转移性和原发性）和血管畸形。一些骨骼疾病包括软骨发育不全和肢端肥大症，而一些具有代谢和内分泌病理的骨骼疾病包括骨软骨营养不良、骨氟中毒、Paget 病、低磷酸盐维生素 D-难治性佝偻病、弥散性特发性骨质增生和肾性骨营养不良。

软骨发育不全常常导致整个椎管狭窄(一般在腰椎区域更严重),但胸脊髓损害的文献也有报道。2012年报道20例软骨发育不全胸脊髓受压的患者的疾病特点,以步态障碍为术前主要症状,以中下胸椎受累为典型病灶。软骨发育不全患者的病理基础倾向于先天性管腔狭窄和椎弓根短小(特别是在胸腰段),还有发育性的退变(小关节肥大、黄韧带肥厚和椎间盘退变性疾病)。

肿瘤占位导致的胸椎管狭窄也有报道。骨软骨瘤虽然是骨骼中最常见的良性肿瘤,但在脊柱中却很少见(英国文献中有41例病例报告)。这种罕见病更易侵犯颈椎而不是胸椎(56%~38%)。侵袭性良性原发性脊柱肿瘤,如成骨细胞瘤和动脉瘤性骨囊肿也可发生在脊柱。动脉瘤性骨囊肿32%发生于胸椎(占所有原发性脊柱肿瘤的15%),最常见的表现为背部疼痛,很少伴有脊髓压迫和神经损害。然而,2013年报道了一个病例,一名16岁的女孩,因动脉瘤性骨囊肿快速扩张侵犯胸脊髓而导致神经系统损害;行 T_8~T_9 椎板切除术,几乎全部切除病灶,患者完全康复。

脊柱恶性肿瘤也非常罕见,包括骨肉瘤、尤因肉瘤和软骨肉瘤。与良性病变相反,这些肿瘤更容易出现疼痛和神经损害。在一项对1905名骨肉瘤患者进行的研究中,有5例(0.3%)胸椎受累,其中有2例出现神经损害。关于软骨肉瘤,有报道称涉及脊柱软骨肉瘤的不足10%,其中大多数发生在胸椎,伴有背部疼痛和(或)神经症状。

椎体血管瘤是常见的良性病变,常偶然发现,很少有症状。当血管瘤生长逐渐压迫脊髓、神经根或两者时,就会出现脊髓损害或神经根炎症状。神经压迫可能与椎体骨折、肿瘤骨外扩张或邻近血管扩张等有关。90%的胸椎血管瘤有骨外扩张,75%发生在 T_3 和 T_9 之间。由于MRI不能直接观察骨骼,如果不使用CT,可能会延误诊断。

十、手术治疗

1.继发于黄韧带骨化的胸椎管狭窄症手术选择
(1)后路椎板和黄韧带骨化全切除术。
(2)部分椎板切除术。
(3)椎板成形术。
2.继发于后纵韧带骨化的胸椎管狭窄症手术选择
(1)上胸椎:全椎板切除减压术。
(2)中/下胸段的孤立型后纵韧带骨化:前外侧入路或后路经椎间孔切除并固定/融合术。
(3)短节段后纵韧带骨化(2个或3个节段):
①环形减压并融合术。
②后路单纯全椎板切除术。
(4)长节段后纵韧带骨化(3个以上节段):
①平坦的骨化:向上和向下各延长1个节段的后路全椎板切除术。
②凸起的骨化。
a.后路全椎板切除术和选择性环形减压术。

b.先后路全椎板切除术,再前外侧入路切除融合术。

3.继发于椎间盘相关因素的胸椎管狭窄症手术选择

(1)中央型椎间盘突出:前外侧入路椎间盘切除术(胸腔镜,开胸)。

(2)旁中央或外侧椎间盘突出:后路椎间孔入路椎间盘切除术。

(3)其他:

①前外侧胸膜腔后入路。

②双侧小关节切除术。

③微创手术

a.胸腔镜下椎间盘切除术。

b.经胸外侧入路向后经胸膜椎间盘切除术。

c.胸椎后路显微镜下椎间盘摘除术。

d.胸椎后路内镜下椎间盘摘除术。

4.继发于脊柱关节病的胸椎管狭窄症手术选择

(1)关节突肥大:全椎板切除术合并内侧小关节突切除术。

(2)腹侧穿刺,前路减压。

十一、保守治疗

胸椎管狭窄症比较罕见。主要病因为黄韧带骨化、后纵韧带骨化、胸椎间盘突出、胸椎脊柱关节病。其他次要病因如肿瘤占位性病变和血管畸形。这些疾病症状通常表现为疼痛和神经症状,通常是选择手术治疗。轻度的胸椎管狭窄症在术前可能适合保守治疗(如非甾体抗炎药、神经营养药物、物理治疗)或介入疼痛治疗,并进行密切随访。针对黄韧带骨化和后纵韧带骨化,关于介入疼痛治疗的文献非常缺乏。胸椎间盘突出和胸椎脊柱关节病引起的胸椎管狭窄症似乎是介入疼痛治疗最常见的疾病。

症状性胸椎间盘突出是不常见的,约每1000例椎间盘突出症中有5例。很少患者需要侵入性治疗,因为大多数通过保守治疗可以恢复到以前的活动水平。虽然从2000年到2011年,在每10万名美国医疗保险受益人中,胸椎硬膜外注射量增加了123%。然而,只有两篇报道描述了通过胸硬膜外注射类固醇药物减轻患者疼痛的案例。2010年Manchikanti等进行了一项随机、双盲、主动对照试验,包括40名因椎间盘突出、神经根炎或椎间盘源性疼痛所致的慢性中、上背部疼痛患者,并比较了仅用局麻药和类固醇药物进行胸硬膜外注射的结果。在12个月后,接受局麻药治疗的80%患者和接受类固醇和局部麻醉药治疗的85%患者都显示出疗效(超过50%的疼痛缓解),证实两种方法都是有效的。2014年Manchikanti等对110例胸痛(椎间盘突出或椎间盘源性)患者进行了类似的随机双盲主动对照试验,其中55例仅接受局部麻醉药治疗,55例接受局部麻醉药和类固醇治疗。他们发现有80%接受了局部麻醉的患者和86%接受了局部麻醉加类固醇治疗的患者获得显著疗效。他们得出结论,非小关节源性慢性胸痛可通过硬膜外注射保守治疗,使用或不使用类固醇药物均有效。

脊柱关节病导致的胸椎管狭窄症是一种罕见的疾病,常继发于小关节突肥大,这些患者的典型表现是脊髓损害。小关节痛是已知的胸椎痛的来源。在一项对局部胸痛人群的研究中，胸椎小关节疼痛的发生率为42%，而颈椎的发生率为55%，腰椎的发生率为30%。关节突关节疼痛通常由关节退变引起，可累及关节突关节的任何结构，如关节囊、滑膜、透明软骨和骨。因此，不管是脊髓损害发生前后，提出由小关节突肥厚引起的小关节疼痛都是合理的。

Van Kleef等在2010年的针对胸椎小关节疼痛回顾中，建议用射频消融术（RFA）治疗胸椎小关节疼痛，在阻滞了受胸椎小关节影响的神经后获得症状暂时减轻。作者将这一治疗方式归为2C+，表明这一治疗方法是可以考虑的，而这一治疗的数据支持仅在观察性研究中得到证明。事实上，对于胸内侧支神经的射频消融还没有任何大型的对照研究，只有两项观察性研究报道。Stolker等在一项回顾性分析中评估了40例胸椎小关节疼痛患者，这些患者接受了内侧支神经射频消融治疗以控制疼痛：治疗31个月后，83%的患者诉疼痛症状减少了50%以上。Tzaan和Tasker在一项前瞻性观察研究中指出，在接受一次射频治疗的患者中，有41%的患者疼痛减轻超过50%。尽管缺乏相关数据，但胸椎小关节突关节射频治疗手术的比例显著增加：从2001年到2011年，每10万名美国医疗保险受益人中，接受颈椎/胸椎小关节神经松解术的有836%的增长。需要注意的是，虽然胸椎节段神经的脊神经内侧支的射频消融可以缓解小关节源性疼痛，但它不能治疗或逆转继发于胸椎管狭窄的脊髓损害或神经根炎症状。

第三节　胸椎间盘突出症

一、流行病学与病因病机

（一）发病情况

胸椎间盘突出症（TDH）患者80%的发病年龄在40～60岁，男女发病率为1.5∶1。胸椎间盘突出引起症状的发生率远低于颈椎间盘突出和腰椎间盘突出。文献记载胸椎间盘突出发生率为每年人口的1/100万，仅占所有椎间盘突出的0.25%～0.75%。近年来，随着对本病认识的不断深入及影像学诊断技术的不断发展，尤其是磁共振（MRI）检查应用的日益广泛，目前本病的诊断率有上升的趋势。采用CT扫描胸椎间盘突出的发生率为每年人口的1/10万，而MRI问世后，这一数字提高了14.5%，从而证实胸椎间盘突出有相当高的发病率。

胸椎间盘突出的节段分布很不均衡，下胸段胸椎间盘突出明显多于上胸段。与无症状性胸椎间盘突出相比，有症状性胸椎间盘突出发生在下胸段的比例更高。国内文献报道资料的汇总分析显示，下胸段（第10～11胸椎）占TDH的70.9%，上中胸段（第1～9胸椎）占TDH的29.1%。脊柱的生物力学作用可能是造成这种差别的原因。胸椎结构有其独特性，上10个胸椎与肋骨和胸骨一道组成笼状结构，增加了结构内胸椎的稳定性，笼状结构内的椎间活动受到限制。而笼状结构外的下胸段活动度较大，且笼状结构内的脊柱作为一个整体运动容易使位于胸腰结合部的下胸段产生应力集中，使其容易遭受轻强应力的急慢性损害。其次，不同性别 TDH 的节段分布特点显示,在上中胸段 TDH 发生率女性与男性相近,而下胸段 TDH 发生率男性明显大于女性。由于在工作和生活中,一般来说男性的劳动强度和脊柱的实际活动度均大于女性,因而在更容易遭受活动性损伤的下胸段,男性比女性有遭受急慢性损伤的可能性更大。上述不同性别 TDH 的节段分布特点似乎也提示,TDH 的发生可能与椎间盘所遭受的急、慢性活动性损伤有关。

(二)发病机制

同颈、腰椎间盘突出一样,椎间盘退变是其主要致病的因素。损伤在胸椎间盘突出发病机制中的作用尚不确定,Arseni 和 Nash 认为损伤在本病中起明显作用。胸椎间盘突出常出现于严重脊柱外伤后的患者,多于外伤后立即或较短时间内出现,而发展到出现明显的脊髓受压症状则需几个月或几年时间。此种情况多见于青年人。

脊柱畸形的患者易出现损伤性胸椎间盘突出,以脊柱呈锐角后凸畸形者多见。常继发于 Scheuermann 病、结核性脊柱畸形或其他原因出现脊柱后凸畸形的患者。

胸、腰椎退行性病变伴发 Scheuermann 病概率较高。Tavers 和 Wood 研究指出青少年的胸椎间盘突出常见于伴有明显胸椎后突的 Scheuermann 病患者,其突出常位于胸椎后突的顶点,同时其他椎间盘退变的发生率也明显高于无 Scheuermann 病患者。Paajunen 报道 21 例 Scheuermann 病患者,其中 55% 病例 MRI 显示其椎间盘异常,而对照组仅有 10% 出现异常。Scheuermann 病患者的流行病学调查发现,Scheuermann 病患者的胸椎椎间盘在早期即出现退行性改变,并继而出现椎体骨质增生,可能的致病原因为:①单纯由简单的压力性脊柱营养不良引起,即脊柱长期在屈曲位受静止负荷压力的作用,致使椎体终板生长停止,出现损伤;②椎间盘组织从椎体终板处疝入椎体,导致缺损区域的力学强度减少;③脊柱轴位压力导致施莫尔结节形成,椎体萎缩后椎间盘变得更干燥、易损。因此,Scheuermann 病是胸椎退行性变重要的致病原因之一,青少年患者表现尤为明显。

二、治疗

(一)非手术治疗

腰椎间盘突出症的治疗方法选择,取决于不同病理阶段和临床表现。手术和非手术疗法各有指征,大多数腰椎间盘突出症经非手术疗法能治愈。对于骨科医生来说,要求详细询问病史,仔细检查身体,熟悉各种检查项目,如常用检查方法及其意义、肌电图、脊柱的 X 线征象、椎管造影和 CT、MRI 等,对疾病不同的病理过程全面深入透彻的了解,以便采用适当的治疗方法。

明确诊断后,除有大小便功能障碍、广泛肌力和感觉减退或瘫痪的病例(可能为中央性突出或疑为破裂型、游离型突出)外,均可先采用非手术疗法,包括卧硬床休息、牵引、手法复位、按摩推拿、理疗及硬膜外腔注射类固醇治疗等。

1.非手术疗法原理

有两类:一是手法治疗,通过牵引推拿旋转复位,卧床休息,理疗等,可使肌肉放松,椎间盘内压降低,使突出的髓核部分还纳缓解症状。另一类是硬膜外腔类固醇注射,消除或减轻神经根炎症水肿,减轻突出的髓核对神经根的压迫,使症状缓解或治愈。

(1)手法治疗的原理:是牵引使椎间隙增大及后纵韧带紧张,有利于突出物的还纳。卧床休息,可减少椎间隙承受的压力,有利于水肿消退和纤维环的修复和突出物的部分还纳。按摩推拿可缓解肌肉痉挛,松解神经根粘连,或改变髓核与神经根的关系,减轻压迫。

(2)硬膜外腔注射类固醇疗法原理:硬膜外腔是位于椎管内的一个潜在腔隙,其中充满疏松结缔组织,有动脉、静脉、淋巴管及31对脊神经从此腔经过。在脊神经及神经壳的剖面,后纵韧带及黄韧带的内面,有丰富的神经纤维及末梢分布,这些纤维均属于细纤维,主要来自脊神经的窦椎支。腔壁和其中结缔组织的慢性劳损、急性损伤、椎间盘膨出和髓核突出等引起的椎管狭窄,都可引起硬脊膜外腔的组织无菌性炎症。

硬膜外腔注入普鲁卡因类麻醉药物及少量类固醇药物,可抑制神经末梢的兴奋性,同时改善局部血液循环,使局部代谢产物易于从血循环中被带走,减轻局部酸中毒,从而起到消炎作用,阻断疼痛的恶性循环,达到止痛的目的。此外,注射液体,起"液体剥离粘连的作用",可能使椎间盘组织从神经根上剥离。

2.具体方法

(1)卧床:腰椎间盘突出症的非手术疗法首选是卧床,并且最好是绝对卧床1～2周。大部分患者症状得到缓解。

(2)牵引疗法:牵引疗法可使椎间隙增大及后纵韧带紧张,有利于突出的髓核部分还纳,从而减轻对神经根的挤压。常用方法有手法牵引、门框牵引、骨盆牵引、机械牵引等。体位有坐位、卧床和立体牵引。机械牵引种类也很多,有自控脉冲牵引治疗床,振动牵引床,XQ立式自动控制腰牵引器等。

(3)手法复位疗法:推拿按摩,常用方法有以下几种。

①俯卧牵引按压法:患者俯卧,两手把住床头,一助手双握患者两踝部做对拉牵引约10分钟,术者位于患者一侧,用手掌或指腹按压椎旁压痛点,压力由轻至重。

②单腿后伸压腰法:此方法可按上法进行,患者俯卧,术者立于患者病侧,一手将患肢提起后伸,一手压于腰部压痛点,将患肢做上下起落数十次。

③人工牵引按抖复位法:患者俯卧,轻者不用麻醉,症状重者可肌内注射哌替啶(杜冷丁)50～100mg,有肌肉痉挛者,将0.25%～0.5%普鲁卡因50～100mL注射于病变部位两侧肌肉至椎板处。在胸及髂腹部各垫一枕,使腹部稍悬空,用大被单折叠后分别绕过骨盆及双肩,腋部用棉垫保护,由两助手分别向上、下牵引,术者双手重叠对正突出部位,做有节律的快速按抖,每分钟120次,持续5分钟,使其复位。按抖后应卧床休息10～14天,起床后腰围保护,积极腰背肌锻炼,不宜弯腰和抬重物。

④其他:如屈髋屈膝伸腿足背屈法和旋转复位法等,应用适当也可缓解症状,但有很大的盲目性和加重损伤的可能性,应慎重选择病例。

(4)硬膜外类固醇注射疗法:自从1953年,Lievre等首先应用此法以来,由于方法安全,操作方便,疗效肯定,近年来已被广泛用于治疗难治性腰腿痛患者。经过多种非手术疗法失败的患者,可作为手术前的一种治疗方法。

①常用药物和剂量:氢化可的松15mg加2%普鲁卡因8mL;醋酸泼尼松龙25mg加普鲁

卡因 8mL；1％普鲁卡因 15～20mL 加地塞米松（氟美松）4mg 椎管注射，5～7 天注射 1 次，4～5 次为 1 个疗程。

②操作方法：包括硬膜外注射和骶管注射。注意穿刺时，严防注入蛛网膜下隙，发生全脊髓麻醉。如发生，应争分夺秒地就地抢救，并通知麻醉师协助抢救，建立有效的呼吸和循环功能。

（5）药物治疗：药物治疗腰椎间盘突出症是综合治疗措施中不可缺少的一部分，合理的药物治疗不仅可以消炎消肿，缓解疼痛，而且可以改善局部血液循环，促进破损组织修复，加快损伤组织的愈合，维持正常的新陈代谢和生理功能。

①西药治疗：主要是用来消炎镇痛、镇静、消除紧张，主要药物为非甾体类消炎药、镇静药、肌肉松弛药、激素类和维生素等药物。给药途径根据患者的病情和实际情况选用不同的剂型。如口服用药、外涂药、肌内注射药、静脉滴注用药等。

②中药疗法：许多中药具有可靠的镇痛消炎抗粘连效果，药源广泛经济，治疗方便安全，有效率高，而且临床上中医药疗法丰富多彩，形式多样，既有内服药，又有外用药。目前，中医药疗法已经成为临床治疗腰椎间盘突出症不可缺少的方法。

以上药物治疗要遵循的用药原则：对症用药；个体化用药；中西药联合应用和综合治疗原则。取长补短，取得更好疗效，从而达到改善症状，提高生活质量，防止复发的目的。

（二）手术治疗

与椎间盘突出相关的难以忍受的剧烈疼痛，神经功能障碍逐渐加重或出现脊髓病变症状是作为手术治疗的先决条件。

当疼痛成为外科手术的主要指征时，胸椎间盘造影有助于疼痛灶的定位。正如胸椎间盘疾病 MRI 矢状位影像见到的那样，在相邻为正常的椎间盘时，出现一单发的椎间盘突出。当决定手术治疗时，这类患者仅须切除单一节段椎间盘。胸椎间盘另一类疾病是 Schenermann 病，具有脊柱后凸畸形和相邻椎间盘多发性突出或退行性变，当选择手术治疗时，行前路椎间盘切除并广泛融合术和整个畸形节段后路内固定。介于上述两种情况之间者，是持续不断的胸背疼痛和 MRI 矢状影像上表现为数个节段的椎间盘退变、膨出或突出。除物理检查外，椎间盘造影诱发出与原来一样的疼痛症状，有助于骨科医生决定需手术的椎间盘。

通过椎板切除术来显露脊髓行椎间盘切除，其并发症发生率相当高，令人难以接受。据报道，在一组 40 例经椎板切除胸椎间盘切除的患者中，14 例发生了医源性截瘫。故当需手术时，椎板切除很少作为胸椎间盘突出的主要手术入路。

1990 年，Menard 推荐了经肋骨横突切除途径行脊柱髓核减压的方法。1960 年，Hulme 首先提倡采用这种方法对胸椎间盘突出进行减压。其他学者也报道了经后外侧或经椎弓根途径切除椎间盘取得了令人满意的疗效。虽然经椎弓根或肋横突切除显露途径进行脊髓减压收到令人满意的结果，但这些途径更适合椎间盘侧方突出者。1958 年，Crafood 等最先对胸椎间盘突出进行前外侧减压。对中央型胸椎间盘突出或对须手术切除超过一个节段的胸椎间盘突出症，选用这种途径。Otani 等介绍了经胸膜外显露方法行前路椎间盘切除和椎体融合术。如果是单一节段的椎间盘切除，那么胸膜外解剖显露创伤较小，且不需要闭式引流。Ransochoff 推荐在前路胸椎间盘切除术之前，用动脉造影来确定脊髓主要的营养血管。手术暴露过程中,如必须结扎椎节段动脉和静脉,那么应在远离神经孔的前方结扎,因为此处的脊髓血供有重要的侧支循环。

鉴于胸段脊髓特有的解剖学特点,该节段的手术风险相对较大。因此选择最佳的手术途径,尽可能地减少对脊髓和神经根造成的牵挂刺激,显得格外重要。具体而言,手术途径的选择主要取决于以下几个方面内容:椎间盘突出的节段、突出的病理类型、与脊髓的相对关系以及术者对该手术途径的熟悉途径等。

1.经胸腔途径

该手术入路包括经胸膜内和经胸膜外两种方式。两种方式大体相同,但是前者手术野开阔清晰、操作简便,对脊髓无牵拉,相对安全等方面优点。而后者较前者创伤小干扰小且术后无须放置胸腔闭式引流管。两者均为目前临床上最常被采用的术式。

(1)适应证:广泛适用于第4～12胸椎的胸椎间盘突出,尤其是在切除中央型椎间盘突出及伴有钙化、骨化时,优点更为突出。

(2)麻醉:气管内双腔插管全身麻醉。

(3)体位:患者取侧卧位。对于中、下段胸椎,为避免对下腔静脉和肝脏的干扰,建议从左侧切口进入;而对上段胸椎,可以从右侧切口进入,以避免对心脏及颈部、锁骨下血管的影响。于对侧上胸壁腋部垫以薄枕,使腋动脉、腋静脉和臂丛神经避免受压。体位固定后,检查上肢有无色泽变紫,静脉充血现象,动脉搏动是否正常。

(4)操作步骤

①显露:经胸腔手术途径,主要适用于第4～10胸椎椎间盘突出,切口一般以病变间隙上位第2肋。切口沿肋骨方向后侧开始于竖脊肌外缘,前至腋前线,在所定肋骨上切口,切开皮肤皮下组织和深筋膜,然后依次切开肌肉。第一层切开背阔肌,高位沿肩胛骨内缘者,同时切开斜方肌和大、小菱形肌。第二层切开前锯肌、腹外斜肌起点及竖脊肌外缘。低位者则切断部分后下锯肌。

显露所需切除的肋骨。用肩肋骨拉钩,向上提肩胛骨,在肩胛骨下用手摸到的最上的肋骨即第2肋,以此为准即可确定需切除的肋骨。切开肋骨骨膜,用骨膜剥离器分离切开的肋骨骨膜。从肋骨下缘由前向后剥离肋间内肌及肋床。从肋骨上缘由后向前剥离肋间外肌。剥离肋骨前端时,不要露出肋软骨。然后用肋剪,在肋骨前、后两端剪断取出。若从肋间入路,即直接由选择的肋间,由外向内切开肋间外肌和肋间内肌。避免损伤位于肋骨下缘的肋间神经和肋间动、静脉,显露胸膜壁层。此时,根据术者习惯或手术操作方便,选择经胸膜内或胸膜外,以下按经胸膜内叙述。将肋骨床和膜壁层或仅胸膜壁层切开一小口,空气随即进入。肺组织即逐渐完全萎陷。若肺组织与胸壁有粘连,用剪刀剪断带状或膜状粘连,使肺完全萎陷。用盐水纱布垫保护胸壁,置开胸器逐渐将胸廓撑开,显露胸腔内手术野。

用盐水纱布垫覆盖肺组织并将其牵向中线。即显露胸椎体的侧前方及后纵隔。若需要显露椎弓根部,则需将与病椎相邻的肋骨近段5cm,从肋椎关节和肋横关节处分离切断取出。

纵行切开纵隔胸膜,即可见位于左侧的胸主动脉和半奇静脉,位于右侧的奇静脉以及肋间动、静脉,将肋间动、静脉或左、右侧半奇静脉、奇静脉予以结扎切断。切断肋间动脉要远离椎间孔,并且不要超过3根,以免损害脊髓的血液供应。然后于胸膜外用骨膜剥离器,将纵隔中的食管或主动脉从椎体前方推开,即显露椎体正前方、椎间盘和前纵韧带。依据手术要求,在此处进行手术。若手术需要探查椎管,则应保留肋间神经近端,以此为引导,切除一侧椎弓根,扩大一侧椎管探查脊髓。

②手术定位:能否确定正确的手术节段至关重要,直接影响到手术的成败。确定方法包括参照切除的肋骨和对应的椎节来确定正确的手术节段;还可以进行术中透视或拍片,根据第 5 腰椎、第 12 胸椎或第 1~2 颈椎影像标志来进行手术定位。通常情况下,需将上述方法结合起来进行判断;有时尚需根据局部的解剖学特点,如某一椎节的特殊形态、骨赘大小或局部曲度情况等,结合术中所见进行反复推断。尤其在存在有移行椎的情况下,更应提高警惕。

③切除椎间盘组织:先切除椎间盘大部,然后使用长柄窄骨刀楔形切除相邻椎体后角,即上位椎体的后下角和下位椎体的后上角,深达椎管对侧壁,然后逐层由前向后切削至椎体后缘。用神经剥离子探及椎间盘后缘及椎体后壁,以指导骨刀切骨的方向及进刀深度。于椎间盘纤维环在椎体上、下缘附着点以远切断椎体后壁,用窄骨刀或配合应用长柄刮匙将部分后壁连同椎间盘组织由后向前撬拨切除或刮除,用刮匙刮残存椎管内的椎间盘及骨赘,直至胸脊髓前部硬膜囊完全清晰地显露出来。也可以先咬椎弓根,显露出硬膜囊和椎体后壁,再用刮匙逐步将椎间盘刮除。

④植骨融合和固定:椎间盘切除和胸脊髓减压后,是否需要同时进行椎间植骨融合内固定,对此问题目前尚有争议。考虑到有利于早期功能锻炼,提高植骨融合率,以及避免椎间隙狭窄带来的远期问题,建议同时行植骨和内固定。

⑤切口引流及闭合:经胸膜途径或经胸膜外途径但胸膜已破者,均须放置胸腔闭式引流。常规方法逐层闭合切口。

⑥术后处理:预防感染应用抗生素 3~5 天;密切观察胸腔引流量和性状,若 24 小时内引流量少于 60mL 时,摄 X 线胸片核实无误后可夫除胸腔闭式引流管。术后 7 天复查胸椎 X 线平片了解椎体间植骨和内固定情况,并开始下床行走。

⑦并发症及处理:

a.术中出血,若为节段血管出血,需立即重新予以结扎或电灼止血。若为椎管静脉丛出血,可以用双极电灼止血或用吸收性明胶海绵填塞压迫出血。如果是骨壁渗血,则可用骨蜡涂抹进行止血。

b.术中硬脊膜破裂脑脊液漏:若裂口较小可填以吸收性明胶海绵;若破损较大,则应尽可能地进行缝合修补(6-0 尼龙缝线)。有时需扩大骨性结构的切除,以便有必备空间进行破损硬膜的缝合修补。

c.术中脊髓或神经根损伤:术中仔细辨认、松解神经粘连以减少神经损伤的发生。一旦发生,可予以脱水、激素和神经营养药物等。术后积极进行有关康复功能练习。

d.肺部并发症:诸如术后气胸、胸腔积液或乳糜胸等,可行相应处理。

2.经胸骨切开前方显露径路

该术式适用于其他术式难以显露的第 1~4 胸椎的胸椎间盘突出。

颈胸联合切口,切开胸骨,经上部纵隔可显露第 7 颈椎~第 4 胸椎前方,是比较困难的显露途径。切开胸骨有 3 种不同方法,一是纵向劈开胸骨;二是倒 T 形切开胸骨上段;三是切除一侧胸锁关节及胸骨柄的半侧。3种方法都曾被应用。

一侧胸锁关节与胸骨柄半侧切除显露途径：仰卧位，头偏向对侧。气管内插管全身麻醉。根据显露需要，可选择左或右侧。以左侧为例进行介绍。下颈横切口，连接胸骨中线纵切口，切开皮肤、皮下及颈阔肌。在颈阔肌深面游离皮瓣，显露胸骨柄，左侧胸锁关节与锁骨内1/3段。骨膜下剥离将上述深面结构深面与上、下侧面游离。在骨面附着点上切断胸锁乳突肌的胸骨头与锁骨头，并向上推开。切除胸锁关节，胸骨柄半侧，与第一肋的胸骨端，第2肋软骨，进入上纵隔。在儿童的胸骨后侧有胸腺，成年人已萎缩，其深面为气管、食管、主动脉弓、锁骨下动/静脉、喉返神经、胸导管等。在气管、食管侧面，与血管之间向深处钝性分离，轻柔解剖达椎体前面。并用平滑拉钩向两侧拉开，加以保护。将椎体前面筋膜切开，可见颈长肌在椎体前面的两侧部。第1～4胸椎椎体前面显露于手术野。

3.经肋横突关节切除径路

该术式为侧后方经胸膜外的一种显露方法。

(1)适应证：可广泛地用于第1～2胸椎外侧型胸椎间盘突出。但对于中央型和旁中央型的胸椎间盘突出来说，由于术野和视野角度的限制，若要彻底切除椎间盘则难以避免对脊髓造成牵拉和干扰，即存在着损伤神经的风险，故建议不选用此入路。

(2)麻醉：气管内插管全身麻醉。

(3)体位：患者取侧卧位，患侧在上，对侧胸部垫枕。

(4)操作步骤：

①切口：根据胸椎间盘突出的节段不同，所取皮肤切口略有变化。通常为脊后正中线旁开2cm的纵切门；若突出节段在第7胸椎以上，其切口远端应拐向肩胛骨的下缘顶点并向前下。

②显露：使用电刀切开上方的斜方肌和菱形肌，切开下方的斜方肌外侧缘及背阔肌内侧缘，此时便可见到清晰的肋骨。将椎旁肌牵向背侧进而显露肋横突关节和横突。切开肋骨骨膜，并沿其走向行骨膜下剥离接近肋横突关节处。切断肋横突间的前、后韧带，然后将该段肋骨和横突分别予以切除。上述操作始终在胸膜外进行。通常需在椎体水平结扎肋间血管，并可借助肋间神经走行来确定椎间孔的位置。用撑开器撑开肋骨，用"花生米"或骨膜剥离器将胸膜壁层及椎前筋膜推开，使用拉钩将胸膜和肺牵向前侧，显露出椎体的侧方。将椎旁肌向背侧进一步剥开，显露出同侧椎板，将同一侧椎弓根、关节突切除后，即可显露出突向外侧或极外侧的椎间盘，小心剥离硬脊膜与椎间盘之间的粘连，切除突出的椎间盘组织。冲洗切口后，用胶海绵覆盖硬脊膜囊。

③切口闭合及引流：留置负压引流管，常规方法逐层关闭切口。

4.胸膜外、腹膜后径路

(1)适应证：本入路可显露第11～12胸椎。通常采用左侧入路。

(2)麻醉：宜采用气管插管全身麻醉。

(3)体位：患者侧卧，左侧在上。双上肢向前平伸，置于双层上肢托架上，右侧腋下垫薄软枕，以免右侧肩部及腋下的神经血管受压。腰下垫枕或摇起手术床的腰桥，使患侧脊肋与髂嵴分开。骨盆前后置卡板。手术中可根据显露需要使床位向一侧倾斜而改变患者卧姿（对地面而言）为斜俯卧位或斜仰卧位。

(4)操作步骤：

①切口：先从第10胸椎棘突旁开5cm处向下做短段直线切开，然后沿第11肋向前下方斜行，切口下端止于第11肋软骨前段。

②手术方法

a.切开皮肤和浅筋膜：沿第11肋行走方向切断背阔肌，切断下后脊肌及竖脊肌的外侧部（髂肋肌）。将竖脊肌由第11肋骨剥离并向后牵拉，切除第11胸椎的横突。

b.切除第11肋骨：沿第11肋骨中轴线切开其骨膜，仔细做肋骨的骨膜下剥离。注意肋骨上缘由后向前剥离、肋骨下缘由前向后剥离的原则，保持肋骨肌膜的完整性。在第11肋骨大部分游离后，即可切断肋骨头上附着的韧带而切除第11肋骨。

c.胸膜的剥离：以利刀仔细在肋骨床上做小切口，只切透肋骨骨膜，提起肋骨骨膜切缘，用弯止血钳夹住"花生米"样小纱布球推开其下的胸膜。顺肋骨床中轴线逐步剪开肋骨骨膜并逐步推开胸膜，操作必须轻柔，勿使胸膜破裂。

到达腹膜后，为了显露第1腰椎椎体常需扩大手术野，切口前端在第11肋骨尖端向前下方顺延3cm，以中号止血钳在第11肋软骨前方分开腹侧壁的三层肌肉和腹横筋膜，推开其深面的腹膜，术者的示指深入达肋软骨深面，然后沿其中轴线切开第11肋软骨。在此处胸膜外间隙与腹膜后间隙已相通。

切开膈肌的内侧弓状韧带进一步作胸膜外和膈肌下的腹膜后分离时，膈肌的肋部起点常随之与第11、12肋骨深面分离。将胸膜囊推向上、向前，剪断膈肌起点（膈肌在此处通过，内、外侧弓状韧带起于第1腰椎，第2腰椎横突），剪开内侧弓状韧带即到达椎体旁。在使用胸腔自持拉钩撑开切口之前，还需在胸膜外向上多分离5~6cm使胸膜囊充分游离，以免撑开时撕破胸膜。

d.椎旁的解剖：切开膈肌的内侧弓状韧带后，即可分离腰大肌前方的筋膜，把肾周脂肪连同肾脏向中线推开，到达第1腰椎椎体侧方；即可用胸腔自持拉钩向前上与后下方向撑开切口。摸清第11胸椎，第12胸椎椎体，在椎体侧方结扎肋间动、静脉，然后可经骨膜下剥离椎体；为显露第12胸椎椎体后部还需切除第12肋骨头颈部分。切断并向后分离腰大肌的起点，直到显露椎体后部、椎弓根及横突的前面。追踪第12肋间神经（肋下神经），到达相应的神经孔，作为进一步手术操作的指标。

e.缝合：将弓状韧带与相应膈肌做几针间断缝合。在胸膜外间隙放置引流管，由切口下方另做小戳口引出体外，术后负压吸引2天，缝合第11肋骨床，分层缝合肌肉、皮下、皮肤。

f.注意事项：术中若发现胸膜破裂已成气胸，则宜常规安放胸腔闭式引流管。尽可能缝合胸膜破口，然后逐层缝合切口。

5.经胸、腹膜后径路

(1)适应证：本途径可显露第10胸椎到第4腰椎椎体。适用于胸腰椎多节段病变切除和椎体重建及胸腰段脊柱侧弯或后凸畸形的前路矫正术。

(2)麻醉：气管插管全身麻醉。

(3)体位：采用胸侧卧位，腋下垫软枕。以卡板及沙袋把患者固定在端正的侧卧位上。不使躯干前俯或后仰。摇起手术台的腰桥，使腰椎平直。

(4)操作步骤：

①切口：手术入路宜选在椎体破坏严重的一侧，或下肢瘫痪较重的一侧，或脊柱侧弯的凸侧，或椎体一侧病变压缩而继发的侧凸畸形的凹侧。

②手术方法

a.经第10肋的切口可以显露第9～12胸椎及第1～2胸椎椎体；若将切口前端顺腹直肌外缘向下延长5～6cm，则可以同时显露第3～5胸椎椎体。

顺第10肋做切口，后方达棘突旁开5cm，前方达肋缘下。切开皮肤和浅筋膜，并沿第10肋浅面切断背阔及腹外斜肌。沿第10肋中轴线切开骨膜，行骨膜下剥离，切除第10肋骨后，切开肋骨床开胸。

b.切开膈肌：在第10肋软骨的前下方分开腹壁三层肌肉，做腹膜外分离，到达第10肋软骨深面，用锐刀顺其中轴线将第10肋软骨切开，使分为上、下两半，分离其深面的腹横肌纤维，即到达腹膜后。在腹膜后，向后方钝性分离，使腹膜后脂肪组织及肾脏等与膈肌分开。此时经胸腔及腹膜后可以从上、下两方看清膈肌的肋部起点，沿胸壁上的膈肋肌部附着点旁1cm逐步剪断膈肌。

c.椎旁的解剖：在第1腰椎椎体旁，切开膈肌的内侧弓状韧带，在第10～12胸椎椎体侧方纵行切开壁层胸膜。将椎旁疏松组织稍向前后分离，向前暂且达到椎体前面，向后要显露出相应的肋骨头。紧贴椎体分离，食管、胸导管和迷走神经等均连同椎前组织一并推向前方，并自然向对侧移位，不必逐一寻找这些结构。

d.寻找结构结扎节段血管：在胸椎椎体侧方可清楚看见肋间血管，而在腰椎较难寻找腰动、静脉。腰血管紧贴第1～2腰椎椎体中部横向行走，经膈肌脚深面向外后行达腰大肌之下。在第1～2腰椎椎体侧方切断腰大肌起点并从腰大肌前缘将肌肉向后外拉开，即可见到椎间盘的膨隆、其色白，揿之有柔韧感，而椎体相对凹陷。在椎体侧方分离血管，然后钳夹切断，逐一结扎。清楚地显露术区的椎体侧壁和椎间盘后，按该手术要求做进一步操作。

e.缝合：经第8肋间隙腋中线安放胸腔引流管。先间断缝合椎旁的胸膜壁层，若因植骨与骨固定器占位而不能缝闭，可牵开切口上方皮肤与皮下组织，切取一薄片背阔肌筋膜缝补胸膜裂口处。缝合内侧弓状韧带，然后由深到浅地缝合膈肌。按常规关胸。

6.经椎板切除或椎弓根切除径路

该术式是脊柱外科领域非常经典的术式。遗憾的是若试图从后方行胸椎间盘的切除，则术中势必借助对脊髓的牵拉才能实施椎间盘的切除，此操作常常造成脊髓损害的进一步加重。以此术式来治疗胸椎间盘突出，术后患者的神经损害加重比例高达50%以上。目前认为选择该术式治疗胸椎间盘突出具有高度的危险性，临床上已渐被淘汰，故不主张临床治疗中继续采用此术式。

7.经胸腔镜径路

胸腔镜手术开始于20世纪初，当时Jacobeus用局部麻醉在床边进行了胸腔镜下的诊断性操作。现代胸腔镜手术，必须使用全身麻醉、在手术室进行。胸腔镜下椎间盘切除术是一种安全、可靠、并发症少的术式。

胸椎椎间盘突出，若位于椎管的侧方或椎间孔内，特别是"软性突出"时，适于采用后路或后外侧入路。后路或后外侧入路的缺点是不能显露硬膜腹侧。对钙化的胸椎椎间盘突出、巨大椎间盘突出、中央型突出、横跨整个椎管基底部的宽大椎间盘突出，需采用前路手术。这样，医师才可能在直视下保护脊髓腹侧面。没有暴露硬膜腹侧，试图盲视下切除胸椎椎间盘，这是非常危险的。与开胸术相比，胸腔镜可清楚看到脊髓前侧，并发症较少。

(1)适应证：胸腔镜能广泛适用于第1~12胸椎胸椎间盘突出的切除术。

(2)麻醉：气管内双腔插管全身麻醉。

(3)患者体位的摆放：手术开始前，患者先仰卧在手术台上。麻醉师插好双腔气管内导管。麻醉完成后，患者改为侧卧位，术侧在上，一旦患者处于侧卧位，就应该在非手术侧的腋窝处放置一个泡沫垫衬垫好。非手术侧大腿屈曲，患者双膝和骨突部位均用靠垫或泡沫垫垫好。臀部应该牢固地绑在手术床上，以保证术中手术床向前倾斜时的安全。在胸腔镜手术操作过程中，往往要采用向前倾斜的方法来使萎陷的肺从脊柱表面移开。在被动造成气胸和肺不张的情况下，依靠重力作用可以增加术野显露。利用重力作用牵开肺叶，可以避免机械性牵拉肺叶。

靠近手术床的上肢通常放在一个垫好的上肢板上，术侧的上肢放在一个靠垫上抬高，或将其用悬带保护起来，也可以将其放置在乙醚过滤器上。将术侧上臂外展，使肩胛骨向背侧移动，可以给胸壁提供更多的显露空间。如果要在中、下胸椎水平入路进行手术，将上肢放到一个靠垫上抬高，提供的显露空间就足够了。但是如果需要显露上胸椎（第1~5胸椎），则上肢就需要外展，并且用带子绑到乙醚过滤器上，这样，可以为在腋部的上方肋骨间隙选择套管提供空间。

接下来，放置C形臂X线机的位置，要保证能够提供清晰的胸椎前后位图像。通过透视下数患者的肋骨，确定患者的病变部位。第7肋骨发自第6~7胸椎椎间盘平面，第8肋骨发自第7~8胸椎椎间盘平面，依此类推。在透视下确定好病变的部位后，用不褪色的墨水在术侧皮肤上做标记，这样，可以帮助在术中进行定位以及规划套管的位置。除了套管入口的位置，肩胛骨的位置要标记好外，还要标记好万一需要开胸操作的手术切口位置，以备开胸使用。

如可能，所选择的1~2个套管入口应该位于拟进行开胸操作的手术切口线上。这样，一旦术中中转开胸手术，可以将手术切口的数目减至最少。如果在内镜下进行螺钉钢板内固定，那么套管的位置就要与计划固定的螺钉、螺栓的走行在同一条轴线上。进行前后位或侧位透视，可以确定套管的位置。

患者的整个胸部、腋窝、上肢的近端、背部及腹部都要进行消毒。如果准备行自体骨移植，髂嵴的皮肤也要做同样的准备。将无菌单及无菌巾铺好，以保证胸部手术的进行。无菌区域范围要够大，以保证能够进行可能的开胸手术。C形臂机要用无菌单包好，放置到合适的位置以供术中透视使用。

术者和助手应该都站在患者的前方，正对着患者胸廓的前侧。在这个位置，术者辨认脊柱解剖和进行脊柱部位的分离操作较为容易。如果助手站在患者的背侧，也就是和术者面对面，这种情况下，助手的分离及移动操作与监视器内见到的运动方向刚好相反。这样因为助手的视觉方位刚好同术者内镜下的方位相反。如果这样的话，就会使助手发生错觉，妨碍术中的正确操作。

(4)操作步骤：

①套管摆放原则：胸腔镜套管位置的选择和摆放是胸腔镜手术的关键，术前需要制定相应方案。如摆放错误，手术将难以顺利进行。正确摆放套管位置，可使镜下操作容易进行。

各套管必须均匀分散摆放在胸廓的大部分表面，防止术者的双手相互靠得太近，或离内镜太近。进行精确暴露过程中，如各套管太过于集中，则会影响术者操作。

因为术者在术中常面对患者胸腔，所以各种器械（如牵开器、吸引器）用的套管最好位于患者的前侧方向，在腋中线及腋前线之间。内镜用套管最好放在腋后线与腋中线之间，即所谓脊柱的可视区内。胸腔镜套管插入部位与术者双手活动范围分开，可使术者操作自如，有利于术者无阻碍、无限制地进行分离和暴露操作。前外侧摆放操作套管可使术者在分离、暴露时双手及上臂能自然垂放。

胸腔镜进入胸腔后，首先使用0°胸腔镜，该套管必须直视脊柱病变节段。如使用30°内镜，套管必须上下偏离病变椎体节段，这样内镜才可有一定倾斜角度而直视脊柱。使用30°内镜可使其镜头远离操作套管，使术者在胸廓表面有更多的操作区域。

如胸腔镜镜头术中不经意转换方向，30°镜头视野的方向和范围可能改变，这样会影响手术操作。因此，在置入胸腔镜前，术者应仔细检查30°胸腔镜的角度，必要情况下，还要将胸腔镜取出重新置入。

操作套管的摆放呈三角形，理想的位置是在病变部位的上下等距离摆放。在分离暴露的过程中，术者应调整自己的位置使其舒适，其双手等距向内。这种形状类似于垒球场，术者位于本垒，病变部位位于二垒，操作套管位于第一及第三垒。如操作套管均位于术野直线的上下，术者必须扭转患者身体，这种姿势使术者操作困难。如操作套管太靠后方，术者必须抬高自己的肩膀，这种姿势不稳定且易疲劳。自然舒适姿势是术者在前后方向操作器械，而患者位于向前倾斜30°~40°的位置。

如需用扇形肺拉钩挡住肺脏暴露脊柱，牵开器可放于腋前、中线之间，位于操作套管前后。牵开器斜向置入胸腔，即可遮挡住肺脏且不影响术者的操作。一旦肺脏被轻柔地牵开，可将患者向前旋转，借重力使肺脏离开脊柱。

②套管的选择：一般选择软性而不是硬质套管，以防止肋间神经受压，导致术后肋间神经痛。套管多为保护性塑料衬管，以维持通往胸腔的路径。在内镜插入部位需摆放套管，可使内镜不被血液及术中从套管带出的切除物质干扰，还可在操作区内摆放套管便于反复置入或移出器械。如仅为单个器械置入的部位（如吸引器或牵开器），多不用套管。这些器械可直接以小切口经肋间隙进入胸腔。

软性套管的直径需要能容纳器械和置入物，一般直径为11mm或15mm的导管适合进行胸腔镜下的多种操作。直径为7mm的套管可用来置入吸引灌洗装置。如需要植骨或置入内植物，则需直径为20mm的套管。置入直径较大的物体，则需要扩张套管或延长胸廓切口2.54~5.08cm（小切口开胸手术）。直径为7mm和11mm的套管是圆形的。直径为15mm和20mm的套管为扁椭圆形，不会压迫肋间神经。

③套管放置：安装套管前，以1%布比卡因加肾上腺素，于皮肤、肌肉、肋间神经行局部浸

润麻醉。局部麻醉可减少套管插入部肋间神经痛的发生。

置入第一个套管时,平行于肋骨上缘,做10~15mm长切口,注意勿损伤血管神经束。用止血钳于肋骨上缘穿过肋间肌。闭合止血钳的尖部穿过壁层胸膜到达胸腔。然后张开止血钳的尖部,尽量分开肋间肌肉,让套管通过。术者可用手指穿过切口探查有无肺脏粘连。除套管不必做斜形隧道式切口外,套管置入的方法与胸腔引流管的置入方法无明显差别。套管在皮肤切口内,经肋间隙插入。

术者确认无胸膜粘连后,将套管置入胸腔。第一个套管和内芯就置于胸腔内,从套管内拔出内芯,将软性套管留于胸壁内。套管的长度可因患者情况而定。如有必要,可将套管的尖端剪去。套管的外部可缝于皮肤上,保证术中套管稳定。

放置完第一个套管后,将内镜置入胸腔,检查肺萎陷情况及胸腔内各脏器情况。其他所有套管可按第一个套管置入方法在胸腔镜直视下完成。胸腔镜直视下操作可防止膈肌穿孔或损伤脏器。如套管置入位置低于第7胸椎,术者必须防止膈肌穿孔。尽量避免方向靠前置入套管,以防止损伤大血管或纵隔组织。避免于第1或第2肋间隙置入套管,以防止锁骨下动、静脉损伤。

④各胸段套管位置的选择:要方便地进行胸腔镜脊柱手术,最重要的就是正确放置套管。套管的位置不好,就会妨碍医师的操作,干扰手术的进行。

上段胸椎第1~5胸椎的入路可选择在腋窝下缘。上臂外展固定,维持腋窝入路,肩胛骨旋向后,使其远离套管。不可进入腋窝,以免损伤腋动、静脉及臂丛神经。不可经第1或第2肋间隙进入,以免损伤锁骨下动、静脉。操作套管选择在第3和第5肋间隙。内镜套管选择在第4或第5肋间隙稍后,位于背阔肌前缘。中段胸椎第5~10胸椎位于胸腔中部,且不需牵开膈肌暴露脊柱,该入路是最容易的一种。下段胸椎第9胸椎~第1腰椎接近膈肌,在脊柱暴露过程中需要牵开。反向Trendelenburg体位(手术床的头部抬起)可利用重力将肝脏、脾脏和其他腹腔内脏器向尾侧移位,减少膈肌的牵拉。在暴露第12胸椎及第1腰椎椎体时,需要剥离肺韧带。

在进入胸膜后间隙时也需要将胸膜游离。切除膈肌时,使膈肌向尾侧牵引。这些方法可使术者经胸腔内暴露第12胸椎及第1腰椎而无须在腹膜后间隙内用附加套管。如需进行脊柱重建手术,往往需要一些附加的腹膜后套管。通常情况下,可应用"L"形或"T"形套管设计。

⑤胸椎的显露:进行胸腔镜脊柱外科手术,医师要非常熟悉胸椎、脊髓、胸腔和纵隔的解剖,到底是取右侧入路,还是取左侧入路,取决于多种因素,包括病变位置、侧别、范围。大动脉的位置也是非常重要的因素,这可通过术前CT或MRI来决定。大多数情况下,脊柱的表面,在奇静脉之后的部分比在主动脉之后的部分要多,所以,对于中线的病变,使用右侧入路较多。如果病变偏向左侧,使用左侧入路更加合适。如果病变位于第9胸椎以下,左侧入路更可取,这是因为膈肌右侧的位置较高。通常情况下,胸腔镜可以暴露到第1~2胸椎和第12胸椎~第1腰椎椎间隙。

阻断通气后,不通气的肺脏几分钟内就会萎缩。肺脏上可能会有影响脊柱显露的粘连存在,用钝性分离、剪刀或电凝剪可以非常容易地分离纤维性粘连推开肺脏。然而,对于广泛、致密的粘连(硬化疗法、肺炎、支气管哮喘、血胸、开胸手术、胸腔镜检查造成),它可以造成肺脏大面积的僵硬瘢痕,就会妨碍内镜进入胸腔,这种情况下须中转开胸手术。但是,要避免进入肺实质,防止肺脏漏气。然后,可以用工具牵开肺脏,也可向前转动患者,通过重力作用将肺脏牵开。要机械性牵开肺脏的话,需要小心进行,避免损伤肺实质。要进入下胸腔的椎间隙,还需要牵开膈肌。

⑥脊柱定位:术中,要确保暴露的椎间隙正确,需要在直视和电透下仔细确定椎间隙的水平,这样就可以避免定位错误。

正确确定椎间隙的水平比较困难。在胸腔内,内镜下数肋骨是一种非常好的定位方法。通常,在胸腔顶,第1根可以看到的肋骨为第2肋,下面的每一根肋骨都可以直接看到、触摸到,这样就能够数清楚。接下来,可以将一根长而钝的针插入椎间隙,进行电透。对于确定肋骨的水平,前后位图像比侧位图像更加可靠。要首先确定第12肋,然后,依次向上记数确定相邻的肋骨。

⑦胸膜切开:切开壁层胸膜,将胸膜从手术部位向外翻,暴露椎骨表面、血管、交感干。

可以使用剪刀和单极电凝切开胸膜,切口要位于肋骨头或椎间隙水平,这样能避免损伤节段血管。可以使用内镜剪或胸膜分离器掀起胸膜,将胸膜从脊柱表面推离节段血管,然后,将胸膜从术野中推开。

手术结束后,有时可以缝合壁层胸膜(如果患者年轻而且胸膜较厚),以减少脊柱表现的出血。然而,对大多数患者来说,胸膜较薄,切开后就会回缩,这种情况下,术者无法闭合胸膜。

⑧分离结扎血管:在椎体中分的凹陷,有节段血管,它直接与主动脉以及奇静脉、半奇静脉相连,中间没有其他结构来缓冲血管内压。在侧方,节段血管分出分支,穿过神经根孔,供应神经根和脊髓。节段血管向外侧走行时,有肋间神经伴行。节段血管和肋间神经组成神经血管束,走行于肋骨尾侧面的神经血管沟内。

如果可能的话,应该保护并保留节段血管,但是,大多数情况下,必须分离并结扎节段血管。分离节段血管时,用 Debakev 钳轻轻地抓起节段血管,用直角钳分离。节段血管一旦分离清楚,可以用血管夹来结扎。通常情况下,沿着椎体侧面的中点分离节段血管最容易,该部位在大血管和神经根孔的中间。对于这些血管,需要用血管夹来安全地进行永久性止血。血管夹之间的距离要足够大(即1cm),这样才能在两个血管夹之间锐性横断血管。没有确定性结扎前,不要横断血管。

为了暴露椎弓根和椎管,切除近端肋骨的时候,要与肋间神经一起保留节段血管。用 Cobb 分离器、弯刮勺、肋骨切断器将血管和神经小心地从肋骨上分离开。在分离神经血管束时,如果发生出血,为了避免损伤肋间神经,需要用双极电凝进行止血。

为了暴露脊柱,偶尔需要分离主动脉和奇静脉,通过结扎几支相邻节段血管,用海绵棒轻轻地向前牵拉,可以分离这些血管。为了维持血管和脊柱之间的空隙,可以将纱布海绵置于其间。左侧入路椎间盘切除术、椎体切除术、前路松解术中,可能需要分离奇静脉。右侧入路的前路松解术中,必须分离奇静脉,但是,右侧入路椎间盘切除术和椎体切除术很少需要分离奇静脉。前路松解术中,需要分离的血管范围更为广泛,因为术中需要暴露脊柱的整个腹侧面。

为了松解方便，需要在多个节段横行切断前纵韧带。

如果要结扎多支节段血管（特别是下胸腔左侧），就有Adamkiewicz动脉和其侧支血管阻塞，造成脊髓坏死的危险。因为动脉对脊髓的血供具有多节段的侧支循环，所以，如果只结扎一或两根节段血管，脊髓发生坏死的机会并不常见。脊髓坏死的并发症，更常见于前路松解需要结扎多支节段血管时。结扎、横断节段血管行之有效前，暂时性阻断节段血管，如果诱发电位消失，则恢复血供并保留节段血管，这样，就会将脊髓坏死的危险降到最低的程度。

⑨暴露椎管切除椎间盘：切除椎间盘之前先暴露椎管十分必要。神经根孔内有韧带、神经根、大量血管丛、硬膜外脂肪，通过神经根孔并不能清楚地暴露椎管。要暴露椎管，最可靠的方法就是从硬膜侧面切除肋骨和椎弓根。

为了暴露椎弓根，需要切除肋骨近端2cm和肋骨头。首先，从肋骨下壁小心地将神经血管束分离出来，用骨膜剥离器和直角肋骨切除器将肋间肌肉从肋骨上分离开。用直角肋骨切除器将肋横突韧带切断。将Cobb骨膜剥离器平行于关节软骨面插入肋椎关节，切断肋椎韧带。如果能看到肋椎关节发亮的关节面，就能确定已经完全切除了肋骨头。

神经血管束、韧带、软组织都从肋骨上分离开后，切除肋骨近端2cm，暴露椎弓根和椎管。近端肋骨的切除，可以使用骨钻或咬骨钳等一块一块地进行，也可用骨钻、骨刀、肋骨切除工具、咬骨钳或者摆锯等先横断，然后再整块切除。如果需要的话，可以将切除的肋骨作为植骨来源。

切除近端肋骨后，辨认椎弓根。用骨膜剥离器暴露椎弓根的侧面，用小的弯微创刮匙探清椎弓根的上侧面。为了暴露硬膜外间隙，从椎弓根的上侧面切断神经根孔韧带。一旦确定上椎弓根的上侧面，可以用咬骨钳来切除椎弓根，从而暴露硬膜外间隙。如果椎弓根较宽，可以用骨钻将其侧壁打薄。然后用咬骨钳将椎弓根的内侧部分切除。

切除椎弓根的过程中，硬膜外静脉可能会发生小的出血，需要使用吸引器来清理术野。切除椎弓根后，可以使用双极电凝或脑棉来达到硬膜止血的目的，这与开放手术中使用的方法相同。如果使用脑棉，应当在套管外用止血钳将脑棉的线头抓住，防止丢失到胸腔内。清楚辨认硬膜外间隙，可以使减压过程在直视下安全地进行。

下一步也很关键。为了从硬膜外腔取出致压物，在椎间隙背侧和相邻椎体，必须先咬出一空腔，空腔需足够大，才能保护神经功能。此操作空间应能允许医师将器械伸入压迫处的硬膜外腔，用小显微外科器械将椎间盘组织取出。此空腔需足够深，应能显露整个椎管的硬膜腹侧面和对侧椎弓根内侧面。若胸椎椎间盘突出较小或中等大小或为软性突出物，为了安全显露脊髓腹侧和减压，在椎体上做一锥形空腔。操作空腔可做成锥形。如需显露较大的突出椎间盘、骨化椎间盘或硬膜内椎间盘，则需做更大的操作空腔，常需做部分椎体切除术。

⑩关闭套管：脊柱暴露及止血完毕后，仔细冲洗胸腔，清除残余物质，检查肺脏有无损害，随后移除套管。内镜仍需留在胸腔以从内向外检查套管。如套管处有明显出血可用胸腔镜找到出血血管而止血。胸腔手术完成后，于原胸腔镜套处插入胸腔闭式引流管并用粗丝线缝合固定。术者可用一单独切口斜形经皮下插入胸腔闭式引流管，其余套管可直接紧密关闭。为减轻术后疼痛，可用1%布比卡因局部封闭。皮下及真皮须分别间断缝合以保持密闭。

术后胸腔闭式引流1~2天,待引流量<60mL/d时,拔管。

胸腔镜下椎间盘切除术后的临床和神经学的结果均非常满意。与胸椎的后外侧入路相比,胸腔镜可更加直观地观察和显露脊柱和脊髓的腹侧面。另外,还可更加彻底地切除位于中线和已钙化的椎间盘。与开胸术相比,除了可更直观地观察和显露脊柱和脊髓外,胸腔镜手术的并发症明显减少,患者痛苦小,住院时间短和恢复快。

第四节 腰椎间盘突出症

一、概述

腰椎间盘突出症多发生于腰椎间盘退变的基础上,纤维环破裂导致的髓核组织突出引发无菌性和免疫性炎症,突出的髓核组织可机械性压迫引起脊神经根病变,从而导致腰痛伴单侧或双侧下肢放射性疼痛,可伴有神经功能障碍。马尾神经受损的患者可出现会阴区感觉异常、大小便及性功能障碍等马尾神经损伤症状。

二、临床表现

腰椎间盘突出症的主要临床表现为腰痛和(或)下肢痛,常伴有下肢神经功能障碍,严重者可发生马尾综合征表现。患者可有腰部慢性损伤史(如从事重体力劳动、腰部扭伤等)。该病易反复发作,不及时治疗常使疾病迁延不愈。

1. 腰痛

临床所见分两种类型:①广泛的钝痛,起病缓慢,活动后或持续一个姿势较长时间后疼痛加重,休息或卧床后可缓解;②腰背痛发病急骤,疼痛剧烈,腰背部肌肉痉挛,活动受限,严重影响生活工作。

2. 下肢放射痛

腰椎间盘突出症多见于腰4/5和腰5/骶1两个节段,故下肢痛症状常见,疼痛可伴随腰背痛发作或单独发作。常呈典型的坐骨神经痛,疼痛可由臀部沿大腿后外侧放射至小腿或足背。腰椎间盘突出症引起的坐骨神经痛多为单侧,中央型常引起双侧坐骨神经痛,坐骨神经痛可因活动或腹压增加时加重或突发触电般放射痛。

3. 下腹或大腿前侧痛

在高位腰椎间盘突出时,腰1~3神经根受累可出现相应神经分布区域如腹股沟区痛或大腿内侧疼痛。另有部分低位腰椎间盘突出,亦可出现腹股沟区痛或下腹部疼痛。腹股沟区外侧疼痛多为腰4~5椎间盘突出,腹股沟区内侧和会阴区疼痛为腰5~骶1椎间盘突出,这种疼痛多为牵涉痛,并非神经根性刺激症状。

4. 间歇性跛行

行走一定距离后感腰腿痛、麻木加重。取蹲位或坐位后症状缓解或消失。这种患者多伴发腰椎管狭窄症,麻木和疼痛并发。

5.马尾综合征

早期表现为双侧严重的坐骨神经痛,会阴部麻木,排便排尿无力。病情加重后可出现下肢不全瘫痪,如不能伸趾或足下垂。同时并发大小便功能障碍,多为急性尿潴留和排便失禁。女性患者可有假性尿失禁,男性患者可出现阳痿。

6.其他临床表现

有患肢发凉,小腿肿胀等。

三、体格检查

一般体征:①步态:症状轻者无异常,症状明显者姿态拘谨,症状严重者可为强迫弯腰,臀部凸向一侧的姿态跛行;②脊柱形态及活动度:症状重者腰椎生理性前凸变浅或消失,脊柱侧弯。各方向的活动度都会不同程度的受影响;③压痛点:多在病变间隙的棘突旁有深压痛;④下肢肌肉萎缩及肌力减弱;⑤患肢浅感觉减退;⑥反射改变:患侧的膝、跟腱反射可减弱或消失。

专科体格检查:①直腿抬高试验;②Laseque拉塞克征;③健肢抬高试验;④直腿抬高加强试验(Bragard征);⑤仰卧挺腹试验。⑥屈颈试验;⑦腘神经压迫试验;⑧弓弦试验;⑨股神经牵拉试验;⑩坐骨神经牵拉试验;⑪俯卧屈曲激发试验。以上专科体征可出现阳性表现。

四、辅助检查

腰椎间盘突出症常用的辅助检查主要包括X线片、特殊造影、CT、MRI等。

(1)MRI可显示脊髓内病变和椎间盘退变、脱水情况的明显影像,对于确诊该病和指导微创介入治疗有重要价值。

(2)CT对椎间盘突出的部位、大小、形态、黄韧带、后纵韧带钙化等情况可清楚显示。临床上在除外椎管狭窄和评估椎间盘突出钙化情况时优选。

(3)X线片对观察脊椎形态,间隙宽度,除外脊柱特殊病变如结核和肿瘤时选用。

(4)近年也选用红外热图像检查来评估腰脊神经根病变和治疗效果。

五、诊断与鉴别诊断

1.诊断

临床上结合临床表现、体征及影像学检查进行诊断腰椎间盘突出症。诊断标准如下:

(1)反复发作腰腿痛或单纯腿痛,呈典型的坐骨神经分布区域的疼痛。

(2)按神经分布区域的皮肤浅感觉减退。

(3)专科体格检查至少有一项阳性体征,临床上以直腿抬高试验阳性为常用指征。

(4)可出现神经功能障碍的表现如:肌无力、肌肉萎缩、反射减弱或消失。

(5)临床检查定位诊断与影像学检查相一致,包括X线片、CT、MRI等。

2.鉴别诊断

腰椎间盘突出症应与以下疾病相鉴别：

（1）腰骶部发育异常（腰骶椎隐裂、移形椎、腰椎峡部裂）以腰背痛为主要症状，X线检查与CT检查易于鉴别。

（2）非典型腰背痛：主要以腰背痛为主，不伴有神经根放射痛、神经根体征常为阴性，结合影像学检查常可鉴别。

（3）退变性腰椎不稳：临床上主要表现为下肢麻木，腰椎轴性痛常见，神经根性痛少见。结合影像学检查可鉴别。

（4）腰椎特殊性疾病：如脊柱结核、强直性脊柱炎、粘连性蛛网膜炎，结合原发病临床表现特征和辅助检查可鉴别。

（5）腰椎管狭窄症：主要症状为腰腿痛、间歇性跛行。影像学检查提示关节突关节增生肥大，关节间距和椎管内径缩小。CT可明确狭窄征象。

（6）梨状肌综合征：可见臀肌萎缩，坐骨大切迹区压痛，直肠指诊可触及肿胀变粗的梨状肌。梨状肌诊断性治疗可帮助鉴别。

（7）代谢性疾病：骨质疏松症，痛风症等疾病临床症状多有典型特征，不伴有神经根性疼痛。常伴有生化指标的改变和其他系统器官的变化，多可鉴别。

六、治疗

（一）非手术治疗

非手术治疗是腰椎间盘突出症的首选方法，其适应证包括：①初次发病，病程短的患者；②病程虽长，但症状及体征较轻的患者；③经特殊检查发现突出较小的患者；④由于全身性疾患或局部皮肤疾病，不能施行手术者；⑤不同意手术的患者。

非手术治疗方法包括如下几种：

1.卧床休息

临床实践证明，大多数腰椎间盘突出症患者卧床休息可使疼痛症状明显缓解或逐步消失。腰椎间盘压力在坐位时最高，站位居中，平卧位最低。在卧位状态下可去除体重对椎间盘的压力。制动可以解除肌肉收缩力与椎间各韧带张力对椎间盘所造成的挤压，处于休息状态利于椎间盘的营养，使损伤纤维环得以修复，椎间盘高度得到一定程度的恢复；利于椎间盘周围静脉回流，去除水肿，加速炎症消退；避免走路或运动时腰骶神经在椎管内反复移动所造成的神经根刺激。因此可以说卧床休息是非手术疗法的基础。

患者必须卧床休息直到症状明显缓解。有些患者虽经卧床休息数周或更长时间但症状得不到改善，其原因是并未完全卧床休息，还像正常人一样从事家务劳动或工作，或症状稍减轻便恢复工作，从而使症状时轻时重，迁延发作。卧床休息是指患者需全天躺在床上，让患者吃饭、洗漱以及大小便均在床上。特别是行腰椎手法治疗之后，在最初绝对卧床休息几天是必要的。

2.牵引疗法

牵引的方法有多种，有手法牵引、重力牵引、机械牵引等。牵引时患者可取卧位（仰卧或俯卧)、坐位或站位。牵引疗法的机制有如下几个方面：①减轻椎间盘压力，促使突出椎间盘不同程度的回纳；②促进炎症消退，牵引时可使患者脊柱得到制动，减少运动刺激，有利于充血水肿的消退和吸收；③解除肌肉痉挛，疼痛使腰背部肌肉痉挛，腰椎活动受限，间歇使用牵引可解除肌肉痉挛，使紧张的肌肉得到舒张和放松，促使腰椎正常活动的恢复。

3. 推拿疗法

推拿即按摩，是祖国医学的组成部分。推拿治疗颈椎病、腰椎间盘突出症可取得良好疗效。由于具有方法简单、舒适有效、并发症少等优点，已作为治疗腰椎间盘突出症的综合疗法之一。推拿治疗腰腿痛的作用机制包括如下几个方面：①促进病变部位毛细血管扩张，血流量增加，新陈代谢加快，有利于组织的恢复；②促使淋巴回流加速，加强水肿吸收，对渗出起到治疗作用；③镇痛作用。研究证明，推拿可促使体内镇痛物质内啡肽含量的增加，致痛物质单胺类减少。恢复细胞膜巯基及钾离子通道结构稳定性，从而使疼痛症状缓解。推拿还可对神经系统产生抑制调节作用，起到镇痛效应；④推拿按摩牵引，可能使部分突出椎间盘尤其以髓核突出为主者部分回纳，至于完全复位尚缺乏客观依据；⑤调整突出腰椎间盘与神经根的位置关系；⑥松解神经根粘连，促进神经根周围炎症的消退。

推拿时手法宜轻宜柔用力均匀，避免粗暴。临床上时有报道，一些患者推拿后症状加重，不得不行手术治疗。有的推拿后出现神经损伤，如马尾综合征等，应用时需慎重。

4. 硬膜外类固醇注射疗法

硬膜外腔是位于椎管内的一个潜在间隙，其中充满疏松的结缔组织，动脉、静脉、淋巴管以及脊膜从此通过。在硬脊膜及神经根鞘膜的表面，后纵韧带及黄韧带的内面有丰富的神经纤维及其末梢分布。这些纤维都属于细纤维，主要来自于脊神经的窦椎支。椎间盘纤维环及髓核突出后，在其周围产生炎症反应，吸引大量的巨噬细胞和释放大量的致炎物质。这些致炎物质作用于窦椎神经和神经根从而产生腰痛和腿痛。硬膜外类固醇注射可减轻症状，但并不能改变脱出髓核对神经根的压迫，其本身有导致椎管内严重感染的危险，应慎用。

(二)手术治疗

当腰椎间盘突出症患者出现以下情况时，应考虑手术治疗：病史超过3个月，经严格保守治疗无效；保守治疗有效，但仍反复发作且症状重；病史时间较长，对生活或工作产生严重影响。若患者出现以下情况，应急诊手术治疗：神经损害严重，出现足下垂或马尾神经损害。如患者疼痛严重，无法入睡，强迫体位，经保守治疗无效，即使未出现足下垂或马尾损害，也可作为急诊手术指征。

腰椎间盘突出症的手术治疗方法有很多种，主要包括经典的椎板间开窗间盘切除术、间盘切除融合内固定术以及微创治疗。

1. 常规手术治疗

椎板间开窗间盘切除术此术式主要适用于后外侧型腰椎间盘突出症、中央型腰椎间盘突出症、以神经根管狭窄为主的腰椎管狭窄症。若患者存在下列情况，则不宜采用此术式：椎间盘突出节段不稳定；巨大椎间盘突出，开窗难以切除者；椎体后缘离断或较大的后纵韧带骨化；中央管狭窄；极外侧间盘突出。上述情况常需切除更多的骨质而影响腰椎节段稳定性，因此常需融合固定术；对于椎间盘术后复发者，可根据病情来决定是否采用此术式。

(1)术前准备:除常规检查外,术前应重点检查有无皮肤和全身感染病灶。应摄腰椎正侧位片以协助定位和排除有无移行椎、隐性脊柱裂等。

(2)麻醉:可根据需要和条件选择硬膜外麻醉、腰麻或插管全麻。

(3)手术体位:俯卧位,双侧髂嵴部对准手术床的折叠桥,胸前及两髂骨翼处垫软枕使腹部悬空,摇动折叠桥让腰部展平或轻度后突,使椎板间黄韧带拉紧,椎板间隙张开。

(4)定位:术前可根据腰椎侧位片上髂嵴最高点相对应的椎间隙水平减去脂肪厚度作初步定位,也可术前插定位针摄片或 C 形臂 X 线机透视定位。

(5)手术步骤:术者站立于所需开窗的手术侧,以所需切除间盘的上、下位棘突为起止点,作腰后正中切口,切开皮肤、皮下组织,骨膜下锐性剥离椎旁肌,用椎板拉钩牵开椎旁肌,暴露需切除间盘的上下椎板、椎板间黄韧带及关节突。此时,需再次确定定位是否正确,对于 $L_{4,5}$ 及 L_5S_1 间盘,可通过触摸骶骨斜坡定位;也可用咬骨钳或 Kocher 钳提拉棘突观察活动节段以定位。对于 $L_{3,4}$ 或以上间隙的开窗,以及有移行椎者,建议插定位针透视以确定定位无误。

确定所需手术节段后,如椎板间隙较小,可先切除部分上位椎板的下部和下位椎板的上部。用直血管钳提起黄韧带,15 号小圆刀片自黄韧带的椎板附着处(左侧开窗为下位椎板,右侧开窗为上位椎板)小心切开黄韧带,此时应始终保持能看到刀尖以防切破硬膜,切开黄韧带后可见浅蓝色的硬膜,有时还可见硬膜外脂肪,用神经剥离子做硬膜外分离,用大号刮匙自另一附着处将黄韧带刮除。完全显露硬膜后,还可根据需要用椎板咬骨钳或骨刀切除部分上下椎板,切除关节突前方的黄韧带,有时还需切除关节突内侧少许,显露神经根。切除单侧 1/2 的小关节对术后稳定性无明显影响。

用神经剥离子小心地将硬膜推向中线,此时即可见神经根。多数情况下轻轻向内侧推开神经根,即可见发亮的突出椎间盘位于神经根的肩前方。少数间盘突出于神经根的腋部,向内侧推开神经根很困难且容易造成损伤,此时可将神经根轻轻向外拉开即可显露突出的间盘。注意硬膜和神经根可能和其腹侧突出的椎间盘存在明显粘连,此时可先避开粘连部位,从粘连部位下方自下而上,或从粘连部位上方自上而下逐渐分离。显露突出间盘及分离神经根过程中,有时可见椎管内静脉丛破裂出血,此时可用小片的脑棉片填塞于硬膜外或神经根的前方,这样即可有效止血,也可保护硬膜及神经根。

如牵开神经根后发现间盘没有明显突出,或突出的程度与影像学不符。首先应想到手术节段是否正确,不应盲目作间盘切除,应再透视确定手术节段是否有误,应注意有无间盘脱出移位以及神经根畸形及肿瘤等的可能。

当清楚地看到神经根并确认其与突出的椎间盘已经分开后,用神经拉钩将硬膜及神经根向中线牵开。注意拉钩的正确使用方法,是将神经根牵开到位后向下压神经拉钩使之保持原位,而不是拉锯式牵拉神经根,忌将硬膜及神经根牵拉超过棘突中线。

牵开神经根后即可清楚地显露突出的椎间盘,此时应注意观察纤维环是否完整,间盘突出的程度,有无脱出游离的髓核。如有脱出的髓核,可用直血管钳将其取出,以达到部分减压的目的。切记必须找到并保护好神经根后,才能作间盘切除。因少数突出较大的间盘可将神经根挤压成薄膜状,不分离出神经根就作间盘切除有可能误切神经根。

用 15 号小圆刀片(也可用角膜钻)环状切开纤维环,用髓核钳切除突出、变性及游离的髓核组织。应尽可能多地切除髓核组织,以防止术后复发,但终板应尽量保留。注意一定要让钳口闭合后再进入椎间隙,进入间隙后即横向张口。髓核钳的进入深度不应超过椎体前缘及两侧边缘,以免造成大血管及输尿管等的损伤。椎间隙内反复冲洗,取尽残留的椎间盘碎片。松开神经拉钩,观察神经根的活动度,如能自由的横向移动1cm,表明神经根减压充分、神经根已松弛,否则应再探查椎间盘切除是否彻底,或是否同时伴有神经根管狭窄。如伴有神经根管狭窄须作根管扩大,只须沿神经根走行方向切除部分下位椎的上关节突内缘即可。

再次冲洗伤口,如硬膜外或神经根周围有出血,一般用少许明胶海绵即可止血。于硬膜外放置负压引流管,分层关闭伤口。

(6)术后处理:

①观察病情:术后应严密观察双下肢感觉、肌力及反射情况,注意下肢症状的恢复情况。

②引流管的处理:术后应注意观察引流管是否通畅,引流物的性状及引流量。24小时内引流量少于60mL时,即可拔除引流管。开窗术后引流量一般不多,术后24小时大多可拔除引流管。

③直腿抬高及腰背肌功能锻炼:术后第1天即开始主动及被动的直腿抬高练习,每日两次,有助于防止神经根粘连,也有助于防止股四头肌失用性萎缩。术后第3天,拔除引流管后,如伤口已无明显疼痛即开始腰背肌功能锻炼。

④下地活动时间:术后4~5天即可在围腰保护下下地活动,并逐步增加活动时间和行走距离。

⑤恢复工作时间:围腰一般应佩带3个月,期间应加强腰背肌功能锻炼。3个月内避免弯腰拿重物。一般于术后2~3个月内可恢复工作,可根据具体情况确定。

(7)并发症及其防治要点:

①硬膜破裂及脑脊液漏:开窗及分离硬膜神经根过程均有可能造成硬膜破裂,谨慎操作可有效防止该并发症的发生。如术中即发现硬膜破裂应尽量缝合;如缝合确有困难,可用明胶海绵覆盖;如术后发现引流物中有脑脊液且量较多,应适当减小负压,待引流管中无明显血性液体而大部分为清亮脑脊液时,可在无负压下适当延长引流管放置时间1~2天,目的是避免形成大的囊腔及脑脊液侵蚀伤口,影响伤口愈合。拔除引流管后还应让患者俯卧或侧俯卧至术后6~7天伤口已基本愈合。

②神经根或马尾神经损伤:一般为牵拉伤,助手牵拉神经拉钩时应特别注意要领,要十分轻柔,避免过度向中线牵拉。另外,术野应清楚,开窗不能太小,如突出的间盘特别大,宁可牺牲部分小关节以获得充分的侧方显露。少数为误切损伤,如发现误切,应尽量做端端吻合。预防该类损伤的要点是始终坚持"不见神经根不切间盘"的原则。

③血肿:一般发生在术后24小时内,多为引流不畅所致。如术后出现进行性加重的神经症状,且引流量很少,应警惕硬膜外血肿的发生。情况允许时,应做MRI检查以确诊,否则应及时做手术探查。

④感染:感染的原因很多,总的来说,应加强无菌操作,手术器械应严格消毒。如为浅层软组织感染,一般经换药及应用抗生素即可控制。如为深部感染,经前述处理后仍不能控制,可考虑做伤口全层切开、清创,对口冲洗引流术。若为椎间隙感染,患者常有严重腰痛,不敢翻

身。处理包括绝对制动,应用抗生素,消炎止痛,解释病情,一般于3~4个月后椎体间发生骨性融合而痊愈。

(8)术式评价:椎板间开窗间盘切除术是治疗腰椎间盘突出症的经典术式。过去的几十年中,大量文献报道显示此术式可以确定很好的疗效,而且手术操作安全,创伤小,疗效确切。10年以上的随访发现优良率仍可达到80%以上。术后椎间盘复发概率为2%~10%,大多报道认为在5%左右。因此,对于腰椎间盘突出症,若手术无需破坏腰椎的稳定性,椎板间开窗间盘切除术应作为首选术式。

2.微创治疗

近年来,脊柱外科的微创技术得到了很大发展,特别是针对腰椎间盘突出症治疗的微创技术更是发展迅速。综合起来,微创技术主要分为两大类:一类是通过物理或化学方法使髓核变小或消失,减小纤维环张力,使纤维环部分回纳;另一类则是采用微创通道进行腰椎间盘的切除手术。

(1)第一类治疗方法:包括髓核化学溶解法、激光椎间盘汽化、臭氧、一氧化氮、等离子射频消融术等。

Smith于1964年将木瓜凝乳蛋白酶首次用于治疗腰椎间盘突出症患者。通过溶解椎间盘内的髓核,使椎间盘内压力降低,突出的髓核回纳,而达到治疗的目的。但此方法有时术后出现局部神经根刺激,甚至会引发严重的顽固性的腰背部疼痛,而且疗效不确定。由于髓核溶解后椎间盘松弛度增加明显,破碎的髓核亦再次突出,因此复发率也较高,目前已较少使用。

激光经皮椎间盘切除术是利用激光的热能使椎间盘组织干燥脱水,而非机械性切除。术者依然无法看到实际的病变部位或直视下切除椎间盘。Enthusiasts等报道此方法疗效很好,但有研究发现其疗效尚低于化学髓核溶解术。

臭氧消融术是由欧洲兴起的椎间盘突出症微创治疗技术。臭氧是已知可利用的最强氧化剂之一,能够氧化分解髓核内蛋白质、多糖大分子聚合物,使髓核结构遭到破坏,髓核被氧化后体积缩小,使纤维环不同程度的回缩。同时,臭氧还有消炎作用,使对神经的压迫减缓,具有安全、有效、损伤小、恢复快等优点。

等离子射频消融是射频电场在刀头电极周围形成等离子体薄层。经等离子体作用,组织被分解为简单的分子或原子低相对分子质量气体,从而使髓核回缩,达到治疗目的。

上述这些方法机制不同,但理念是一致的,即通过化学或物理的方法使髓核固缩或分解汽化等,从而达到神经减压的效果,而且上述方法均无法在术中看到操作区域,并非所有的病例均适用此类方法。此方法主要适用于需要手术治疗的患者,但患者无中央管或神经根管狭窄,无椎体后缘离断、无椎间盘纤维环钙化、无椎间盘脱出或游离。医师在采用此类治疗前,应严格掌握手术指征,避免将指征盲目扩大而影响疗效。此外,此类技术的术后远期疗效明显低于传统的切开手术,术后椎间盘突出的复发率相对较高。因此,医师在术前有责任让患者清楚了解此类技术的优点及局限性。

(2)经皮穿刺腰椎间盘切除术:经皮椎间盘切除术(PD)是近30年发展起来的一项微创介入治疗技术。Hijukata及其同事于1975年在日本率先开展了此项技术,取得了初步疗效。此后,Kambin及Gellmean等亦相继报道了各自的临床经验。目前,此项技术在世界范围内得到较为广泛的推广。国内于 20 世纪 90 年代初期开始应用此技术,在这方面也积累了较为丰富的经验。

此方法的适应证均是具有外科手术切口治疗指征的患者,但此类微创治疗手段既不排斥必要的保守治疗,也不能完全取代传统的外科手术切口治疗方法。并非全部适于外科切开手术治疗的患者均适用于此术式,有学者统计,约有 20% 的椎间盘突出症患者适于此方法。对于存在下列情况者,不应用此术式:全身状态差,不能耐受手术者;穿刺部位皮肤有感染或破溃;椎间盘脱出或完全游离;椎间盘纤维环钙化;腰椎节段不稳定;影像学显示椎间盘突出,但临床上只表现为腰痛,而无下肢根性疼痛;腰椎退行性病变严重,椎间隙严重狭窄,导致神经受压的因素为侧隐窝狭窄、关节突增生及黄韧带肥厚与骨化等;合并马尾神经损害;肌力严重减退、足下垂;存在显著的社会心理因素。

①手术器械与设备:主要包括穿刺导丝、套管、纤维环切割器、髓核钳以及 C 形臂 X 线透视机;可透 X 线手术台。

②手术步骤:

a.体位:患者取侧卧位,患侧在上,肋部垫枕,屈膝屈髋,腰部屈曲,双手抱膝,以使后方椎间隙张开,利于定位和穿刺。

b.确定皮肤穿刺入点:在透视下找到拟行穿刺的椎间隙。将 1 枚克氏针横置于肋部体表,使其刚好通过此椎间隙的中心,这样可在体表沿克氏针走向画出标志线,沿此标志线向患侧旁开后正中 8~14cm 处即为皮肤穿刺点。根据患者体形可适当调整穿刺点位置。

c.局麻下放置工作套筒:经穿刺针将导丝置入椎间隙中央,保留导丝退出穿刺针。以进针点为中心做皮肤切口,长约 0.5cm。沿导丝将套筒置入并抵于纤维环后外侧。套筒由小到大依次放入,最后保留大号套筒,并拔出导丝。

d.椎间盘切除:经套筒置入环锯,轻轻推压环锯,确认未引发神经刺激症状后,在纤维环上开窗,退出环锯,用髓核钳切除间盘组织。切除是避免髓核钳插入过深。操作过程需在 X 线监视下进行。北京大学第三医院曾在术中采用 B 超监测,既减少了 X 线辐射,又提高了操作的安全性。椎间盘切除后,经套筒冲洗,缝合皮肤。

③术后处理:口服预防剂量抗生素 3 天,患者于术后当天或次日开始下床活动;同时进行腰背肌练习。术后次日可出院。

④并发症:此术式并发症发生率非常低,其中包括椎间盘炎、神经根损伤、腰大肌血肿、腰背肌痉挛及血管、肠管损伤等。有资料显示在美国近 3 万例患者接受了此术式治疗,无一死亡病例,其中腰椎间盘炎发生率为 0.2%。

⑤术式评价:此术式的疗效在 70%~97% 之间。Kambin 报道 100 例患者,随访 1~6 年,87% 患者获得了满意的疗效。Hijikata 报道 136 例患者,术后 10 年的有效率仍可到达 72%。但也有报道认为术后优良率在 50% 左右。北京大学第三医院一组患者,共 50 例,随访有效率为 91%。

在现代椎间盘外科发展中,诊断精确化、治疗局限化是一重要发展趋势。经皮穿刺腰椎间盘切除术对椎管无直接干扰,保持了节段的稳定性,减少了硬膜外粘连的发生,创伤小、痛苦少,较为安全,患者康复快。尽管该手术的优势明显,但依然存在一些缺陷。如患者的髂嵴位置较高或椎间隙塌陷,术中就难以找到通道的精确置入点。而且当椎间盘碎片已游离时,手术操作比较困难。对于需要全麻的患者,神经根损害的风险也较高。

(3)腔镜下椎间盘切除术:为了能够在可视下完成腰椎间盘的切除减压,目前已发展出内镜下的腰椎微创技术。其主要包括3种:后外侧椎间孔镜下椎间盘切除术、后路经椎板间隙入路内镜下椎间盘切除术、前路腹腔镜下椎间盘切除术。其中前两种应用较多。

后外侧经皮椎间孔镜下腰椎间盘切除术是经后外侧入路,通过椎间孔"安全三角区"进入椎间盘。此入路与经皮穿刺椎间盘切除术基本相同。手术可以在局部麻醉下完成。由于椎间孔镜的应用,使早期的后外侧经皮椎间盘盲切发展到目前的内镜下的椎间盘切吸,从过去单纯经 Kambin 安全三角区进入椎间盘进行间接椎间盘减压,发展到当今可直接通过椎间孔进入椎管内进行神经根松解和减压。在可视下操作,不仅可以完成单纯包容性椎间盘突出,而且对于部分椎间盘脱出患者也可直接切除。研究已经证实此术式治疗包容性椎间盘突出与传统术式相比疗效相同。Kambin 应用此技术获得 85%～92% 的临床满意率。此术式创伤小,操作较为安全,疗效确定,目前国内外的应用范围在不断扩大。

纤维内镜间盘切除术(MED)是由美国开始发展起来的,是继椎间盘入路和椎间孔入路之后内镜技术的发展之一。手术在 X 线透视下,经 C 形臂 X 线机定位后,插入扩张管,清理椎管外软组织,椎板间开窗,剥离神经根,摘除突出髓核,其特点是更准确。辨认和保护硬脊膜神经根,可精确分离,切开黄韧带,手术更安全、效果更可靠。由于手术入路与椎板间开窗间盘切除术相同,外科医师更容易从传统手术转换并适应到内镜手术。国内外采用此方法治疗腰椎间盘突出症患者,均取得了良好的治疗效果。

内镜手术虽然具有许多优点,但也存在一些不足。内镜下的手术使医师的视野局限在镜头所及的狭小范围,而且镜头又常被血液、水雾或烟雾所干扰。由于视野和操作空间所限,存在椎间盘残留,甚至切除失败。为确保手术安全,医师又必须在 X 线透视下操作,承受了大量放射性照射。周跃教授总结了显微内镜下椎间盘切除术治疗腰椎间盘突出症中出现的并发症,1852 例患者术中发生椎管内静脉丛出血 48 例,42 例通过镜下止血后完成髓核切除,6 例改为开放椎间盘切除术;定位错误 47 例,术中发现后调整内镜位置完成手术;硬脊膜破裂 21 例,2 例改为开放手术;髓核遗漏 13 例,二期再次行髓核切除术;神经根损伤 6 例,术后 3 个月内完全恢复。1295 例患者获得 3～69 个月的随访,平均随访 13 个月,出现椎间感染 6 例;术后复发 32 例,21 例行开放椎间盘切除手术。虽然手术并发症的发生率并不高,但此项技术需要较长的学习曲线,对临床医师而言依然存在挑战。

第五节 腰椎间盘突出症的康复

一、概述

腰椎间盘突出症是指腰椎间盘纤维环破裂和髓核组织突出,压迫和刺激神经根所引起的一系列症状和体征,是引起腰腿痛的最常见疾病之一。多与年龄、腰部急慢性损伤、脊柱畸形、职业有关,以腰痛伴单侧或双侧下肢疼痛、麻木为主要症状;临床上根据椎间盘突出的程度分为椎间盘膨出型、椎间盘突出型、椎间盘脱出型;根据椎间盘突出的位置可分为中央型、侧突型。95%左右的椎间盘突出症发生于腰4~5及腰5、骶1椎间隙,可通过纠正不良的工作姿势、加强腰背肌训练等,增强体质,加强预防,绝大多数首次发作的椎间盘突出症的患者可通过非手术治疗得以康复;只有少数症状、体征重,反复发作,经过严格的非手术治疗无效的患者需通过手术治疗。

二、分类

(一)按突出部位分

1.中央型

指突出的髓核位于椎间盘的后方正中,压迫神经根和硬膜囊的马尾神经,临床表现为神经根和马尾神经受损的症状和体征,严重者可出现双下肢瘫痪和大小便功能障碍。临床上表现为双下肢、会阴部及膀胱直肠症状。真正的后正中突出是极少见的,多数是中线偏左或偏右的突出,即中央旁型;突出的髓核位于中央、但略偏向一侧。主要压迫一侧神经根和马尾神经或两侧均受压,但一侧轻另一侧重。

2.后外侧型

它是临床上最常见的类型,约占80%。突出的髓核位于椎间盘的后外侧,在后纵韧带的外侧缘处,压迫神经根前方中部,临床主要表现为根性放射痛和一系列体征。

3.外侧型又称椎间孔型

突出的髓核位于脊神经根外侧椎间孔内,将神经根向内侧挤压。此型突出不仅有可能压迫同节神经根,亦有机会沿椎管前壁上移而压迫上节神经根,临床表现为根性放射痛。

4.极外侧型

突出的髓核位于椎管前侧方,甚至进入椎管侧壁或神经根管,引起根性痛。

(二)按突出程度分

1.膨出型

纤维环内层破裂而外层完整,退变的髓核组织通过纤维环裂隙将外层顶起而膨出。

2.突出型

纤维环大部分已破裂或完全破裂,退变和破碎的髓核从纤维环裂口突出,达后纵韧带前方,突出的髓核表面覆以完整的后纵韧带。

3.脱出型

纤维环完全破裂,退变和破碎的髓核从纤维环裂口脱出,并穿过后纵韧带抵达硬膜外间隙。

4.游离型

纤维环完全破裂,髓核碎块经纤维环破口脱出,穿过后纵韧带并向上或向下移位,有一部分游离于椎管内,甚至可远离突出间隙。

三、临床表现

腰椎间盘突出症患者多发于20~60岁,男女比例约4:1,长期从事重体力劳动、剧烈体育运动、伏案工作及弯腰工作者易患本症,95%腰椎间盘突出症多发于T_4~T_5及T_5~S_1。本病最突出的症状是腰背痛和放射性下肢痛。大约50%患者先表现腰痛后表现下肢痛,约33%患者腰痛和下肢痛同时发生,17%患者先下肢痛后腰痛。疼痛的性质有麻木、刺痛、放射痛及烧灼样痛等,以疼痛多见。疼痛可因腹压增高如咳嗽、打喷嚏、大笑或排便等加重,久站、久坐、劳累或受凉后可出现腰腿痛加重,相反卧床休息症状可减轻。下肢放射痛多起于腰骶部、臀后部,逐渐向下放射,不同节段的腰椎间盘突出放射症状的区域不同。

1.腰背痛

95%以上的腰椎间盘突出症患者有此症状,甚至仅有腰背痛。腰背痛可出现在腿痛之前,亦可在腿痛出现的同时或之后。临床上以持续性腰背部钝痛为多见,平卧位减轻,站立则加剧,这种疼痛在一般情况下可以忍受,可以做腰部轻微活动及慢步行走。主要部位在下腰背部和腰骶部,可向一侧或两侧放射。持续时间少则2周,长者可达数月,甚至数年之久。

2.下肢放射痛

80%以上病例出现此症,轻者表现为由腰部至大腿及小腿后侧的放射性刺痛或麻木感,直达足底部,一般可以忍受;重者则表现为由腰至足部的电击样剧痛,且多伴有麻木感。疼痛轻者虽仍可步行,但步态不稳,呈跛行;重者则卧床休息,并喜欢采取屈髋、屈膝、侧卧位。凡增加腹压的因素均使放射痛加剧。由于屈颈可通过对硬膜囊的牵拉使对脊神经的刺激加重(即屈颈试验),因此患者头颈多取仰伸位。放射痛的肢体多为一侧性,仅极少数中央型或中央旁型髓核突出者表现为双下肢症状。

3.下腹部痛或大腿前侧痛

在高位腰椎间盘突出症,当腰2、3、4神经根受累时,则出现神经根支配区的下腹部腹股沟区或大腿前内侧疼痛。另外,尚有部分低位腰椎间盘突出症患者也可出现腹股沟区或大腿前内侧疼痛,此种疼痛多为牵涉痛。

4.间歇性跛行

患者长距离行走时引起腰背痛或不适,同时患肢出现疼痛麻木加重,当取蹲位或卧床休息后,症状逐渐消失,始能再次行走,称为间歇性跛行。其产生机制及临床表现与腰椎椎管狭窄者相似,主要原因是在髓核突出的情况下,可出现继发性腰椎椎管狭窄症的病理和生理学基础。对于伴有先天性发育性椎管矢状径狭小者,脱出的髓核更加重了椎管的狭窄程度,以致易诱发本症状。

5.肢体麻木和冷感

多与下肢放射痛伴发,单纯表现为麻木而无疼痛者仅占5%左右。此主要是脊神经根内的本体感觉和触觉纤维受刺激之故。有少数病例(约5%~10%)自觉肢体发冷、发凉,经测定小腿及足趾皮温降低,尤以足趾为著。有的还可出现单侧或双侧下肢水肿,主要是由于椎管内的交感神经纤维受刺激之故。

6. 肌肉痉挛和麻痹

腰椎间盘突出症肌肉痉挛多发生于神经根长期受压后，通常发生在夜间，持续数秒至数分钟。腰椎间盘突出症造成瘫痪者十分罕见，而多系因根性受损致使所支配肌肉出现程度不同的麻痹征。轻者肌力减弱，重者该肌失去功能。临床上以腰5脊神经所支配的胫前肌、腓骨长短肌、趾长伸肌及长伸肌等受累引起的足下垂症为多见。

7. 马尾综合征

主要见于后中央型及中央旁型的髓核突出症者，因此临床上少见。其主要表现为会阴部麻木、刺痛，排便及排尿障碍，阳痿（男性），以及双下肢坐骨神经受累症状。严重者可出现大小便失控及双下肢不完全性瘫痪等症状。

8. 其他

视受压脊神经根的部位与受压程度、邻近组织的受累范围及其他因素不同，尚可能出现某些少见的症状，如肢体多汗、肿胀、骶尾部痛及膝部放射痛等多种症状。

四、鉴别诊断

1. 诊断

依据详细的病史及体格检查一般能诊断腰椎间盘突出症。椎管造影、CT、CTM、MRI 等辅助检查，可进一步明确椎间盘突出的节段，突出物大小及其与神经根的关系。在诊断时应强调病史及体格检查的重要性，不能单纯依靠辅助检查：只有辅助检查所显示的异常能解释临床症状和体征时才能做出正确的诊断。

2. 鉴别诊断

(1) 腰椎管狭窄症：起病隐蔽，进展缓慢，临床症状较重，大多数患者主诉下腰痛，臀部疼痛，下肢麻木、疼痛，间歇性跛行。体征往往不明显，感觉及肌力改变较少，直腿抬高试验多数阴性，神经区域分布不典型，CT、CTM 或 MRI 是鉴别的有效方法。

(2) 腰椎滑脱：指腰椎峡部双侧断裂后受累椎体、上关节突、横突向前滑移。常因脊柱不稳而出现腰骶部疼痛，弯腰时加剧，平卧时减轻，翻身困难。当神经根受压迫时（多为 L_5 和 S_1 两神经根），可出现下肢放射性疼痛。腰椎检查时可有腰椎前凸增大，臀部后凸，下腰部棘突间可触及"台阶"感，部分患者可出现间歇性跛行。X 线检查是诊断本病的关键。腰椎侧位片示受累椎体在下位椎体上方滑移，腰椎左右斜位可显示峡部不连，腰椎过伸过屈位可显示脊柱不稳定。

(3) 腰椎结核起病缓慢，早期症状不典型，病情进展后可出现腰痛，劳累后加重，休息后减轻；腰背肌痉挛，腰椎活动受限，拾物试验阳性，同时伴低热、盗汗、食欲缺乏、消瘦等全身症状。后期可因神经根或马尾神经受压迫而出现下肢麻木、疼痛，甚至大小便功能障碍。辅助检查如血沉、X 线片、CT、MRI 有助于鉴别。

(4) 脊柱肿瘤是指生长于脊柱的原发肿瘤及转移癌：脊柱肿瘤常有腰痛，早期因 X 线平片难以显示，故易误诊为腰椎间盘突出症等疾患。但脊柱肿瘤所引起的腰痛呈进行性加重，且夜间重；腰椎间盘突出症所引起的腰痛呈间歇性，坐、站立时重，平卧后减轻，休息后腰痛可缓解或消失。转移癌可有原发肿瘤的症状,同位素扫描、MRI 检查有助于早期发现脊柱肿瘤。

(5)椎管内肿瘤单一神经根肿瘤如神经纤维瘤、神经鞘膜瘤等可表现神经根性疼痛,易与后外侧型椎间盘突出压迫神经根所产生的症状相混淆。而椎管内肿瘤压迫马尾神经引起鞍区感觉障碍,膀胱、直肠功能障碍,易与中央型椎间盘突出压迫马尾神经所产生的症状相混淆。但椎管内肿瘤所引起的症状一般为渐进性,不因休息而好转,无明显外伤史,腰椎棘突压痛、叩击痛不明显,直腿抬高试验不典型,少部分患者 X 线片可显示椎间孔变宽,椎管造影及 MRI 有鉴别作用。

五、康复功能评定

(一)症状和体征

1.症状

临床表现为腰背痛、下肢放射痛、下肢麻木感、腰椎活动受限。咳嗽、打喷嚏或腹部用力时症状加重,卧床休息症状减轻,站立时症状较轻,坐位症状较重。腰椎间盘突出较重者,常伴有患肢的肌萎缩,以趾背屈肌力减弱多见。中央型巨大椎间盘突出时可发生大小便异常或失禁、鞍区麻木、足下垂。部分患者有下肢发凉的症状。整个病程可反复发作,间歇期间可无任何症状。

2.体征

腰椎生理曲线消失、平腰或前凸减小,可有侧凸畸形。腰椎活动度明显受限,且活动时症状明显加重,一般病例主要是腰椎前屈、旋转及侧向活动受限,合并腰椎椎管狭窄症者,后伸亦受影响。病变部位棘突、棘突间隙及棘旁压痛,压痛点也可出现在受累神经分支或神经干上,如臀部、坐骨切迹、腘窝正中、小腿后侧等。疼痛较重者步态为跛行,亦可出现肌肉萎缩和肌力下降。直腿抬高试验及加强试验阳性多见。$L_{3\sim4}$ 椎间盘突出时,股神经牵拉试验可能阳性。根据受累神经支配范围可出现相应部位的感觉改变和腱反射的降低或消失。

(二)特殊检查

1.直腿抬高及加强试验

患者仰卧,双下肢放平,先抬高健侧,记录能抬高的最高度数。正常者抬高 80°～90°时,除咽部感觉紧张外无其他不适。再抬高患侧,抬高不能达到正常角度即产生腰痛和下肢放射痛者为阳性,记录其抬高度数。再降低患侧抬高程度至疼痛消失时,将踝关节背屈,症状立即出现,即为加强试验阳性。直腿抬高加强试验可帮助鉴别下肢直腿抬高试验阳性是由于神经还是肌肉因素所引起,因此也是区分真假腰椎间盘突出症的有效方法,但高位腰椎间盘突出的阳性率低。

2.股神经牵拉试验

患者俯卧,患侧膝关节屈曲 90°,将小腿上提,出现股前侧痛为阳性。提示高位腰神经根受刺激,代表 $L_{3\sim4}$、$L_{2\sim3}$ 椎间盘突出。

3.梨状肌试验

患者仰卧位于检查床上,将患肢伸直,做内收内旋动作,如坐骨神经有放射性疼痛,再迅速将患肢外展外旋,疼痛随即缓解,即为梨状肌紧张试验阳性。此试验是梨状肌综合征的常用检查方法。

4.屈颈试验

可让患者平卧,四肢自然放平,检查者一手托于患者枕部,另一手按于患者胸前。徐徐将患者颈部屈曲,若能够引发患者腰痛及下肢放射痛,即为阳性。原理是通过屈颈使枕部离开床面,可令脊髓上升 2cm 左右,并使硬膜及神经根受到牵拉,加重了已经发生病变的神经根的紧张程度。

5.仰卧挺腹试验

可让患者处于仰卧位,两手置于体侧,以枕部及两足跟为着力点,将腹部向上抬起,如可感到腰痛及患侧下肢放射痛,即为阳性。如不能引出疼痛,可在保持上述体位的同时,深吸气并保持 30 秒,至面色潮红,患肢放射痛即为阳性;或在挺腹时用力咳嗽,出现患肢放射疼痛者也为阳性。此试验原理是通过增加腹内压力而增加椎管内压力,以刺激有病变的神经根,引发腰痛及患侧下肢疼痛。

(三)影像学检查

1.腰椎 X 线片

①脊柱腰段外形的改变,正位 X 线片上可见腰椎侧弯、椎体偏歪、旋转、小关节对合不良。侧位 X 线片腰椎生理前凸明显减小、消失,甚至反常后凸,腰骶角小;②椎体外形的改变,椎体下缘后半部浅弧形压迹;③椎间隙的改变,正位 X 线片可见椎间隙左右不等宽,侧位 X 线片椎间隙前后等宽甚至前窄后宽。

2.脊髓造影

它是诊断腰椎间盘突出的主要方法,常用的椎管造影剂有碘水和碘油两类,以前者首选。正常情况下根鞘袖完整,两侧对称;椎间盘突出时,可见神经根鞘袖短缩、消失、变扁、抬高、变尖等表现。脊髓造影剂可明确椎间盘突出的部位,准确率 80% 左右,同时也可鉴别椎管内其他病变。

3.CT

①突出物征象:突出的椎间盘超出椎体边缘,与椎间盘密度相同或稍低于椎间盘的密度,结节或不规则块,当碎块较小而外面有后缘韧带包裹时,软组织块影与椎间盘影相连续。当突出块较大时,在椎间盘平面以外的层面上也可显示软组织密度影,当碎块已穿破后纵韧带时,与椎间盘失去连续性,除了在一个层面移动外,还可上下迁移;②压迫征象:硬膜囊和神经根受压变形、移位、消失;③伴发征象:黄韧带肥厚、椎体后缘骨赘、小关节突增生、中央椎管及侧隐窝狭窄。

4.MRI

①椎间盘突出物与原髓核在几个相邻矢状层面上都能显示分离影像;②突出物超过椎体后缘重者呈游离状;③突出物的顶端缺乏纤维环形成的线条状信号区,与硬膜及其外方脂肪的界限不清;④突出物脱离原间盘移位到椎体后缘上或下方。如有钙化,其信号强度明显减低。

(四)其他

实验室检查对于腰椎间盘突出症本身的诊断意义不大,但可用于鉴别诊断;电生理检查如肌电图等,也可以协助确定神经损害的范围及程度。其他如椎静脉造影、腰骶神经根造影及骶管造影等,虽各有特点,但亦有其一定局限性或因操作技术上的困难而多处于探索阶段。

六、康复治疗

(一)康复治疗作用

绝大多数腰椎间盘突出症患者经过康复治疗可以收效。少数病例因反复发作频繁或症状较重且久治无效,应考虑手术治疗。康复治疗的作用有以下3个方面。

1. 消炎、镇痛

早期服用中医药物和注射疗法消炎止痛,也可通过物理治疗,改善损伤局部血液循环,促进炎症消散,松解粘连,减轻疼痛。

2. 促进突出物回纳

通过制动休息、牵引、推拿等治疗,可以促进突出物回纳,或者改善突出物与其周围组织的结构关系。同时,局部肌肉、韧带的运动训练也可以使得突出物回纳,并有防止病变继续发展的作用。

3. 兴奋神经

肌肉针灸、电疗等能刺激肌肉兴奋神经,使之调理修复,故对因神经根受压时间过长,引起下肢麻木、肌肉萎缩等症状的腰椎间盘突出症有着较好疗效。

(二)康复治疗方法

1. 制动和卧床休息

休息疗法一直是治疗腰痛的常用方法,普遍认为卧床休息可减轻脊柱应力负载,促进软组织恢复,缓解肌肉痉挛及受压迫神经根水肿,从而达到减轻临床症状的目的。腰椎间盘压力坐位最高,站位居中,平卧位最低。卧位状态可使椎间盘处于休息状态,有利于椎间盘的营养供应,去除体重对腰椎间盘的压力。制动可减轻肌肉收缩力与椎间诸韧带紧张力对椎间盘所造成的挤压,使损伤纤维环得以修复,突出髓核回纳。卧位休息一般以3周左右为宜,牵引、推拿后均应卧床休息。但长期卧床可造成失用性萎缩、骨质疏松等,故绝对卧床最好不超过1周。卧床休息一段时间症状改善后,应尽量下床做简单的日常生活活动。离床时宜用腰围保护,避免走路或运动时腰骶神经在椎管内反复移动对神经根的刺激。合理使用腰围,还可减轻腰背肌肉劳损,在松弛姿势下,减轻腰椎周围韧带负担,在一定程度上缓解和改善椎间隙内的压力。腰围不应该长期使用,以免造成腰背部肌力下降和关节活动度降低,从而引起肌肉废用性萎缩,对腰围产生依赖性。腰围佩戴时间一般不超过1个月,在佩戴期间可根据患者的身体和疼痛情况,做一定强度的腰腹部肌力训练。

2. 牵引

腰椎牵引是治疗腰椎间盘突出症的有效方法。根据牵引力的大小和作用时间的长短,将牵引分为慢速牵引和快速牵引。

(1)慢速牵引:慢速牵引是指小重量持续性牵引,慢速牵引包括很多方法,如自体牵引(重力牵引)、骨盆牵引、双下肢皮牵引等。临床上对腰椎间盘突出症最为常用的是骨盆牵引,持续性骨盆牵引可使腰椎间隙增宽,促使突出物部分还纳,减轻神经根的机械刺激,松解神经根粘连,同时椎间孔面积也增加,上下关节突关节间隙增宽,对关节滑膜的挤压减轻,使症状缓解或消失。①骨盆牵引。临床一般采用仰卧位(亦可采用俯卧位)持续牵引,用两个牵引套分别围定骨盆和胸部或腰部进行对抗牵引。骨盆牵引的时间与施加的牵引力大小间有一定的关系,牵引重量大时,牵引时间要短,牵引重量小时则时间要长,但牵引重量一般不小于体重的25%。牵引重量一般从自身体重的60%开始,逐渐增加到相当于自身体重或增减10%以内为宜。每日牵引1～2次,每次20～30分钟。牵引中患者应感到疼痛减轻或有舒适感,如疼痛反而加重或难以忍受,应检查牵引方法是否正确或是否适合牵引。慢速牵引由于牵引重量小,作用缓慢,其不良反应较少,但由于牵引时间长,胸腹部压迫重,呼吸运动受到明显的限制,所以对老年人特别是有心肺疾病的患者应特别谨慎,另外慢速牵引重量过大也可造成神经根刺激或损害;②间歇牵引。近年在国内应用也渐广泛,采用电子控制牵引床进行,可根据病情选择牵引时间和放松时间。

(2)快速牵引:多方位快速牵引又称三维多功能牵引,由中医的"拉压复位法"和"旋转复位法"发展而来。该牵引将上述两种方法结合,由计算机控制,瞬间完成,所以称之为快速牵引。多方位快速牵引在治疗时有三个基本动作:水平牵引、腰椎屈曲或伸展、腰椎旋转。该牵引的特点是定牵引距离,不定牵引重量,即牵引距离设定后,牵引重量会随受牵引者腰部肌肉免疫力的大小而自动调整,其最大设计牵引力是3 000N,牵引作用时间短(0.5～2秒),多在牵引的同时施加中医的正骨手法。

重度腰椎间盘突出、后纵韧带骨化和突出椎间盘的骨化以及髓核摘除术后的患者都应慎用本法。快速牵引后为减轻牵引的加剧反应和促进病情的好转,可行骶裂孔注射,口服非甾体类抗炎药、地巴唑和小剂量的地塞米松。于牵引后三日后可加推拿、理疗、针灸等治疗。

3.运动疗法

人类能站立行走,脊柱及其稳定性起着重要作用。腰椎位于身体的中段,具有重力传导枢纽作用,与脊柱其他节段相比,腰椎具有以下特点:①承受负荷最大;②骶骨及骨盆相对固定,而腰椎尤其是腰骶段活动较大,因此,腰椎所受应力最集中;③腰椎小关节与矢状面呈45°角,这一结构使腰椎既具有较大的活动度,又具有较强的稳走性。前二者使腰椎容易受伤和退变。躯干的稳定性主要决定于脊柱,当腰椎结构因退变和损伤等因素失去内在稳定时,腰椎旁肌超负荷工作,以维持脊柱的稳定。这种状况持续发展易致腰椎旁肌劳损,椎旁肌肌力下降,腰椎的稳定性、协调性和柔韧性等功能也因此下降。很多研究表明慢性腰痛与躯干肌无力有关,而腰背伸肌无力与腰痛关系更明显;同时,腰痛患者常因活动减少致椎旁肌废用性萎缩无力、腰痛与腰肌无力常同时存在,互为因果,形成恶性循环,使腰痛难以治愈。因此,加强腰椎旁肌尤其是伸肌训练在治疗和预防腰痛中具有重要作用。腰椎功能训练方法很多,大致可分为伸展训练和屈曲训练两大类。

(1)伸展训练:可有效地减小腰椎间盘后纤维环的张力及神经根的张力,改变椎间盘内的压力,使椎间盘髓核前移;通过伸展训练还可以增强伸展肌力、耐力和柔韧性,改善腰椎后凸及骨盆后倾。因此,通过伸展训练可减轻腰痛症状。但对腰椎管狭窄症、重度腰椎滑脱症或腰椎间盘游离伴明显感觉异常和肌力减弱、背伸训练后症状加重者应慎用此训练。

①俯卧法:a.双上肢后伸,上胸部及伸直的两下肢缓慢同时离床,做背伸运动,维持10～20秒后缓慢恢复俯卧位。该训练为最常用方法,适用于青壮年患者;但老年或肥胖患者难以完成

该组训练；b.患者两下肢伸直交替做后伸上举动作或两下肢同定不动，上身逐渐向后做背伸运动。这两种训练疗效不及第一种训练，但适合老年或肥胖患者训练。

②仰卧法：a.五点支撑法：以双足、双肘及头为支撑点，用力使躯干及下肢离床，做脊柱和髋关节过伸训练。此种方法疗效较好，为仰卧法中常用方法，但老年患者或合并颈椎疾患者应慎用此方法。b.四点支撑法：以双足、双肘为支撑点，用力使躯干及下肢离床，做脊柱和髋关节过伸训练。此方法避免了颈椎受力，弥补了上述方法的不足，但疗效稍差。

(2)屈曲训练：正常人体的躯干肌的伸/屈腰椎肌力比值约为1：30。该比值失调或屈伸肌均无力是腰痛的重要原因之一。当腰椎屈肌无力、腰椎前凸增大、骨盆前倾及腰骶角增大时应加强屈肌的肌力，增加腹肌及屈髋肌的肌力，减轻腰椎间盘后部的压力，扩大椎间孔，伸展腰伸肌。但腰椎间盘突出症直腿抬高试验阳性的患者应慎重。

4.物理治疗

物理治疗是腰椎间盘突出症康复疗法不可缺少的治疗手段，在临床上广泛应用。理疗有消炎、镇痛，改善局部微循环，消除神经根水肿，粘连松解，促进组织再生，兴奋神经肌肉等作用。临床上常用的有高频电、电脑中频、直流电药物离子导入、红外线、超声波、蜡疗、光疗、音频电、磁疗等疗法。

(1)高频电疗法：常用的有超短波、短波及微波等疗法，通过其深部透热作用，改善腰背部肌肉、软组织、神经根的血液循环，促进功能恢复。超短波及短波治疗时，电极于腰腹部对置或腰部、患肢斜对置，微热量，12～15分钟/次，每日1次，15～20次为一个疗程。微波治疗时，将微波辐射电极置于腰背部，微热量，12～15分钟/次，每日1次，15～20次为一个疗程。

(2)电脑中频疗法：电极于腰骶部并置或腰骶部、患侧下肢斜对置，根据不同病情选择相应处方，如止痛处方、调节神经功能处方、促进血液循环处方，20分钟/次，每日1次，15～20次为一个疗程。

(3)红外线照射疗法：红外线灯于腰骶部照射，照射距离30～40cm，温热量，20～30分钟/次，每日1次，15～20次为一个疗程。

(4)直流电离子导入疗法：应用直流电导入各种中西药物治疗。可用中药、维生素B类药物、碘离子等进行导入，作用极置于腰骶部常用腧穴或疼痛部位，非作用极置于患侧肢体，电流密度为 $0.08～0.1mA/cm^2$，每次20分钟，每日1次，10～15次为一个疗程。

(5)磁疗：应用中等剂量强度的磁片或磁珠，贴敷在腰骶部和患肢的腧穴上，达到刺激穴位，疏通经络，调和气血，止痛消肿的目的。

5.药物治疗

中西医药物可以缓解腰椎间盘突出症患者的疼痛症状，起到辅助的对症治疗作用，常用的药物有：①非甾体类消炎止痛药(NSAIDs)；②扩张血管药；③营养神经药；④活血化瘀、通经活络的中药；⑤外用药。

6.注射疗法

经皮阻滞疗法适用于腰椎间盘突出症。常用骶裂孔注射阻滞疗法，该疗法是将药液经骶裂孔注射至硬膜外腔，药液在椎管内上行至患部神经根处发挥治疗作用。所用药液包括维生素 B_1、维生素 B_{12}、利多卡因、地塞米松和生理盐水，30～50mL，3～5天1次，一般注射1～

3次。另外对一些急性发作疼痛较重的患者可采用在压痛点部位行局部注射缓解疼痛症状。常用药有醋酸泼尼松龙、醋酸可的松、利多卡因等。

7.推拿疗法

推拿治疗能改善局部血液循环、疏通经络、活血止痛、整骨复位。常用的治疗手法有：肌松类、牵伸类、被动整复类。肌松类手法：拿法、揉法、推法、按法、点法、拍法、击法、抖法和踩跷法；牵伸类手法：拔伸法、牵拉法、背法；被动整复类手法：扳法，包括腰部斜扳法、直腰旋转扳法、弯腰旋转扳法、后伸扳法等。每次推拿30分钟，每日或隔日进行1次，10次为一个疗程。

对适合推拿的患者，要根据其病情轻重、病变部位、病程、体质等选择适宜的手法，并确定其施用顺序、力量大小、动作缓急等。急性期推拿手法宜轻柔，被动动作幅度宜小；慢性期则手法刺激可适当加重。推拿治疗时，对突出物巨大或有钙化者、马尾神经受压者、继发椎管狭窄者，不宜用后伸扳法或踩跷法。

8.针灸疗法

针灸不能从根本上解除间盘突出、神经根受压的基本病理改变，但针灸疗法具有通筋、活络、止痛及扶正祛邪的作用，对于缓解症状有较好的效果，可以作为一种重要的辅助疗法。

(1)体针：选穴时，不仅要注意臀、下肢、足部的有关经脉，而且在腰背部选取有关经脉和脏腑腧穴。主穴取肾俞、委中、气海俞、夹脊穴（$L_3 \sim L_5$）、次髎、秩边、环跳穴。风湿型腰痛配阴陵泉、地机、阿是穴；风寒型腰痛配腰阳关、委阳、阿是穴；血瘀型腰痛配肝俞、血海、大椎、支沟、阳陵泉穴；肾阳虚型腰痛配太溪、命门穴；肾阴虚型腰痛配太溪、志室、承山穴。急性期用泻法，慢性期用平补平泻法，或加用灸法。

(2)耳针：取穴以肾、腰椎、皮质下、坐骨、臀为主，疼痛较剧时用强刺激，留针1小时，腰痛较缓时，可用皮内针埋针或用王不留行穴位贴压。

(3)拔罐：有疏通气血，消散瘀滞，温通经络，祛湿祛风，散寒活血，舒筋止痛等作用。

①留罐：在治疗部位上留置一定时间，一般留罐10～15分钟，大而吸力强的火罐5～10分钟，小而吸力弱的时间宜长些。

②闪罐：火罐吸住后，立即拔下，反复多次，以皮肤潮红为度。

③走罐：在治疗部位和火罐口的边缘，薄薄地涂一层凡士林等油类或水，火罐吸住皮肤后，一手扶罐底，一手扶罐体，在皮肤上上、下、左、右慢慢移动，到皮肤潮红或出现瘀血时止。

④针罐：即扎上针后再拔罐，以增强疗效。

第六节 退变性腰椎管狭窄症

退变性腰椎管狭窄症是脊柱外科常见的疾病之一。1954年，Verbiest首次将腰椎管狭窄症作为一种独立疾病系统地进行阐述，并首先描述了间歇性跛行的概念，即表现为患者行走后出现一侧或双侧腰痛和下肢麻木乏力，休息后缓解，行走后症状再发并反复出现。随着五十多年来国内外学者在腰椎管狭窄的临床特点以及病理特征方面进行的深入研究，人们对腰椎管狭窄症有了越来越深入的认识，目前腰椎管狭窄症的现代定义通常是腰椎中央管、神经根管、侧隐窝或椎间孔由于骨性或纤维性结构异常增生，导致不同范围管腔内径狭窄，从而造成神经血管结构受压引发相应临床症状，这个概念更强调了3个方面，即神经根管狭窄、构成椎管内的神经结构以外的软组织因素异常增生，以及腰椎稳定性丧失，这对深入了解腰椎管狭窄症病理生理特点、明确分型和指导治疗有重要参考价值。

老年人发病率较高，在50岁以上的人群中发病率为1.7%～8%，女性高于男性，腰椎管狭窄合并腰椎滑脱的发生率女性明显高于男性。

一、概 念

可以说刚接触脊柱外科的医师面对腰椎管狭窄症时首先遇到的困惑就是它的概念。这里要强调，腰椎管狭窄症是一个症状学诊断：只要具有间歇性跛行的临床表现，就可以给出诊断。具体点说，不论致病因素是发育性椎管狭窄、椎间盘突出还是腰椎滑脱，只要存在间歇性跛行，就都属于腰椎管狭窄症的范畴。在书写诊断时，一般将腰椎管狭窄症写在前面，后面写明具体的致病因素，如"腰椎管狭窄症，$L_{4,5}$椎间盘突出"。"间歇性跛行"不能仅从字面意思简单理解为行走功能受限。真正的"间歇性跛行"有两方面的含义，第一，跛行是由下肢一些特征性的不适感所引发：行走一定距离后，下肢出现酸、麻、胀或疼痛，如同灌铅，因而行走乏力，出现跛行，不得不停下来休息（来自山西或内蒙部分地区的患者常主诉"腿困得不行"，就是对这种不适的一种形象的拟人化的描述）。第二，跛行有其特征性的缓解方式和发作规律：坐下或蹲下休息后（即腰椎屈曲后），症状会逐渐缓解，又可行走，但行走一定距离后症状复现，再次引起跛行，如此反复，即所谓"间歇性跛行"。因此，有些颈椎病患者虽然也存在间歇性跛行（脊髓源性间歇性跛行），但这种跛行不论在患者不适感觉还是在缓解方式上都与典型的间歇性跛行不同，因而不能归入腰椎管狭窄症的范畴。

另一个困惑来自于腰椎管狭窄症与腰椎间盘突出症的区别与联系。简单说，从临床表现看，前者主要是间歇性跛行，后者主要是坐骨神经痛；从致病/致压因素看，前者原因更多更复杂，腰椎整体退变较重，后者相对单纯，腰椎整体退变相对较轻；从患者人口学特征看，前者中老年多，后者中青年多。当然，腰椎管狭窄症与腰椎间盘突出症之间也存在交集。比如说一位青年患者，没有发育性的椎管狭窄，没有腰椎滑脱，而$L_{4,5}$巨大椎间盘脱出，引起间歇性跛行，其他节段退变不严重，那么对这种情况，应该说诊断腰椎管狭窄症或腰椎间盘突出症都是可以的，如果选择前者，可以写作"腰椎管狭窄症，$L_{4,5}$椎间盘脱出"。当然，如果该患者的症状并不是间歇性跛行，而是坐骨神经痛或马尾损害，那毫无疑问应该诊断腰椎间盘突出症了。

临床上患者的表现多种多样，只要对病情有清晰的认识，掌握上述基本概念和原则，诊断上具体病例具体分析即可。实际工作中，在符合诊断原则和疾病命名规范的前提下，不同医师对同一病例可能会做出略有不同的诊断，表现了不同医师各自关注的方面，应该说没有什么绝对的正确与错误。

二、分 型

腰椎管狭窄有解剖学、病因学以及以临床为基础的新分型3种分型系统。

1. 解剖学分型

①中央椎管狭窄,即椎管中矢状径狭窄,当矢状径小于 10mm 时为绝对狭窄,10~13mm 为相对狭窄;②神经根管狭窄,腰神经根管指神经根自硬膜囊根袖部发出,斜向下至椎间孔外口所经的管道,各腰神经根发出水平不同,神经根管的长度和角度也不尽相同;③侧隐窝狭窄,侧隐窝是椎管向侧方延伸的狭窄间隙,分为入口区、中间区和出口区,其腹侧是椎间盘及椎体后方韧带结构,背侧是上关节突,外侧是椎弓根,内侧是中央管,侧隐窝存在于三叶形椎孔内,下位两个腰椎(即 L_4、L_5)处,侧隐窝前后径通常在 5mm 以上,前后径小于 3mm 为狭窄。但 Amundsen 等报道中央椎管狭窄通常都伴有侧方通道的狭窄,而侧方通道狭窄进一步发展也可导致中央椎管狭窄,因此目前临床上常用的不是单纯解剖分型。

2. 病因学分型

通常将腰椎管狭窄分为原发性和继发性两大类,而后再细分为亚类。临床上,退变性腰椎管狭窄最为常见,它常常是腰椎退行性病变的结果。LaBan 的统计显示该病多发于 50~60 岁以上的中老年人。Kirkaldy 等研究认为退行性腰椎管狭窄常起始于侧方通道的狭窄,黄韧带肥厚和椎小关节的增生、内聚能导致侧隐窝狭窄、神经根管狭窄和椎间孔狭窄,椎间盘退变和正常高度丢失可导致椎间孔狭窄,随着退变的加重,将出现中央椎管的狭窄,但两者也可以单独出现或同时出现。

3. 以临床为基础的新分型

Hansraj 通过大样本研究,提出了以临床为基础的新分型方法,即将腰椎管狭窄分为典型和复杂型。典型者通常指患者既往无腰椎手术史、无腰椎不稳、小于Ⅰ度的退变性滑脱和<20°的退变性侧弯。复杂型者则有腰椎手术史、存在腰椎不稳、存在大于Ⅰ度的退变性滑脱和>20°的退变性侧弯。这种新分型方法强调了腰椎不稳与腰椎管狭窄之间的关系,由于不稳定的存在,使已存在椎管狭窄的同时合并动态性狭窄改变,造成病情复杂化。

三、病理学和病理生理学

退变性腰椎管狭窄由于三关节复合体退变所导致,包括椎间盘、与其相连的上下方椎体和关节突关节。退变可以起始于任一关节,但最终结局均为三关节同时受累。本病的病理学特征有黄韧带肥厚、椎小关节增生、椎板骨质增生、椎体后缘骨赘形成、后纵韧带肥厚或骨化等,并可能合并椎间盘突出、峡部崩裂、腰椎滑脱、脊柱侧弯等。Kirkaldy 认为退变可能起始于小关节突滑膜炎,滑膜炎进一步发展使关节软骨变薄、关节囊松弛,增加了脊柱的活动度,使椎间盘退变加速,由于腰椎活动度加大,椎间小关节骨赘增生加快,导致椎管狭窄,并且上关节突骨赘可导致侧隐窝狭窄,下关节突骨赘可导致中央椎管狭窄。Spivak 认为退变也可能起始于椎间盘,椎间盘塌陷时神经孔变窄出现椎管狭窄,并且椎间盘高度降低、椎体周围韧带松弛、椎体异常活动增加,导致黄韧带肥厚、关节突关节退变和骨赘形成,加上突出的椎间盘,可导致侧隐窝狭窄以及中央椎管狭窄。Kornblum 总结脊柱退行性疾病所引起的腰椎畸形或不稳也是腰椎管狭窄的主要因素,如成年腰椎侧弯弧凹处的塌陷使相邻的椎弓根之间的椎间孔变小,退行性腰椎滑脱前部椎体的半脱位能导致椎板下部和下关节突之间的椎管狭窄,加上小关节退变骨质增生共同促成了腰椎管突出狭窄。

腰椎管狭窄导致腰腿疼痛的病生理机制可以归纳为以下几方面：①椎管容积减小，直接导致椎管内压力增加，神经根缺血，有实验表明，当硬膜囊内压力在(8～9.3)kPa 时动脉供血停止，在 4kPa 时马尾神经静脉回流消失；②神经根受压或腰椎活动时，神经根被增生的组织摩擦充血，同时由于椎管压力增加，导致椎管内硬膜外静脉丛回流障碍和椎管内无菌性炎症，引起相应的神经根症状；③由于神经根受压、血液循环障碍造成充血和水肿，以及无菌性炎症，炎症介质如缓激肽、组胺、前列腺素 E_1、E_2、白三烯、P 物质等，这些物质的作用下又可加重局部组织渗出、充血和水肿。因此，本病腰痛和下肢痛的主要症状学特点，是在腰椎管狭窄的病理学基础上，这几方面因素的综合作用的结果。

四、自然病程

了解退变性腰椎管狭窄症的自然病程有益于治疗方法的选择。然而，本病的临床表现却因人而异。一般而言，本病起病隐匿，可因创伤或过度的运动而出现症状加重。许多患者在影像上表现出严重的椎管狭窄，但症状或体征却不多。Johnsson 报道在 27 例未接受治疗的中等程度腰椎管狭窄的患者中，通过 4 年随访观察，19 例没有明显变化，4 例有所改善，另外 4 例症状加重但没有严重后遗症。Johnsson 在另一项研究中，对 19 例未接受治疗的患者随访 31 个月，其中 11 例没有明显变化，6 例获得改善，只有 2 例恶化。Atlas 在一项比较腰椎管狭窄症的手术治疗和非手术治疗的前瞻性研究中，发现经过 8～10 年的非手术治疗，50% 患者的腰腿痛能够得到改善。Amundsen 等进行的一项前瞻性随机对照研究中，接受保守治疗的患者，随访 4 年时疗效优良率为 71%，10 年随访时优良率为 73%，而对手术组的随访 4 年和 10 年的优良率分别为 84% 和 71%，两组的远期疗效无显著性差异。此外，学者还发现，即使在非手术治疗失败 3 年后再进行手术治疗，其预后与首选手术组仍无明显差异。

目前的研究结果提示，大多数退变性腰椎管狭窄症患者病程均较稳定，公认的治疗原则是首选保守治疗，因为有约 50% 的患者在非手术治疗后症状能够得到改善。而对出现严重神经损害，对工作和生活影响较大，以及经过非手术治疗 3 个月至半年无效的患者，则应考虑手术治疗。

五、临床表现

在一项样本量为 100 例的研究中发现，95% 的患者表现为腰背痛和坐骨神经痛症状，91% 患者出现间歇性跛行，70% 患者出现下肢感觉障碍，33% 患者出现肌力减退，12% 患者出现大小便障碍。腰背痛平均出现 14 年，而坐骨神经痛平均在 2 年前出现。42% 患者有双下肢相关的主诉，其余 58% 患者则出现单侧下肢的症状。神经根症状分布如下：L_5 占 91%，S_1 占 63%，$L_{1\sim 4}$ 占 28%，$S_{2\sim 5}$ 占 5%，有 47% 的患者出现 2 根神经受累表现。

单纯中央型椎管狭窄的患者，典型表现是间歇性跛行，症状通常在直立或行走数百米后出现，表现为一侧或双侧腰酸、腿痛、麻木、沉重感、乏力等感觉，以致出现跛行，症状发生并不按皮节分布。患者为了减轻疼痛，往往取腰部前屈位而不愿直腰、挺胸站立，故出现"姿势性跛行",即休息或坐位或侧卧屈髋、弯腰后症状缓解或消失,劳累或站立步行、腰部后伸时加重。这是因为腰椎前屈位椎管面积大于后伸位面积,而后伸时,椎管后方的小关节囊及黄韧带挤向椎管和神经根管,压迫神经根和马尾神经。腰部恢复至伸直位或略前屈位时,椎管宽度恢复,症状也随之减轻或缓解。

单纯侧隐窝狭窄的患者,由于是特定神经根受压,因此间歇性跛行较少,而主要表现为相应神经根分布区的感觉异常、肌力减弱、腱反射减弱等。

马尾神经受压的患者,会出现会阴区麻木、异常感觉和针刺样感觉。部分患者可出现排尿、排便障碍及性功能障碍。

体格检查上,常见腰椎前凸变平、活动范围减少,直腿抬高试验阴性。腰椎前屈不受限,当取过伸位及侧屈位半分钟左右可诱发症状,腰椎前屈时症状消失。神经根管狭窄严重的患者,可出现下肢感觉障碍、肌力减弱、腱反射减弱或消失,直腿抬高试验可阳性。总体上,腰椎管狭窄症的患者,往往症状、主诉较多、较重,但阳性体征却较少。

六、诊断和鉴别诊断

根据详细的病史、典型的临床症状和体征,结合影像学表现,本病诊断并不困难,其中最具诊断价值的症状为间歇性跛行。然而,本病的间歇性跛行称为神经源性间歇性跛行,此外有两大类疾病同样以间歇性跛行为主要特点,但是其病理生理机制与本病截然不同,重视并正确识别间歇性跛行十分必要。

一类是由于脊髓受压引起,以下肢无力为主要表现,称为脊髓源性间歇性跛行,代表疾病有脊髓型颈椎病、胸椎管狭窄症、椎管内肿瘤等,这类间歇性跛行表现为由于下肢肌张力增高所导致的行走协调性降低,患者可有踩棉感,可有胸腹部束带感,和腰椎管狭窄症相比,大小便功能障碍更为常见。体格检查体征较多,可归因于脊髓受压造成的感觉和运动传导障碍,具体表现为出现感觉平面,下肢肌力降低但肌张力增高,膝腱反射及跟腱反射亢进,髌阵挛、踝阵挛、Babinski征多为阳性。

另一类是由于下肢动脉供血不足所致,称为血管源性间歇性跛行,代表疾病为血栓闭塞性脉管炎,本病属于慢性全身中小动静脉受累的全身性疾病,多见于青壮年男性,多有吸烟史,间歇性跛行同体位无关,多无神经受压症状,但有肢体缺血表现,如步行后动脉搏动消失,小腿青紫、苍白,下肢发凉、麻木、酸胀、疼痛,本病感觉异常多位于下肢后部肌肉,同神经根分布无明显相关性,足背动脉和胫后动脉搏动减弱或消失,病程后期可产生肢体远端的溃疡或坏死。

七、治疗

当患者出现腰痛、下肢疼痛、神经源性间歇性跛行等症状时,即提示需要治疗加以干预。治疗的目的在于缓解疼痛、维持或改善日常活动能力。对一些患者,非手术治疗可以很好的改善症状;而对另一些患者,经过非手术治疗仍然不能从事日常活动或工作,则应考虑手术治疗。

(一)非手术治疗

通常退变性腰椎管狭窄症在确诊后首选非手术治疗,非手术治疗虽然不能在解剖层面上改变椎管空间和神经的关系,但是可以消除或减轻神经根、马尾神经、硬膜及硬膜以外组织的炎性反应和水肿,从而减轻或改善症状。非手术治疗的方法很多,不同的治疗方法各自存在不同优缺点,临床上进行选择时,多依赖于临床经验报道和随访调查。目前常用的非手术治疗方法包括物理治疗、药物治疗和侵入性非手术治疗。

1. 物理治疗

(1) 休息:应注意睡床的软硬度要适中,可缓解腰肌痉挛,从而减轻疼痛。

(2) 推拿按摩和针灸:理论上能起到活血化瘀、疏通经脉,从而缓解症状,Assendelf 和 Furlan 分别证实了推拿和针灸有缓解腰痛的作用,然而,目前缺少直接的证据支持推拿按摩、针灸在腰椎管狭窄症治疗中的效果。

(3) 有氧运动和姿势锻炼:Iversen 研究证实有氧运动是腰痛的有效治疗措施,然而,对于骑自行车等有氧运动在腰椎管狭窄症中的疗效,目前报道尚少。姿势锻炼是指加强前屈腹肌的锻炼,避免腰部过伸活动。Fritz 研究表明,腹肌加强后能自然地控制腰椎于过屈位,有助于增加椎管内容积,减轻神经压迫,促进静脉回流,缓解下肢症状。

(4) 制动:佩戴弹力围腰等支具可以限制腰部活动,维持腰椎姿势,对抗后背肌收缩力量,缓解疼痛,但应该注意佩戴时间,过长则引起腰背肌力量下降,失去治疗作用。

(5) 心理治疗:心理社会因素被认为是急性腰痛慢性化的相关因素之一,Karjalainen 等证明心理治疗有助于慢性腰痛的改善。

2. 药物治疗

药物治疗的目的在缓解疼痛,减轻局部组织无菌性炎症反应,以及营养神经组织。Onel 等报道了 145 例腰椎管狭窄症患者进行综合药物治疗后,70% 患者症状有较好的改善,23% 患者轻度好转,充分说明了药物的疗效。目前用于控制腰椎管狭窄症疼痛的药物主要包括:

(1) 非甾体类抗炎药:对缓解腰痛有确切的疗效,选择性 COX-2 抑制剂由于胃肠道不良反应较少而一度被广泛的推崇,然而,心血管疾病患者或高风险人群在长期使用 COX-2 抑制剂后,心血管事件的发生率增加,因此也一定程度上限制了该类药物的使用。

(2) 肌肉松弛药、麻醉类镇痛药:对于未能全剂量使用非甾体类抗炎药的患者,通常联用本类药物。对于症状严重而单用非甾体类抗炎药效果不佳者,短期应用麻醉类镇痛药物是有利的,该类药物能有效止痛,缓解腰痛、下肢痛及间歇性跛行症状,但不具备抗炎作用。Deyo 等研究表明由于肌肉松弛药存在中枢神经系统的不良反应,对疼痛症状不严重的患者,使用肌肉松弛药将是弊大于利,Roth 认为长期使用该药,特别对于老年患者,可能其不良反应将带来更大的风险。

(3) 抗抑郁药:本类药物作用于中枢神经系统,可能对慢性疼痛有缓解作用。研究表明抗抑郁药能够减轻患者下肢麻木和疼痛,改善睡眠。但 Deyo 等指出,抗抑郁药对于有抑郁症状的慢性疼痛者有效,然而,对非抑郁状态的患者作用却不确切。此外,通常认为改善局部微循环的药物、神经营养药等对改善症状有效。曾有研究表明降钙素对于有较轻神经症状的腰椎管狭窄症患者有效,但系统性综述却证明降钙素与安慰剂的疗效相当。而对于神经营养药,如甲钴胺,Waikakul 等研究表明其对腰椎管狭窄症疼痛症状及神经系统体征的疗效并不确切,但却能延长行走距离,改善间歇性跛行。总之,关于不同药物的疗效和指征选择,尚需要更多的高级别循证医学证据来支持。

3.侵入性非手术治疗

腰椎管狭窄及其导致的椎管内神经的机械压迫,可引起神经根的结构性和化学性损伤。神经根的水肿和静脉瘀血导致进一步的压迫和缺血性神经炎,从而引起神经毒素的渗出,例如可引起炎症和水肿加重的磷酸酯酶和白三烯。糖皮质激素具有抗炎特性,可减少白细胞的游走,抑制炎性细胞因子释放,稳定细胞膜。上述反应及其减少水肿的能力成为硬膜外糖皮质激素注射治疗腰椎管狭窄症的理论基础。硬膜外激素注射用于治疗腰椎管狭窄症已有多年的历史,最理想的适应证是患者有急性神经根症状或神经源性间歇性跛行,且常用的物理治疗或药物治疗均无满意疗效,已对日常生活产生显著影响。Nelemans认为当药物、物理等其他非手术治疗不能有效控制症状时,应推荐局部注射治疗。硬膜外注射对急性疼痛有治疗作用,随着时间的推移其效果下降,中远期疗效尚有争议。Riew、Rosen等均报道硬膜外注射糖皮质激素可以使患者在短期内缓解疼痛和改善功能,但在Rosen的研究中却只有25%的患者获得了长期缓解。Cuckler对患者进行24小时~1年的随访,认为硬膜外注射激素和安慰剂治疗并无显著性差异。Tran等的系统综述指出,硬膜外注射治疗对腰椎管狭窄症的短期疗效值得肯定,但中长期效果则尚待进一步研究以证实。总体而言,硬膜外注射为保守治疗争取了时间,尤其是对老年患者,仍不失为一种手术治疗的替代手段。

(二)手术治疗

1.手术治疗总体原则

目前主张采取有限化术式,即以最小的创伤,在达到充分有效的马尾和神经组织减压的同时,维持脊柱的稳定性。

2.手术适应证

手术适应证主要有:非手术治疗不能控制且不能耐受的严重下肢疼痛伴或不伴腰痛;持续的下肢症状、进行性间歇性跛行经过2~3个月非手术治疗无明显效果;严重神经压迫和进行性神经功能丧失;马尾神经综合征者应考虑手术治疗,同时症状、体征和影像学检查应相一致。单纯的影像学检查结果不能作为判断是否手术的标准,也并非所有非手术治疗失败的病例都需要接受手术,只有患者不能耐受时才考虑手术。对手术时机,目前尚存在争议,通常认为退变性腰椎管狭窄症是缓慢进展的疾病,不会快速发展、危及生命,延迟手术可能并不影响手术疗效。Atlas等报道中重度患者的手术疗效优于非手术组,故主张对轻症患者不做手术,但也不要求所有患者都等到非手术治疗无效后才考虑手术,在此情况下患者知情同意显得尤为重要,由于告知患者手术和非手术治疗的远期疗效相近,许多患者趋向于选择非手术治疗方法来维持病情的稳定。Simpson等认为对于合并全身疾病的患者,尤其是糖尿病,手术效果不佳,并且伤口并发症多,应该尽量采用非手术治疗。另外,尽管腰椎管狭窄症较少发生马尾神经综合征,然而,一旦出现膀胱功能障碍或显著的进行性下肢无力等表现,即是绝对的急诊手术指征。

3.手术方法

解除椎管内神经组织受到的压迫是外科治疗的目标,Gibson认为一个或多个节段的椎板切开减压术是腰椎管狭窄症手术的标准治疗方案,该手术要求在充分减压的同时维持脊柱的稳定性,尽量的保留腰椎小关节以减少医源性脊柱不稳的发生。Herno 等指出退行性腰椎管狭窄症,许多影像学资料显示狭窄存在于多个节段,但是临床症状、体征却往往表现为少数的一个或两个节段,此时的减压原则应该针对造成症状的责任节段进行,以减少创伤并发症,并非所有影像学上的狭窄节段都需要减压干预,术后患者的满意程度比影像学显示的客观减压范围更为重要。传统的减压手术主要有全椎板切除、半椎板切除,但其创伤较大,对脊柱稳定性影响较大,因此,减少创伤以及微创减压的术式应运而生并且崭露头角,这些术式包括椎板间开窗、椎板选择性切除、椎板成形、显微减压等等。

(1)椎板减压术:

①全椎板切除术:先将椎板双侧切除,再行神经根管、侧隐窝扩大减压。主要适用于中央型椎管严重狭窄、多节段严重狭窄、运动节段有骨桥形成或计划行脊柱融合术者。该术式的优点是显露充分,可以处理椎管任何部位的狭窄。缺点是破坏了脊柱后方大部分结构,对脊柱稳定性有较大影响,并且可能发生脊柱后方软组织和硬膜的粘连、纤维化增生,导致术后神经继发性压迫,其疗效随时间延长可能呈下降趋势。术中注意保留上下关节突的关节面 1/3～1/2 以上,以减少对脊柱稳定性的破坏,如果破坏过多造成脊柱不稳定,则应考虑融合。硬膜外可覆盖游离脂肪或明胶海绵以减少术后粘连。对于侧隐窝狭窄者,除了切除部分上下关节突,还要注意切除突出的椎间盘、椎体后缘增生的骨赘和钙化的后纵韧带,方能达到充分减压。尽管该手术可以处理任何部位的椎管狭窄,但长期随访其疗效,术后脊柱不稳仍然是最大的缺点。Rosenberg 应用椎板切除减压治疗腰椎管狭窄症,术后脊柱滑脱发生率为 10%,29 例经广泛椎板切除减压后,均表现为椎体滑脱、脊柱不稳。Katz 等对 88 例退变性腰椎管狭窄症患者行全椎板切除减压,经过 7～10 年的随访,23% 的患者需要再次手术,33% 的患者出现严重的腰背疼痛。Hopp 等应用此法治疗腰椎管狭窄症,17% 的病例出现脊柱不稳而需要再次手术。因此,基于该术式的缺点,临床上不应对任何椎管狭窄都行全椎板切除,应该避免不必要的椎板切除对脊柱稳定性造成的破坏。

②半椎板切除术:最适用于单侧的侧隐窝狭窄、单侧的神经根管狭窄、单侧关节突肥大和中央型椎管狭窄而对侧无症状者。术中探查神经根管时要注意沿神经根走行,探查神经根管前方、侧壁、后壁有无狭窄和压迫。从理论上讲,此方法由于切除的腰椎后方结构较少,因而在维持脊柱稳定性上要优于全椎板切除术。

③椎板间开窗术:此方法手术创伤较小,对脊柱稳定性影响较小。随着多节段开窗、双侧开窗技术的发展,其适应证越来越广泛,并且疗效也得到了长期随访研究的证实。一项研究通过平均 40 个月的随访,比较椎板间开窗术和椎板切除减压术对腰椎管狭窄症的疗效,发现前者在对腰痛、下肢痛的 VAS 评分以及 Oswestry 生活功能评分的改善幅度上均优于后者,并且前者术后优良率(89%)亦高于后者(63%)。但是,应该指出该术式对神经结构的显露不如椎板切除术,因而需要更丰富的手术经验和技巧,否则容易因减压不充分而使术后疗效降低。

④其他椎板切开术式:为了尽可能地维持脊柱稳定性,越来越多的脊柱外科医师倾向于部分切开椎板,由此产生了多节段椎板切开、选择性单侧或双侧椎板切开、关节突关节切除术、椎间孔开放术以及多种椎板成形术等多种创伤较小的新减压术式。Weiner 等介绍了一种"显微减压术",通过部分椎板间切开,再通过显微镜从不同的角度切除患侧黄韧带,再通过患者体位

的改变，经同一窗口暴露并切除对侧黄韧带，从而达到满意的减压效果。Kleeman 等利用"Port-hole"技术，用电钻切除 1/3～1/2 下方椎板，开窗后减压，完整保留了棘突、关节囊，对脊柱稳定性没有明显影响。Hansraj 等报道的撑开式椎板成形术通过切除棘突间韧带和尾侧 1/3～1/2 棘突和头侧部分椎板后撑开此间隙再进行减压，其优点在于暴露良好并保留了脊柱的后柱结构，较好地维持了脊柱的稳定性，提示其效果优于全椎板减压。Knight 等还报道过内镜下激光椎间孔成形术治疗单侧侧隐窝下狭窄。Pao 等的研究表明，显微减压术对腰椎管狭窄症的症状改善效果确切，而且有效避免了腰椎不稳定的发生。一项 5 年的前瞻性对照研究比较了双侧显微镜下椎板开窗减压术和传统全椎板切除术的疗效，发现前者在临床症状和日常生活功能的改善方面均优于后者，并且前者在减少术后并发症和维持脊柱稳定性上优势更加明显，远期效果确切。

总体而言，减压手术在短期内疗效确切，而部分减创或微创手术长期的效果也有相应的证据。骨质再生、减压不充分、术后脊柱不稳定、假关节形成、纤维化瘢痕增生、平背综合征、蛛网膜炎、神经损伤都可能成为术后症状无改善或复发的原因。其中，减压不充分和术后医源性脊柱不稳定是手术失效的主要原因。因此，无论采取何种术式，在尽量维持脊柱稳定性的前提下做到充分减压始终是减压手术的首位原则。此外，在病例的选择上必须慎重，以腰痛为主诉的患者术后改善往往不尽人意。术前还需要详细了解患者的要求和期望，让患者知晓手术可能的疗效和疾病的转归，患者期望过高也是手术满意度不佳的潜在原因。

（2）腰椎融合与内固定：关于减压后是否需要融合的讨论一直没有停止，不同的临床研究常常得出相悖的结论。Herkowitz 等的研究结果表明，椎板减压加融合的中长期优良率高于单纯椎板减压（96%：44%），而 Katz 等则指出，减压加融合增加了医疗费用，且在短期对临床症状和功能的改善以及患者的满意度方面，并不占优势。融合的目的在于维持脊柱的稳定性，维持或增加椎间隙高度，增加椎间孔大小，保持腰椎前凸，当减压术后脊柱不稳的风险较高时，仍然要采取融合术。Abumi 通过生物力学研究表明，切除小于 50% 单侧或双侧小关节对脊柱稳定性影响较小，但只要一侧小关节全切，即使另一侧小关节完整保留也会导致不稳。后来普遍接受的观点是，如果保留了 50% 以上的双侧小关节，即可以不融合。Robertson 等分析关节突方向和位置是决定术后不稳的关键因素，矢状排列的关节突关节比冠状排列的更可能造成不稳或滑脱。Korovessis 认为椎间盘退变明显并伴有塌陷、高度丢失和骨桥形成的阶段，若行单节段椎间盘切除和关节突关节部分切除对脊柱稳定性影响不大，通常无需融合，但切除正常高度的椎间盘可以考虑融合。

对于合并腰椎不稳、腰椎滑脱、腰椎侧弯、椎间盘突出等情况的复杂腰椎管狭窄症病例，Hansraj 认为减压后进行植骨融合是必要的。融合的方式通常有后方或侧后方融合、后路椎体间融合，以及前路椎体间融合。

对合并腰椎不稳者，Benz 等认为后方或侧后方融合在操作上容易实施，但可能使肌肉去神经坏死而导致"融合病"。由于椎体间植骨较横突间植骨对脊柱稳定能起更好的支持作用，加之椎体间植骨融合率更高，目前多数学者提倡椎体间植骨融合。前路椎体间融合虽然更有利于保持前柱高度和稳定，但手术需要二次完成。后路椎体间植骨的应用则因为后路减压后提供了良好的植骨窗口，而逐渐增多。

对合并腰椎滑脱者,研究证实,无论是否采用抑或采用何种内固定,充分减压后脊柱融合总是必要的,滑脱即为融合的绝对指征。Booth等报道了45例使用内固定患者,腰椎融合率为100%,术后中后期疗效为83%。Yuan等一项多中心大样本量的队列研究显示81%的内固定组临床满意率87%、疼痛缓解率84%、融合率70%,而19%的非内固定组三项指标分别是90%、92%、89%,没有充分证据表明内固定能带来更高的融合率和疗效。Moller等总结了77例本类病例,发现内固定未提高疗效,但却增加了手术时间以及并发症的发生。

对合并腰椎侧弯或后凸者,因为腰痛与脊柱姿势失衡有关,所以在充分减压的基础上尽可能恢复腰椎在矢状面和冠状面上的生理弧度是治疗的关键。经椎弓根内固定和椎体间或后外侧融合可以达到恢复腰椎的生理序列和防止术后平背综合征的目的。侧弯是内固定的指征,对于进展性侧弯更应按照脊柱侧弯的治疗原则更加积极的治疗。Frazier等认为伴有侧弯的腰椎管狭窄,术前侧弯越严重,临床效果越差。

对同一节段的再次手术者,Herkowitz等认为这可能与前次手术减压范围不够、增生骨质再次长入、医源性脊柱不稳或畸形、神经根周围纤维化、瘢痕增生粘连有关。对于医源性的脊柱滑脱、侧弯患者,减压后有必要行植骨融合及内固定恢复脊柱序列。对于神经根周围纤维化、瘢痕增生粘连的患者,手术难以达到缓解症状的目的,一般再次手术效果不如初次手术,但Steward等对39例二次手术者平均随访4年发现72%患者能够恢复到损伤前的情况,并不需要再次手术。

总之,腰椎管狭窄症减压后融合的具体指征大致包括:大于50%的双侧小关节或100%单侧小关节切除;相同节段再次减压手术;术前提示脊柱不稳、腰椎滑脱、脊柱侧弯或后凸畸形;严重的腰痛、一个以上正常高度椎间盘切除、多节段减压也应考虑融合。对内固定的应用还有争议,主要集中在内固定能否提高融合率以及能否提高临床效果两方面,目前使用内固定的指征可总结为:矫正柔韧性/进行性腰椎弯曲;两个以上的运动节段融合;伴有腰椎滑脱的复发性腰椎管狭窄;和相邻节段相比,滑移>4mm或成角>10°。

4.腰椎融合的缺陷

脊柱融合的理论基础在于通过牺牲脊柱一部分功能单位的正常运动功能,来重建、恢复脊柱的稳定性,其并不符合脊柱的生理状态。融合术的成功意味着手术节段融合生长成为一个功能单位,手术节段的运动功能完全丧失,而相邻功能单位的负荷增加,导致间盘退变加速。再者,腰椎融合术后,相邻椎体小关节负荷加大,造成新的小关节增生、内聚和椎管狭窄。有学者将这种由于脊柱融合术后、相邻节段出现退变或原有退变加速的改变定义为邻近节段疾病,发病率为5.2%~18.5%,具体表现为:邻近节段向前或向后滑脱,脊柱不稳定,移位>3~4mm,椎间角>10°~15°;椎间盘突出;椎管狭窄;关节突增生性关节炎;骨赘形成;腰椎侧弯;椎体压缩骨折。

5.腰椎棘突间撑开系统

由于脊柱融合术在理论基础上的缺陷以及在实际运用过程中出现的各种问题,人们对腰椎退行性病变的治疗理念逐渐发生了变化。早在20世纪50年代,就已出现了非融合及脊柱可动内固定的理念,即改变脊柱运动节段的活动和运动传导能力,而不进行融合。棘突间撑开系统是非融合技术中的一种,可分为静态和动态两类。静态系统的特点是用刚性材料将棘突撑开,使上下棘突间保持一定的距离;动态系统的特点则是在保持棘突间一定距离的同时内置物保留一定的弹性。其原理就是将腰椎固定于轻度屈曲位,增加背伸时的椎管面积和椎间孔高度,从而缓解腰椎管狭窄引起的间歇性跛行。此外,还可将应力传导至棘突间,减轻椎间盘纤维环所受的应力,降低椎间盘内压力及小关节负荷,从而缓解腰痛症状,甚至可在一定程度上逆转椎间盘病变,而对邻近节段的影响较小。

6.静态棘突间撑开系统

(1)X-STOP:X-STOP 由三部分构成:椭圆形钛质撑开器和两侧防止滑移的金属侧翼。其主要适应于腰椎管狭窄所引起的轻中度神经源性间歇性跛行。其疗效显著优于保守治疗,与传统固定融合术比相对安全。Zucherman 等将 191 例中老年间歇性跛行患者随机分为两组,保守治疗组 91 例,X-STOP 组 100 例,64 例单节段置入 X-STOP,36 例双节段置入 X-STOP。经过 2 年随访,应用 Zurich 跛行量表进行评估,X-STOP 组症状严重程度评分改善为 45.4%,保守治疗组为 7.4%;患者满意度 X-STOP 组为 73.1%,保守治疗组为 35.9%。Kondrashov 等对 18 例 X-STOP 治疗的间歇性跛行患者进行了 4 年的随访,其中Ⅰ度腰椎滑脱者 6 例,18 例患者中单节段置入者 12 例,双节段置入者 6 例,术前平均 ODI 评分 45 分,术后 29 分,其中有 14 例术后 ODI 评分改善大于 15 分,治疗效果显著。但是,在 Siddiqui 等对 24 例腰椎管狭窄症患者应用 X-STOP 治疗的研究中,术后 1 年症状复发的患者达 29%。患者症状的复发可能与 X-STOP 的设计有关。X-STOP 的中间撑开部分为圆柱形,而棘突的表面相对较平,在长期应力作用下可能在交界部位产生切迹,从而降低其撑开效果。X-STOP 的优势在于手术创伤较小,放置过程几乎不需切除任何组织,仅将内置物置入棘突间即可。绝大部分手术可在局麻下进行,手术时间短,患者可在术后当日或翌日出院,适用于基础疾病较多无法行传统融合术的老年患者。由于以上特性,2008 年退行性腰椎管狭窄症诊断与治疗的循证医学指南已将其列为介于保守治疗与固定融合之间的有效治疗方法。对于有轻中度椎管狭窄症状的患者,放置 X-STOP 效果优于保守治疗。

(2)Wallis:它由法国医师 Senegas 于 1986 年发明,第 1 代 Wallis 由 1 枚钛质的撑开器和 2 条涤纶的人工韧带组成。此后,Senegas 又将撑开器的材料改为多聚醚醚酮以增加撑开器的弹性。Senegas 等对 142 例行 Wallis 置入术的患者进行了 14 年的随访。其中大多数为单节段椎管狭窄合并或不合并椎间盘突出患者(62.4%),其次为复发性椎间盘突出患者(20.3%),此外,还包括椎间盘突出患者(11.3%)及少数其他患者,其中大多为单节段放置(64.0%),双节段及三节段放置共 31.6%。以二次腰椎手术和内置物的取出为终点,10 年和 14 年手术翻修率分别为 17.2%和 24.1%。而 Ghiselli 等的研究表明脊柱固定融合术后 10 年仅因为邻近节段病行翻修术的患者就达到 36.1%。在 30 例需二次手术治疗的患者中大多数是由于持续性腰痛及复发性间盘突出(63.3%),仅 3 例为器械相关并发症所致(棘突或椎板骨折)。30 例患者中 26 例需行内置物取出术,取出过程均顺利,无手术并发症发生,且不加大二次手术的难度。内置物生存曲线还表明内置物的放置数目与再手术无明显关系;放置内置物的同时行间盘切除减压或单纯行狭窄椎管减压的生存曲线无明显差异。说明第 1 代 Wallis 可同时适用于椎间盘突出和椎管狭窄的患者。学者认为第 1 代 Wallis 内置物可以为 80%的患者提供至少 14 年的安全有效治疗,而此后行固定融合术时可以安全地取出内置物。Wallis 内置物的优势在于置入前允许术者进行不破坏棘突解剖结构的减压术及椎间盘切除术，适用于椎间盘突出特别是复发性间盘突出所致腰痛的患者，其适应证较 X-STOP 更为广泛。此外，Wallis 还可以应用于固定融合后邻近节段病的预防和治疗。但其置入过程需切除棘间韧带，手术较 X-STOP 复杂。另外，与其他棘突间内置物一样无法应用于重度退变及腰椎滑脱患者。

7．动态棘突间撑开系统

(1)Coflex：由 Samani 等发明，于 1995 年应用于临床。Coflex 内置物的核心为钛合金质的 U 形弹性装置，上下为钛合金钳夹。Coflex 与 Wallis 和 X-STOP 在设计上有一定区别，其置入前需一定预应力使其处于弹性屈曲状态，这样在腰椎前屈时 Coflex 会恢复到原来的形状，从而进一步起到撑开上下椎体的作用，因此被称为动态撑开器。其主要适用于腰椎管狭窄症但不需行融合术的患者。特别适用于椎管狭窄伴关节突增生、侧隐窝狭窄、腰椎不稳定和 I 度腰椎滑脱患者，也可用于复发性椎间盘突出症。Adelt 等进行的多中心回顾性研究包括 4 个地区的 429 例患者，其中单一诊断腰椎管狭窄症者 209 例，学者对 209 例椎管狭窄症患者进行平均 20 个月的随访，腰痛及腿痛的缓解率分别为 75% 和 87%。87% 的患者间歇性跛行症状缓解；总体患者满意率 89%。此外，学者还对 180 例患者进行了影像学研究。结果表明单节段 Coflex 置入术后 2 年的活动度为 $2.3°$，双节段为 $1.6°$，初步证明 Coflex 的确可以达到动态固定的效果。Kim 等将 Coflex 置入术与后路腰椎椎体间融合术(PLIF)进行了比较，共 42 例患者入组，诊断均为 $L_{4,5}$ 退变性椎管狭窄症伴轻度不稳定(侧位 X 线片上有 I 度腰椎滑脱或活动度 $>10°$ 的成角不稳定)，Coflex 组 18 例，PLIF 组 24 例，经过 1 年的随访，两组患者 VAS 及 ODI 评分均显著改善，改善程度相近。但影像学显示 PLIF 组术后固定节段上位椎体的活动度明显增加，而 Coflex 组则无明显变化。提示融合组较 Coflex 组更有可能发生邻近节段退变。表明 Coflex 在治疗腰椎管狭窄症伴轻度腰椎不稳定患者方面可以达到和椎间融合类似的临床效果，同时对邻近节段有一定的保护作用。Coflex 放置于腰椎椎板间而不是棘突间，因此对棘突的保留程度要求相对宽松，这也就允许术者进行相对较大的减压术，包括部分椎板、关节突切除，根管减压，黄韧带及棘间棘上韧带切除等，因此适应证较广泛。其主要适应证为退变性椎管狭窄需行减压术的患者。此外，还可应用于长节段固定的邻近节段，起到减慢邻近节段退变速度的作用。此外，有些改装过的 Coflex 将钳夹上加用铆钉，进一步加强了固定效果，其功能甚至可以代替椎弓根螺钉，为椎间植骨融合进行辅助固定。当然，Coflex 也有使用的相对禁忌，首先，其不适用于重度椎管狭窄需广泛减压的患者，因为内置物的置入会限制减压的范围。其次，也难以应用于重度腰椎滑脱患者。另外，置入 3 个以上 Coflex 的疗效较差，因此建议置入数量应小于 3 个。

(2)椎间辅助运动装置(DIAM)：DIAM 是一种硅胶质地的棘突间内置物，由三部分组成：位于中央的硅树脂撑开器和位于撑开器上下两端的人工韧带。置入时韧带围绕上下棘突，撑开器撑开上下椎体，与 Wallis 的原理类似。其手术适应证为退变性椎间盘疾病、腰椎不稳定、轻度腰椎滑脱、椎管狭窄症、椎间盘突出症及复发性椎间盘突出症。对于 DIAM 的研究较为有限。Caserta 等对 57 例单独应用动态固定内置物和 25 例应用于固定融合的退变性腰椎疾病患者的邻近节段进行了回顾性研究。其中研究后期应用的动态固定内置物即为 DIAM。经过平均 20 个月的随访，未发现器械相关的并发症，患者整体满意度较好，尤其是复发性椎间盘突出症患者。虽然学者没有详细给出应用DIAM的例数,但却初步显示了DIAM的安全性。Kim等对应用DIAM的患者进行了临床及影像学评价,62例单纯腰椎手术的患者31例同期置入DIAM,经过平均1年的随访,置入DIAM组与单纯手术组患者在症状和功能评分方面并无显著性差异,DIAM组患者还出现了3例术中棘突间骨折。DIAM的应用应慎重,尤其是对于背痛明显的患者。

棘突间撑开系统在融合和非融合情况下均显现出一定的优势,其正常作用需要与运动节段软组织有良好的平衡,而微创手术技术的开展又将有助于该技术的发展。棘突间撑开系统相对于传统脊柱融合术而言,在治疗退变性腰椎疾病方面有着理论上的优势:它不需植骨,因此不会产生供骨区的并发症;手术创伤小,患者恢复快;设计良好的器械在理论上不会增加固定节段邻近节段的负荷,因此能预防邻近节段退变的发生;可以控制运动节段的异常活动,承担椎间盘的部分载荷,使固定节段运动模式趋于正常,这样受损椎间盘的自我修复就成为可能。但是,棘突间撑开系统目前仍存在以下几个问题:①作为脊柱可动技术的一部分,目前尚缺少广泛、长期、前瞻性、随机性研究结果支持该技术的长期疗效优于脊柱融合术,在脊柱活动功能、脊柱疼痛的长期缓解和复发等问题上,棘突间撑开系统的临床应用价值还有待进一步研究评估;②棘突间撑开装置的使用寿命、特性维持时间和实际可维持时间的差距,装置设计负荷和实际可承担负荷之间的差距,装置设计的生物力学基础与实际是否相同或相似,这些问题仍需要进一步研究,此外手术技术、手术技巧的学习曲线也是影响该技术推广的重要环节;③由于缺乏高质量临床试验研究,因此棘突间撑开装置是否真的能阻止椎间盘和关节突关节以及邻近节段退变,目前尚不得而知。所以,只有明确不同装置的生物力学、运动学特性,才能为它们的临床应用提供有效的理论指导。在此基础上,进一步随机、对照、前瞻性、多中心的高质量临床研究才能对它们的治疗指征以及治疗效果提供有力的依据。

第七节 退变性腰椎滑脱与腰椎不稳

一、退变性腰椎滑脱

不伴有峡部裂的脊柱滑脱由Junghanns于1930年首次发现并描述,并将其命名为假性滑脱。1950年,MacNab进一步证实了这一临床征象,并将其描述为神经弓完整的脊柱滑脱。退变性腰椎滑脱的定义由Newman于1955年提出,是指在退变的基础上,出现上位椎体相对于下位椎体的滑移,不伴椎弓峡部的缺损。

(一)流行病学

既往有关退变性腰椎滑脱发病率的研究大多为针对白人的小样本研究,多数只涉及下腰椎的前滑脱。最近的一项有关亚洲人口大样本研究(3259例下腰痛患者)发现,退变性腰椎滑脱的发生率为8.7%,其中66%为单节段,34%为两个(多数)或多节段。单节段滑脱组中,70%为前滑脱,大多数发生在女性的$L_{4,5}$节段;而30%的后滑脱则好发于$L_{2,3}$节段,性别间无明显差异。两个节段以上的前滑脱则多发生在女性的 $L_{3,4}$ 及 $L_{4,5}$，而后滑脱在男性的 $L_{2,3}$ 节段更常见。前滑脱组可见到关节角变大（更偏向于矢状位）、椎弓根-关节突角增大等，被认为与滑脱病理形成有关的一些影像学改变，但后滑脱组却未见这些改变。因此，有学者认为，后滑脱是由于脊柱的矢状面上序列异常所导致的，不常伴有骨的结构异常改变。

退变性腰椎滑脱多发生在 50 岁以上的中老年人。男女发病率 1:(4～6)，妊娠、韧带松弛、激素的影响可能与女性多发有关。常发生在 $L_{4,5}$ 节段（85% 以上），L_4 滑脱的发生率与其他节段比为 1:(6～9)，其他依次为 $L_{3,4}$、$L_{2,3}$ 和 L_5S_1。滑脱程度常较轻，多数为 I 度，除非既往有手术干预，否则滑脱度很少超过 30%。

（二）病因及病理形成

关于退变性腰椎滑脱的病因，目前还不是很清楚，但下列因素可能与滑脱的发生有关：关节角（更偏向于矢状位）、椎弓根-关节突角、L_5 骶化、腰椎过度前凸、椎旁肌或腹肌力弱、肥胖、妊娠、韧带松弛、骨质疏松、绝经或卵巢切除术后、糖尿病等。

退变性腰椎滑脱的病理形成机制目前也不是很清楚。一般认为，腰椎退变是其启动因素。椎间盘的退变可引起椎间隙高度变窄、关节囊松弛、黄韧带皱褶，这些变化可导致腰椎的节段性不稳定。如存在上述可能的致病因素，如关节角及椎弓根-关节突角增大，则下位椎体的上关节突不足以阻挡椎体之间的剪切应力，从而使上位椎体逐渐向前滑移。有研究表明，$L_{4,5}$ 的关节角大于 45°者的滑脱发生率是小于 45°者的 25 倍。但也有学者持反对意见，认为关节角增大是前滑脱发生后关节突重新塑形的结果，并非滑脱发生的原因。$L_{4,5}$ 是剪切应力最大的间隙，尤其是伴有 L_5 骶化、髂嵴低位、肥胖时，$L_{4,5}$ 节段的剪切应力将加大；如同时伴有椎旁肌乏力、韧带松弛等影响脊柱稳定性的外部因素，则更易导致椎体的向前滑移；这些都是退变性前滑椎好发于 L_4 的原因。腰椎前凸过大则多引起椎体的后滑移。

滑脱可导致椎管的矢状径减小。此外，滑脱发生后，椎体间可出现骨赘形成、关节突增生、韧带肥厚骨化等再稳定机制，加之，滑脱常伴发椎间盘的膨出或突出，这些因素最终都可能导致腰椎管狭窄，进而出现神经压迫的临床表现。

（三）自然病程

退变性腰椎滑脱的自然病程目前还不是很清楚，研究也较少。一项有关退变性腰椎滑脱的文献 meta 分析研究表明，1970—1993 年发表的 152 篇文献中，只有 3 篇 278 个病例样本是有关自然病程研究的。278 例中的 90 例（32%）未经任何治疗效果满意。Matsunaga 对一组 40 例滑脱患者进行了 5～14 年（平均 8.25 年）随访。在观察期内，仅 4 例（10%）出现症状加重；28 例滑脱程度没有任何变化；12 例（30%）滑脱程度加重，但症状没有明显恶化。整个研究期内，大多数患者的症状有轻度好转。之后，该学者又对 145 例退变性滑脱者进行了超过 10 年的随访观察，34% 的患者滑脱程度加重。145 例中 75% 的患者在研究开始时没有神经症状，其中的 76% 在研究完成时仍然没有神经症状，而另 34% 则出现了神经症状。在出现神经症状者中，83% 的患者症状加重，影响工作和生活。目前一般认为，滑脱是否进展与症状是否加重之间没有必然的联系。椎间隙明显变窄、骨赘形成、软骨下骨硬化及韧带骨化被认为是再稳定的表现，可防止滑脱的进展，当滑脱节段出现这些变化时，滑脱程度一般不会再加重。

(四)临床表现

多数退变性滑脱可以长期无症状。对于有症状者,最常见的依次分别为:腰痛、神经源性间歇性跛行、下肢放射性疼痛。

退变性腰椎滑脱引起的腰痛的特点是机械性下腰痛,也即腰痛与姿势和活动有关。站立或行走时疼痛,卧床休息时缓解。关于机械性下腰痛的根源,目前仍有争议。有学者认为疼痛可来源于退变的间盘,也可能因退变的椎间小关节引起。两者有不同的特点,前者向前弯腰时加重,患者在弯腰过程中,可突然出现剧烈腰痛(称之为不稳定性疼痛)。常采取类似爬山样的姿势,将手放在膝部或大腿前方以支撑体重。而小关节退变引起的腰痛直立伸腰或旋转腰部时加重,这主要与椎旁肌痉挛有关,小关节封闭可缓解疼痛。机械性腰痛由于间盘退变和髓核的水分减少,引起椎体终板的应力分布异常所致。

退变性腰椎滑脱可导致腰椎管狭窄,神经源性间歇性跛行被认为是腰椎管狭窄症特有的临床表现。主要表现为站立或行走一段距离后,出现下肢的疼痛、麻木、酸胀、无力等症状,蹲下、弯腰扶物(如小推车)或卧床休息片刻后症状即可缓解。以行走后出现下肢疼痛为主,症状并不一定呈根性分布。94%的腰椎管狭窄症出现此症状,其他分别为麻木和无力。累及双侧多见。应注意与血管源性间歇性跛行相鉴别,两者在病因、临床特征及治疗方面有很大差别。夜间疼痛在退变性滑脱引起的腰椎管狭窄症患者中并不常见。

关于神经源性间歇性跛行的发生机制,目前认为主要与神经的机械性压迫及缺血有关。研究表明,椎管的中矢径、横截面积在腰椎过伸位时明显减小,而屈曲位时增加;椎间孔的直径在腰椎伸、屈位时也有相同的改变。椎管的减小可加重对神经的压迫。此外,也有研究表明,伸直位时腰椎硬膜囊内压力增高,影响硬膜囊内神经结构的血供,可能也与神经源性间歇性跛行的病理形成机制有关。

第三个常见的症状为单纯的下肢放射性疼痛、麻木。症状多因神经根通道狭窄致神经根受压所致,多为单侧。由于退变性滑脱常见于 $L_{4,5}$,因此症状常累及 L_5 神经根,疼痛放射至大腿后外侧、小腿后侧,有些可至足背。少数椎间隙明显变窄的患者,可由于椎间孔狭窄而出现 L_4 神经根受累的症状,表现为疼痛放射至大腿前侧、膝部及小腿前内侧。

退变性滑脱合并严重椎管狭窄者,有些也可出现马尾神经损害的症状,主要表现为鞍区麻木及大小便功能障碍。但其发生率不高,据统计约占所有退变性滑脱合并椎管狭窄患者的3%。

退变性腰椎滑脱的体征常是非特异性的,有些患者甚至没有阳性体征。腰部的阳性体征可有:姿势异常,患者常弯腰或屈髋行走;$L_{4,5}$ 棘突间隙可有压痛;小关节退变引起的腰痛,在双侧椎旁可有深压痛;腰部活动度可因疼痛而受限。下肢的体征可有神经根支配区的感觉运动障碍,有些伴有反射减弱或消失。常见的 L_4 滑脱累及 L_5 神经根的体征表现为:小腿外侧和(或)足背内侧的皮肤针刺觉减退,踇背伸肌力减退。少见的 L_4 神经根受累可表现为小腿内侧针刺觉减退,膝腱反射减弱。椎管狭窄严重者可伴有 S_1 神经根或马尾神经受累的体征,前者表现为足背外侧皮肤针刺觉减退,跟腱反射减弱或消失;后者表现为鞍区感觉减退。

(五)影像学表现

尽管普通的卧位 X 线片即可显示大多数的椎体前滑脱或后滑脱,但多数学者主张摄站立位的腰椎正侧位片,因为有些轻的滑脱可能因卧位而漏诊。

退变性腰椎滑脱常为单节段的前滑脱,多为 L_4 椎体滑脱,其他较少见的依次为 L_5、L_3。根据 Meyerding 法可将滑脱依程度不同分为 5 度,退变性滑脱多较轻,大多为Ⅰ度。除显示滑脱外,X 线平片还能观察到退变的表现:包括椎间隙变窄、椎板硬化、骨赘(刺)形成、关节突增生及硬化等。部分患者还可见腰椎骶化及腰椎矢状面上的序列异常。

对于正侧位片上显示有滑脱者,应常规加摄腰椎双斜位 X 线片,以观察有无峡部不连。退变性滑脱患者的椎弓峡部是完整的。但对于 L_5 的滑脱,有时由于骨盆的阻挡致峡部观察不清,可能需要加做矢状位的 CT 断层扫描。

动力位的伸屈侧位 X 线片可显示滑脱节段是否有不稳定。目前对于不稳定的确切定义仍有争议,一般认为伸屈侧位 X 线片上前后滑移超过 4mm、成角大于 10°,即有不稳定。也有学者认为,牵拉性骨刺也是不稳定的表现。

矢状面的 MRI T_2 加权像可清楚地显示滑脱的节段、程度,以及椎间盘的退变,有时可见椎间孔的狭窄。横断面上可见中央管狭窄和(或)神经根管狭窄,及其狭窄的严重程度;还可区分出引起狭窄的病理因素,如椎间盘的膨出或突出、黄韧带肥厚、关节突增生等。这些影像学表现的仔细分析,有助于手术方式的决定。

对于退变性滑脱的病例,CT 扫描主要用来鉴别引起椎管狭窄的原因是骨性的还是软组织源性的,前者可见关节突增生、黄韧带的骨化、纤维环的钙化以及后纵韧带骨化等。此外,矢状面的 CT 断层扫描可以更准确地排除外峡部不连性滑脱。

(六)诊断及鉴别诊断

对于没有症状,只是影像学上有退变性腰椎滑脱者,只能做出影像学上的诊断,临床上不需要特殊处理。

而要对一个疾病做出诊断必须有相应的临床症状、体征及影像学表现,且三者必须相符。北京大学第三医院对于症状以腰痛为主,没有明显的下肢症状;或腰痛伴单纯的下肢放射性疼痛(无间歇性跛行)者,诊断为退变性腰椎滑脱症。而对于以间歇性跛行者为主要症状者,则诊断为腰椎管狭窄症合并退变性滑脱。

不但症状有差别,两个诊断的主要病理形成因素也有差别,腰椎滑脱症可能主要以滑脱节段的不稳定为主,而腰椎管狭窄症合并退变性滑脱则可能主要由于椎管狭窄引起的神经压迫所导致。鉴于此,两者在治疗方式的选择上也应有不同的侧重点,前者应以稳定为主兼顾减压,对于没有明显神经压迫者,可单纯行融合术;而后者则应以减压为主兼顾稳定。

退变性腰椎滑脱症的鉴别诊断:主要是各种可引起腰痛和(或)下肢放射性疼痛的疾病,包括腰椎的急慢性损伤、炎症、肿瘤等,以及腰椎间盘突出症等,对于 L_4 神经根损害的病例,由于疼痛位于大腿前侧及膝部,还应注意与髋、膝关节的疾病相鉴别。

而腰椎管狭窄症合并退变性滑脱则主要应与闭塞性脉管炎等可引起血管源性间歇性跛行的疾病相鉴别。不合并退变性滑脱的腰椎管狭窄症在症状上无法鉴别,但影像学上很容易鉴别。另外,也应注意排除神经炎等周围神经疾病。

通过仔细询问病史、认真的临床查体,以及适当的影像学检查,常较容易做出诊断及鉴别诊断。时刻牢记,症状、体征及影像学三者相符才能做出诊断。也就是说,没有临床症状及体征,即使影像学有滑脱,也不能做出临床诊断而只能是影像学上的诊断;临床有症状及体征,但影像学上没有滑脱,不能诊断;临床有症状及体征,影像学上也滑脱,但现有的临床表现并不能以滑脱节段的压迫来解释,也不能诊断,这一点在临床工作中最应引起重视。

临床经常碰到一些患者,有临床症状,也有滑脱的影像学表现,但没有相应的定位体征,此时,症状尤其下肢疼痛麻木等症状的出现部位就显得很重要,症状出现的部位往往可提示神经受损的节段,如与滑脱节段相符,即使没有体征也可做出诊断。当然应注意除外社会心理等方面的疾病。

退变性腰椎滑脱症和腰椎管狭窄症合并退变性滑脱有时可并发颈椎病或胸椎管狭窄症等脊柱其他部位的疾病,腰椎以上的神经压迫主要以脊髓为主,下肢症状主要表现为无力及麻木,且麻木为整个下肢,而不是呈根性分布,体征以上运动神经元损害为主。如两种疾病并存,则在治疗选择上应首先考虑解决主要症状;如症状难以分清主次,则宜先解除脊髓压迫。因压迫时间过长可能导致脊髓缺血变性等,从而影响疗效;而对于神经根的压迫,则手术时间的早晚对疗效影响不大,当然马尾神经受损例外。

(七)治疗

目前一般认为,对于无神经症状的单纯腰痛患者,首选非手术治疗。而对于有神经源性间歇性跛行或下肢放射痛者,则更倾向于手术治疗。

1.非手术治疗

非手术治疗主要包括卧床休息、药物治疗及物理疗法等。

(1)卧床休息:患者卧床休息3~5周往往可使下腰痛及神经根症状得以减轻或缓解。卧床休息可显著减轻椎间关节的载重负荷;由于椎间关节退变及负重引起的创伤性炎症也可因卧床休息而减退。卧床可采取自由的姿势,以减轻站立所引起的负重和姿势性压迫因素。然而,卧床会影响工作及正常生活,因而常难以实行,应向患者说明道理。

(2)药物治疗:常用非甾体类消炎止痛药以对症治疗。疼痛严重者也可用吗啡类或其他类型的中枢镇痛药。此外,也可加用肌肉松弛剂。对于有些慢性疼痛者,也可考虑加些抗抑郁药,也可采用药物封闭以缓解急性疼痛。

(3)物理治疗:适当的物理疗法可消除肌肉的痉挛与疲劳,对减轻或缓解腰痛是有利的。对于急性期的患者,也可短时间佩戴腰围或支具保护腰部,应避免长时间佩戴后引起的腰背肌失用性萎缩。一旦腰腿痛减轻,应去除支具并注意加强腰背肌功能锻炼。

2.手术治疗

退变性腰椎滑脱的手术适应证:①持续或反复发作的腰痛和(或)腿痛或间歇性跛行,经正规保守治疗至少3个月无效,影响工作和日常生活;②进行性加重的神经功能损害;③大小便功能障碍。

退变性腰椎滑脱的手术方式经历了一些发展变化,主要包括单纯减压、单纯融合、减压+不做内固定的融合、减压+内固定的融合。每一种方式都有其特定的适应人群,为了更好地选择合适的手术方式,术前必须对患者的临床表现及影像学所见进行全面的评估。

临床评估主要是分析患者的主要症状是由于神经压迫引起,表现为下肢放射性疼痛或间歇性跛行;还是由于不稳定引起,表现为机械性腰痛。如以前者为主,则手术的主要目的应为减压,如以后者为主,则手术的主要目的应为融合。

影像学评估主要包括测量椎体滑移的程度,通过伸屈侧位片判断滑脱节段是否有不稳定,是否合并有椎管狭窄和神经压迫,是中央管狭窄还是神经根管狭窄,椎管狭窄是骨性的还是软组织性,关节面的方向如何。同时,还应注意观察滑脱的相邻节段的间盘是否有退变。

通过上述术前评估,如有下列一项或以上,则应考虑在减压的同时兼做融合:症状以腰痛为主,或腰痛与腿痛严重程度等同;Ⅱ度滑脱;滑脱节段明显不稳定;严重的中央管狭窄,需做全椎板切除才能达到充分减压;关节面呈明显的冠状排列,减压后可能致滑脱加重。

(1)单纯减压术:Johnsson 等对 1970 年至 1993 年发表的有关退变性腰椎滑脱的论文进行 meta 分析,其中有关单纯减压术的 11 篇,共涉及 216 例患者,其中 2 篇前瞻性随机性研究,1 篇为回顾性非随机性对照研究,8 篇为回顾性无对照的研究。结果显示,单纯减压术的满意率仅为 69%,216 例中有 67 例(31%)术后出现滑脱的加重。Johnsson 等报道用单纯椎板切除术治疗 20 例退变性腰椎滑脱患者,术后疗效满意率仅为 54%,有 13 例(65%)出现滑脱加重。

但也有疗效比较满意的文献报道,关键在于病例的选择。Epstein 等报道 290 例老年退变性腰椎滑脱病例,平均年龄 67 岁。250 例为单节段滑脱,40 例为双节段滑脱。249 例采用了椎板切除减压,41 例做了椎板间开窗减压,经过平均 10 年(1~27 年)的随访,术后总满意率达到 82%。本组病例的入选标准为:伸屈侧位 X 线片上滑移小于 4mm,成角小于 10°~12°,也即滑脱节段相对稳定。因此,该学者认为,对于滑脱节段没有明显不稳定的老年患者,单纯减压术也能取得较好的疗效。

Kristof 等也报道一组 49 例的高龄患者,平均年龄为 68.7 岁,术前伸屈侧位 X 线片显示滑脱节段没有过度活动,也即没有不稳定。所有病例都做了单纯减压,术后优良率为 73.5%,尽管有 10% 的病例做了内固定融合的翻修手术。对于没有不稳定的高龄患者,为了减少手术创伤,减少围手术期并发症,单纯减压术也是一个较好的术式选择。

除了病例的选择,单纯减压术中还应注意尽量保留腰椎的稳定结构,尤其应尽量保留小关节。Lombardi 等的一组 47 例的研究表明,退变性滑脱行单纯减压术时,如行全关节切除,术后满意率仅为 33%;而保留关节突的手术满意率可达 80%。

某医院的观点:对于以下肢疼痛,尤其是单侧疼痛为主要症状无明显腰痛或腰痛症状很轻,以神经根管狭窄为主,术前 X 线片显示椎间隙已明显变窄(<2mm),已有明显的骨赘形成,伸屈侧位 X 线片上未见明显不稳定的高龄患者。考虑到患者已高龄,常伴随其他内科疾病,手术的耐受性较差,可选用单纯减压术,并尽量选用创伤小、手术时间短的椎板间开窗减压术。如为一侧神经根管狭窄,则选择单侧开窗减压;如为双侧狭窄,则可选择双侧开窗。如为中央管狭窄,单纯开窗往往难以达到充分减压,一般需选用全椎板切除减压,而全椎板切除术对于已有滑脱的节段大多会造成稳定性的进一步破坏。因此,对于合并严重中央管狭窄的腰椎退变性滑脱病例,不建议做单纯减压术,而主张在减压的同时加做融合术。

(2)单纯融合术:早年间,单纯的后路融合术主要是椎板间融合术,曾用于退变性滑脱的治疗,也取得了一些疗效。但由于该术式本身并不能直接减压,融合率也很低,且需要长时间卧床。故目前已基本弃用。

也曾有单纯前路椎体间自体骨融合用于治疗退变性滑脱,也因其不能有效减压及融合率低而渐被弃用。

近年来,随着前路椎体间融合器的研制,又有些学者用前路椎体间融合术治疗退变性腰椎滑脱。其适应证相对较窄,主要用于以腰痛为主,没有下肢症状或症状较轻的病例;症状主要出现在站立或行走时,卧床时明显减轻或消失;影像学上椎管狭窄不重;椎管狭窄主要由于滑脱椎体向前滑移引起,没有明显的间盘突出;后方黄韧带肥厚不重,下位椎的上关节突没有明显增生;年龄一般在50岁以下,无明显骨质疏松。也就是说,对一部分主要表现为滑脱节段的不稳定,椎管狭窄不重的病例,可选择单纯前路椎体间融合术。通过椎体间融合器的植入,可达到间接减压及融合的目的。

前路手术入路对于骨科医师来说相对较为陌生,而且可能出现腹腔脏器、大血管及交感神经损伤的并发症,故应慎用。但本术式有时可用作后路减压融合术后假关节形成、内固定失败的补救手术。

(3)减压+无内固定的融合:已有很多的文献报道减压+无固定的融合能明显提高退变性滑脱病例的临床疗效。Herkowitz 和 Kurz 等做了一项前瞻性随机对照研究,选取 50 例 $L_{3,4}$ 或 $L_{4,5}$ 退变性滑脱的病例,分别选择单纯减压或减压+无内固定融合的术式,结果融合组的疗效满意率是单纯减压组的两倍多,分别为 96% 和 44%。而且融合组的疗效优良率(44%)也明显高于单纯减压组(8%)。融合组术后滑脱加重的比率明显低于单纯减压组。因此,对于 $L_{3,4}$ 及 $L_{4,5}$ 退变性滑脱,不管患者年龄、性别、术前椎间隙的高度及术中切除骨性结构的多少,减压后原位融合术的疗效均明显优于单纯减压术。尽管无固定的融合术后有 36% 的假关节形成发生率,但并未影响疗效,所有病例均疗效优良。

一项 1970 年至 1993 年发表的文献的 meta 分析也表明,对于退变滑脱的手术治疗,尽管减压+无固定融合的融合率有很大差别,为 30%~100% 不等,但 90% 的患者获得了满意的临床疗效,而单纯减压组的满意率仅有 69%。

关于减压+无内固定的融合术能明显提高疗效的原因,Cinotti 等认为可能与融合能有效防止骨的再生长,从而防止复发性椎管狭窄有关。学者的一组 40 例腰椎管狭窄手术病例中 16 例合并退变性滑脱,10 例减压加做了融合术,近 9 年后的随访发现,16 例均有骨的再生长,但融合组的骨再生长数量明显少于单纯减压组。因此,学者认为单纯减压术疗效不佳的原因,可能与过多的骨再生长导致椎管再狭窄有关。也有部分学者认为,融合术能提高疗效可能与融合后能有效防止滑脱加重有关。

(4)内固定的融合:近年来,越来越多的学者倾向于减压融合的同时加用椎弓根螺钉内固定。多数学者认为加用内固定能提高融合率及临床疗效。

Yuan 等报道了一组多中心研究的 2 684 例退变性滑脱患者,其中的 81% 做了椎弓根螺钉固定,与对照组相比,固定组的融合率明显提高(89%>70%),脊柱的序列也得到了更好的恢复,神经功能和生活自理能力的恢复也更满意。

Zdeblick 的一组 124 例的前瞻性研究发现,内固定组的融合率为 86%,明显高于无固定组(65%)。内固定组的临床疗效也明显好于无固定组,优良率分别为 95% 和 71%。

Kornblum 报道一组 58 例无内固定的融合病例,经过 5~14 年(平均 7.7 年)的随访,融合率只有 47%。已融合组的疗效优良率为 86%,而假关节形成组只有 56%。而且发现,假关节形成组大部分只在早期(术后2年)疗效满意,随着时间的推移,症状往往会复发甚至加重。坚强融合组的优良率并未随着随访时间的延长而明显降低。因此,学者认为加用内固定能达到更好的融合,长期疗效也更优,推荐使用内固定。

但也有些学者提出了不同的看法,认为内固定只能提高融合率,并不能明显提高疗效。Fischgrund比较了67例退变性滑脱的前瞻性随机研究病例,椎板切除减压术后一组加做椎弓根内固定的融合,另一组为无固定的融合。2年后随访结果显示,前者的融合率为82%,明显高于后者45%。但疗效优良率前者为76%,后者为85%,两组间并无显著性差异。

减压+无内固定的融合术较之单纯减压术能明显提高疗效,尽管目前对于是否加用内固定仍存在争议,但无内固定的融合仍存在一些缺点:①较易出现假关节形成,文献报道高者可达70%,低者也有36%;②难以恢复正常的腰椎生理前凸,有些甚至可导致平背及后凸畸形;③术后往往需要佩戴外固定支具,还需要长时间的住院及卧床。因此,某医院认为,对于减压术后需要加做融合的病例,主张在减压融合的同时加做内固定。但对于少数高龄合并多种内科疾病不适合大手术、滑脱间隙已明显狭窄趋于稳定、严重骨质疏松、活动度较小要求不高的患者,也可考虑减压后加做无内固定的融合。

加用内固定有助于提高融合率,减少卧床时间,缩短住院日,避免使用坚强的外固定,也有利于滑脱的复位及功能恢复。内固定的使用需牢记两条原则:①尽量使用短节段固定,一般仅需固定滑脱节段及尾侧相邻一个节段即可;②内固定的使用是为了提高融合率,也即先有融合再有内固定,融合是目的,内固定是手段。切忌本末倒置,只重视固定而忽视融合,甚至只做固定不做融合,这么做的结果很可能导致内固定的失败,影响疗效。

(5)融合方式的问题:退变性滑脱的融合方式主要有后外侧融合及椎体间融合两种方式。

①后外侧融合:后外侧融合是经典的融合方式,其融合范围包括横突间及关节突间。对于退变性滑脱的手术,后外侧融合仍是最常用的。优点是手术技术简单,易于掌握;属椎管外操作,手术操作相对安全;对神经刺激小;出血少;手术时间短。

某医院曾对腰椎滑脱患者进行随访,81例Ⅰ度退变性滑脱,后外侧植骨融合率为88.5%。因此,只要方法得当,后外侧融合有很好的融合率,也能取得很好的临床疗效。后外侧融合成功的关键在于植骨床的准备及移植骨材料的准备,完全显露植骨床包括:双侧横突、椎弓峡部及关节突,去除表面的软组织,作骨表面去皮质,刮除关节软骨。植骨量应尽量充分,植骨材料来源包括:髂骨、椎板碎骨、同种异体骨及人工骨。一般将切下的椎板剪碎呈细条状能基本满足要求。

a.植骨床的准备:植骨床包括关节突、椎弓峡部和横突。于上述减压及内固定术完成后,剥离横突表面附着的肌肉及韧带,显露横突全长,用骨刀或微型球磨钻去除横突表面的皮质骨,制成粗糙面。切除融合范围内的双侧小关节的关节囊,用尖嘴咬骨钳或骨刀切除关节软骨。作L_5S_1间融合时,应确认骶上切迹和S_1上关节突并将其皮质骨去除。

b.移植骨材料的准备:将切下的椎板剪碎呈细条状;如植骨量不足,可于髂后另作切口取骨,或掺入少量同种异体骨或人工骨。自体骨仍然是目前最常用且融合率最高的植骨材料。同种异体骨或人工骨尽管已在临床使用,但仍存在一些问题,因此不主张单独使用,可掺入自体骨中使用,以补充自体骨的骨量不足。

c.植骨:将上述准备好的植骨材料平铺于双侧横突间,并使其与植骨床紧密贴合。

②椎体间融合:与后外侧植骨融合术相比,椎体间植骨能提供更大的植骨床面积,更有利于恢复和保持椎间隙的高度,也更符合生物力学要求,因腰椎约80%的应力通过前方椎体或椎体间传导。随着器械的进步及手术技术的不断成熟,椎体间融合的应用也日趋广泛,广义上说,上述植骨融合术的指征都可以作为椎体间融合术的适应证。但椎体间融合手术技术要求较高,手术时间长,出血多,费用增加。

对于有下列情况者,为了减轻后方钉棒系统的应力,提高融合率,如患者条件允许,医方技术条件成熟,可考虑选用椎体间融合术:a.年轻患者,活动度大,椎间隙高度无明显狭窄;b.滑脱节段有明显不稳定;c.Ⅱ度或以上滑脱;d.滑脱节段曾行椎板切除术;e.术中减压需切除一侧小关节;f.滑脱术后假关节形成。一般可在减压术后选用后路 PLIF 或 TLIF,对于极少数因前次后路术后瘢痕粘连严重者,也可考虑前路 ALIF。

a.PLIF 的手术步骤

椎间隙的显露:如上述方法作椎板切除及椎弓根内固定。为了更充分地显露椎间隙,椎板切除的范围应较普通减压术时更宽,一般应切除双侧关节突内侧半甚至更宽,但不主张作全关节切除。利用椎弓根钉作椎间隙撑开。

椎间盘切除:将神经根和硬膜用神经拉钩缓慢轻柔地拉向中线,切开纤维环,尽可能多地切除椎间盘。

椎间隙的处理:用特制的环状刮匙刮除椎间隙的上下软骨终板,将骨性终板刮成粗糙面,尽量保留部分皮质骨,以免植骨块或椎间融合器植入后,嵌入椎体松质骨,发生椎间隙塌陷。注意所有的椎间盘组织必须清除干净,以保证植骨块与椎体间良好的接触。但应小心勿穿透前方纤维环及前纵韧带。

植骨:于椎间隙前方植入碎骨块,测量椎间高度,植入合适高度的带三面皮质的髂骨块(另作切口取骨),或合适高度的内含碎骨块的椎间融合器(Cage)。目前一般多用中空方形可透光的 PEEK 椎间融合器。注意植骨块和椎间融合器的植入深度,一般以距椎体后缘不小于 3~4mm 较为适宜,但也不宜过深。

椎间加压:于椎体间适当加压,以使植骨块或 Cage 更好地与椎体植骨床接触,探查植骨块或 Cage 稳定牢靠,透视。

b.ALIF 的手术步骤

切口:一般采用前侧腹膜后入路。作左侧旁正中直切口或正中横切口,切开皮肤、皮下组织,切开腹直肌前鞘,显露腹直肌外缘,显露并切开腹直肌后鞘、腹横筋膜和弓形线。此时可见腹膜外脂肪,于腹膜前间隙作钝性剥离。用生理盐水裹着手指或用花生米将腹膜推向中线做腹膜后剥离,显露腰大肌,并将在腰大肌表面走行的输尿管及生殖股神经连同腹膜一起推向中线,直至显露腹主动脉及下腔静脉。

椎间盘的显露:L_5S_1 间盘一般位于血管分叉以下,故显露腹主动脉及下腔静脉后,只需结扎切断骶中动脉和骶中静脉,即可显露 L_5S_1 间盘。而对于血管分叉以上的间盘,则须自腹主动脉左侧双重结扎切断腰小动脉、腰小静脉后,将腹主动脉及下腔静脉牵向右侧,才可显露前纵韧带及椎体椎间盘。

椎间盘、椎间隙的处理及植骨：同后路椎体间融合。

(6)复位的问题：关于是否在术中对退变性滑脱进行复位目前仍有争议。反对者认为滑脱治疗的主要目的是减压及稳定，复位与否本身对疗效并没有太大影响，而且复位会延长手术时间，增加出血量，增加神经损伤的发生率。而支持者则认为，复位可以恢复脊柱的正常序列，达到椎管的间接减压，促进融合。

在一组47例的回顾性研究中，Kawakawi等观察了复位对疗效及腰椎矢状位平衡的影响，通过测量L_1中心的铅垂线至S_1后上角的水平距离(LASD)，发现31例矢状位平衡恢复良好(LASD＜34mm)，另16例矢状位平衡恢复不良(LASD＞34mm)，并同时发现平衡的恢复与症状恢复的好坏直接相关，矢状面平衡恢复好者有更好的临床疗效(62%＞44%)。因此，学者强调滑脱复位固定及矢状面平衡恢复的必要性。

某医院的观点：近年来，随着内固定器械的不断改进，复位本身并不需要增加太多的手术步骤，大多可在安放连接棒的过程中自动完成，并不会明显增加手术时间及出血量。而且退变性滑脱大多为Ⅰ度，复位相对也较容易。因此，应尽量对滑脱进行复位，除非滑脱已经稳定或自发融合。复位可以矫正畸形，有利于恢复脊柱的正常中线及椎间隙高度，使脊柱应力均匀分布，也有利于植骨融合。但复位不是目的，而仅是手段，对于技术条件不成熟或骨质疏松的病例不强求复位。如未复位，为了减轻滑脱节段椎弓根螺钉的应力，常需将固定节段延至滑脱头侧的一个节段(如L_4滑脱延至L_3)。而对于已复位者，可仅融合固定滑脱及其尾侧邻椎共两个节段(如L_4滑脱固定融合$L_{4,5}$即可)。这也是滑脱复位的优点之一。

(7)手术并发症

①神经根或马尾神经损伤：一般为减压过程中的牵拉伤，在后路椎间植骨处理间盘及软骨终板过程中也可能造成神经损伤，助手牵拉神经拉钩时应特别注意要领，要十分轻柔，避免过度向中线牵拉。另外，术野应清楚，如椎管过于狭窄神经根压迫非常严重，宁可牺牲部分小关节以获得充分的侧方显露。螺钉穿透椎弓根皮质也可引起神经损伤，所以一经发现应立即调整螺钉位置。防止该并发症的要点主要在应准确把握好进针点及方向。

②植骨不融合或假关节形成：植骨的融合与否跟下列因素有关：a.植骨床的条件，包括局部的生物条件(血运、组织条件)和力学环境；b.植骨床的准备，包括植骨床的显露是否充分，软组织去除是否彻底，去皮质是否到位等；c.植骨材料的质与量，即移植物的来源与数量，新鲜自体髂骨松质骨是目前最理想的植骨材料；d.融合的类型，较之其他的融合方式，椎体间融合被认为具有更高的融合率。预防植骨不融合或假关节形成主要应在上述几方面加以注意。

③内固定失败：包括断钉、断棒及螺钉松动等。根本的原因是植骨未融合，有假关节形成，或未做植骨。应牢记内固定的作用只是暂时的，使用内固定的目的是促进植骨融合，内固定不能代替植骨。没有良好的骨性融合，任何内固定都有可能出现疲劳断裂或松动。影响植骨融合的因素很多，有患者自身的条件包括全身状况及局部因素不佳的原因；也有医源性的因素，包括植骨床的准备不充分，所用植骨材料的量过少或质量较差等。出现内固定失败后，如患者无明显症状，可先作观察。如有症状且已明确症状与内固定失败有关，可考虑拆除原内固定，重新作植骨及固定。

④感染：浅层软组织感染多可通过抗生素及换药而治愈。对于内固定术后经久不愈的伤

口感染,或尽管伤口已愈合、但经常有不明原因的发烧时,应想到是否并发深部感染的可能,通过血常规、红细胞沉降率、B超及MRI等常可做出诊断。一旦确诊有深部感染,应尽早作切开引流,清创及伤口对口冲洗。冲洗液中可适当加用抗生素。冲洗时间视引出物的性状及体温而定,一般不应少于1周,大多可治愈。内固定不必急于拆除,除非少数顽固的感染经上述方法处理无效时,才考虑拆除内固定。

⑤血肿:一般发生在术后24小时内,多为引流不畅所致。如术后出现进行性加重的神经症状,且引流量很少,应警惕硬膜外血肿的发生。情况允许时应做MRI检查以确诊,否则应及时做手术探查。

⑥硬膜破裂及脑脊液漏:减压及放置内固定过程中有可能造成硬膜破裂,谨慎操作可有效防止该并发症的发生。如术中即发现硬膜破裂应尽量缝合。如缝合确有困难,可用明胶海绵覆盖。如术后发现引流物中有脑脊液且量较多,应适当减小负压,待引流管中无明显血性液体而大部分为清亮脑脊液时,可在无负压下适当延长引流管放置时间1~2天,目的是避免形成大的囊腔及脑脊液侵蚀伤口,影响伤口愈合。拔除引流管后还应让患者俯卧或侧俯卧至术后6~7天伤口已基本愈合。

⑦固定融合的相邻节段退变:一般发生在融合的上方相邻节段。因此,手术显露及安放内固定时应注意保护上方相邻节段的关节囊及小关节。相邻节段退变多数没有临床症状,若出现症状且已明确与退变有关,可将减压及融合范围向退变节段延伸。

⑧前路椎间植骨的并发症:主要包括腹膜、腹腔脏器、大血管、输尿管的损伤,此外,还可能损伤生殖股神经,造成男性的逆向射精。预防办法主要是在显露过程中尽量用钝性分离,轻易不用手术刀作横向切割。一旦发现损伤,应及时作修补。

(8)腰椎滑脱症再手术:影响腰椎滑脱症手术疗效的因素很多,诸如病程、病变的严重程度、手术适应证的选择、手术方式的选择、手术操作的技巧等;上述单一或多个因素均可导致患者手术疗效不佳,有的需要再次手术治疗。对于术后疗效不佳或症状复发的腰椎滑脱患者,首先应了解其引起症状的原因是否与滑脱节段的病理改变有关,其次,应进一步明确首次手术与症状发作间的关系。

①再手术原因分析:随着脊柱外科技术的日益普及,目前已有很多基层医院已能开展退变性腰椎滑脱的手术治疗。但由于对疾病认识及手术技术的参差不齐,退变性滑脱术后出现症状缓解不满意、症状复发及手术失败,需要再次手术的病例也屡见不鲜。

导致需要再手术的原因多种多样:早期有一部分病例只做了椎板切除减压或间盘切除,而未作植骨融合,这样有可能使滑脱节段的稳定性进一步被破坏,使滑脱或节段不稳定加重,因此单纯减压术不适合于退变性腰椎滑脱患者。近年来,随着内固定的广泛使用,这类的再手术原因逐渐减少。

减压不充分也是退变性腰椎滑脱再手术的原因之一,对于有神经症状的腰椎滑脱患者,在与其他步骤结合的同时,彻底的减压尤其是神经根管的减压对术后的疗效非常重要。

随着内固定器材的日趋广泛使用,植骨不融合、内固定失败,或只做内固定未做植骨,而致内固定失败,滑脱复发或加重,已成为退变性腰椎滑脱再手术的最常见原因。应切记,退变性腰椎滑脱手术的主要目的是彻底减压和稳定融合脊柱,内固定只是作为一种手段,为达到上述目的创造更好的条件。内固定并不能取代植骨,良好疗效的取得最终有赖于坚强的骨性融合。保证植骨融合的关键是植骨床的准备及植骨量的充分,同时应尽量使用自体骨。

内固定的安放不当也是退变性腰椎滑脱再手术的原因之一。为了使滑脱复位更满意,有些医师往往在安放内固定时做椎体间的撑开,但在椎体间缺乏有效支撑的情况下,过度的椎间撑开会使脊柱的应力向后方转移,从而使内固定所受应力增大,易导致内固定断裂。因此,不主张复位时做椎体的撑开,尤其是对于后外侧植骨者。

②再手术的术式选择:对于症状复发或加重的腰椎滑脱症术后患者,如已明确症状的出现与滑脱节段处理不当或失误有关,且经保守治疗无效,则应再次手术治疗。再次手术的目的仍是彻底减压及稳定融合脊柱。

由于已经有过一次手术史,对于首次手术经后路减压者,再次手术时,仍可从后路进行减压,但应注意仔细分离硬膜外瘢痕。减压可自瘢痕周围正常的骨组织开始。应注意保护硬膜和神经根,由于神经根周围也有较多的瘢痕粘连,因此抗牵拉性能不如首次手术。

腰椎滑脱症手术失败的原因,大多与滑脱节段的稳定性未能很好地保持甚或加重有关。因此,对于腰椎滑脱症的再手术,保证植骨融合,稳定脊柱,就显得更加迫切。

某医院的经验,对于前次手术为前路椎间植骨,单纯间盘切除,或虽已行椎板切除减压但切除范围不大,也未做后外侧植骨的患者,则再次手术仍可从后方入路,行扩大的椎板减压,后外侧横突关节突间植骨,髂骨取骨术。为了促进植骨的融合,推荐同时加用椎弓根内固定。

对于前次已行广泛椎板切除术,滑椎复发局部有后凸畸形者,尤其对再手术又需行后路扩大减压的患者,术中可利用的后外侧小关节横突间植骨床有限,植骨床的条件也差,推荐使用椎体间融合(PLIF或TLIF)+后路椎弓根系统复位内固定。椎体间融合可分散脊柱后方的载荷,椎体间可提供更大的融合面积,也有利于恢复椎间高度,扩大椎间孔缓解神经根压迫,对恢复腰椎生理前凸也有帮助。

对于后方压迫不重,主要原因为局部不稳定,且后方减压范围已很广泛瘢痕粘连较重者,也可选择前路椎体间融合术(ALIF)。

二、退变性腰椎不稳

腰椎节段不稳定在20世纪80年代曾是脊柱外科界的一个热门话题。1985年国际腰椎学会举行了关于腰椎节段不稳定的专题研讨会,对腰椎节段不稳定的定义及相关问题展开讨论。20年后的今天,尽管多数学者已认识到不稳定是引起下腰痛的重要因素之一,并有许多相关研究,但上述问题至今仍无定论。腰椎不稳是指腰部椎间关节在正常负荷下,不能维持其生理解剖关系的能力。所谓正常生理负荷即该负荷不至引起脊髓或神经根的损伤,也不引起疼痛及脊髓畸形的发展。美国矫形外科医生学会定义为对承受负荷的异常反应,即运动节段的活动范围超过正常限制。

(一)退变性腰椎不稳的生物力学概念

脊柱的一个运动节段是由相邻的两个椎体及椎间盘、小关节及韧带结构所组成,它是维持脊柱正常生理活动和稳定的基本结构。脊柱损伤、退变性改变及肌肉功能的丧失,可引起节段稳定性减弱，在生物力学上称为刚性丧失。

在生物力学基础上，节段不稳定主要分为三种，即滑移、旋转和屈曲状态异常倾斜活动。其中滑移不稳定又分为前滑移、后滑移和前后滑移不稳定。屈曲状态异常倾斜活动则是指在屈曲状态时，椎体过度前倾。

Panjabi 将脊椎的稳定系统分为三类，即被动系统、主动系统及中枢控制系统。被动系统包括椎体、小关节、关节囊、间盘、脊柱的韧带以及被动收缩的肌肉肌腱群。主动系统包括脊柱周围的肌肉和肌腱。中枢控制系统是综合主动和被动系统的信息以此来维持脊柱的稳定性。每一系统均起到十分重要的作用。

在退变性腰椎不稳中，椎间盘及小关节的退变起到重要的作用。虽然有学者通过影像学研究认为间盘退变与腰椎的不稳定无关，Atsushi 发现间盘退变与腰椎前滑移有关，与后滑移或旋转不稳定无关。Panjabi 经试验证实间盘退变可增大椎体活动的中性区。

腰椎小关节承载着腰椎部分负重。King 等报道根据姿势不同，小关节由不负重至承载腰椎负重的 33%。当椎间隙变窄时，小关节负重可达 70%，Yang 等发现小关节的负重占腰椎总负重的 3%～25%，当小关节有骨性关节病时，其负重可达 47%。上述研究结果提示，小关节的作用部分取决于间盘的退变程序及小关节的骨关节病。Atsushi 认为由于小关节退变晚于间盘退变出现，间盘退变使其失去阻止向前方滑移的刚性，而小关节的骨性关节病则能限制椎体的异常前倾活动及前后方滑移。

若手术只切除双侧小关节内侧部分，对腰椎的稳定性影响很小，若切除双侧小关节内侧部分的同时切除棘上韧带和棘间韧带，也只会造成腰椎屈曲不稳定。而切除单侧或双侧小关节不仅会引发屈曲不稳定，同时还会引发旋转不稳定，易出现术后腰椎滑脱。椎板部分切除对稳定性影响较小，但全椎板切除将可能出现腰椎不稳定。

（二）退变性腰椎不稳症的发病机制

腰椎节段不稳定的病因较多，主要有创伤、感染、肿瘤、先天发育缺陷、退变以及医源性等因素。目前，临床上对由创伤、感染、肿瘤等因素引起的不稳定已有了很深入的了解。对存在于先天性、峡性腰椎滑脱中的不稳定表现，从其产生原因、临床意义到诊断治疗也取得了比较一致的认识。然而对脊柱退变过程中发生的不稳定在下腰椎中的作用及地位的认识尚不全面。近年来，随着骨科脊柱手术技术的普及以及内固定的广泛应用，术后腰椎节段不稳定逐渐成为不可忽视的因素之一。

Kirkaldy-Willis 将椎间关节退变的过程分为三个阶段，即暂时性功能丧失期、不稳定期和稳定重建期。暂时性功能丧失期是指病变初期出现腰痛及功能障碍。不稳定期的病理特点为：间盘的高度和内容物的减少；韧带和关节囊的松弛；关节软骨的退变；由此而引起的椎间活动增加及活动异常。稳定重建期是指纤维组织及骨刺围绕在后方小关节及间盘周围，减小了椎体对另一个椎体的移动，从而达到稳定。Holmes 等报道中度间盘退变可使其刚性丢失，但严重间盘退变反而会使其刚性恢复，此研究证实了上述理论。在腰椎退变的过程中，受到慢性损害的结构有小关节面、关节囊、终板及椎间盘。小关节可出现软骨纤维化变薄，软骨下骨可出现骨折及游离体，骨膜经过急性炎症反应期后变得肥厚，关节囊亦因炎症作用而增生纤维化。反复的微小损伤累积，使椎体间难以维持稳定。由于终板的破坏，间盘可经终板突入椎体内,随着退变的加重,间盘高度丢失,椎间隙变窄,使椎体间的关节过度重叠,黄韧带肥厚,椎管开始变小,严重时出现神经症状。

术后不稳定是腰椎节段不稳的一个医源性因素,可以出现在间盘切除、过度减压或融合的相邻节段。导致术后不稳定的术前危险因素常包括向前滑移、双侧小关节过于向矢状面倾斜、不正常的腰椎屈度等。腰椎手术将切除脊柱的部分正常结构,腰椎在负重状态下将出现应力转移,脊柱融合术后可引起相邻节段的应力集中。一些患者在腰椎融合术后出现神经刺激症状,且症状与腰部活动有关,而影像检查未见神经压迫及内固定失败,其病因可能与术后神经根粘连,在节段存在微动时神经受到牵扯而引发症状。

(三)腰椎不稳症的诊断

1.临床症状及体征

有关节段不稳定的临床症状和体征的描述可谓多种多样,目前节段不稳定尚无确定的特异性表现。

Kirkaldy-Willis指出下列临床症状可能提示不稳定:①反复下腰痛,合并坐骨神经痛,有或无神经体征,休息或戴围腰可缓解,但可因日常腰部扭转或劳累而复发;②通过推拿或松动术疼痛可缓解,腿痛及神经体征亦可明显改善,但缓解是暂时的,可于几天后无明显诱因复发;③因患者疼痛腰部前屈受限,前屈后不能直立,或直立过程中腰部突然疼痛;④急性期可有腰椎侧凸,此类患者大都有手术史。

Paris认为节段不稳定的临床症状体征包括:患者坐或负重时下腰部中央区疼痛,活动后可暂时缓解。在病史中患者可有腰部突然错位的感觉,查体腰部可有阶梯感,椎旁肌肥大,棘突序列可向一侧弯曲。

Jen等将节段不稳定的症状解释为在没有明显疾病或紊乱情况下的一种特异性疼痛,疼痛在白天加重,经休息或卧床可缓解。

Delitto等认为节段不稳定的确切证据应包括经常性发作的下腰痛、下腰痛早期畸形(侧方移位)、外伤史,应用口服避孕药,早期使用支具下腰痛症状缓解。

Kotilainen等提出关于节段不稳定的三个体征:①Instability catch:即腰部由前屈至直立的动作因突发疼痛而终止;②Painful catch:仰卧位直腿抬高,腿部缓慢放下的过程中,因腰部疼痛而使腿部突然落下;③Apprehension:恐惧感,即患者害怕在活动中因突发下腰痛而使腰部支撑不住。

虽然关于节段不稳定症状体征尚无定论,但大多数学者的意见较为一致,综合起来有以下几点:①反复发作的下腰痛;②活动或轻微的用力即可引发下腰痛;③休息或理疗按摩症状可缓解;④围腰或支具外固定治疗有效;⑤疼痛极易复发。患者具备上述临床特点时,应考虑可能存在不稳定。

2.影像学表现

(1)X线正侧位:X线片所显示的不稳定征象主要有椎间隙狭窄、牵引性骨刺及脊柱序列不良,其中包括椎体的前后滑移、椎弓根的轴性旋转畸形及棘突正常序列的中断等。正位片中,应注意观察棘突的序列及椎体边缘是否有侧方移位。中度间盘退变合并椎间隙轻度变窄、骨质疏松以及椎体终板骨刺均与不稳定有关。相反,椎间隙的明显狭窄被认为是进入了退变的稳定期。在终板水平发出的牵引性骨刺是一种典型的骨刺，被认为是在节段不稳定的情况下，由间盘最外层纤维环或椎体骨膜上的前纵韧带牵拉所致。

Kirkaldy-Willis 总结了与不稳定有关的三个特征，即椎间隙的真空现象、终板水平发出的牵引性骨刺以及椎间盘造影所示的间盘裂缝。椎间隙的真空现象常与不稳定有关，是指在影像学检查见间盘中有气体聚集，典型的真空现象，气体聚集形成空腔占据了髓核和间盘，这是间盘明显退变的表现。还有一种真空现象是气体聚集在椎体角部的间盘最外方，是由于 Sharpey 纤维插入的裂隙所致，亦与不稳定有关。从 X 线正侧位片中所能获得常为一些非特异的征象，动态 X 线检查对诊断腰椎不稳定具有更重要的意义。

（2）动态 X 线检查：1994 年，Knuttson 描述了用伸屈侧位来诊断节段不稳定的方法。此后，有许多相关文献研究动态 X 线，以期确定节段不稳定的影像学标准。动态放射学检查是一种能反映椎间不稳或异常活动的影像学技术，因此成为目前临床研究不稳定最为重要的手段。

动态 X 线检查主要包括伸屈侧位、牵拉加压侧位以及左右侧屈正位。其中，伸屈侧位 X 线片检查方法简单易行，在临床上应用最为广泛。伸屈侧位片中可观察旋转不稳定、滑移不稳定（分为前滑移、后滑移及侧滑移）以及椎体前屈时异常的前倾活动。

腰椎退变性节段不稳定常出现在 L_4、L_5 水平，而融合术后不稳定则多见于融合上位节段。椎体旋转活动度是测量在屈曲至后伸的过程中，一个节段上下椎体相邻终板之间夹角的变化值。尽管旋转不稳定已被多位学者所描述，但仍无统一的标准。Hayes 等测量无症状人群的腰椎正常活动度，发现 L_3、L_4 的平均活动度为 $10°$，L_4、L_5 为 $13°$，L_5/S_1 为 $14°$。Boden 和 Wiesel 报道了腰椎正常活动度，L_3、L_4 为 $7.7°$，L_4、L_5 和 L_5/S_1 为 $9.4°$。但上述两篇报道并未提出旋转不稳定的标准。Soini 等将伸屈侧位片上的不稳定定义为：L_5/S_1 节段 $>20°$，其上位节段 $>15°$。

滑移不稳定被认为是节段不稳定的一个重要因素。Knuttson 建议将脊柱在屈曲时椎体向前滑移超过 3mm 定为间盘退变的早期征象。Dvorak 和 Panjabi 将不稳定标准定为 3.1mm。Boden 和 Wiesel 亦提出将滑移 >3mm 作为不稳定的标准，因为在其观测的无症状人群中，只有 5% 出现超过 3mm 的滑移。Hayes 等发现在无症状人群中有 20% 存在 4mm 的滑移。Posner 认为屈曲时滑移 $>8\%$（4mm），后伸时 $>9\%$（4.5mm）为不稳定。而 Shaffer 等认为即使是高质量的 X 线片，如果滑移 <5mm 时，也容易过分地估计滑移的幅度，因此其将不稳定标准定为 >5mm。目前，大多数患者以滑移 >3mm 或 >4mm 作为不稳定的标准（图 8-7-1、图 8-7-2）。

关于椎体前屈倾斜不稳定的标准，有学者认为椎体在前屈时其椎间隙向后开口（相邻椎体终板间的夹角）$\geqslant 3°$，即为倾斜不稳定。

动态 X 线检查除伸屈侧位外，Friberg 描述了应用牵拉-加压侧位来判断节段不稳定的方法。测试者双手抓住上方的横杆，将身体悬空，拍侧位片即为牵拉侧位；测试者站立，背 20kg 的双肩包，拍侧位即为加压侧位。Friberg 认为此方法能较为准确地观察到可疑不稳定节段的异常活动。但近来有研究对此方法的准确性提出质疑，认为此法对节段不稳定的检出率明显低于伸屈侧位片。

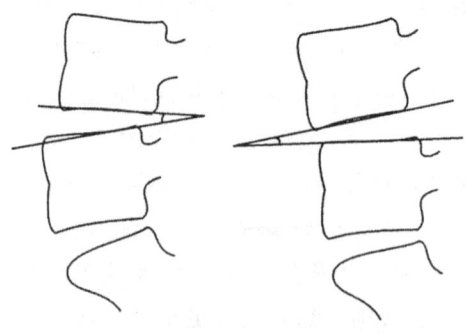

图 8-7-1 旋转不稳定测量方法

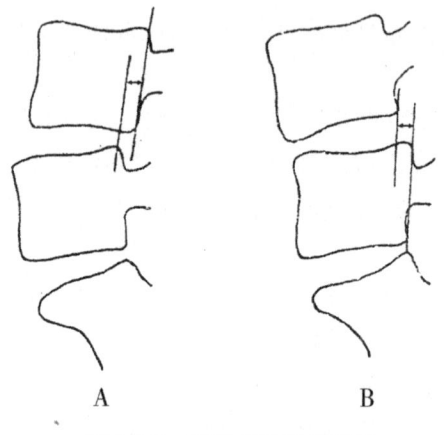

图 8-7-2 椎体滑移测量方法

X线检查尚存的问题：在影像学方面，节段不稳定的标准虽然尚未确定，但大多数学者的意见较为相近。尽管如此，关于节段不稳定的X线检查仍存在尚未解决的问题。此检查难于重现，Danielson等指出，患者体位的轻度变化或X线管球倾斜可造成椎体移位范围改变10%~15%；此项检查的具体操作以及测量移位的方法尚无标准，用于测量的影像标记点各异，影像放大率未被考虑在内，测量出来的数据经常与精确误差相近；椎体间不稳定尚无金标准，致使此检查结果参考价值不高。例如，伸屈侧位检查体位采用卧位还是立位，主动体位还是被动体位。因在有症状的患者中，疼痛可使肌肉收缩阻碍躯干的活动，减小椎体间活动度，从而影响不稳定的观察。被动体位理论上可以避免疼痛或姿势对活动度的影响，增加椎体活动度，但被动体位常常使腰椎超出平时正常的活动范围，致使测定结果难以判定。

(3)CT及MRI检查：不稳是多方位的。平片显示矢状位和冠状位，CT及MRI可显示轴位。但目前CT及MRI对于腰椎不稳的诊断价值较小。有学者尝试此方面研究。Bram等研究发现X线上的矢状位不稳与MRI终板附近的骨髓信号异常无关，但与间盘破裂有关。

3.临床诊断

关于腰椎节段不稳定的临床诊断，目前尚无被广泛接受的诊断标准，因此争论较多。一些相关研究及观点前面已部分叙述。

对于腰椎不稳定而言，影像学诊断与临床诊断应是两个不同的检查方法，而且关于节段不稳定的诊断标准相对较一致,因此我们认为应先做出影像学诊断,只要是影像学上达到所设定的标准,即可诊断为影像学不稳定。但影像上的不稳定并不代表其就是临床意义上的不稳定。

Sato 等研究影像学上腰椎不稳的病程,全部患者有失去能力的下腰痛,影像学上均有不稳定,10 年后仍有 48% 存在下腰痛,但只有 20% 在影像学上存在不稳定。Eisenstein 亦报道影像表现与临床症状不能很好相符。因此,若考虑做出临床不稳定的诊断,需要将影像学检查与临床症状体征有机结合起来。

此外,若围腰或支具外固定可使症状缓解,亦提示腰椎可能存在不稳定。Tokuhashi 等即是通过分析支具对患者运动状态下腰部症状的影像,来间接判断是否存在不稳定。

综合诸多学者的研究结果,临床腰椎不稳定的诊断可参考以下标准:①伸屈侧位动态 X 线片示椎体向前或向后滑移>3mm,和(或)椎体在伸屈过程中的旋转活动度增大,L_5/S_1 节段>20°,其上位节段>15°;②反复发作的下腰痛;③活动或轻微的用力即可引发下腰痛;④休息或围腰、支具外固定治疗症状可缓解;⑤腰椎内固定手术史。

上述五点若满足前两项,同时满足后三项之一者,即可诊断为临床不稳定。

至于节段不稳定的临床分期,Frymoyer 等曾于 1985 年有相关报道。此报道将节段不稳定分为三期:一期为无影像学不稳定的非特异性下腰痛;二期为反复发作的下腰痛,轻微刺激即可引发腰痛,合并有影像的不稳定;三期为出现脊柱畸形,并有腰椎管狭窄症状。此临床分期方法对当时认识节段不稳定起到了十分重要的作用。但随着认识的不断深入,此方法渐显其局限性,而且缺乏实际临床指导意义。此后再未见新的临床分期。

(四)腰椎不稳症的治疗

针对腰椎节段不稳定的治疗尚未形成一致的意见。根据患者的临床表现,不难发现大多数患者经非手术治疗均可获得症状改善,而且考虑到手术融合可能带来的创伤、治疗费用的增加以及术后的并发症,特别是术后相邻节段不稳等问题,非手术治疗应被视为首选。

1.非手术治疗

日常生活中要避免腰椎达到最大的活动幅度,预防腰椎过度负重。若在接近腰椎最大屈曲幅度时提取重物,即使是很轻的物体,都有可能损害脊柱的稳定结果。患者还应避免过度疲劳,因为疲劳会降低肌肉承载负荷的能力。急性期卧床休息有利于创伤性炎症的消退,亦可避免神经根及软组织结构的刺激和进一步损伤,也是一种行之有效的方法。

加强相关肌肉练习,提高脊柱的稳定性。腰椎椎旁肌在稳定脊柱方面最为重要,俯卧椎旁肌在稳定脊柱方面也很重要,俯卧位练习"燕飞"动作可有效提高腰背肌力量。但有时此种方法会增加腰椎负荷,某些患者会因腰痛而无法练习。此时可改变练习方法,取侧卧位,以下方的肘部支撑上身,腰部用力让腰部离开床位,使躯体呈一条直线,然后再取对侧卧位练习,亦可达到锻炼目的。此外,腹直肌和腹斜肌对维持脊柱的稳定亦起到十分重要的作用,在锻炼腰背肌的同时应进行腹肌练习。

理疗并辅以围腰或支具外固定保护。患者在下腰痛发作期间,除卧床休息避免劳累外,理疗及外固定可促进创伤性炎症的消退。

2.手术治疗

由于目前对腰椎节段不稳定的认识还远未成熟,尚不能达到对临床不稳定的精确诊断,因此是否采取手术治疗应十分慎重。

Frymoyer 等曾提出对于反复发作的腰痛以及出现腰椎畸形或腰椎管狭窄症者应行手术治疗,并且根据不稳定的类型选择不同的手术入路及术式。但对手术适应证的阐述较为笼统。我们认为在患者临床表现符合临床不稳定的诊断标准的前提下,若患者有反复发作的严重腰痛,不能正常工作生活,或出现神经损害表现,经非手术治疗无效,应考虑手术融合不稳定节段。

(五)TFC 技术治疗下腰椎不稳症

Cage 椎间融合术是 1990 年后兴起的一项新技术,其设计要点是将带螺纹的圆柱形空心钛合金融合器,其内置入移植骨和骨诱导因子。植入椎体间后,不但可以起到固定椎节、促进椎体间融合的作用,还不影响术后手术节段的 CT、MRI 检查,并且手术在操作上易于掌握。目前临床使用的 Cage 融合器有多种,常见的主要有 TFC 装置和 BAK 装置。它们都可应用于颈椎和腰椎,都可通过后路或前路途径植入椎体间。

1.手术器械

(1)植入物:TFC 装置的主体为高强度钛合金制成的螺纹状、空心的圆柱体(图 8-7-3)。两端的箱盖为聚乙烯。根据植入物的直径不同分为大、中、小三种型号。小号 TFC 的直径为 14mm,中号 TFC 的直径为 16mm,大号 TFC 的直径为 18mm。每种型号均有 21mm 和 26mm 两种长度规格。国人一般使用小号和中号,大号在后路融合较少使用。

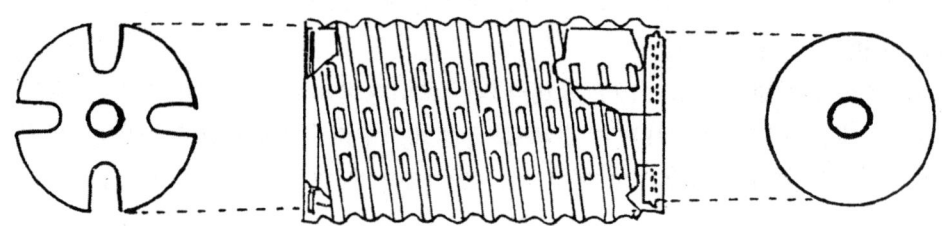

图 8-7-3　TFC 的外形及大体结构

(2)特殊的手术器械:有导钻、定向杆,其钻头直径有 6.5mm 和 9.5mm 两种。此外还有椎体环锯、椎节螺纹丝椎、TFC 装取器、G 拉钩和嵌骨器等,它们的规格均与相应规格的 TFC 相称。

2.TFC 的选用

根据 X 线平片、CT 或 MRI 片,观察椎节的相对位置和测量椎节的前后径长度,以确定使用 TFC 装置的型号。椎节狭窄者选用小号 TFC 装置;椎节明显松动不稳者,一般选用中号 TFC 装置。原则上要求 TFC 能支撑椎节的正常高度,并嵌入上下椎体内各 3mm。椎间隙高度测量如图 8-7-4 所示。椎节前缘上下间距为 W-X,椎节后缘上下间距为 Y-Z,取二者平均值即可。TFC 长度的选择,如椎节前后小于 32mm,选用长度为 21mm 的 TFC 装置;大于 32mm,则用 26mm 的 TFC。要求 TFC 距椎节前缘和后缘均大于 3mm。

3.手术方法

手术麻醉、体位和显露均与一般的腰椎减压手术相同,在完成减压后,即可植入 TFC 装置。

(1) 钻孔及定向:取直径 6.5mm 导钻,于棘突和小关节连线中点、与椎节前后径平行钻入病节椎间隙,深入度至限定值 26mm 处。用 6.5mm 定向杆沿导钻方向插入椎间隙,并于尾部装上导杆柄,以判定导钻方向及深度(图 8-7-5)。同时用髓核钳及长柄刮匙切除周边部髓核及软骨板等。

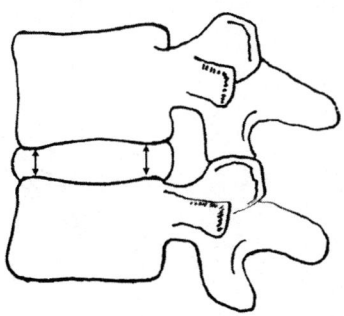

图 8-7-4 椎间隙高度测量点示意图

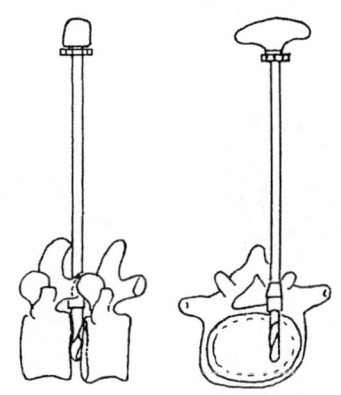

图 8-7-5 引入导钻,钻至预定深度

(2) 扩大钻孔:如选用中号或大号 TFC 时,应再扩大钻孔。取 9.5mm 导钻进入,按前法切除周边部椎间盘及软骨板。导钻进入的深度可根据杆上的标尺刻度调节。此后,改用 9.5mm 的定向杆带柄插入孔内以明确其方向及深度,并判定是否对称地接触上下椎体切面。按上述步骤对椎节另一侧进行操作。

(3) 环状切除椎节(椎间盘及上下椎板等):定向杆放正后,套入配套的椎体环钻,在相应型号的 C-拉钩的保护硬膜囊和神经根下,逐层切除椎间盘和上下软骨板。其深度根据选用 TFC 型号的长度决定(图 8-7-6)。

(4) 攻丝和植入 TFC 装置:选用同型号的 TFC 丝锥,双侧呈对称状。取出后,用 TFC 植入器将选定的 TFC 旋入椎间隙内。其前后位置以距椎体边缘 3mm 为宜;上下方位置亦呈对称状,使 TFC 上下两侧均匀地嵌入上下椎体的松质骨内,以便新骨长入。依同一方法将另一 TFC 植入对侧。

(5) 植骨,加盖:用松质骨泥填入 TFC 的空槽内。移植骨可另取,也可用先前取出的棘突和椎板骨质。将移植骨均匀充满整个空腔,并用相应型号的嵌骨器将其压紧。用装取器将聚乙烯盖盖至 TFC 上,并使其嵌紧(图 8-7-7)。

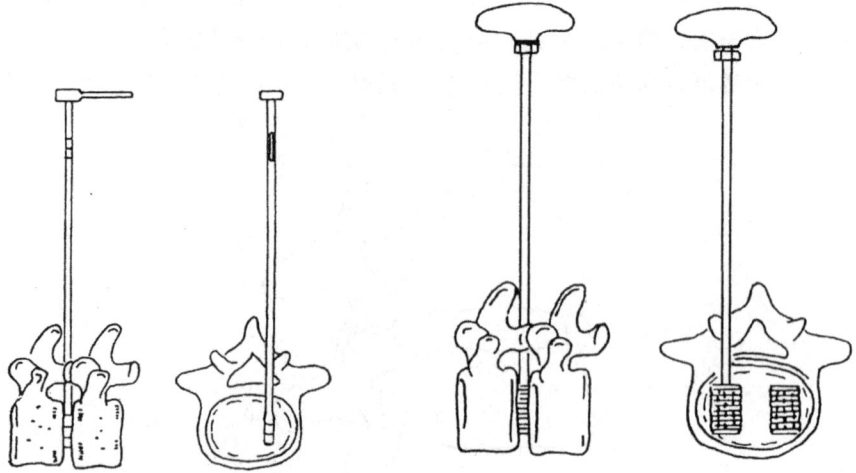

图 8-7-6　插入定向杆　　　图 8-7-7　按同法旋入另一侧 TFC 装置

手术可在 C 臂 X 线机透视下进行,亦可术中摄片观察,以确保 TFC 的植入位置良好(图 8-7-8)。

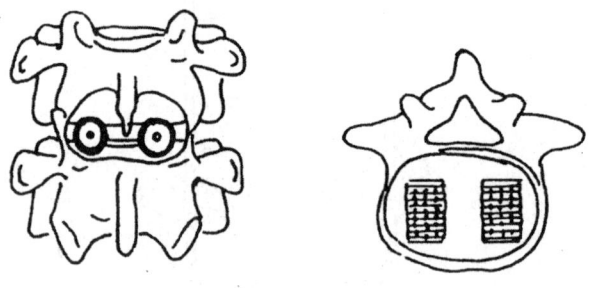

图 8-7-8　术毕,显示 TFC 植入物在椎体内位置

参考文献

1. 莫文.中医骨伤常见病证辨证思路与方法.北京:人民卫生出版社,2020.
2. 李宝丽,刘玉昌.实用骨科护理手册.北京:化学工业出版社,2019.
3. 叶启彬,匡正达,陈扬,等.脊柱外科新进展.北京:中国协和医科大学出版社,2019.
4. 刘宏,肖晟.儿童骨科治疗决策(翻译版).北京:人民卫生出版社,2019.
5. 黄桂成、王拥军.中医骨伤科学.北京:中国中医药出版社,2018.
6. 张英泽.临床创伤骨科流行病学.3版.北京:人民卫生出版社,2018.
7. 王拥军,潘华山.运动医学.2版.北京:人民卫生出版社,2018.
8. 敖英芳,李国平.运动医学进展(2015—2017).北京:中华医学电子音像出版社,2018.
9. 刘国辉.创伤骨科手术要点难点及对策.北京:科学出版社,2017.
10. 姜虹.骨外科学高级医师进阶系列.北京:中国协和医科大学出版社,2017.
11. 侯树勋,邱贵兴.中华骨科学·骨科总论卷.北京:人民卫生出版社,2017.
12. 丁淑贞,丁全峰.骨科临床护理.北京:中国协和医科大学出版社,2016.
13. 霍存举.骨科疾病临床诊疗技术.北京:中国医药科技出版社,2016.
14. 尹义.新编创伤外科急救学.北京:军事医学科学出版社,2014.
15. 雒永生.现代实用临床骨科疾病学.西安:西安交通大学出版社,2014.
16. 侯海斌.骨科常见病诊疗手册.北京:人民军医出版社,2014.
17. 杨述华.骨科学教程.北京:人民卫生出版社,2014.
18. 裴福兴.中华骨科学——关节外科卷.北京:人民卫生出版社,2014.
19. 公茂琪,蒋协远.创伤骨科.北京:中国医药科技出版社,2013.
20. 许红璐.临床骨科专科护理指引.广州:广东科技出版社,2013.
21. 李向东,康亚新,王建庭.椎间盘突出症诊疗手册.北京:人民军医出版社,2013.
22. 池永龙,王向阳.对微创脊柱外科技术的再认识.中国脊柱脊髓杂志,2014,24(05):387-388.
23. 唐佩福.创伤骨科发展现状与未来趋势.中华骨与关节外科杂志,2015,8(01):11-14.
24. 张卫星.外固定架在创伤骨科患者治疗中的应用价值.现代中西医结合杂志,2015,24(16):1766-1768.
25. 赵勇,王钢.踝关节扭伤的生物力学与运动学研究进展.中国骨伤,2015,28(04):374-377.
26. 张磊,王宸,常青,等.桡骨远端骨折的分型及治疗进展.东南大学学报(医学版),2015,

34(03):472-475.

27.郑吉元,安文博,姜劲挺.关节镜清理术治疗膝骨性关节炎临床研究进展.医学研究生学报,2015,28(07):776-779.

28.张艳亮,高天乐,唐大刚,等.骶髂关节疼痛的临床表现、诊断及治疗.中国骨与关节损伤杂志,2015,30(06):670-672.

29.李佩芳,宁宁,刘欢,等.脊柱外科患者需求和获得的出院指导内容调查分析.护理学报,2015,22(19):27-30.

30.陈守平.手外伤住院患者5302例的临床特征分析.实用医学杂志,2016,32(09):1524-1527.

31.刘士波,孙勃,李小东,等.不同受伤机制下手外伤感染细菌种类调查和耐药性的对比分析.河北医学,2019,25(01):171-176.

32.胥伯勇,李忠伟,郭文涛,等.严重足外伤12例保足手术治疗体会.中国骨与关节损伤杂志,2018,33(10):1110-1112.

33.蔡国梁,屈金涛,孙君志,等.循证运动医学的定义、基础、实践与发展.中国组织工程研究,2015,19(51):8338-8343.